Rainer Johannes Klement

Krebs. Weckruf des Körpers

Rainer Johannes Klement

Krebs

Weckruf des Körpers

Krebs verstehen, vermeiden, ganzheitlich behandeln

Deutscher Wissenschafts-Verlag (DWV)
Baden-Baden

Umschlaggestaltung
Kerstin Korbacher (kerstin.korbacher@gmx.net) in Kooperation mit Autor und DWV

Bibliografische Information Der Deutschen Nationalbibliothek
Die Deutsche Nationalbibliothek verzeichnet diese Publikation in der Deutschen Nationalbibliografie; detaillierte bibliografische Daten sind im Internet über https://dnb.de abrufbar.

Bibliographic information published by Die Deutsche Nationalbibliothek
Die Deutsche Nationalbibliothek lists this publication in the Deutsche Nationalbibliografie; detailed bibliographic data are available in the Internet at https://dnb.de.

Information bibliographique de Die Deutsche Nationalbibliothek
Die Deutsche Nationalbibliothek a répertorié cette publication dans la Deutsche Nationalbibliografie; les données bibliographiques détaillées peuvent être consultées sur Internet à l'adresse https://dnb.de.

Die Inhalte des Buches wurden vom Autor nach bestem Gewissen erstellt und mit größtmöglicher Sorgfalt geprüft. Sie bieten jedoch keinen Ersatz für eine kompetente medizinische Beratung. Weder der Autor noch der Verlag können für eventuelle Nachteile oder Schäden, die aus den im Buch gegebenen Hinweisen resultieren, eine Haftung übernehmen.

1. Auflage
Gedruckt auf alterungsbeständigem, chlorfrei gebleichtem Papier

4., überarbeitete und erweiterte Auflage 2025

Deutscher Wissenschafts-Verlag (DWV)®
Postfach 11 01 35
D–76487 Baden-Baden

www.dwv-net.de
www.UniversityPress.de

ISBN: 978-3-86888-203-2

Inhalt

1 Vorwort und Danksagung

1.1 *Vorwort zur Erstauflage*

Liebe Leserin, lieber Leser,

vielen Dank, dass Sie dafür sich entschieden haben, dieses Buch zu lesen. Wir leben in einer paradoxen Zeit: Menschen in den westlichen Industrienationen haben rund um die Uhr Zugriff auf Nahrung, doch ihre Zellen hungern, da es die meisten nicht schaffen, ihren Bedarf an Mineralstoffen, Vitaminen, essentiellen Fett- und Aminosäuren zu decken. Wir glauben, ein selbstbestimmtes Leben zu führen, doch unser wertvollstes Gut - die Gesundheit - vertrauen wir sogenannten „Experten" an, die unseren Körper nicht kennen. Wir haben ein ungeheures Detailwissen über Gene und Zellen angehäuft, doch verstehen nicht im Ansatz, wie Leben eigentlich entsteht und was es ausmacht, ganz zu schweigen von der Frage, wer wir selbst sind. All das Detailwissen hat letztlich nicht verhindert, dass eine Erkrankung namens Krebs, deren Ursprung darin liegt, dass unsere eigenen Zellen sich nicht mehr „korrekt" verhalten, nun zu einer der häufigsten Todesursachen in den Industrienationen geworden ist.

Ich selbst verlor 2001 meinen 60-jährigen Vater aufgrund eines metastasierten Dickdarmkrebses. Damals wusste ich nichts über diese Erkrankung, und da mein Vater mit mir und meinen zwei Brüdern auch nicht darüber redete, hatte bis zu dem Moment, als ich am 19. Juni im Krankenhaus eintraf und als Letzter der Familie an sein Sterbebett trat, auch nie daran gedacht, dass er sterben könnte - obwohl die Zeichen dafür mindestens ein halbes Jahr vorher fast eindeutig waren. Doch meine Mutter berichtete, dass er zumindest zwei Jahre länger gelebt hatte als von den Ärzten prognostiziert, nachdem er in der österlichen Fastenzeit 40 Tage gefastet und damit sein Metastasenwachstum vorübergehend zum Stillstand gebracht und teilweise sogar rückgängig gemacht hatte. Doch mit der Wiederaufnahme seiner „normalen" Ernährung nach dem Fasten schritt die Metastasierung leider fort - von der Möglichkeit einer fasten-imitierenden ketogenen Ernährung wussten damals weder wir noch die behandelnden Ärzte etwas.

Die Krankheit und der (für mich plötzliche) Tod meines Vaters belasteten mich unbewusst psychisch offenbar so stark, dass ich selbst chronisch krank wurde. Zumindest fehlte mir trotz eines christlichen Glaubens, der mir bei der Verarbeitung dieses Schicksalsschlages half, die körperliche Robustheit, die mich hätte schützen können. Zunächst entwickelte ich drei Jahre in Folge - angefangen im Winter 2000/2001 - eine chronische Nasennebenhöhlenentzündung (Sinusitis), wegen der ich dreimal operiert wurde und etliche Antibiotikagaben erhielt. Zu dieser Zeit war ich sportlich im Basketball und zunehmend im Triathlon aktiv und die permanenten erzwungenen Trainingspausen belasteten mich zusätzlich stark. Nach der letzten Operation im Jahr 2003 schien ich die chronische Sinusitis dann endlich in den Griff bekommen zu haben, doch 2005 folgte ein weiterer Rückschlag: die Entwicklung einer chronischen Dickdarmentzündung (Colitis), die sich in zahlreichen blutigen Durchfällen äußerte. Ich konnte es nicht fassen, denn ich war sportlich topfit und ernährte mich - zumindest meiner damaligen Meinung nach - weitgehend gesund. Eben kohlenhydratreich und fettarm, mit viel Gemüse und Obst, wie man es als Triathlet tun sollte. Fleisch aß ich damals extrem selten, aber regelmäßig musste ich meinem Heißhunger auf Milchprodukte nachgeben, die ich am liebsten in Form von süßen Joghurts, Obstquark, Milchreis oder Grießbrei verzehrte und manche Tage auch mal drei Liter Milch trank. Und ich hatte immer Appetit! Meine Erkrankung wurde ein halbes Jahr mit Cortison behandelt, wurde dann besser, doch entflammte sich 2008 erneut. In diesem Jahr beendete ich meine Promotion am Max-Planck-Institut für Astronomie in Heidelberg, was mit einigem psychischen Stress beim Schreiben meiner Doktorarbeit verbunden war und das erneute Auftreten der Colitis erklären könnte. Zumindest konnte es nicht an der Ernährung gelegen haben - so jedenfalls die Meinung eines Proktologen, den ich damals aufsuchte, also eines „Experten" für Enddarmerkrankungen. Bei einer Darmspiegelung ergab sich ein Verdacht auf Morbus Crohn, eine chronisch entzündliche Darmerkrankung, die im Prinzip noch heute als unheilbar gilt. Doch ich wollte das nicht akzeptieren und begann, selbst aktiv zu werden. Dabei half mir mein damaliger Freundeskreis, zu dem unter anderem der heutige Arzt Dr. Dirk Lemke und der Sportwissenschaftler Daniel Bukac gehörten (beide sind im dritten Teil dieses Buches meine Interviewgäste). Wir alle begannen, uns mit einer „neuen" Art von Ernährung für Sportler zu beschäftigen, die man allgemein als kohlenhydratarm bezeichnen kann und die der Evolutionsgeschichte des Menschen gerecht werden sollte. Daniel war der erste, der mir sagte, dass Brot eigentlich nicht gesund sei, ja dass es viele Menschen dick machen würde. Ich lachte ihn zunächst aus, doch meine Neugierde war geweckt. Parallel suchte ich nach Heilpraktikern, die auf entzündliche Darmerkrankungen spezialisiert waren. In Fulda wurde ich fündig, bei einem Heilpraktiker namens Andreas Ulmicher, der wie ich Physik studiert hatte und selbst schwer von Morbus Crohn betroffen gewesen war, ehe er sich durch Umkrempeln seines Lebensstils tatsächlich heilte. Er war es, der mir den Impuls für eine neue Art von Ernährung gab, mit der sich meine Verdauung innerhalb einiger Monate dermaßen verbesserte, wie ich es selbst in „gesunden Phasen" nie gekannt hatte. Zunächst verzichtete ich ganz auf Rohkost, Weizen, Dinkel, Zucker und Milchprodukte außer Kefir. Herr Ulmicher hatte mir zu mehr gesättigten Fettsäuren geraten, also begann ich Kokosfett zu verwenden und mit Genuss wieder Butter zu essen (ich war vorher tatsächlich auf die Werbung hereingefallen und hielt Margarine für gesünder). Und ich fing an, Fleisch zu essen. Ich erinnere mich noch, wie ich meine Mutter anrief, weil ich mir zum ersten Mal Hühnerbrust braten wollte, aber nicht wusste, was ich beachten sollte. Was dann folgte, war eine spannende Zeit voller Erkenntnisse und Potentialentfaltung, in der es mit meiner Gesundheit stetig bergauf ging. Heute arbeite ich als Medizinphysiker in einer Klinik für Strahlentherapie, habe weltweit als Wissenschaftler insbesondere zum Thema Tumorstoffwechsel und Ernährung Fuß fassen können und habe die Ehre, betroffenen Patienten beratend zur Seite stehen zu können.

Mit diesem Buch möchte ich erreichen, dass wieder weitaus mehr Menschen Verantwortung für Ihre eigene Gesundheit übernehmen und sich so von Sorgen und Ängsten befreien. Ich habe dieses Buch für gesundheitsbewusste Leser geschrieben, inklusive Patienten mit einer Krebserkrankung und Therapeuten, die sich mit dem Thema Krebs befassen. Statistisch gesehen erkrankt inzwischen jeder Zweite an

Krebs - Tendenz steigend - und die Erkrankung ist in den meisten Ländern der Welt zur erst- oder zweithäufigsten frühzeitigen Todesursache geworden [1]. In Deutschland reduziert sich nach Diagnosestellung die durchschnittliche Überlebenswahrscheinlichkeit im Vergleich zur Allgemeinbevölkerung um ca. 40% [2]. Inzwischen leiden mehr als die Hälfte (!!!) aller Deutschen an einer chronischen Erkrankung, bei denen Krebs an erster Stelle steht und wovon viele andere das Krebsrisiko direkt erhöhen [3]. Es besteht offensichtlich ein dringender Handlungsbedarf, um die Zukunft dieser Gesellschaft zu retten. Doch die Entwicklung zeigt, dass wir keine Hoffnung auf Abhilfe in offizielle Stellen, die Pharmaindustrie oder das Gesundheitssystem setzen sollten, die zum Teil finanziell stark von chronischen Krankheiten profitieren. Selbstverantwortung ist gefragt!

Mein Anliegen ist es, Ihnen ein gewisses Verständnis der Krebserkrankung aus Sicht der evolutionären Medizin zu vermitteln, denn wie sagte der bedeutende Biologe Theodosius Dobzhansky (1900 - 1975) treffend: „Nichts in der Biologie macht Sinn außer im Licht der Evolution" [4]. Ich möchte Sie inspirieren, aus dieser Erkenntnis heraus Ihre Gesundheit mit einfachen Maßnahmen zu stärken, die man als „artgerechten Lebensstil" zusammenfassen könnte. Der Nutzen dieser Maßnahmen ist unabhängig davon, ob es Ihnen aktuell gut geht oder ob Sie akut unter einer Krebs- oder sonstigen Erkrankung leiden. Denn wenn wir unsere Gesundheit stärken, schwächen wir damit automatisch jede Krankheit, egal ob diese sich schon manifestiert hat oder im Entstehen ist. Gesundheit ist ein wertvolles Geschenk, das uns die Natur bzw. Gott gemacht hat, welches aber in der heutigen Zeit schnell abhandenkommen kann. Wie ich später noch erklären werde, liegt das vor allem an der krassen Abweichung des heutigen Lebensstils und der heutigen Umwelt von den natürlichen Lebensbedingen, an die sich unser Körper im Laufe der Evolution angepasst hat. Diese modernen Lebensbedingungen fordern aber nicht nur unseren Körper heraus, sondern bilden auch die Grundlage für Traumen und andere seelische Verletzungen, die in Bezug auf chronische Krankheiten wie Krebs eine Schlüsselrolle einnehmen. Ich verstehe den Menschen als Einheit aus Körper, Geist und Seele, denn wir sind mittels unseres Geistes denkende und mittels der Seele fühlende Wesen. Wie Sie in Kapitel 11 erfahren werden, spielt besonders die Seele eine Schlüsselrolle bei der Entstehung chronischer, nicht übertragbarer Krankheiten. Auch wenn die Seele im wahrsten Sinne des Wortes „nicht (be-)greifbar" ist, kann sie doch durch einige Veränderungen im täglichen Lebensstil gestärkt und mit Freude gefüllt werden, was wiederum der körperlichen Gesundheit zu Gute kommt.

Das Buch gliedert sich in drei Teile: Im ersten Teil gebe ich einen Überblick über Krebs als Erkrankung, mögliche Ursachen und was das Ganze mit der Evolution des Menschen zu tun hat. Im zweiten Teil wird es um Lebensstilfaktoren gehen, welche die Gesundheit stärken und somit die Krankheit schwächen oder verhindern können. Diese sollten spätestens nach einer Krebstherapie begonnen und langfristig beibehalten werden. Denn nach der Therapie beginnt die Phase der Prävention (vor allem eines Rezidivs), die idealerweise bis zu einem natürlichen Tod anhält. Auf besondere Maßnahmen, die begleitend zur schulmedizinischen Therapie angewandt werden sollten, wird in den einzelnen Kapiteln an entsprechender Stelle hingewiesen. Der dritte Teil schließlich besteht aus Interviews mit befreundeten Ärzten,

Wissenschaftlern und Therapeuten, die zur Vertiefung der im Buch behandelten Themen aus anderen Blickwinkeln gedacht sind.

Natürlich kann es keine Garantie für die Verhinderung von Krebs oder einer Heilung geben, egal wie diszipliniert man mit der Umsetzung der optimalen Lebensstilmaßnahmen ist. Dennoch deutet vieles darauf hin, dass ein „Zurück zur Natur" das Krebsrisiko deutlich senken und das Leben sorgenfreier machen kann. Naturvölker sind dafür bekannt, von chronischen Krankheiten, die uns Wohlstandsmenschen plagen, weitgehend verschont zu sein, und dies trifft insbesondere auch auf Krebs zu (das Argument, dass die geringere Lebenserwartung dieses Phänomen erklärt, wird in Abschnitt 3.4 widerlegt).

Außer allgemeinen Grundkenntnissen aus der Schule (z. B. Kenntnis chemischer Element-Abkürzungen: H=Wasserstoff, C=Kohlenstoff, O=Sauerstoff usw.) werden keine Vorkenntnisse vorausgesetzt. Der vorgebildete Leser möge mir die Vereinfachungen, die ich der Kürze und Klarheit halber vorgenommen habe, verzeihen und kann sich anhand der zitierten Literatur weiter in die behandelten Themen einlesen. Es war mir wichtig, alle meine Aussagen auch mit wissenschaftlichen Daten zu belegen, allerdings im vollen Bewusstsein darüber, dass selbst wissenschaftliche Studien nicht fehlerfrei sind und stets im weiteren Zusammenhang mit anderen Erkenntnissen interpretiert werden müssen. Insbesondere epidemiologische Studien sind problematisch wenn man sie für kausale Schlussfolgerungen benutzt, denn diesem Anspruch können sie nicht gerecht werden [5–7]. Da sich mit epidemiologischen Studien alle möglichen Ideen und Hypothesen sowohl belegen als auch widerlegen lassen, verzichte ich in diesem Buch weitestgehend auf solche Studien. Stattdessen beziehe ich mich zur Untermauerung meiner Empfehlungen v.a. auf Grundlagenforschung, klinische Studien, die eigene oder von anderen übermittelte Erfahrung und nicht zuletzt den gesunden Menschenverstand. Am meisten würde ich mich freuen, wenn Sie selbst wieder mehr beginnen, auf Ihre eigene Erfahrung und Intuition zu vertrauen und damit beginnen, sich selbst, z. B. über die Buchempfehlungen, tiefer in die Themen, die Sie besonders interessieren, einzuarbeiten. Schließlich geht es mir darum, dass Sie lernen, Eigenverantwortung für Ihre Gesundheit zu übernehmen, und dazu gehört ein gewisses Verständnis der biologischen Zusammenhänge.

Dieses Buch wäre ohne die Unterstützung meiner Familie und zahlreicher Freunde nicht möglich gewesen. Mein tiefster Dank gilt dabei zunächst meinen Eltern Horst und Elfriede, die mir die Möglichkeit gaben, ein selbstbestimmtes Leben zu führen. Danke auch meinen Brüdern Uli und Andi für all die guten Zeiten und die Unterstützung auch während der schlechten. Mein tiefer Dank gilt Kerstin und Luisa – Danke für eure Liebe und Geduld! Allen Freunden und Kollegen, die mich durch ihre Forschung und Denkansätze in meinem eigenen Denken und meiner Forschung inspiriert haben, gilt ebenfalls ein besonderer Dank. Hier sind v.a. zu nennen: Prof. Dr. Ulrike Kämmerer und Prof. Dr. Thomas Seyfried, von denen ich viel über den Tumorzellstoffwechsel lernen konnte; Prof. Dr. Dr. Harald Walach, einem der m. E. nach besten Universalgelehrten, die wir derzeit in Deutschland haben; und Viktor Philippi, der mir beibrachte, dass die Seele nicht mit mathematischer Logik zu begreifen ist. Danke auch an Prof. Dr. Matthias Guckenberger, der mir nach meiner Zeit als Astronom den Start einer neuen Karriere und die Habilitation in der strahlentherapeutischen Forschung ermöglichte. Ein spezielles Dankeschön gilt PD Dr. Reinhart Sweeney für seine langjährige Unterstützung meiner Arbeit und Freundschaft. Danke auch an Dr. Dirk „Bill" Lemke und Dr. Heinz Reinwald für die vielen Anregungen, immer weiter weg vom Tellerrand nach neuen Erkenntnissen zu suchen. Neben Bill waren Daniel Bukac und Dr. Sebastian Baier zwei Freunde, die mich während meiner Zeit in Heidelberg nicht nur sportlich angespornt, sondern auch gedanklich inspiriert haben - danke! Beim Thema Sport denke ich auch an Tabea Thümmler, der ich für die Bereitschaft danken möchte, als Fotomodell einige Krafttrainingsübungen für dieses Buch zu demonstrieren. Weitere Beiträge zu dem Buch in Form von Interviews lieferten Prof. Dr. Jörg Spitz, Dr. Colin Champ, Dr. Kingsley Dennis, Dr. Julia Günther-Pusch und Christoph Lex, denen ich hiermit ausdrücklich dafür danken möchte. Ein dickes Dankeschön gilt auch Dr. Johanna Sophie Matzat für das ausführliche Korrekturlesen und die wertvollen Hinweise zur Verbesserung - Beschwerden wegen etwaiger verbliebener Kommafehler sind bitte an sie zu richten ;-) Und zu guter Letzt vielen Dank an meine Arbeitskollegen Robin Voigt und Katharina Schwarz für die häufigen und motivierenden Nachfragen, wann das Buch endlich fertig sein wird - ich kann nun verkünden: Es ist soweit!

1.2 *Vorwort zur vierten Auflage*

Seit der Erstveröffentlichung dieses Buches am 04.10.2023 habe ich zahlreiches Feedback von Freunden, Bekannten, Klienten und Patienten bekommen. Zum allergrößten Teil waren die Rückmeldungen sehr positiv, und viele haben bemerkt, dass für mich das Buch ein Herzensprojekt war. Und das ist es immer noch. Denn die Themen, die in diesem Buch behandelt werden, sind Gegenstand der aktuellen Wissenschaft und bleiben daher spannend. Dazu kommt, dass sich auch mein Wissen durch meinen persönlichen Erfahrungsschatz aus der Arbeit mit Klienten bzw. Patienten stetig verändert. All dies rechtfertigt aus meiner Sicht eine komplett überarbeitete Neuauflage, wobei die Kernaussagen der vorherigen Auflagen sich nicht verändert haben, sondern im Gegenteil durch neue wissenschaftliche Erkenntnisse weiter bestätigt wurden. Neu in dieser Auflage sind u.a. neue Kapitel zu Melatonin und Licht und zum Lean Mass Hyper Responder Phänotpy sowie zwei Interviews mit Florian Schilling und Dr. Shawn Baker, denen ich hierfür ganz herzlch danken möchte. Bedanken möchte ich mich auch bei den Menschen, die seit Veröffentlichung der Erstauflage dabei geholfen haben, das Buch und seine Inhalte durch Interviews und Podcasts bekannter zu machen: Jasmin Kosubek, Andrea Siemoneit, Boris Karsten, Patric Heizmann, Dr. Jens Freese und Axel Sonnenberg, Julia Tulipan, Dr. Bastian Hölscher und Christian Bernd Bauer.

Zuletzt noch ein wichtiger Hinweis: Die Empfehlungen, die in diesem Buch gegeben werden, sind keine Handlungsanweisungen, sondern sollen als Anregungen und Inspiration gesehen werden. Sie basieren auf eigenen Erfahrungen und zahlreichen Studien, doch sind sie wie alles Wissen potentiell fehlbar und stellen keineswegs ärztlich verordnete Maßnahmen in Frage. Es geht nicht um ein „entweder - oder" zwischen Schulmedizin und Naturheilkunde, sondern um ein „sowohl - als auch"!

2 Die Essenz dieses Buches

2.1 *Die Sinnlosigkeit eines Krieges gegen Krankheiten*

Überall wird immer wieder gekämpft. Jemand kämpft gegen den Krebs, ein anderer für den Frieden, der nächste für sein Recht. Doch Kampf kann nichts Positives bewirken. Denn Kampf bedeutet, dass man etwas zerstören will, dass man etwas ablehnt, dass man etwas hasst, verachtet oder Angst davor hat. Wenn Kampf doch aber Hassenergie verbreitet, wie soll er Gutes bewirken? Im Gegenteil. Er zerstört es. Und er stärkt das, was er eigentlich bekämpfen will.

Viktor Philippi
Gesund werden mit System, S. 122 [8]

Im Jahre 1971 rief der damalige Präsident der USA, Richard M. Nixon, einen „Krieg gegen den Krebs" ("war on cancer") aus mit der festen Absicht, diese Krankheit ein für alle Mal zu besiegen. Dazu wurden hunderte Milliarden US Dollar investiert, um Strahlen-, Chemo- und operative Therapien auszubauen und neue, auf bestimmte Moleküle zielende Therapien zu entwickeln. Ein halbes Jahrhundert später müssen wir ernüchtert anerkennen, dass der Krieg gegen den Krebs verloren wurde: Bis heute sind die allermeisten Krebsarten mit den gängigen Therapien nicht heilbar, und auch wenn Krebspatienten heutzutage einige Monate bis Jahre länger leben als in den 1970er Jahren, werden diese Erfolge oft durch chronische Nebenwirkungen der Therapie erkauft. Zudem steigt die Zahl der Neuerkrankungen ungebremst weiter, so dass Krebs inzwischen als zweithäufigste Todesursache gilt.

Ein weiterer Krieg gegen eine Krankheit wurde im März 2020 ausgerufen, als der französische Präsident Macron dem Coronavirus Sars-CoV-2 den Krieg erklärte [9]. In Folge dieses Krieges erlebten wir eine massive Einschränkung von Freiheitsrechten, eine enorme psychische Belastung für bestimmte Bevölkerungsschichten, insbesondere der Kinder, Jugendlichen und Alten, und eine tiefe Spaltung der Gesellschaft in Befürworter und Gegner der Coronapolitik. Ich persönlich kenne Menschen, die im Jahr 2021 an Weihnachten, dem Fest der Liebe, von ihrer eigenen Familie ausgeladen wurden, weil sie sich den neuartigen Impfungen verweigert hatten. Die weltweite Impfkampagne mit notfallmäßig zugelassenen und nicht ausreichend getesteten Impfstoffen war die hoffnungsvoll erwartete „Superwaffe" im Krieg gegen das Coronavirus. Was hat dieser Krieg gebracht? Das Sars-CoV-2-Virus existiert und mutiert weiterhin, aber die Bevölkerung scheint im Sinne einer fehlenden Impfbegeisterung kriegsmüde geworden zu sein.

Diese beiden Beispiele verdeutlichen, dass ein Krieg oder Kampf gegen eine Erkrankung nicht gewonnen werden kann; stattdessen hätte ein tieferes Verständnis der beiden Erkrankungen dazu führen müssen, gezielt die Faktoren und Therapien zu fördern, welche die Gesundheit stärken. Diese sind im Falle von Krebs gar nicht mal so verschieden von denen, welche vor dem Coronavirus schützen – denn letztlich zeichnet sich gute Gesundheit auch durch ein gut funktionierendes Immunsystem aus, welches man durch die in diesem Buch dargestellten Lebensstilmaßnahmen wie Stressreduktion, Vitamin-D-Supplementierung und eine richtige Ernährung stärken kann.

2.2 *Worum es mir geht*

Mir geht es in diesem Buch vor allem darum, dass Sie aus der passiven Rolle des Patienten, der als Opfer der Umstände alles nur erduldet und erträgt (lateinisch *patiens* = erduldend, ertragend), in die aktive Rolle eines Schöpfers Ihrer eigenen Gesundheit schlüpfen [10]. Dies bedeutet vor allem eine Abkehr vom konventionellen Kampf gegen eine Krankheit hin zur aktiven Stärkung der Gesundheit. Damit meine ich nicht, der Krankheit keinen Widerstand zu leisten. Der Widerstand besteht allgemein in der aktiven Stärkung der Selbstheilungskräfte, in der akuten Situation einer Krebserkrankung, aber auch aus wirkungsvollen schulmedizinischen Therapien, die dazu dienen, Tumorzellen schnell zu zerstören. Bei fortgeschrittener Erkrankung sind solche Therapien unabdinglich, um wertvolle Zeit zu gewinnen. Ein Leitmotiv dieses Buches ist die Erkenntnis, dass das Prinzip der Kooperation die biologische Evolution antreibt und auch uns als Individuen im Leben weiterbringt. Ich möchte Sie dazu motivieren, dieses Prinzip auch in der Zusammenarbeit mit Ihren behandelnden Ärzten anzuwenden; Kooperation bedeutet, dass Sie den Arzt seine Spezialität anwenden lassen, während Sie die Ihre anwenden - denn Sie sollten eigentlich am besten wissen, womit Sie Ihren Körper, Geist und Ihre Seele stärken können.

2.3 *Sieben Tipps für ein gesundes Leben*

Ich möchte hier gleich die aus meiner Sicht wichtigsten Lebensstil-Aspekte für ein gesundes Leben, insbesondere aber zur Stärkung der Gesundheit bei einer Krebserkrankung vorwegnehmen. Unter Gesundheit verstehe ich dabei eine ganzheitliche Gesundheit, die durch eine innere Harmonie von Körper, Geist und Seele sowie eine äußere Harmonie mit den Mitmenschen und der Umwelt charakterisiert ist. Wahre Gesundheit erstreckt sich somit über vier Ebenen - eine somatische (den Körper), eine mentale (den Geist), eine soziale (die Mitwelt) und eine spirituelle (die Seele) [11]. Diese Ebenen sind keineswegs getrennt voneinander zu sehen, sondern sie sind eng miteinander verwoben und beeinflussen sich gegenseitig. Im Gegensatz zu dieser Sichtweise beschränkt sich der Gesundheitsbegriff der modernen Medizin hauptsächlich auf die somatische, körperliche Ebene. Ich hoffe aber, dass Sie im Laufe des Buches sehen werden, dass diese Betrachtung zu kurz greift und Gesundheit unbedingt ganzheitlich gesehen werden muss, damit sich der Mensch wirklich bis an sein Lebensende auch gesund fühlt. Um dies zu schaffen, möchte ich Ihnen hier schon einmal die folgenden sieben Tipps an die Hand geben:

Dankbarkeit: Sei dankbar auch für die kleinen Dinge des Lebens, denn nichts ist selbstverständlich. Wenn Dir etwas Unangenehmes zustößt, hilft ein Zaubersatz, den Viktor Philippi geprägt hat: „Gott sei Dank ist es so und nicht schlimmer." Denn es könnte immer schlimmer sein.

Reduktion von chronischem Stress: Die gleiche Situation kann bei zwei unterschiedlichen Menschen zu unterschiedlichem Stressempfinden führen. Deshalb soll man lernen, seine Denkmuster so zu ändern, dass chronischer Stress gar nicht erst entstehen kann. Auch hier hilft immer wieder der Satz „Gott sei Dank so und nicht schlimmer". Meditation ist auch ein gutes Mittel zur Stressreduktion.

Artgerechte Ernährung: Der Verzehr hochwertiger Proteinquellen in Kombination mit einem weitgehenden Verzicht auf pflanzliche Saatenöle, industriellen Zucker und Getreide ist der wichtigste Baustein für eine gesunde Ernährung. Aber niemals sollte man sich selbst kasteien, denn es ist völlig in Ordnung und angemessen, sich ab und zu etwas zu gönnen - sei es das Stück Kuchen am Sonntag oder das Eis an einem heißen Sommertag.

Körperliche Bewegung: Am wichtigsten ist nicht, welche Art von Bewegung, sondern dass man sich bewegt! Optimal wäre eine lebenslange Mischung aus Kraft- und Ausdauertraining.

Verbindung mit der Natur: So oft es geht, sollte man sich in die Natur begeben. Die Verbindung mit der Natur umfasst den Kontakt zu Tieren, die körperliche „Erdung" wie beim Barfußgehen, das „Baden" in Sonnenlicht oder auch die spirituelle Verbindung. Daneben ist es von enormer Wichtigkeit, sich so viel wie möglich dem natürlichen Tageslicht draußen auszusetzen und es auch ungefiltert in die Augen gelangen zu lassen - das bedeutet, eine Sonnenbrille wirklich nur bei extremer Helligkeit aufzusetzen und besser eine Brille anstelle von Kontaktlinsen zu tragen.

Verbindung mit lieben Menschen: Man sollte lernen, viel Zeit mit den Menschen zu verbringen, die einem guttun, während man den Kontakt mit den Menschen, die einem nicht gut tun, auf das Nötigste reduziert, ohne sich aber von diesen abzuspalten. Im Prinzip gehören alle Menschen auf der Erde zu einer großen Menschheitsfamilie. Versuchen Sie, den Menschen zu vergeben, die Sie irgendwie verletzt oder gekränkt haben, auch wenn es schwerfällt und lange braucht.

Verbindung zu Gott (das kann, muss aber nicht unbedingt ein religiöser Gott sein): Dazu zählt ein starkes Vertrauen in das Leben, eine Liebe zu allen Mitgeschöpfen und alle oben genannten Punkte, im vollen Bewusstsein, was uns als Menschen guttut.

Teil I: Krebs als Rückschritt in der Evolution

3 Das Krebsproblem aus evolutionärer Sicht

Die Strategie, die im Kampf gegen den Krebs bis heute verfolgt wird ist, Krebs auf die Mutation einzelner Gene zu reduzieren und wie einen nicht zum Körper gehörenden Teil zu behandeln, der möglichst radikal entfernt, vergiftet oder anders zerstört werden muss. Doch was ist mit der Tatsache, dass es sich bei Krebs um körpereigene Zellen handelt, die sich eigentlich im Laufe der Evolution auf die harmonische Zusammenarbeit mit allen anderen Zellen dieses ungeheuer komplexen Systems, das wir „Körper" nennen, spezialisiert haben? Was veranlasst Zellen dazu, diese Zusammenarbeit aufzukündigen und sich eher wie einzellige Organismen zu verhalten - mit unbegrenzter Vermehrung solange es Nährstoffe dafür gibt? Hier kann die evolutionäre Medizin wertvolle Einsichten liefern.

3.1 *Krebs als Rückschritt in der Evolution*

Vor ca. 1,5-2 Milliarden Jahren ereignete sich auf der Erde der wohl fundamentalste evolutionäre Übergang, ohne den es heute keine Tiere, Pflanzen oder den Menschen geben würde: die Entstehung der Eukaryonten, das heißt Zellen mit einem Zellkern und weiteren spezialisierten Zellbestandteilen (Organellen), darunter die Mitochondrien, die oft als Kraftwerke der Zelle bezeichnet werden und denen in Bezug auf Krebs enorme Bedeutung zukommt [12–14]. Diese Entstehungsgeschichte, der man schon fast romantische Züge zuschreiben könnte, ist in Abbildung 1 dargestellt. Es ist sehr gut belegt, dass die Mitochondrien aus einem Bakterium hervorgingen, welches mit Hilfe von Sauerstoff (aerob) Energie erzeugen konnte. Dieses Bakterium lebte vor ca. 2 Milliarden Jahren in enger Symbiose mit einem Archaeon (ein anderer einzelliger Organismus ohne Zellkern, früher auch Urbakterium genannt), welches seine Energie ohne Sauerstoff (anaerob) gewann. Die Symbiose bestand wahrscheinlich darin, dass das Bakterium bestimmte Substrate wie Aminosäuren herstellen und dem Archaeon zur Verfügung stellen konnte, welche diese nicht selbst produzieren konnte. Im Gegenzug erhielt das Bakterium z. B. Elektronen (e^-) und Wasserstoff (H_2), welche seine Energieproduktion steigern konnten [14,15]. Im Laufe von vielen Millionen Jahren kamen sich beide Organismen immer näher, bis sich die Archaeon-Zelle das Bakterium einverleibte. In Folge dieser Verschmelzung entstanden innerhalb der Archaeon-Zelle der Zellkern und alle weiteren Organellen, welche für heutige eukaryotische Zellen typisch sind (Abbildung 1) [16]. Die Bakterien vermehrten sich und sollten später in die Mitochondrien übergehen. Den Großteil ihrer bakteriellen DNA gaben die Ur-Mitochondrien dabei im Laufe der weiteren Evolution an den Zellkern ihrer „Wirtszelle" ab, einen kleinen Teil haben sie allerdings bis heute behalten (was man mitochondriale DNA oder kurz mtDNA nennt) [17–19].

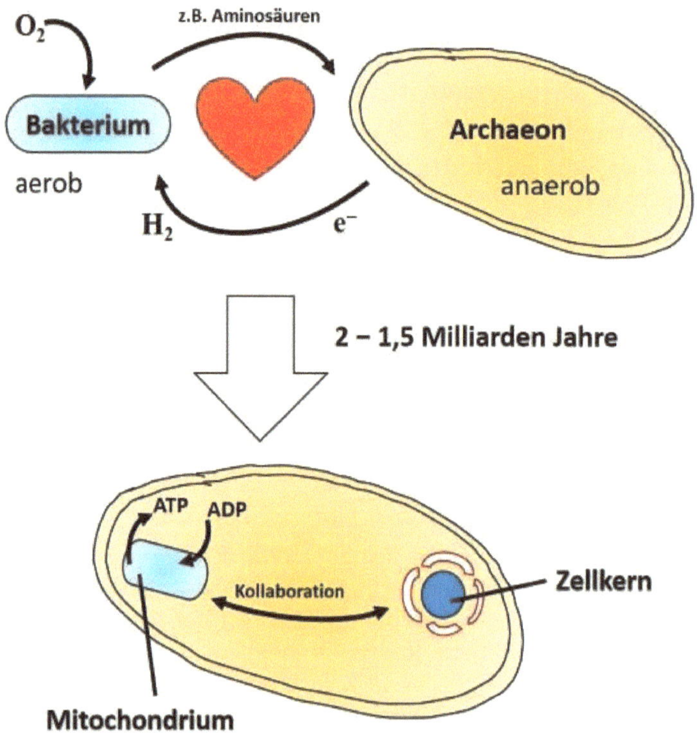

Abbildung 1: Die Entstehung der Eukaryonten. Die eukaryotische Zelle entstand sehr wahrscheinlich aus der Verschmelzung eines aeroben Bakteriums mit einer anaeroben Archaeon-Zelle, die vorher in enger Symbiose mit Stoffaustausch lebten. Im Laufe von 1,5-2 Milliarden Jahren entstanden daraus heutige Zellen, wie sie in allen mehrzelligen Organismen inklusive uns selbst zu finden sind.

Das Zusammenleben der Mitochondrien in ihrer neuen Umgebung innerhalb der Wirtszelle erforderte eine enge Kooperation mit entsprechendem Informationsaustausch. Während der sehr niedrige Sauerstoffgehalt der damaligen Atmosphäre über viele Hundertausende von Jahren langsam anstieg, übernahmen die Mitochondrien nach und nach den Großteil der Energieversorgung der neu entstandenen eukaryotischen Zelle, denn sie konnten im Gegensatz zu der Archaeon-Zelle durch Ausnutzung von Sauerstoff (aerob) Energie erzeugen [20,21]. Deshalb sind die Mitochondrien heute vor allem als Kraftwerke der Zelle bekannt. Aus den Bestandteilen von Kohlenhydraten, Fetten und Eiweißen wird in Mitochondrien in der sogenannten Atmungskette unter Verbrauch von Sauerstoff das energiereiche Substrat Adenosintriphosphat (ATP) für die gesamte Zelle erzeugt; diesen Vorgang nennt man auch oxidative Phosphorylierung. ATP ist die universelle Energiewährung des Lebens auf der Erde. Wird ATP als Energiequelle benutzt, entsteht daraus zunächst Adenosindiphosphat (ADP), welches in den Mitochondrien wieder zu ATP regeneriert werden kann. Der neu entstandene Zellkern übernahm im Gegenzug die Rolle des Zell-Managers inklusive einer teilweisen Steuerung über das Wachstum und den Stoffwechsel der Mitochondrien. Dabei behielt auch die Wirtszelle die Fähigkeit zur

Energieerzeugung, nämlich durch Fermentation (Vergärung) von Traubenzucker (Glukose) zu Brenztraubensäure (Pyruvat) und weiter zu Laktat (dem Salz der Milchsäure - Milchsäure ist im Körper so gut wie immer in Laktat und Protonen dissoziiert). Zwar liefert die Fermentation von einem Glukose-Molekül außerhalb der Mitochondrien wesentlich weniger Energie als ihre Oxidation in den Mitochondrien; doch im Gegensatz zur Oxidation benötigt die Fermentation keinen Sauerstoff und erzeugt ca. 10-100 mal schneller Energie [22]. In gesunden Zellen findet Glukosefermentation deshalb immer dann statt, wenn zu wenig Sauerstoff zur Verfügung steht bzw. sehr schnell Energie erzeugt werden muss. Das kennt man zum Beispiel von einem Sprint, wo die Muskelzellen in kurzer Zeit sehr viel Laktat produzieren, was durch die gleichzeitig frei werdenden Protonen (H^+-Ionen) zu einer Übersäuerung des Gewebes und den typischen brennenden Schmerzen führt. In Tumorzellen findet Glukosevergärung jedoch auch dann statt, wenn eigentlich genügend Sauerstoff für die Oxidation von Glukose in den Mitochondrien vorhanden wäre - man spricht deshalb von aerober Glykolyse. Die aerobe Glykolyse und die Faktoren, die sie antreiben, sind in Abbildung 2 gezeigt und erklärt. Wichtig anzumerken ist, dass der hohe Zuckerverbrauch von Krebszellen nicht nur deren Energiegewinnung dient, sondern insbesondere auch der Herstellung von Biomolekülen für ihr schnelles Wachstum (z. B. DNA und RNA Moleküle) bei gleichzeitiger Erhöhung ihres antioxidativen Schutzes und damit Steigerung der Resistenz gegenüber vielen Krebstherapien [23].

An dieser Stelle ist es auch wichtig zu erwähnen, dass das Laktat, das vermehrt in der aeroben Glykolyse anfällt, zusammen mit Protonen (H^+-Ionen) aus den Krebszellen transportiert wird; letztere sind mitverantwortlich für das Phänomen, dass die Mikroumgebung von Krebszellen sauer und ihr Inneres basisch ist, während das bei gesunden Zellen eher andersherum ist [24]. Die schlichte Aussage, Krebs entstehe durch ein saures Milieu, ist so also nicht richtig - Krebs erschafft sich selbst sein saures Milieu! Der pH-Wert in normalen Zellen beträgt 6,99–7,20, in Tumorzellen herrscht beträgt er 7,12–7,65 und ist somit basisch [25]. In der Tat scheint die Alkalisierung des Zellinneren und die damit verbundene Umkehrung des normalen pH-Wert-Gradienten ganz am Anfang der Krebsentstehung stattzufinden und nicht nur auf der aeroben Glykolyse zu beruhen [24], sondern auch andere Auslöser zu haben; vermutet werden auch hier z. B. übermäßige Wachstumsfaktoren (z. B. Insulin). Interessant ist wieder mal eine Parallele zu Einzellern: Neutralophile Bakterien wie E. coli sind im Zellinneren ebenfalls basischer als ihre Umgebung und besitzen pH-Werte von ca. 7,5-7,7 (neutralophil nennt man Bakterien, die in annähernd pH-Wert neutralen Umgebungen leben, wozu der pH-Wert des Blutes von ca. 7,4 zählen würde) [26].

Die aerobe Glykolyse wird alternativ auch als Warburg-Effekt bezeichnet, benannt nach dem deutschen Biochemiker Otto Warburg, der in den 1920er Jahren systematische Versuche dazu durchführte [27,28]. Der Warburg-Effekt wird heute routinemäßig bei vielen Tumorarten in der sogenannten FDG-PET-Bildgebung sichtbar gemacht, die dazu dient, stoffwechselaktive Tumormasse festzustellen und ihr aggressives Potential zu beurteilen (Abbildung 3).

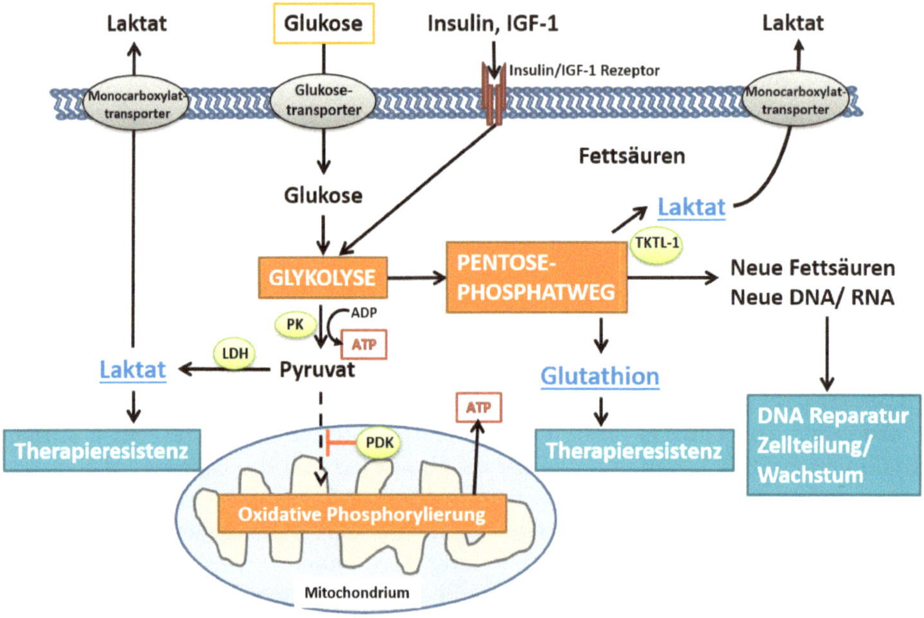

Abbildung 2: Die aerobe Glykolyse in Tumorzellen. Tumorzellen besitzen im Allgemeinen mehr Glukosetransporter in ihrer Zellmembran und nehmen deshalb auch mehr Glukose pro Zeit auf als normale Zellen. Glukose wird in der Glykolyse bis hin zu Pyruvat abgebaut; im letzten Schritt der Glykolyse wird dazu das Enzym Pyruvatkinase (PK) benötigt. Während Pyruvat in gesunden Zellen bei ausreichend Sauerstoff in die Mitochondrien geschleust wird, damit daraus durch oxidative Phosphorylierung in vielen Schritten der Energieträger ATP gebildet wird, wird dies in vielen Krebszellen durch das Enzym Pyruvatdehydrogenase-Kinase (PDK) blockiert. Stattdessen verbleibt Pyruvat im Zytoplasma und wird durch das Enzym Laktatdehydrogenase (LDH) zu Laktat verwandelt. Laktat schützt als Antioxidans die Tumorzellen vor freien Radikalen und erhöht deshalb die Resistenz gegenüber einer Strahlentherapie und vielen Chemotherapie-Arten. Laktat verlässt zusammen mit Protonen (H^+) die Zelle über sogenannte Monocarboxylat-Transporter. Die Protonen säuern die Mikroumgebung der Tumorzellen an, was deren Fähigkeit zur Metastasierung erhöht. Bestimmte Zwischenprodukte der Glykolyse können aber auch Abzweigungen in andere Stoffwechselwege nehmen, von denen der Pentosephosphatweg von besonderer Wichtigkeit ist. Im Pentosephosphatweg wird mit Hilfe des Enzyms Transketolase-Like 1 (TKTL-1) der Zucker Ribose produziert, der die Basis für RNA und DNA Moleküle darstellt. Das hilft Tumorzellen bei der Reparatur von DNA Schäden und schneller Vermehrung. Außerdem fördert TKTL-1 die Produktion von Acetyl-CoA, woraus die Tumorzelle selbst Fettsäuren und Phospholipide für ihre Membran herstellen kann. Als drittes Produkt des Pentosephosphatwegs wird über TKTL-1 ebenfalls Laktat produziert, Nebenbei fördert der Pentosephosphatweg auch noch die Herstellung von Glutathion, einem sehr wichtigen Antioxidans in unseren Zellen. Das wiederum erhöht ebenfalls die Therapieresistenz. Schließlich besitzen viele Tumorzellen vermehrt Rezeptoren für Insulin und den Insulin-ähnlichen Wachstumsfaktor 1 (IGF-1). Das Andocken von Insulin oder IGF-1 an diese Rezeptoren steigert ebenfalls die Rate der Glykolyse und hilft Krebszellen somit bei schnellem Wachstum und ihrer Therapieresistenz.

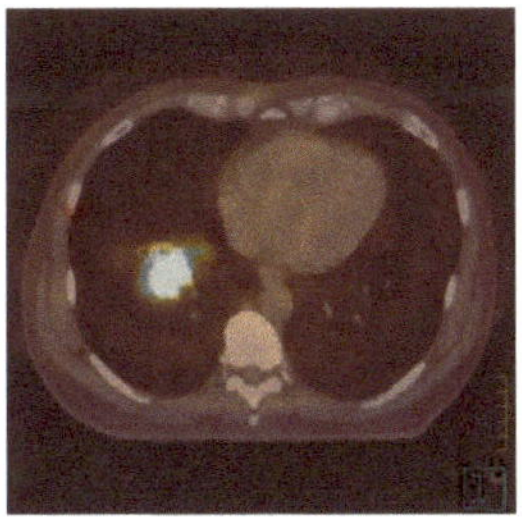

Abbildung 3: Der Warburg-Effekt, sichtbar gemacht durch ^{18}F-FDG-Positronen-Emissionstomographie (FDG-PET). Radioaktiv markierte Glukose (^{18}F-FDG) wird dem Patienten gespritzt und reichert sich in Geweben mit hoher Glukoseaufnahme an. ^{18}F-FDG kann nicht im Stoffwechsel abgebaut werden, sondern zerfällt radioaktiv. Die Zerfallsprodukte können detektiert werden und geben Aufschluss über den Ort des Zerfalls (hier ein Tumor in der Lunge).

Beim Warburg-Effekt handelt es sich um ein Phänomen, das nicht nur bei Tumorzellen, sondern auch bei Immunzellen, embryonalen Stammzellen, und anderen Zellen vorkommt, und zwar immer dann, wenn eine schnelle Teilung und Produktion von Biomolekülen erforderlich ist [29]. Gleichzeitig aber ist der Warburg-Effekt auch ein biologisches Sonderprogramm, um das Überleben der Zelle bei Energieverknappung zu sichern [30,31]. Die Energieverknappung rührt daher, dass die Mitochondrien nicht mehr ausreichend Energie durch Atmung erzeugen und/oder für die Zelle bereitstellen können. Man kann sich vorstellen, dass eine langfristige Einschränkung der mitochondrialen Energieerzeugung katastrophale Folgen für die Zelle hat, die - wenn sie überleben möchte - zur Kompensation ihre Zuckervergärung hochregulieren muss. Genau dies charakterisiert so ziemlich jede Krebszelle, und zwar umso mehr, je aggressiver sie sich verhält [32]. Mit anderen Worten stellen Krebszellen im Laufe ihrer Entwicklung ihren Stoffwechsel graduell von Zellatmung auf Fermentation um. Damit erhöht sich ihre Ausscheidung von Laktat, welches zur Übersäuerung der unmittelbaren Zellumgebung beiträgt und damit die Voraussetzungen schafft, dass die Zellen ihre feste Verankerung mit den anderen Zellen des Gewebes lösen können [33,34]. In Folge steigt das Potential der Zellen, aus ihrem Zellverband auszuwandern und die Blut- oder Lymphzirkulation zu erreichen, um in anderen Organen Metastasen anzusiedeln. So ist es nicht verwunderlich, dass hohe Laktatspiegel in Tumoren von Patienten das Risiko für eine Metastasierung deutlich erhöhen [35]. Zudem hilft ein erhöhter Laktatspiegel Krebszellen dabei, das Immunsystem auszuhebeln [36] und durch eine chemische Veränderung (die sogenannte „Laktylierung") von Proteinen Einfluss auf die Genetik und den Stoffwechsel von Tumorzellen zu nehmen [37,38].

Insofern ist es auch verständlich, dass Menschen mit Übergewicht sowohl erhöhte Ruhelaktatspiegel besitzen [39], als auch ein stark erhöhtes Risiko für die häufigsten Tumorerkrankungen haben [40] - beides hängt mit einer funktionellen Störung der Mitochondrien bzw. ihrer Atmungskette zusammen. So eine funktionelle Störung kann sich entweder aus einem längerfristigen „zu viel" oder einem „zu wenig" entwickeln - zu viel schädliche Faktoren oder zu wenig Nähr- und Baustoffe für die Instandhaltung der Mitochondrien (→ 4.2.6).

Abbildung 4 zeigt, wie gängige krebserregende Faktoren die Mitochondrien schädigen, so dass diese ihrer Aufgabe der Energiegewinnung irgendwann nicht mehr gerecht werden können. Zu diesen Faktoren zählen z. B. bestimmte Viren, das Spike-Protein aus einer Covid-19-Infektion oder -Impfung, radioaktive Strahlung und die anderen bekannten Kanzerogene. Wenn zu viele Mitochondrien in einer Zelle geschädigt wurden, sinkt der ATP-Spiegel ab und die Zelle muss die sauerstoffunabhängige Fermentation hochregulieren, um den Energieausfall zu kompensieren. Neben Glukose kann auch die Aminosäure Glutamin von Tumorzellen zum Zweck der Energiegewinnung fermentiert werden, wenn die Mitochondrien ihrer Aufgabe der Zellatmung nicht mehr nachkommen können. Der entsprechende Stoffwechselweg heißt Glutaminolyse und findet - im Gegensatz zur Glykolyse - ebenfalls in den Mitochondrien statt. Tumorzellen nutzen die Abbauprodukte von Glutamin neben der ATP-Erzeugung auch, um neue Biomoleküle für die Zellteilung herzustellen. Damit ist Glutamin neben Glukose das wichtigste „Futtermittel" für schnelles Tumorwachstum, wobei die relative Wichtigkeit von Glutamin gegenüber Glukose für Krebszellen noch unklar ist.

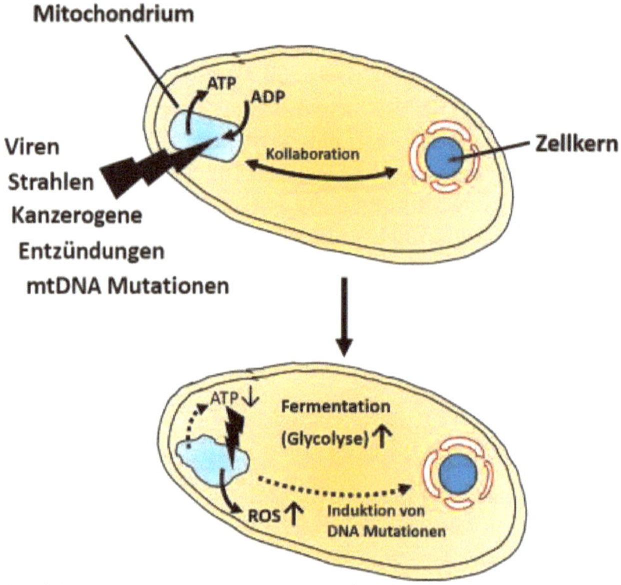

Abbildung 4: Entstehung von Krebs durch Schädigung bzw. Beeinträchtigung der Mitochondrienfunktion.

Auch Mutationen der mtDNA und Entzündungen können die Energiegewinnung der Mitochondrien durch Atmung beeinträchtigen und damit eine Steigerung der Glukose- und Glutaminfermentation veranlassen, um das Energiedefizit zu kompensieren. Bei mtDNA Mutationen ist es klar, dass diese einen unmittelbaren Einfluss auf die Zellatmung haben, da die mtDNA einen Teil der für die Zellatmung notwendigen Proteine codiert. Bei Entzündungen spielen sogenannte reaktive Sauerstoffspezies eine Rolle. Diese werden im Verlauf des Buches noch öfter erwähnt werden und Sie sollten sich deshalb deren gängige Bezeichnung „ROS" merken (von engl. reactive oxygen species). Entzündungen veranlassen nämlich die Mitochondrien innerhalb eines Gewebes dazu, vermehrt ROS zu erzeugen, welche sehr reaktionsfreudige sauerstoffhaltige Verbindungen sind, die andere Moleküle oxidieren und damit schädigen können. Zu den Hauptzielen von ROS gehören DNA-Moleküle, Strukturproteine und Fette (z. B. Fette, die die Zellmembranen bilden). Leider ist mtDNA wesentlich anfälliger für Schäden durch ROS als die DNA des Zellkerns [41,42]. Zu den häufigsten im Körper gebildeten ROS gehören z. B. Superoxid (O_2^-) oder Wasserstoffperoxid (H_2O_2).

Heimtückisch sind insbesondere sogenannte stille Entzündungen, die sich oft über viele Jahre schleichend und unbemerkt entwickeln, den gesamten Körper betreffen und mit dem Alterungsprozess Hand in Hand gehen. Forscher haben dafür sogar eine neue Wortschöpfung kreiert, nämlich *Inflammageing* (von engl. inflammation = Entzündung und ageing = Alterung). Abbildung 5 zeigt die neben Krebs wichtigen Auswirkungen von Inflammageing, die in der Tat oft zusammen auftreten. Dies lässt sich u.a. damit erklären, dass als gemeinsamer Nenner von stillen Entzündungen und dem normalen Alterungsprozess eine Abnahme der Gesundheit der Mitochondrien im Mittelpunkt steht.

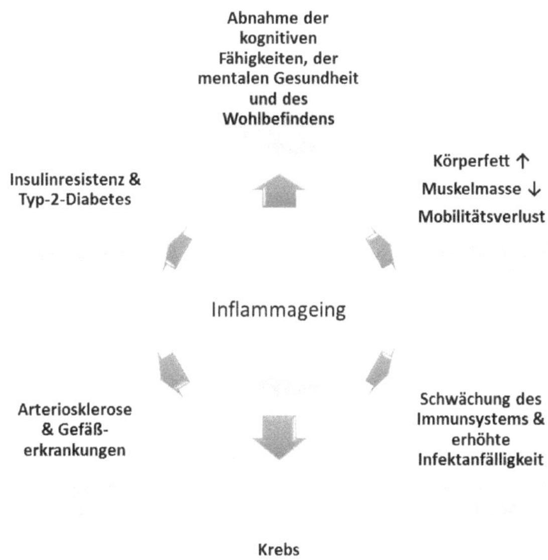

Abbildung 5: Auswirkungen von stillen Entzündungen auf altersabhängige Erkrankungsbilder. Modifiziert nach Schmiedel [43].

Durch die Störung der Atmungskette wird nicht nur die Energieerzeugung, sondern auch die Kommunikation der Mitochondrien mit dem Zellkern gestört, denn diese hängt entscheidend von bestimmten Signalmolekülen ab, welche in der Atmungskette gebildet werden. Zu diesen Signalmolekülen gehören auch bestimmte ROS, die bei der Energieerzeugung in den Mitochondrien immer anfallen, aber besonders dann vermehrt erzeugt werden, wenn die Mitochondrien geschädigt sind oder durch Entzündungen dazu veranlasst werden. Diese ROS führen nicht nur zu einer weiteren Schädigung der Mitochondrien durch Oxidation der mitochondrialen DNA, sondern können in den Zellkern diffundieren und dort zu genetischer Instabilität führen, was die für Krebs typischen DNA-Mutationen zur Folge haben kann [44]. Im Prinzip ist dies ein sinnvolles biologisches Notfallprogramm, denn nur so hat die Zelle als Ganzes eine Chance, trotz defekter Mitochondrien zu überleben. Man kann davon ausgehen, dass sich dieses Programm deshalb im Laufe der Evolution von den ersten eukaryotischen Einzellern bis heute gehalten hat.

Die Wichtigkeit gesunder Mitochondrien für die Verhinderung der Krebsentstehung kann man aus Versuchen ableiten, in denen das Ersetzen von Krebs-Mitochondrien durch gesunde Mitochondrien zu einer Normalisierung von Krebszellen führt, das Einbringen von Krebs-Mitochondrien in gesunde Zellen jedoch zur Entartung mit anschließenden krebstypischen Mutationen auch im Zellkern (Abbildung 6). Die Kooperation gesunder Mitochondrien mit dem Rest der Zelle ist also essentiell für die Gesundheit der gesamten Zelle. Ist diese Kooperation länger gestört, beginnen Mitochondrien und ihre „Wirtszelle" sich wieder wie zwei unabhängige Organismen zu verhalten - so wie es einstmals der Fall war, als die Vorfahren der Mitochondrien als Bakterien außerhalb ihrer Archaeon-Wirtszelle lebten.

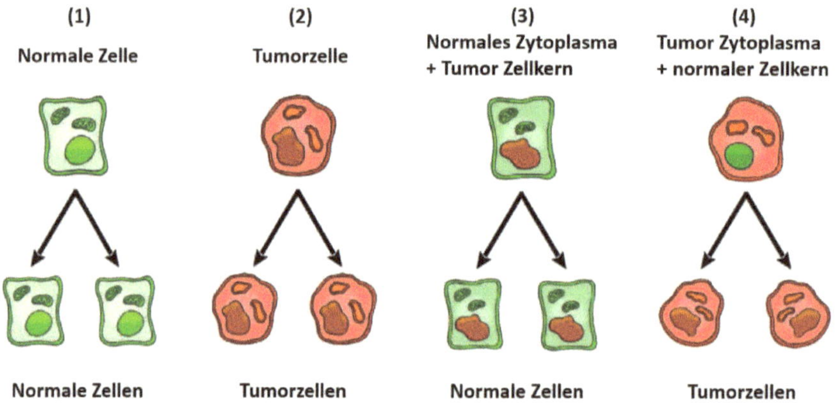

Abbildung 6: Rolle des Zellkerns und der Mitochondrien bei der Tumorentstehung. Die Abbildung fasst die experimentellen Ergebnisse zusammen, bei denen gesunde Zellkerne in Tumorzellen, aus denen zuvor der Zellkern entfernt wurde, transferiert wurden bzw. Tumor-Zellkerne in zellkernlose normale Zellen. Normale Zellen sind in Grün dargestellt, ihr Zytoplasma enthält normal funktionierende Mitochondrien (als zwei längliche Strukturen dargestellt). Tumorzellen sind in Rot dargestellt, ihr Zytoplasma enthält tumor-spezifische Mitochondrien und ihr Zellkern verschiedene DNA-Mutationen. Bild (1): Aus normalen Zellen entstehen nach Zellteilung wieder normale Zellen. Bild (2): Aus Tumorzellen entstehen nach Zellteilung wieder Tumorzellen. Bild (3): Einbringung eines Tumorzellkerns in normales Zytoplasma (in dem sich normale Mitochondrien befinden) führt nach Zellteilung zu Zellen mit normalem Verhalten. Bild (4): Einbringung eines normalen Zellkerns ohne Mutationen in Tumorzell-Zytoplasma führt nach Zellteilung zu Tumorzellen mit Tumor-spezifischen DNA Mutationen im Zellkern. Abbildung mit freundlicher Genehmigung von Prof. Thomas Seyfried, Original in Referenz [45].

3.2 *Krebs und die Entstehung mehrzelliger Organismen*

Neben der Entstehung der Eukaryonten lässt sich Krebs auch mit einem anderen wichtigen evolutionären Ereignis verknüpfen, nämlich der Entstehung mehrzelliger Lebewesen durch eine neue Art von Kooperation unter eukaryotischen Zellen vor ca. 750-650 Millionen Jahren [46]. Dabei wurden die Gene der Einzeller um neue Mehrzeller-Gene erweitert, gingen aber nicht verloren. Deshalb mussten bestimmte Mechanismen entstehen, welche dafür sorgen, dass die Zellen in mehrzelligen Organismen sich nicht aufgrund ihrer ursprünglichen Gene wie egoistische Einzeller verhalten, sondern kooperieren um einem höheren Ziel zu dienen, nämlich der Gesundheit des gesamten Gewebes, Organs, Organsystems und letztlich Organismus. Das wurde zum Beispiel erreicht, indem die Aktivität der alten Einzeller-Gene durch neue Mehrzeller-Gene kontrolliert wurde, damit sich die Zellen nur kontrolliert in Absprache mit den übrigen Zellen des Organismus vermehren. Ein weiterer Mechanismus war die Entstehung des programmierten Zelltods (Apoptose) als Mittel, defekte Zellen aus dem Zellverband zu nehmen bevor sie die Funktion des gesamten Gewebes gefährden könnten. Allerdings erfordert Apoptose, dass die Mitochondrien intakt sind. Manche Theorien zur Krebsentstehung setzen auf der Ebene des Gewebes, und nicht auf der intrazellulären Ebene der Mitochondrien oder des Zellkerns an, um die primäre Krebsursache zu lokalisieren [47,48]. Die Tatsache, dass Zellen im Körper noch immer mit uralten Einzeller-Genen ausgestattet sind impliziert, dass sie ihren uralten Drang zur permanenten Vermehrung behalten haben. Dieser Drang wird in mehrzelligen Organismen durch die enge Kooperation mit anderen Zellen unterdrückt bzw. kontrolliert gesteuert [49]. Deshalb kann eine Störung der Zusammenarbeit zwischen den Zellen zum Verlust dieser Kontrollmechanismen führen und die Aktivierung der uralten Einzeller-Gene nach sich ziehen. In der Tat wird - wie in Abbildung 7 gezeigt - genau das in Krebszellen beobachtet [50,51]. Mittlerweile ist es bestätigt worden: Der Übergang von einer normalen zu einer Krebszelle ist nicht einfach dadurch charakterisiert, dass Erstere ihre speziellen organ-spezifischen Eigenschaften verlieren und sich in einen Stammzell-ähnlichen Zustand begeben (was in der Fachsprache als Dedifferenzierung bezeichnet würde), sondern dass sie sich durch Aktivierung uralter Gene und Stilllegung mehrzelliger Kontrollgene zu einem Einzeller-Zustand hin entwickeln [52]. Dieser „einzellige Attraktor" (Anziehungspunkt) ist das evolutionäre Erbe, das in jeder unserer Zellen schlummert und durch chronischen Zellstress geweckt werden kann.

Neben einer Schädigung der Mitochondrien kann eine permanente Irritation des Gewebes solch einen Zellstress darstellen. Eine chronische Störung der Zusammenarbeit auf Gewebeebene wirkt sich nämlich auch in die einzelnen Zellen aus - so wie permanenter Streit innerhalb der Familie sich wahrscheinlich auf die Gesundheit der einzelnen Familienmitglieder auswirken wird. Uralte Gene, die zum Zweck des harmonischen Zusammenlebens der Zellen stillgeschaltet wurden, werden wieder aktiviert und damit der inhärente Drang zur Vermehrung wieder eingeschaltet (Abbildung 7). Chronische Entzündungen und ein Überangebot von Wachstumsfaktoren wie Glukose und Insulin führen langfristig zu einer Beeinträchtigung der Kooperation zwischen den Zellen, indem sie intakte Gewebestrukturen verändern. Zum Beispiel entstehen aus chronischen Darmentzündungen nicht selten Hyperplasien

(Wucherungen) und später Darmkrebs. Ein Beispiel für eine mechanisch erzeugte chronische Entzündung wäre die eingeatmete Asbestnadel, welche in der Lunge über viele Jahre einen Lungentumor (Mesotheliom) erzeugen kann. Weitaus häufiger ist heutzutage eine stille Entzündung durch zu viel Fettgewebe (v.a. Organfett), falsches Essen (zu viel Getreide, Pflanzenöle und industriell verarbeitete Lebensmittel, siehe Kapitel 5), Rauchen oder Umweltgifte (z. B. Quecksilber, Aluminium), welche in vielen Organen das Risiko für Krebsentstehung begünstigt.

Fest steht, dass Zellen spüren, wenn in ihrer Mikroumgebung die Bedingungen längere Zeit nicht mehr normal sind, zum Beispiel durch ein Überangebot von Glukose. Wenn die Zellen dauerhaft mit zu viel Zucker „geflutet" werden, verändert das die Struktur der Mitochondrienmembranen und reduziert deren Fähigkeit, Energie in der Atmungskette zu generieren [53]. Wie oben besprochen, kann dies - sobald zu viele Mitochondrien beschädigt sind - durch Signale an den Zellkern die schnelle Mutation von Genen bzw. das Anschalten uralter Überlebensgene auslösen.

Doch es gibt noch einen zweiten, von den Mitochondrien unabhängigen Mechanismus, der die für Krebs typischen Mutationen auslösen kann, sobald eine Zelle sich stark gestresst fühlt. Dieser Mechanismus ist von Bakterien bekannt und wurde im Laufe der Evolution bis zu den Tieren weitervererbt [54]. Er nennt sich „Stressinduzierte Mutation". Wie der Name schon sagt, reagiert ein durch Umweltbedingungen gestresstes Bakterium mit vermehrten Genmutationen in der Hoffnung, dass sich dadurch zufällig neue Anpassungsmöglichkeiten an den Stress ergeben [55]. Dies ist zum Beispiel die Erklärung dafür, dass Bakterien durch längere Antibiotikabehandlungen Antibiotikaresistenzen entwickeln [56]. Neuere Ergebnisse deuten darauf hin, dass dieses biologische Notfallprogramm auch in unseren Körperzellen aktiviert werden könnte, wenn diese dauerhaft gestresst sind [54]. Die Folge ist eine erhöhte Mutationsrate in bestimmten Genregionen, die dazu führen, dass die Fähigkeit der Zelle zur schnellen Teilung, Wanderung und Umstellung der Energieerzeugung auf Fermentation steigt. Denkbar ist auch, dass die Mitochondrien als ehemalige Bakterien dieses Programm noch aktivieren können und somit auch die mitochondriale DNA vermehrt mutiert. Man könnte den Eindruck bekommen, die Zelle versuche durch Aktivierung dieses Mutationsprogramms die Fähigkeit zur Flucht aus der stressigen Mikroumgebung zu erlangen.

Was sind typische Stressfaktoren der Mikroumgebung einer Zelle, die solche Mutationen triggern können? Im Prinzip sind es alle Änderungen der Struktur der gewebetypischen Mikroumgebung durch lange einwirkende entzündliche, chemische und mechanische Reizungen. Die schon erwähnte Asbestnadel oder die in einem späteren Kapitel besprochenen Oxalatkristalleinlagerungen (→5.2.3) wären zum Beispiel mechanische Reizungen, die über Jahrzehnte zur Entwicklung von Tumoren führen können. Langfristig zu hohe Blutzuckerspiegel bei Diabetikern sind chemische Reize, die zu einer Verzuckerung und damit Verhärtung von Gewebestrukturen führen, was ebenfalls zu beschleunigter Entartung von Zellen beiträgt [57]. Und schließlich reagieren auch gesunde Zellen auf hohe Zuckerkonzentrationen mit erhöhter Laktatproduktion, was die Mikroumgebung übersäuert und ebenfalls in ihrer Struktur verändert.

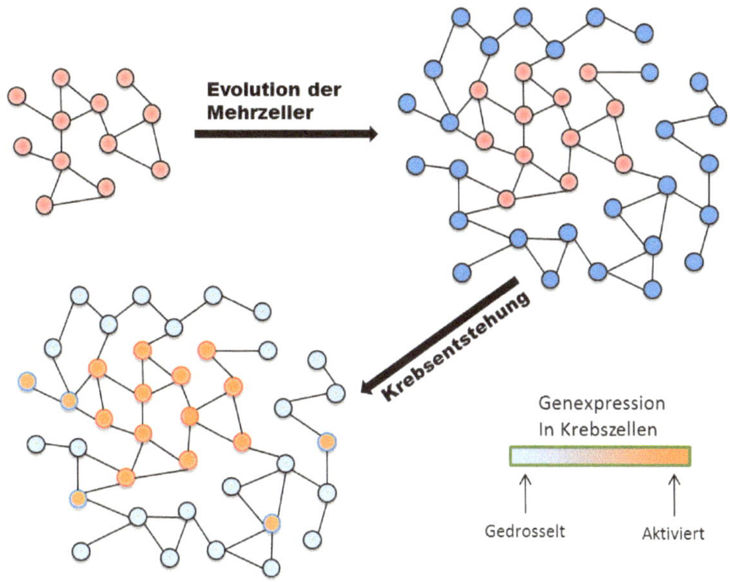

Abbildung 7: Die Evolution von Gennetzwerken in mehrzelligen Organismen und ihre Veränderung bei Krebs. Ein Gennetzwerk besteht aus mehreren Genen, die sich gegenseitig in ihrer Aktivität beeinflussen. Die Zellen in mehrzelligen Organismen haben ihre uralten Einzeller-Gene behalten; diese wurden aber um neue Gene ergänzt, die für das harmonische Zusammenleben der Zellen unerlässlich sind und teilweise der Kontrolle der uralten Gene dienen. Bei Krebs werden viele dieser Kontrollgene deaktiviert und gleichzeitig alte Einzeller-Gene vermehrt aktiviert.

Wir sehen also: Auch eine über längere Zeit stressige Umgebung kann ein biologisches Notfallprogramm triggern, welches - ähnlich wie in Bakterien - zu einer Erhöhung der Mutationsrate führt. Das Resultat dieses Programms ist letztlich dasselbe wie bei einer Schädigung der Mitochondrien: Eine Verwandlung der normalen Zelle in eine Krebszelle mit bakterienähnlichen Eigenschaften, also eine evolutionäre Rückentwicklung (Abbildung 8).

Die gute Nachricht ist aber, dass diese Rückentwicklung theoretisch auch wieder umkehrbar ist, denn vergessen Sie nicht: Die Zelle besitzt als körpereigene Zelle immer noch die Erinnerung an die körpereigene „Sprache" und sollte auf entsprechende Signale reagieren können. Daten, die belegen, dass sich Tumore wieder zurückbilden, wenn sich ihre Mikroumgebung verändert, gibt es zu Hauf [58-61]. Am eindrucksvollsten sind die dokumentierten Berichte über sogenannte Spontanremissionen, also Tumorrückbildungen ohne erklärbare Ursache durch eine medizinische Therapie; interessanterweise gehen solchen Spontanheilungen meistens starke spirituelle Veränderungen der Patienten voraus [62-65], worauf wir noch im nächsten Abschnitt und Kapitel 11.2 eingehen werden. Es gibt auch einige Argumente dafür, dass der Körper in bestimmten Situationen strategisch ein Tumorwachstum in einem Organ erlaubt, um damit kurzfristig andere wichtige Organe zu entlasten und - sobald sich die Gesamtsituation wieder entspannt - die Tumormasse wieder abzubauen. So könnte ein Tumor durch den Warburg-Effekt zum Beispiel bei der Senkung des Blutzuckerspiegels beim metabolischen Syndrom helfen [66], oder als „Mülldeponie" bei chronischen Schwermetallvergiftungen fungieren, da Tumorgewebe große Mengen an Schwermetallen ansammelt [67,68]. Manche sehen Tumore auch als Speicherort für unterdrückte negative Emotionen oder schmerzvolle Gefühle, die auf diese Art zunächst einmal ausgeblendet werden können, bis die Verarbeitung des zugrundeliegenden Konfliktes erfolgt ist und der Körper den Tumor wieder aufzulösen vermag [64,69]. Der gemeinsame Nenner dieser Hypothesen ist, dass sie der Krebserkrankung einen biologischen Sinn zuordnen und dem Patienten damit begründete Hoffnung geben, dass Heilung möglich ist und er selbst einen wichtigen Beitrag dazu leisten kann. Wenn unser Körper Tumorwachstum mit anschließender Rückbildung tatsächlich als evolutionäre Kurzzeitstrategie nutzen sollte, um wichtige Organe oder die eigene Seele in Krisenzeiten in Schutz zu nehmen, ist allerdings auch klar, dass - solange die Stressfaktoren nicht abgestellt werden - dieser Rückbau nicht stattfinden wird und ab einem gewissen Punkt wahrscheinlich auch nicht mehr stattfinden kann.

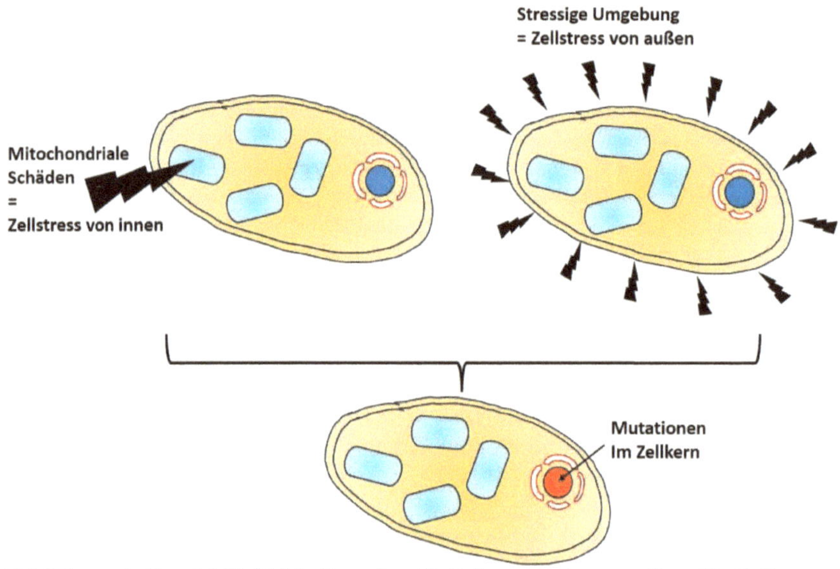

Abbildung 8: Zwei Möglichkeiten der Aktivierung eines uralten Notfallprogramms aus der Zeit der Einzeller. Links ist gezeigt, wie Schäden an den Mitochondrien das Programm durch internen Zellstress auslösen. Rechts ist es äußerer Zellstress, der das Programm auslöst. In beiden Fällen ist das Ergebnis eine absichtliche Erhöhung der Mutationsrate im Zellkern mit der möglichen Konsequenz, dass daraus eine Krebszelle entsteht.

Leider wird der Möglichkeit der selbstständigen Tumorrückbildung zu wenig Beachtung in der Forschung geschenkt, so dass das therapeutische Potential, das sich dahinter verbirgt, noch nicht klinisch genutzt werden kann. Stattdessen wird weiterhin unter Inkaufnahme schlimmer Nebenwirkungen versucht, durch maximale systemische Zerstörung von Tumorzellen therapeutische Erfolge zu erzielen, selbst wenn die gängigen Chemotherapien faktisch kaum bis gar nicht zu längerer Überlebenszeit [70] oder besserer Lebensqualität [71,72] beitragen. Alternativ wird unter dem Motto der „personalisierten Krebsmedizin" an Therapien geforscht, die auf einzelne Gene bzw. deren Proteine abzielen. Diese Medikamente sind aber extrem teuer und erzielen nur in einem Bruchteil der Patienten, auf deren Tumor sie „maßgeschneidert" wurden, eine längerfristige (das bedeutet lediglich über mehrere Monate anhaltende) Wirkung [73]. Die Realität ist eben, dass einzelne Genmutationen nicht die eigentliche Ursache der Krebserkrankung sind, sondern allenfalls kurzfristig die Zellaggressivität steuern, solange bis vielleicht eine andere Mutation das Steuer übernimmt [74–76].

3.3 *Die Evolution der menschlichen Umwelt*

Wir haben gesehen, dass die Kooperation zwischen Mitochondrien und Zellkern sowie zwischen der Zelle und ihrer unmittelbaren Umgebung innerhalb eines Gewebes (den Nachbarzellen) entscheidend dafür ist, dass die Zelle nicht zur Krebszelle wird. Faktoren, welche die Kooperation fördern, hängen alle eng mit einem natürlichen Lebensstil zusammen. Auch dies lässt sich evolutionär erklären, denn der Mensch lebte mehr als 99% seiner Evolutionsgeschichte (mindestens 1,9 Millionen Jahre) als Jäger und Sammler in Symbiose bzw. im Einklang mit seinen Mitmenschen und der Natur. Dazu gehörten eine natürliche Ernährung, viel Bewegung, viel Sonne, akuter körperlicher aber kein chronischer psychischer Stress und insbesondere eine feste Einbindung in eine soziale Gemeinschaft und Verbundenheit mit Mutter Erde und Gott. Erst mit der Erfindung des Ackerbaus während der sogenannten neolithischen Revolution vor ca. 12.000 Jahren, begann der Mensch schrittweise sich von diesen Faktoren zu trennen. Die Nahrungsqualität nahm ab, während gleichzeitig Kriege, Unterdrückung und chronischer Stress zunahmen. Anstelle kleiner Gesellschaften, in denen sich jeder seiner wichtigen Aufgabe für die gesamte Gemeinschaft bewusst war, entstanden hierarchische Strukturen, die von einigen wenigen macht- und besitzhungrigen „Eliten" kontrolliert wurden. Menschen in großen Siedlungen und Städten wurden zunehmend vom Leben mit der Natur und den natürlichen Zyklen getrennt. Es ist belegt, dass Zivilisationskrankheiten, zu denen auch Krebs gehört, mit der Einführung des Ackerbaus gehäuft auftraten und sich der Gesundheitszustand der frühen Ackerbauern drastisch verschlechterte [77,78].

Dies hat sich die letzten hundert Jahre nochmals beschleunigt mit der Erschaffung einer vollkommen neuen technischen und sozialen Umwelt, welche sich grundlegend von der natürlichen Umwelt, die die Körperfunktionen des Menschen evolutionär geprägt hat, unterscheidet. Neben der Ernährung und den hinlänglich bekannten Problemen des zivilisierten Menschen mit einer unzureichenden körperlichen Aktivität findet sich eine Vielzahl weiterer Faktoren, welche die Umwelt des Menschen im Paläolithikum (Steinzeit) von der des Anthropozäns (aktuelle neue Zeitepoche) unterscheidet. Diese sind in Tabelle 1 aufgelistet. Daraus ist erschtlich, dass der heutige zivilisierte Mensch unter einem Natur-Defizit-Syndrom leidet [79–81].

Von besonderer Bedeutung für das Krebsproblem sind die Faktoren der psycho-sozialen Umwelt, die in Tabelle 1 aufgelistet sind. Auch wenn die Schulmedizin den Menschen als „Bioroboter" behandelt und damit teilweise auch Erfolge verbuchen kann, zeigt sich bei Krebserkrankungen, dass dieser Ansatz zu kurz greift. Denn der

Mensch ist eben mehr als nur Körper bzw. Leib und besitzt auch eine spirituelle Dimension, die man schon in der Antike mit Seele und Geist assoziiert hat. Intuitiv wissen wir das, indem wir z. B. sagen „ich habe einen Körper", aber nicht „ich bin dieser Körper". Was der einzelne Mensch tatsächlich ist, sozusagen seine Essenz, das hat mit seiner Seele zu tun, ohne dass ich an dieser Stelle versuchen würde, eine genaue Definition der Seele zu liefern (wir werden in Kapitel 11 noch darauf eingehen). Traditionelle Medizinsysteme aus der ganzen Welt stimmen darin überein, dass die Seele eng mit Körper und Geist interagiert, wie es beispielsweise Abbildung 9 andeutet. Demnach bewirken Änderungen in einem dieser Systeme auch Änderungen in den beiden anderen Systemen. Die Seele gilt jedoch als der primäre Aspekt unseres Daseins, welche über den Geist - z. B. durch Gedanken oder Emotionen - auf den Körper wirkt [65]. Die Vorstellung, dass Gedanken und Emotionen unsere Gesundheit beeinflussen, ist wissenschaftlich bestätigt und Gegenstand der Forschungsgebiete der Psychosomatik und Psychoneuroimmunologie [82,83]. Auch die bekannten Placebo-Effekte haben damit zu tun. An die Seele allerdings haben sich bisher erst wenige Wissenschaftler herangetraut, und ich denke, dass zu ihrem besseren Verständnis erst einige Dogmen der Naturwissenschaft über Bord geworfen und ganz neue Ansätze gedacht werden müssen.

Tabelle 1: Die natürliche und soziale Umwelt, in der sich der Mensch den größten Teil seiner Entwicklungsgeschichte befand im Kontrast zur heutigen technischen Umwelt. In Anlehnung an [81,84].

Heute: Technische Umwelt	**Damals: Natürliche Umwelt**	**Damals: Psycho-soziale Umwelt**
Luftverschmutzung	Tageslicht (veränderliches Spektrum im Tagesverlauf!)	Sinnvolle Arbeit
Wasserverschmutzung	Sauberes Trinkwasser	Spiritualität und Demut
LED-Lampen und Monitore	Sonne im Wechsel mit Stille und Dunkelheit der Nacht	Soziale Kompetenz und Bindung, Liebe
Elektrosmog (Mobilfunk, WLAN, schnurlose Telefone, E-Autos)	Natürliche elektromagnetische Felder	Gespräche am Lagerfeuer, „sich aussprechen"
Pestizide, Antibiotika	Mikronährstoffe	Meditation
Medikamente und Impfungen	Symbiose mit Bakterien, Viren und Pilzen	Mehrgenerationen-Gesellschaften
Permanente Nahrungsverfügbarkeit	Hungern/ Fasten	Friede, Entspannung, Regeneration
Plastik und Weichmacher	Hautkontakt zu Mutter Erde	Selbstverantwortung über eigene Gesundheit
„Angenehme" Umgebungstemperaturen	Hitze und Kälte	Körper-Geist-Seele-Medizin

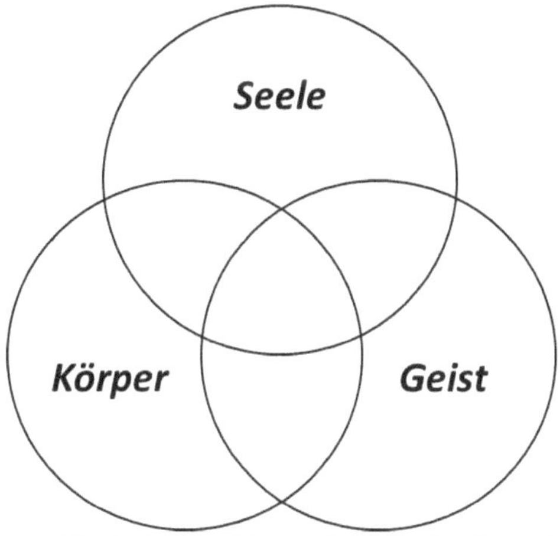

Abbildung 9: Drei-Kreise-Modell der Körper-Geist-Seele-Einheit. Nach Johannes Heinrichs, übernommen und modifiziert aus Kirchhoff J: Was die Erde will [85].

Aus meiner Sicht kann man sich die Seele als eine Art Energie- und Informationsquelle für den gesamten Körper vorstellen, welche die exakten Informationen dafür liefert, dass jede der rund $3 \cdot 10^{13}$ Körperzellen (plus die ca. 200g oder ebenfalls rund 10^{13} symbiontischen Bakterien [86]) weiß, wie sie ihren kleinen Beitrag zur Ausprägung und Funktion dieses ungeheuer komplexen Systems namens Körper leisten kann. Denn das Wort Information bezieht sich allgemein auf „in-formieren", also etwas eine Form oder Gestalt geben [87]. Dies tut die Seele, indem sie die Selbstorganisation unseres Körpers und damit überhaupt erst Leben ermöglicht. Deshalb ist auch der Ausdruck „Licht des Lebens" gerechtfertigt. Wie einige andere Autoren, die sich mit der spirituellen Dimension von Krankheit und Heilung beschäftigen, bin ich überzeugt, dass alle elementaren Konflikte, Kränkungen, Enttäuschungen und Traumen Spuren auf der Seele hinterlassen, die sich als Blockaden im Informationsfluss manifestieren [8,64,88]. Über die Vernetzung mit Geist und Körper würden solche längerfristigen Blockaden im Informationsfluss dazu führen können, dass Zellen nicht mehr wissen, wie sie sich gegenüber den anderen Zellen verhalten sollen und dadurch in letzter Konsequenz auf die Information zurückgreifen, die seit Urzeiten in ihnen gespeichert ist - womit wir wieder beim schon bekannten Rückschritt in der Evolution wären, der aus kooperierenden Zellen Krebszellen macht. Die Zellen überschreiben sozusagen das von der Seele eingegebene Programm mit ihrem eigenen. Schafft man es aber, die ursächlichen Blockaden auf der seelischen Ebene aufzulösen, bestünde die Chance, dass die Zellen wieder solche Informationen bekommen, die der Gesundheit des gesamten Gewebes, Organs und Körpers dienen. Falls sie zu diesem Zeitpunkt durch die in Abbildung 8 skizzierten biologischen Notfallprogramme bereits krankmachende mitochondriale und genetische Schäden erlitten haben sollten, müssten sie konsequenterweise den Informationen für Selbstmord durch Apoptose gehorchen und eine spontane Heilung wäre möglich. Interessanterweise halten die meisten Krebspatienten, die eine solche Heilung erfahren haben, genau diesen Mechanismus der Lösung seelischer Blockaden für verantwortlich [65].

Wir haben mit der seelischen-geistigen bzw. psychosozial-spirituellen Ebene, neben der Zelle und dem Gewebe, somit eine dritte Ebene gefunden, in der die Ursache der Krebsentstehung und der Schlüssel für die Wiedergesundung liegen kann (Abbildung 10)

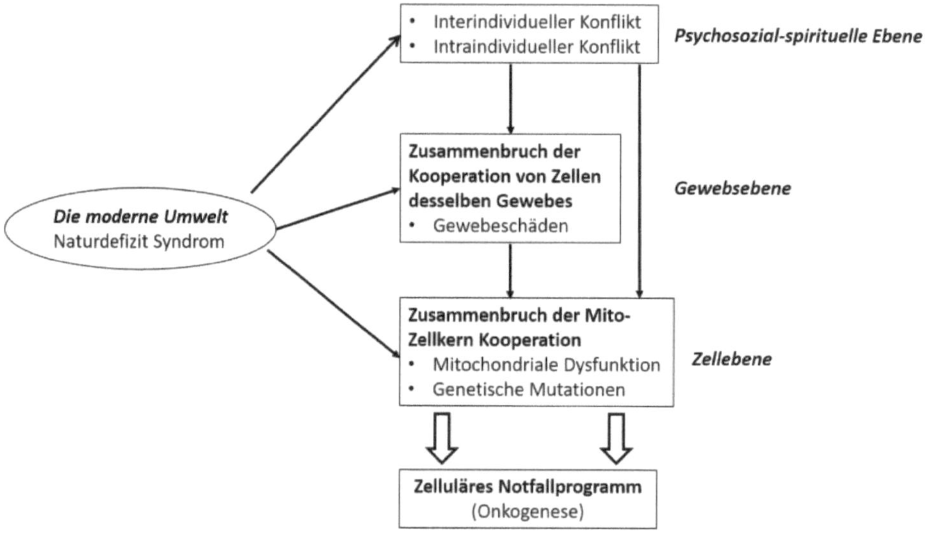

Abbildung 10: Die drei Ebenen der Krebsentstehung. Die Ursache für Krebs kann auf der psychosozial-spirituellen Ebene, welche die Seele miteinschließt, der Gewebsebene oder der zellulären Ebene liegen. Ursächlich ist stets ein Zusammenbruch der harmonischen Kooperation auf einer dieser Ebenen. Das Natur-Defizit-Syndrom betrifft alle diese Ebenen und fördert das Zusammenbrechen von gesunden Kooperationen. In jedem Fall nutzt die Zelle ihre evolutionär gespeicherte Information um zu überleben, was bedeutet, dass sie sich ähnlich einem einzelligen Organismus verhält. Übernommen aus [89].

3.4 *Die Rolle des Natur-Defizit-Syndroms*

Zwischen 1898 und 1905 unternahm der Arzt Aleš Hrdlička sechs Expeditionen zu den indigenen Stämmen der südwestlichen Vereinigten Staaten und dem nordwestlichen Mexiko, um Daten über deren Gesundheitszustand und Lebensstil zu erfassen [90]. Sein Erfahrungsbericht enthält zwei wichtige Beobachtungen: zum einen, dass diese indigenen Völker ein sehr hohes Alter erreichten und der Anteil der über Hundertjährigen weit höher lag als unter der weißen Bevölkerung; zum anderen, dass Krebs extrem selten war.

Auch der Arzt Isaac Levin betonte in einem 1910 veröffentlichten Artikel die extreme Seltenheit von Krebs unter amerikanischen Ureinwohnern [91]. Die Seltenheit von Krebs wurde auch für andere in enger Verbindung mit der Natur lebende Völker bestätigt, zum Beispiel für südafrikanische Stämme [92] oder arktische Eskimos [93], bei denen der erste offizielle Bericht über eine Krebserkrankung im Jahre 1952 publiziert wurde [94]. In einer großen ethnographischen Untersuchung von noch intakten Jäger- und Sammlergesellschaften errechneten Gurven und Kaplan im Jahr 2007, dass degenerative Erkrankungen (inklusive Krebs und Herzerkrankungen) im

Schnitt nur für 9% der Todesfälle verantwortlich waren; außerdem hatten zwei Drittel der Jäger und Sammler, welche bis zur Pubertät überlebt hatten, noch eine Lebenserwartung von über 70 Jahren [95]. Zusammen genommen bedeutet dies, dass ein beachtlicher Anteil von in und mit der Natur lebenden Völkern ein hohes Alter erreichte, ohne dass dies mit einer nennenswerten Häufung von Krebs assoziiert war, wie es hingegen bei uns der Fall ist. Hinzu kommt, dass die oben erwähnte ethnographische Literatur auch andere Alterskrankheiten wie Typ-2-Diabetes als extrem selten oder überhaupt nicht existent beschreibt.

Hrdlička erwähnte auch, dass Fettleibigkeit ausschließlich bei den Indianern zu finden war, welche in Reservaten lebten und ihren traditionellen Lebensstil aufgegeben hatten ([90], S.156). Das deckt sich mit den ethnographischen Studien des Zahnarztes Weston A. Price, der in den 1930er Jahren 14 Länder auf dem Globus besuchte, um etwas über die Zusammenhänge zwischen der Ernährung und Gesundheit zu erfahren. Sein Ergebnis war, dass immer dann, wenn industrielle Lebensmittel die traditionellen Lebensmittel zu ersetzen begannen, innerhalb nur einer Generation Karies, deformierte Kiefer, Arthrose, Infektanfälligkeit und chronische Zivilisationskrankheiten auftraten [96], während sich die natürlich ernährenden Individuen einer exzellenten Gesundheit erfreuten.

Es ist noch erwähnenswert, dass oben zitierte Studien in einer Zeit gemacht wurden, in der chronische nicht übertragbare Krankheiten in den USA stark anstiegen. Zum Beispiel stieg die Krebsrate zwischen 1907 und 1936 um 90% und die Todesrate durch Herz-Kreislauf-Erkrankungen im selben Zeitraum um 60% [96]. Gleichzeitig gab es einen signifikanten Anstieg des Zuckerkonsums, begleitet von einem Anstieg des Übergewichts und der Todesrate durch Typ-2-Diabetes [97,98]. Heute weiß man, dass Übergewicht und Typ-2-Diabetes zu den stärksten Risikofaktoren für Herz-Kreislauf-Erkrankungen [99] und Krebs [40] gehören (Abbildung 11). Diese Daten und die ethnographischen Beobachtungen belegen, dass chronische, nicht übertragbare Krankheiten wie Krebs ein Teil des Natur-Defizit-Syndroms sind und sich damit prinzipiell durch verschiedene Lebensstilfaktoren - ein „Zurück zur Natur" - vermeiden lassen.

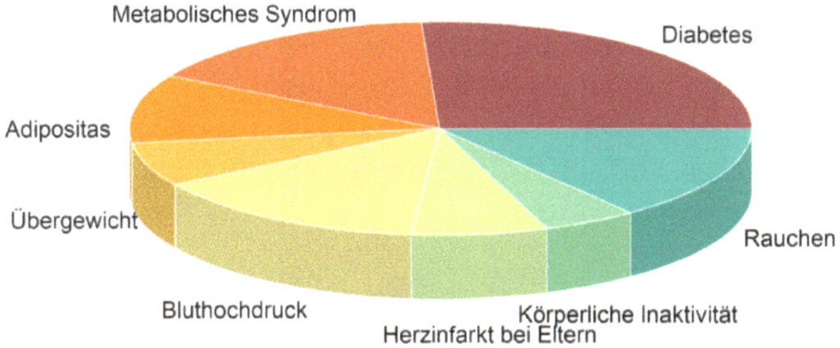

Abbildung 11: Relative Risikoerhöhung von Herz-Kreislauf-Erkrankungen durch verschiedene Lebensstilfaktoren. Daten von Dugani et al. (2021) [99].

3.5 *Bewusstseinswandel*

Schon immer hat die Natur uns alles im Überfluss geliefert, was wir zum Leben brauchen, und das ist auch heute noch so. Die heutigen Probleme von Mangel und Knappheit sind hausgemacht und eine Folge der neoliberalen und kapitalistischen Systeme. Eine für den Menschen natürliche oder artgerechte Lebensführung muss das Bewusstsein darüber beinhalten, dass die Natur nicht gegen uns ist, sondern im Gegenteil, dabei helfen kann zu heilen und lange gesund zu bleiben. Wir sind Teil der Natur, von ihr abhängig und nicht die Herrscher über sie. Diese demütige Haltung, die für Jäger und Sammler selbstverständlich ist, ist uns modernen Menschen mit unseren technischen Errungenschaften leider allzu oft verloren gegangen. Charles Darwin lag mit seiner vom Sozialtheoretiker Thomas Malthus übernommenen Theorie vom Überleben des Stärkeren in der Natur falsch - wie bereits erläutert, wurden die größten Schübe in der biologischen, aber auch kulturellen Evolution durch stärkere Kooperation und nicht durch Kampf ermöglicht.

Machen Sie sich dieser wunderbaren Kooperation innerhalb Ihres Körpers und der natürlichen Ökosysteme bewusst! Nur durch Kooperation der Systeme Ihres Körpers (Nerven-, Immun-, Verdauungs-, Hormonsystem), Ihres Geistes und Ihrer Seele mit den Systemen einer evolutionär adäquaten natürlichen und sozialen Umwelt lässt sich bestmögliche Gesundheit erlangen. Die Überlebenschancen eines einzelnen Menschen in der Natur sind wesentlich höher, wenn er sich als Teil einer Jäger-und-Sammler-Gruppe integriert und durch Kooperation an deren Gemeinschaft teilnimmt. Gleichzeitig wird die Gemeinschaft durch die Fähigkeiten und Talente des Einzelnen gestärkt. Das wiederum stärkt das Selbstwertgefühl des Einzelnen. Um als Gemeinschaft über lange Zeit stabil zu leben, bedarf es auch bestimmter moralischer und ethischer Grundprinzipien, die eingehalten werden müssen. Diese sind im Grunde in jedem Menschen von Geburt an angelegt. Wir wissen eigentlich intuitiv, dass wir nicht lügen, stehlen, sinnlos zerstören oder anderen Menschen schaden sollen; tun wir es trotzdem, leidet unsere Seele. Unsere Seele leidet auch, wenn wir von anderen belogen, bestohlen oder verletzt werden. Daraus können im Lauf der Zeit Blockaden entstehen, die zu chronischen Erkrankungen wie Krebs führen. Um das zu verhindern, bedarf es - wie wir in Abschnitt 11.5 sehen werden - Dankbarkeit und Vergebungsarbeit [8]. Beides war immer schon ein fester Bestandteil des Lebens indigener Völker. Mit der Natur zu leben bedeutet, eine tiefe Dankbarkeit für alle Geschenke des Lebens zu verspüren, denn nichts ist selbstverständlich. Jäger und Sammler sind auch dafür bekannt, dass über alles offen geredet werden kann, denn davon hängt das Überleben in der Gruppe ab [100]. Gleichzeitig sind durch offene Gespräche auch gute Chancen gegeben, sich Probleme (=Blockaden) „von der Seele" zu reden, dem anderen zu vergeben und um Vergebung zu bitten; wir kennen das (hoffentlich) aus der eigenen Familie oder Partnerschaft.

Diese heilsamen Prinzipien gingen mit der Gründung hierarchisch strukturierter Zivilisationen, die seit der Einführung des Ackerbaus entstanden, schnell verloren. Der Mensch sah sich zunehmend weniger als integraler Teil der Natur, sondern isoliert von ihr als ihr Gestalter und Beherrscher. Es erfolgte eine strikte Trennung zwischen dem „Innen" (dem Individuum) und dem „Außen" (der Natur/Umwelt), die in der

Entwicklung der abstrakten Naturwissenschaften gipfelte. Bei allen positiven Errungenschaften, die uns diese Naturwissenschaften beschert haben, sind sie doch auch maßgeblich beteiligt an den globalen Problemen der Umweltzerstörung und Missachtung menschlichen Lebens [85]. Auch der erfolglose Kampf gegen Krebs ist Ausdruck dieser tiefen Abspaltung von der Natur und damit sich selbst, mit welcher der moderne Mensch konfrontiert ist. Am 9. Juli 2021 kommentierte White Eagle, der Häuptling der Hopi Indianer, die aktuelle Situation, in der wir uns als Gesellschaft befinden, wie folgt [101]:

Diesen Moment, den die Menschheit gerade erlebt, kann man als eine Tür oder als ein Loch betrachten. Die Entscheidung, ob man in das Loch fällt oder durch die Tür geht, liegt bei einem selbst. Wenn Ihr rund um die Uhr die Nachrichten konsumiert, mit negativer Energie, ständig nervös, mit Pessimismus, dann fallt Ihr in dieses Loch. Aber wenn Ihr die Gelegenheit ergreift, Euch selbst zu betrachten, Leben und Tod zu überdenken, für um Euch selbst und andere Sorge zu tragen, dann werdet Ihr durch das Portal gehen.
Kümmert Euch um Euer Zuhause, kümmert Euch um Euren Körper. Verbindet Euch mit Eurem spirituellen Zuhause. Wenn Ihr Euch um Euch selbst kümmert, kümmert Ihr Euch gleichzeitig auch um alle anderen.
Unterschätzt nicht die spirituelle Dimension dieser Krise. Nehmt die Perspektive eines Adlers ein, der alles von oben sieht – mit erweitertem Blick. Diese Krise birgt eine soziale Frage, aber auch eine spirituelle Frage. Beide gehen Hand in Hand.
Ohne die soziale Dimension verfallen wir in Fanatismus. Ohne die spirituelle Dimension verfallen wir in Pessimismus und Sinnlosigkeit.
Seid Ihr bereit, Euch dieser Krise zu stellen? Nehmt Euren Werkzeugkasten und nutzt alle Euch zur Verfügung stehenden Werkzeuge.
Lernt Widerstand vom Beispiel der indianischen und afrikanischen Völker: Wir wurden und werden immer noch ausgerottet, aber wir haben nie aufgehört zu singen, zu tanzen, ein Feuer anzuzünden und uns zu freuen.
Fühlt Euch nicht schuldig, weil Ihr Euch in diesen unruhigen Zeiten gesegnet fühlt. Traurig oder wütend zu sein, hilft in keinster Weise. Widerstand ist Widerstand durch Freude!
Ihr habt ein Recht darauf, stark und positiv zu sein. Und es gibt keinen anderen Weg, das zu tun, als eine positive, glückliche und lichtvolle Haltung zu bewahren. Das hat nichts mit Entfremdung (Ignoranz gegenüber der Welt) zu tun. Es ist eine Strategie des Widerstands.
Wenn wir die Schwelle überschreiten, haben wir ein neues Weltbild, weil wir uns unseren Ängsten und Schwierigkeiten gestellt haben. Das ist alles, was Ihr jetzt tun könnt:
– Gelassenheit im Sturm
– Ruhe bewahren, täglich beten
– Macht es Euch zur Gewohnheit, jeden Tag dem Heiligen zu begegnen.
– Zeigt Widerstand durch Kunst, Freude, Vertrauen und Liebe.

Jetzt sollten Sie verstehen, warum folgende Faktoren so wichtig für optimale Gesundheit sind:

- Die Versorgung der Zellen Ihres Körpers mit den Nährstoffen, die sie für die reibungslose Erfüllung Ihrer Aufgaben brauchen
- Das bewusste Staunen über die Lebendigkeit und den unbändigen Lebenswillen der gesamten Natur, woraus eine tief empfundene Freude resultiert
- Das aktive Suchen nach Verbindung mit Menschen, die Ihnen guttun

- Das Wahrnehmen von Pflichten und Verantwortung gegenüber der Gesellschaft und Ihres eigenen Körpers, anstelle einer fordernden und erwartenden Haltung

3.6 *Selbstverantwortung*

Als ein Mittel der Kontrolle haben es die Lenker hierarchisch strukturierter Gesellschaften, die man heute auch als die „Eliten" bezeichnet, immer schon verstanden, dem Einzelnen bestimmte Aspekte seiner Souveränität abzuerkennen. Dazu gehört auch, das intuitive oder traditionelle Wissen darüber, wie man den Körper gesund erhält und heilt, für den Einzelnen zu verbergen, so dass dieser auf externe Hilfe von sogenannten „Experten" angewiesen ist. Heutzutage werden die Menschen oftmals bewusst durch falsche Versprechungen und Werbung in die Irre geführt. Verwirrt darüber, wie sie sich nun gesund halten sollen oder ihre Krankheit „bekämpfen" können, übertragen die meisten Menschen die Verantwortung für Ihre Gesundheit auf andere. Führen Sie sich einmal folgendes vor Augen:

- Die Lebensmittelindustrie verspricht in ihrer Werbung, gesunde Produkte oder Lebensmittel, die in irgendeiner Weise gut für Sie sind. Machen Sie sich aber bewusst, dass die großen Konzerne sich nicht für Ihre Gesundheit interessieren, sondern nur für maximalen Profit.
- Die Pharmaindustrie verspricht wirksame Medikamente gegen Ihre Symptome. Machen Sie sich aber auch hier bewusst, dass die großen Konzerne sich nicht primär für Ihre Gesundheit, sondern nur für maximalen Profit interessieren, und Sie im Fall, dass Sie wirklich durch Medikamente gesunden würden, als zahlender Kunde verloren gingen. An dieser Stelle sei an das bekannte Zitat von Eugen Roth erinnert: *„Was bringt den Doktor um sein Brot? a) die Gesundheit, b) der Tod. Drum hält der Arzt, auf daß er lebe, uns zwischen beiden in der Schwebe."*
- Selbst die Politik verfolgt oft nicht das Ziel, die Gesundheit der Bürger zu fördern, sondern dient den Finanzinteressen großer Konzerne [102].

Hören Sie auf, den oben genannten Institutionen Ihre Gesundheit anzuvertrauen!

Es ist zum Beispiel erwiesen, dass die Agrar- und Zuckerindustrie maßgeblichen Einfluss auf wichtige Personen ausgeübt hat, welche für die Erstellung der Ernährungsempfehlungen in den USA verantwortlich waren [103,104], und dies ist immer noch der Fall [105]. Das ist deshalb relevant, weil die Ernährungsempfehlungen der USA in den meisten anderen Ländern weitgehend übernommen wurden. Es ist ebenfalls erwiesen, dass die Lebensmittelindustrie versucht, Einfluss auf wissenschaftliche Gremien, medizinische Fachgesellschaften und Meinungsbildner auszuüben, um so Ernährungsempfehlungen und andere politische Entscheidungen zu ihren Gunsten mitzubestimmen – die Taktiken erinnern stark an das Vorgehen der Tabakindustrie im letzten Jahrhundert [106]. Zu den Machenschaften der Pharmaindustrie existieren zahlreiche Bücher, auf die ich hier nur verweisen möchte [107–109]. Während Krebs in westlichen Gesellschaften heute die zweithäufigste Todesursache geworden ist, rangieren medizinische Behandlungsfehler und Nebenwirkungen von Medikamenten auf Platz 3 [110]. Der wichtige Punkt ist: Sie sollten sich dieser Tatsachen bewusst werden, um leichter den Entschluss fassen zu können, die Verantwortung für Ihre Gesundheit selbst zu tragen. Verabschieden Sie sich von der Vollkasko-Mentalität, die uns von dem breiten Versicherungsangebot und der Politik suggeriert wird! Allein Sie entscheiden darüber, ob Sie ein Opfer oder der Souverän über Ihre eigene Gesundheit sein werden, und Sie sollten niemals den äußeren Umständen die Schuld für eine schlechte Gesundheit geben. Bringen Sie dies in Ihr Bewusstsein und handeln Sie entsprechend! Sie werden sehen, dass das Leben als selbstbestimmter Mensch wesentlich mehr Freude bereitet.

3.7 *Implikationen für die Krebsprävention*

Die Theorie von Krebs als Rückschritt in der Evolution hat vielfältige Konsequenzen für die Krebsprävention und Krebstherapie, die im Laufe dieses Buches ausführlich besprochen werden. Hier will ich die wesentlichen Punkte vorwegnehmen:

- Tumorzellen entstehen jeden Tag in jedem von uns, doch werden im Allgemeinen durch ein funktionierendes Immunsystem beseitigt. Stärken Sie also Ihr Immunsystem! Dazu gehört Stressreduktion, moderater Sport, regelmäßiges Kältetraining und Sauna, Sonnenbaden (Vitamin D) und eine antientzündliche, mikronährstoffreiche Ernährung.
- Die Gesundheit der Mitochondrien ist essentiell für lebenslange Gesundheit. Achten und pflegen Sie deshalb Ihre Mitochondrien! Sehen Sie sich nochmal Tabelle 1 an und überlegen Sie, wie Sie schon jetzt ohne großen Aufwand Faktoren der technischen Umwelt reduzieren und Faktoren der menschengerechten natürlichen und sozialen Umwelt forcieren können.
- Versuchen Sie, soweit es geht, wieder die Verbindung zu Mutter Erde und ihren Elementen zu suchen und die Zyklen der Natur zu beachten, die uns evolutionär geprägt haben.
- Die Reduktion von chronischem Stress ist essentiell, denn chronischer Stress ist ein Brandbeschleuniger von Krebserkrankungen [111–114]. Auf der körperlichen Ebene beeinträchtigt chronischer psychischer Stress die Funktionsweise der Mitochondrien und erhöht den Blutzuckerspiegel, also die bevorzugte Energiequelle für Krebszellen. Um die Ursachen von chronischem Stress abzubauen, bieten sich Spaziergänge im Wald, Yoga oder Meditationen sehr gut an.
- Chronischer Stress ist eng verwandt mit Belastungen der Seele; diese werden am besten aktiv durch Dankbarkeit und Vergebung beseitigt. Falls Sie einer Person, die Ihnen Schlimmes angetan hat, (noch) nicht vergeben können, vergeben Sie deren Seele und es wird helfen.
- Eine Ernährung mit zu vielen Kohlenhydraten, Pflanzenölen und zu wenigen Mikronährstoffen fördert die Krebsentstehung und beeinflusst Krebserkrankungen negativ. Eine natürliche Ernährungsweise der Jäger und Sammler lässt sich zum Beispiel durch eine moderne „Paläoernährung" imitieren, die noch im Detail besprochen wird (→Kapitel 5.2).

- Weitere Lebensstilmaßnahmen, die die Gesundheit der Mitochondrien und deren Kooperation mit der Zelle fördern, sind intermittierendes Fasten, Heilfasten, Sauna, Kaltwasseranwendungen (→Kapitel 8) und insbesondere Sport.

3.8 Implikationen für die Krebstherapie

Machen Sie sich nochmals bewusst, dass alle Krebszellen aus Zellen des eigenen Körpers entstammen, die im Prinzip falsch programmiert wurden. Aber Programme können auch umgeschrieben werden! Wenn Krebs einen Rückschritt in die evolutionäre Vergangenheit unserer Zellen darstellt, der durch die richtigen Signale auch wieder umgekehrt werden kann, so sollten wir unsere bisherigen Therapieansätze kritisch hinterfragen. Der Fokus müsste sich weg von einzelnen Genmutationen im Zellkern hin zu den Mitochondrien, der Mikroumgebung des Tumors und der seelischen Ebene verlagern. Die Normalisierung der Mikroumgebung des Gewebes, in dem sich die Tumorzellen befinden, wäre von entscheidender Bedeutung, um die Erkrankung langfristig in den Griff zu bekommen. Von nicht weniger entscheidender Bedeutung wäre es auch, an die seelischen Ursachen, die oftmals hinter einer Krebserkrankung stecken, heranzugehen.

Die optimale Krebstherapie lässt sich in vielerlei Hinsicht mit der Schädlingsbekämpfung im Nahrungspflanzenanbau vergleichen, wobei Tumorzellen den Schädlingen entsprechen [115]. Nehmen wir den Weinbau als Beispiel. Dort ist zunächst einmal bekannt, dass der vorbeugende Einsatz von Pflanzenschutzmitteln immer besser ist als ein Einsatz nach einem Infektionsereignis - eine Tatsache die übersetzt auf die Krebsbehandlung nochmals die Rolle der Prävention hervorhebt (v.a. nach abgeschlossener Therapie zur Rezidivprävention). Bei Schädlingsbefall der Rebstöcke werden Spritzmittel mit verschiedenen Wirkstoffen in einer bestimmten Reihenfolge verwendet, um keine Resistenzbildung von Schaderregern zu riskieren. Es wird auch auf die Wirkung geachtet, die ein Spritzmittel auf Nützlinge hat: „Nützlinge ... regulieren den Bestand von Schaderregern, ohne dass dies den Winzern offensichtlich wird" [116] - sie entsprechen also den Immunzellen in unserem Körper. Eine wichtige Rolle spielen auch kulturtechnische Maßnahmen wie Entblättern oder Bodenpflege zur Befallsvorbeugung.

Die optimale Krebstherapie müsste nach meinem Dafürhalten analog der Schädlingsabwehr öko-evolutionär ausgerichtet sein und nicht nur auf die Tumorzelle, sondern gleichzeitig auch auf deren Mikro- und Makroumgebung und die Wechselwirkungen zwischen diesen Ebenen abzielen [115]. Im Folgenden werden einige wesentliche Vorschläge aufgelistet, die im weiteren Verlauf des Buches noch vertieft werden.

- **Normalisiere die Mikroumgebung der Tumorzellen!** Die Mikroumgebung hat entscheidenden Einfluss auf die Entwicklung von Tumorzellen; eine Normalisierung der Umgebung kann Tumorzellen sogar wieder normal werden lassen. Einer der wichtigsten Faktoren dabei sind chronische Entzündungen, denn grundsätzlich gilt die Regel: **Ohne Entzündung kein Tumorwachstum!** Um chronischen Entzündungen entgegenzuwirken, sollten Sie übermäßiges

Körperfett reduzieren (→8.1), Muskelmasse aufbauen, Entzündungsherde im Körper beseitigen (z. B. Amalgamfüllungen), Ihre Insulinsensitivität durch Ernährung und Sport verbessern, und auf eine ausreichende Vitamin D Versorgung (→4.2.3) achten. Die Ergänzung mit Omega-3 Fettsäuren (→4.2.2) und verschiedenen sekundären Pflanzenstoffen wie Kurkumin, Bromelain und Papain kann helfen, Entzündungen einzudämmen. Auch eine hyperbare Therapie (→Kapitel 9) ist allgemein entzündungshemmend. Da der Säureüberschuss in der Tumorzellumgebung eine wichtige Rolle in der Aufrechterhaltung von Entzündungen spielt, ist es m.E. nach sinnvoll, hier eine Alkalisierung anzustreben. Ursächlich geschieht dies mit einer ketogenen Diät (→5.3), die schon nach kurzer Zeit die Laktatspiegel im Tumorgewebe senken kann [117]. Auch eine „Puffer-Therapie" hat in vorklinischen Studien hemmende Effekte auf die Metastasenbildung und eine Therapieverstärkung gezeigt [118]. Einer der besten Säurepuffer ist Natriumbicarbonat ($NaHCO_3$; Natron-Backpulver); überträgt man die Daten aus Mausstudien auf den Menschen, so wäre eine orale Gabe von 0,7g $NaHCO_3$ pro kg Körpergewicht und Tag als Puffer-Therapie sinnvoll; für einen 70kg schweren Menschen sind das ca. 50g/Tag. Soviel Natron ist leider kaum verträglich, doch haben alle Lebensmittel mit pH-Werten >4 auch eine Pufferwirkung. Hervorzuheben ist hier die Aminosäure Lysin, generell Proteine (→4.1.3) und Mineralstoffe wie Na, K und Ca, so dass man mit einer Kombination aus proteinreicher Ernährung, Lysin, Natron und evtl. zusätzlichem Basenpulver eine Krebstherapie unterstützen könnte [119,120]. Einige Therapeuten bieten auch Natriumbicarbonat-Injektionen direkt ins Tumorgewebe an, was Magen-Darm-Probleme durch das Schlucken von Natron vermeidet.

- **„Press-Pulse": Übe konstanten Druck aus und kombiniere diesen mit regelmäßigen akuten Impulsen!** Dieses Konzept bedient sich einer Einsicht aus der Ökologie/Paläontologie, wonach eine Spezies vor allem dann von der Ausrottung durch ein stressvolles Ereignis bedroht ist, wenn sie zuvor schon längere Zeit chronischen stressvollen Umweltbedingungen ausgesetzt war. Der Biologie-Professor Dr. Thomas N. Seyfried hat dieses Konzept als sogenannte „Press-Pulse" Strategie zur Therapie von Krebs vorgeschlagen [121]. Übertragen auf Tumorzellen, insbesondere solche mit einem ausgeprägten Warburg-Effekt (die also im FDG-PET, wie in Abbildung 3 gezeigt, aufleuchten), könnte ein konstanter leichter Druck („Press") in der Reduktion von Glukose und Wachstumsfaktoren wie Insulin bestehen. Dies lässt sich zum Beispiel mit einer ketogenen Ernährung (→5.3) umsetzen. Die Alkalisierung des Tumormilieus mittels „Puffer-Therapie" [119,120] würde ebenfalls einem Druck auf Tumorzellen entsprechen. Auch eine Verringerung des chronischen psychologischen Stresses und chronischer Angstzustände durch Beten, Meditation, Yoga oder regelmäßige Waldspaziergänge (→11.6) übt auf Tumorzellen konstant Druck aus, da ihnen dadurch viele Wachstumsgrundlagen entzogen werden [121]. Dies alles alleine reicht zwar nicht, um Tumorzellen so zu stressen, dass sie sterben, aber sie werden immerhin genug gestresst, um anfälliger gegenüber den gleichzeitig in regelmäßigen Abständen verabreichten Attacken bzw. Impulsen („Pulse") zu werden und gleichzeitig wird das Risiko einer Anpassung (Therapieresistenz) minimiert [122,123]. Solche Impulse sind zum Beispiel Bestrahlungen, Chemotherapiegaben oder die hyperbare Sauerstofftherapie (→Kapitel 9). Professor Thomas Seyfried schlägt auch eine kurzzeitige Hemmung des Glutamin-Stoffwechsels (→4.2.1) mittels Medikamenten als Impuls vor, was in Studien mit Mäusen imposante Ergebnisse geliefert hat [124]. Allerdings ist dieser Ansatz noch experimentell und kann aktuell von Patienten kaum verwirklicht werden.

- **Reduziere das Anpassungspotential der Tumorzellen!** Die Strategie der maximalen Auslöschung aller Tumorzellen, die von Chemo- und Strahlentherapie verfolgt wird, kann unter Umständen nach hinten losgehen. Der hohe Stress, der auf die Tumorzellen und deren Mitochondrien einwirkt, verstärkt die Aktivierung der Notfallprogramme, welche die genetische Mutationsrate erhöhen, um eine schnelle Anpassung an den Stress zu erreichen [54]. Als Ergebnis bleiben nach der Therapie besonders resistente Tumorzellen übrig, die für alle weiteren Therapieversuche nicht mehr empfänglich sind. Eine alternative Strategie wäre, bewusst eine kleine Zahl von Tumorzellen, die anfällig gegenüber der Therapie sind, zu bewahren, um dadurch das übermäßige Wachstum resistenter Tumorzellen zu unterdrücken [115]. Zum Beispiel werden bei Chemotherapie meist die maximal tolerierbaren Dosen verabreicht. Alternativ könnte man aber auch geringere Dosen in häufigeren Abständen verabreichen; man spricht dann von sogenannter metronomischer Chemotherapie [125]. Das Ganze könnte man dann noch mit gleichzeitigen Insulingaben kombinieren, was dann als insulin-potenzierte Chemotherapie bezeichnet wird [126–128]. Dabei nutzt man zwei Schwachstellen von Tumorzellen gegenüber normalen Zellen aus: zum einen die Tatsache, dass Tumorzellen viel mehr Rezeptoren für Insulin auf ihrer Zelloberfläche haben als normale Zellen und damit viel stärker auf Insulin reagieren [129]; zum anderen regt Insulin die Tumorzellen zur Teilung an, aber genau in dieser Zellteilungsphase sind sie am anfälligsten gegenüber einer Chemotherapie [128,130].
- **Entziehe den Tumorzellen ihre Wachstumsgrundlagen!** Schnelles Tumorwachstum und eine Erhöhung der Wahrscheinlichkeit für Metastasierung beruhen maßgeblich auf niedrigen Sauerstoffkonzentrationen (auch Hypoxie genannt) und dem Warburg Effekt [34,131–133]. Um die Sauerstoffkonzentrationen zu erhöhen, bietet sich eine regelmäßige hyperbare Sauerstofftherapie (→Kapitel 9) an. Um dem Warburg-Effekt entgegenzuwirken und den Zellen das ATP für die Zellteilung zu entziehen, sollte man deren wichtigste Energiequelle - die Glukose - einschränken. Das macht man am besten durch eine ketogene Ernährung (→Die ketogene Ernährung). Falls es die Reserven zulassen, können mit einer zusätzlichen Kalorienrestriktion (z. B. Fasten) noch niedrigere Blutzuckerspiegel erreicht werden. Im Gegensatz zu Glukose nutzen die meisten Tumorzellen Fette und Ketonkörper (→5.3.1) kaum bis gar nicht zur Energiegewinnung [121,134,135].
- **Vermeide eine Metastasierung indem die Überlebenswahrscheinlichkeit von zirkulierenden Tumorzellen minimiert wird!** Generell besitzen Tumorzellen, die es geschafft haben, bis in die Blut- oder Lymphbahnen zu wandern, eine sehr geringe Wahrscheinlichkeit zu überleben. Allerdings schaffen es einige durch den Warburg-Effekt leider doch [136]. Die wichtigste Hürde besteht in unserem Immunsystem. Das bedeutet, dass bei einer Tumorerkran-

kung alles getan werden sollte, um die Immunüberwachung zu stärken. Maßnahmen dafür sind zum Beispiel Sauna und Kaltwasseranwendungen (→Kapitel 8), moderater Sport und Meditation. Denken Sie auch daran, dass ohne ausreichende Mikronährstoffzufuhr (→4.2) das Immunsystem keine Chance hat, optimal zu funktionieren - denn was bringt eine Armee von Elitesoldaten, wenn sie keine vernünftige Ausrüstung haben?

- **Mildere die Nebenwirkungen der Krebstherapie!** Nebenwirkungen entstehen nicht nur durch Schädigung normaler Körperzellen durch Chemo-, Strahlen- und zielgerichtete Therapien, sondern auch durch das Absterben von Tumorzellen in großer Zahl. Diese toten Zellen müssen vom Körper abgebaut werden, wobei auch Zellgifte frei werden, was lokal zu Entzündungsreaktionen führt und das Immunsystem stark fordert. Um Nebenwirkungen einer Krebstherapie entgegenzuwirken kann man neben den bereits genannten Maßnahmen wie guter Ernährung und Bewegung bestimmte Nahrungsergänzungsmittel wie Omega-3-Fettsäuren (→4.2.2), Vitamin D (→4.2.3) oder Taurin (→5.4.2) einsetzen. Auch die hyperbare Sauerstofftherapie (→Kapitel 9) verringert akute und späte Nebenwirkungen der Krebstherapie. Und nicht zuletzt haben technologische Innovationen in den letzten Jahrzehnten zu einer enormen Steigerung der Verträglichkeit einer Strahlentherapie beigetragen, da durch moderne Bestrahlungstechniken wie IMRT (intensity modulated radiotherapy) und VMAT (volumetric arc therapy) zusammen mit präziser Patientenlagerung das gesunde Gewebe gut geschont werden kann.
- **Zwinge Tumorzellen, sich zwischen Zellteilung und Überleben zu entscheiden!** Tumorzellen haben in der Regel ausreichend Ressourcen, um sowohl schnelles Wachstum als auch Widerstand gegenüber Einwirkungen von außen zu gewährleisten. Durch Energieverknappung in Form von Glukoseentzug wären Tumorzellen aber gezwungen, ihre Zellteilungsrate zu drosseln, so dass sich das Tumorwachstum verlangsamt. Auf der anderen Seite nutzt eine Insulin-potenzierte Chemotherapie die Tatsache aus, dass Insulin die Zellen zur schnellen Teilung anregt, womit sie aber gleichzeitig auch anfälliger gegenüber dem giftigen Medikament werden [128].
- **Ergründen Sie die möglichen seelischen Ursachen der Erkrankung und beheben Sie diese!** Krebs als biologisches Notprogramm hat eine Ursache, die in sehr vielen (wenn nicht allen) Fällen auf der seelischen Ebene liegt (Abbildung 10). Neben der Therapie des Körpers sollten Sie sich deshalb mit Ihrem seelischen Ballast befassen, der aus Verbitterung, Kränkungen, Enttäuschungen und Traumen besteht, und diesen nach und nach abbauen. Dazu kommt zum Beispiel die Bioenergetische Meditation nach Viktor Philippi in Frage, die in Studien gegen Angst, Burnout und Depressionen gute Erfolge gezeigt hat [137] und bei der auch die Vermittlung einer gesunden Denkweise eine wichtige Rolle spielt, mit der die Lebensqualität verbessert und somit die Anhäufung neuer Blockaden verringert werden kann [8,88].
- **Hören Sie auf, Massenmedien zu konsumieren!** Dies ist aus meiner Erfahrung ein wichtiger Schritt nicht nur in Richtung seelischer Entlastung durch die Vermeidung meist irrelevanter negativer Informationen, sondern auch in Richtung eigener Souveränität, wenn man bedenkt, dass oftmals finanzielle Interessen großer Konzerne anstelle der Wahrheitssuche hinter der Informati-

onsverbreitung stecken. Nutzen Sie die Zeit besser, um eigene Informationen, die wirklich relevant für Sie und Ihre Gesundheit sind, einzuholen.

Zusammenfassend kommt eine Betrachtung des Krebsproblems aus öko-evolutionärer Sicht ebenfalls zu dem Schluss, dass ein radikaler Kampf gegen die Krankheit wenig Erfolgsaussichten bietet, während die Stärkung der Gesundheit gute Chancen birgt, die Krankheit im Einklang mit der natürlichen Evolution (Kooperation) langfristig zu stabilisieren und eventuell auch wieder aufzulösen. Man sollte besonders den spirituellen Aspekt der Krebskrankheit nicht unterschätzen: diese Krankheit ist ein Weckruf und damit eine Chance, sein bisheriges Leben zu hinterfragen und das weitere Leben neu zu gestalten, um der Seele mehr Freude und Lebenskraft zu geben. Auch dazu werden einige Anregungen in den nächsten zwei Teilen des Buches folgen.

Teil II: Maßnahmen zur Stärkung der Gesundheit

4 Grundlagen der Ernährung

Es würde einem Lebensmittel nie gerecht werden, es nur auf seine Einzelbestandteile zu reduzieren. Das wäre dem Versuch ähnlich, sich den Klang eines Orchesterstücks durch das Anhören der einzelnen Instrumente vorzustellen. Die einzelnen Mineralstoffe, Vitamine und unzählige weitere chemische Verbindungen wie z. B. sekundäre Pflanzenstoffe, die teilweise noch gar nicht identifiziert wurden, wirken im Körper zusammen wie ein großes Orchester. So entfaltet eine bestimmte Ernährungsweise erst durch dieses Zusammenspiel einzelner Lebensmittelbestandteile ihre volle Wirkung. Dennoch ist es zum tieferen Verständnis dieser Wirkung nützlich, sich einzelne Lebensmittel in Bezug auf ihre Makro- und Mikronährstoffe näher anzusehen, was wir im Folgenden tun wollen. Falls Sie dabei aufgrund der biochemischen Details hin und wieder ins Straucheln geraten, lassen Sie sich nicht entmutigen. Diese Details dienen hauptsächlich der Veranschaulichung und tieferen Begründung, können aber zum Verständnis des Großen und Ganzen erstmal vernachlässigt werden.

4.1 Makronährstoffe

Die Makronährstoffe sind Kohlenhydrate, Fette und Proteine (Eiweiße). Sie werden bei der Verdauung in ihre Bestandteile zerlegt, deren Zweck zum Teil (aber nur zum Teil) darin besteht, unseren Zellen Energie zu liefern.

4.1.1 Kohlenhydrate

Kohlenhydrate sind die primäre Speicherform des Sonnenlichts auf diesem Planeten; sie werden von grünen Pflanzen innerhalb der Photosynthese gebildet und können dann von anderen Lebewesen zur Energiegewinnung gegessen werden. Der Name „Kohlen-hydrate“ leitet sich davon ab, dass sie aus Verbindungen von Kohlenstoff (C), Wasserstoff (H) und Sauerstoff bestehen, wobei wie im Wasser (H_2O) das Verhältnis von H zu O immer 2:1 beträgt. Man unterscheidet aufgrund der Molekülgröße verschiedene Kohlenhydrate:

- **Einfachzucker** (Monosaccharide): Wichtige Einfachzucker in der Ernährung sind der Traubenzucker (Glukose), Fruchtzucker (Fruktose) und Schleimzucker (Galaktose).
- **Zweifachzucker** (Disaccharide): Sie bestehen aus zwei Molekülen von Einfachzuckern. Beispiele sind Haushaltszucker (Saccharose; besteht aus Glukose + Fruktose) und Milchzucker (Laktose; besteht aus Glukose + Galaktose).
- **Mehrfachzucker** (Polysaccharide): sie bestehen aus langen Ketten von Einfachzuckermolekülen. Der wichtigste Mehrfachzucker in der Ernährung des Menschen ist die Stärke (Amylose), die aus vielen Glukosemolekülen besteht.

Stärke wird bei der Verdauung, die schon im Mund beginnt, in ihre Glukosebestandteile zerlegt, welche anschließend ins Blut gelangen. Dies nimmt mehr Zeit in Anspruch als die Zerlegung von Zweifachzuckern, so dass der Blutzuckeranstieg nach Einnahme von Stärke langsamer verläuft als nach Einnahme von Haushaltszucker. Gleichzeitige Einnahme von Fett verzögert den Verdauungsvorgang und verlangsamt den Blutzuckeranstieg. Ein Blutzuckeranstieg löst die Freisetzung von Insulin aus der Bauchspeicheldrüse aus, welches die Aufnahme von Glukose in Zellen erleichtert, die Fettverbrennung zugunsten der Glykolyse hemmt, Fetteinlagerung ins Fettgewebe stimuliert und Zellen zum Wachstum anregt. Erinnern Sie sich, dass Glukose der bevorzugte Brennstoff für aggressive Tumorzellen ist, welche den Warburg-Effekt aufweisen. In Zellkulturexperimenten zeigen sich Tumorzellen entsprechend besonders abhängig von Glukose und sind anfällig gegenüber Glukoseentzug [138–144]. Bei Krebserkrankungen sind hohe Blutzucker- und Insulinspiegel (charakteristisch für Typ 2-Diabetes!) mit einer schlechteren Prognose assoziiert [145–154]. Auch Fruktose, die heute in viel zu hohen Mengen durch oft zugesetzten Haushaltszucker oder Glukose-Fruktose-Sirup konsumiert wird, ist in Bezug auf Krebs problematisch. Sie fördert nicht nur die Fetteinlagerung ins Fettgewebe, sondern unterdrückt die Mitochondrien und fördert damit den Warburg-Effekt [155].

Auf der anderen Seite gibt es einen Zucker, der für Krebszellen ein Problem darstellen könnte, nämlich die Galaktose. Rein theoretisch nützt Galaktose vergärenden Krebszellen nichts, denn der Umbau in Glukose würde diese genauso viel Energie kosten, wie sie durch Vergärung von Glukose in Laktat gewinnen würden. Deshalb ist Galaktose so etwas wie eine „Zwangsbeatmung" für vergärende Krebszellen: es zwingt sie, ihre Mitochondrien zu aktivieren, was zu einer Erhöhung von ROS führt, die Laktatspiegel senkt und damit die Aggressivität der Zellen mindert [23]. Gesunde Zellen können theoretisch von Galaktose profitieren, indem defekte Mitochondrien aussortiert und neue, gesunde Mitochondrien geschaffen werden [156]. Der Wissenschaftler Dr. Johannes Coy empfiehlt deshalb, im Rahmen der Ernährung bei Krebs Galaktose als „gesunden Zucker" zu supplementieren, um die Energieverorgung der gesunden Zellen zu stärken und die der Krebszellen zu lähmen [23]. Bis auf Zellstudien haben wir allerdings aktuell kaum belastbare Daten, die einen Nutzen von Galaktose gegen Krebszellen belegen würden [157,158], und für Lungenkrebszellen wurde sogar gezeigt, dass Galaktose den Pentosephosphatweg speisen kann, was diesen Zellen nützt und nicht schadet [159]. Darum fällt es aktuell schwer, eine konkrete Empfehlung für eine Supplementierung mit Galaktose auszusprechen.

Wichtig ist zum Thema Kohlenhydrate noch anzumerken, dass es streng genommen keine unbedingt mit der Nahrung zuzuführenden (essentiellen) Kohlenhydrate gibt - der Körper kann prinzipiell Glukose und andere Zucker selbst in ausreichender Menge herstellen, um das Gehirn und andere Organe mit Energie zu versorgen [160]. Das bedeutet nicht, dass der weitgehende Verzicht auf Kohlenhydrate optimal ist - vor allem bei intensiver körperlicher Belastung (z. B. Sport) kann eine höhere Kohlenhydratzufuhr sinnvoll sein, um die Zellerneuerung von gesunden Zellen (die ja ebenfalls, wie in Abbildung 2 dargestellt, den Pentosephosphatweg nutzen) zu unterstützen.

4.1.2 Nahrungsfette

Fette bestehen prinzipiell aus verschiedenen Fettsäuren; mit dem Wort „verschieden" sind dabei Unterschiede sowohl in der Länge eines Fettsäuremoleküls als auch den chemischen Verbindungen, die das Molekül zusammenhalten, gemeint. Vereinfacht gesagt sind Fettsäuremoleküle Ketten von drei bis 30 Kohlenstoffatomen (C) mit einem COOH (einer Carboxylgruppe) an einem Ende. Bis zu sieben C-Atomen spricht man von kurzkettigen, bei acht bis zwölf C-Atomen von mittelkettigen und bei mehr als 18 C-Atomen von langkettigen Fettsäuren. Ungerade Anzahlen von C-Atomen spielen in der Ernährung und im Stoffwechsel kaum eine Rolle, so dass die kürzeste natürlich vorkommende Fettsäure die kurzkettige Buttersäure mit vier C-Atomen ist. Die Bindungen zwischen zwei C-Atomen sind primär von zweierlei Art, nämlich entweder Einfach- oder Doppelbindungen. Einfachbindungen (-C-C-C-C-) nennt man gesättigt und Doppelbindungen (-C-C=C-C-) ungesättigt [161]. Man unterscheidet demnach:

- **Gesättigte Fettsäuren**: sie haben ausschließlich Einfachbindungen zwischen den C-Atomen und heißen deshalb gesättigt, weil sie die maximale Anzahl von Wasserstoff (H) Atomen besitzen (zwei H-Atome an jedem C-Atom).
- **Einfach ungesättigte Fettsäuren**: sie besitzen genau eine Doppelbindung (-C=C-).
- **Mehrfach ungesättigte Fettsäuren**: sie besitzen mehr als eine Doppelbindung (z. B. -C=C-C=C-).

Tabelle 2 gibt einige wichtige Fettsäuren für den menschlichen Stoffwechsel mit ihren chemischen Merkmalen und typischem Vorkommen wieder. Leider wirkt sich unter heutigen Ernährungsgewohnheiten mit vielen Kohlenhydraten die Eigenschaft der Palmitinsäure, Entzündungen und Insulinresistenz zu fördern, negativ aus [162]. Denn Palmitinsäure wird bei hohem Kohlenhydratkonsum von der Leber selbst produziert um ins Fettgewebe eingelagert zu werden [163].

Unter den nützlichen Fettsäuren sind die Omega-3-Fettsäuren besonders hervorzuheben (siehe auch Abschnitt 4.2.2). Das „Omega-3" beschreibt die Position der letzten Doppelbindung in der C-Kette, und zwar vom COOH-Ende aus gezählt (Abbildung 12). Das erste C-Atom am Ende der Kette (COOH zählt man als Anfang) wird dabei als „omega-1" gezählt. Die mehrfach ungesättigten Omega-3- und Omega-6-

Fettsäuren sind für den Körper lebenswichtig, er kann sie aber nicht selbst herstellen und muss sie deshalb über die Nahrung aufnehmen - sie sind *essentiell*.

Tabelle 2: Einige wichtige Fettsäuren und deren biologische Effekte

Name	Zahl der C-Atome	Zahl der Doppelbindungen	Typisches Vorkommen	Biologischer Effekt
Buttersäure	4	0 (gesättigt)	Milchfett, aber auch eigene Produktion durch Darmbakterien	Entzündungshemmend
Octansäure (Caprylsäure)	8	0 (gesättigt)	Milchfett, Kokosfett	Ketogen (siehe Abschnitt 5.3.3)
Laurinsäure	12	0 (gesättigt)	Kokosfett, Palmfett	Antibakteriell, antiviral
Palmitinsäure	16	0 (gesättigt)	Palmöl, Kakaobutter, Avocadoöl, Tierfette	Entzündungsfördernd [162]
Stearinsäure	18	0 (gesättigt)	Rinderfett	Hemmt das Darmkrebswachstum [164]
Ölsäure	18	1 (einfach gesättigt)	Olivenöl	Schützt gegen Insulinresistenz [162]
Linolsäure	18	2 (mehrfach ungesättigt)	Sonnenblumen-, Distel-, Soja- und Maiskeimöl	Essentielle Omega-6-Fettsäure
α-Linolensäure	18	3 (mehrfach ungesättigt)	Leinöl, Rapsöl	Essentielle Omega-3-Fettsäure
Arachidonsäure	20	4 (mehrfach ungesättigt)	Tierfette, Fischtran	Wichtige Omega-6-Fettsäure, vor allem für Gehirn- und Augenentwicklung
Eicosapentaensäure (EPA)	20	5 (mehrfach ungesättigt)	Fischöl, Algen	Wichtige Omega-3-Fettsäure, entzündungshemmend
Docosahexaensäure (DHA)	22	6 (mehrfach ungesättigt)	Fischöl, Algen, menschliche Muttermilch	Wichtige Omega-3-Fettsäure, vor allem für Gehirn- und Augenentwicklung

Die wichtigsten essentiellen Fettsäuren sind die langkettigen Omega-3-Fettsäuren Eicosapentaensäure (EPA) und Docosahexaensäure (DHA) und die Omega-6-Fettsäure Arachidonsäure. Prinzipiell können diese aus den hauptsächlich in Pflanzen vorkommenden, mehrfach ungesättigten Fettsäuren α-Linolensäure (Omega-3) und Linolsäure (Omega-6) durch Einfügen von weiteren C-Atomen und Doppelbindungen im Körper selbst synthetisiert werden. Allerdings kann der menschliche Körper nur etwa 5% der α-Linolensäure in EPA und weniger als 1% in DHA umwandeln [165,166]. Der größte Teil der aufgenommenen α-Linolensäure (>60%) wird oxidiert, selbst wenn ein Mangel an DHA besteht [166]. Das ist ein starker Hinweis darauf, dass unsere Vorfahren über die längste Zeit menschlicher Evolution EPA und

DHA direkt aufgenommen haben. Berechnungen zufolge betrug die tägliche Aufnahme von EPA+DHA in der Steinzeit mehr als 2 g, möglicherweise sogar mehr als 5g [167], womit die schlechte Umwandlungseffizienz von α-Linolensäure in EPA und DHA kein Problem gewesen wäre. Heutzutage ist sie dies allerdings, da wir in Deutschland im Schnitt weniger als 200mg EPA+DHA zusammen pro Tag aufnehmen [168].

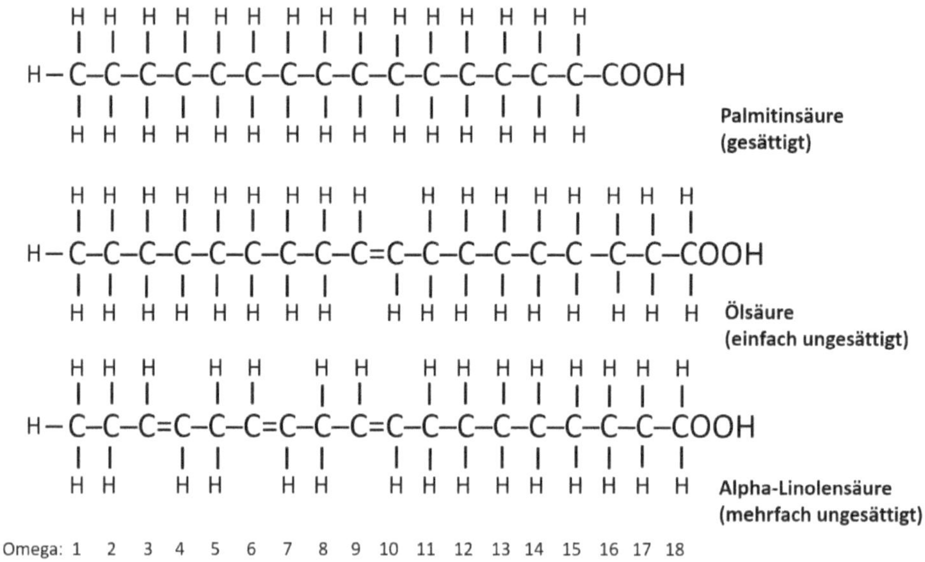

Abbildung 12: Drei Beispiele für verschiedene Arten von Fettsäuren (gesättigt, einfach und mehrfach ungesättigt). Die Omega-Zählweise ist ebenfalls angedeutet.

4.1.3 Proteine

Proteine (Eiweiß) bestehen aus einzelnen Aminosäuren (genauer gesagt, aus Aminosäurenresten, aber dies wollen wir hier nicht weiter vertiefen). Nominell unterscheidet man Proteine und Peptide - letztere sind sozusagen „kleine Proteine" aus zwei bis zu ca. 72 Aminosäuren (z. B. Di- und Tripeptide mit 2 bzw. 3 Aminosäuren) [169]. Im Unterschied zu Zuckern und Fettsäuren enthalten Aminosäuren organischen Stickstoff (N) und dienen nicht vorrangig der Energieversorgung, sondern dem Aufbau und der Erneuerung von körpereigenen Proteinen, Peptiden (z. B. Glutathion →4.2.1) und anderen stickstoffhaltigen Molekülen (z. B. Histamin, Spermidin, Kreatin und Cholin →5.4.2). Wichtige körpereigene Proteine sind z. B. Enzyme, Hormone, Transportproteine wie Albumin oder Hämoglobin, Stützproteine wie Kollagen, Proteine für die Muskelkontraktion (Aktin und Myosin), Antikörper des Immunsystems und Gerinnungsfaktoren für die Blutgerinnung - man sieht also, dass Aminosäuren nicht umsonst „Bausteine des Lebens" genannt werden. Übrigens hat man Aminosäuren in Meteoriten und Kometenschweifen nachgewiesen, was auf deren kosmischen Ursprung hindeutet [170,171].

Tabelle 3: Einteilung der 20 proteinogenen Aminosäuren und einige wichtige Funktionen. Modifiziert nach Tabelle 11.1 in Guoyao Wu: Amino Acids. Biochemistry and Nutrition, 2. Auflage [169]. Cholin, Kreatin und Taurin werden in Kapitel 5.4.2 erklärt, Glutathion in Kapitel 5.4.2

Aminosäure	Klassifikation	Wichtige Funktionen
Histidin	Essentiell	Vorstufe von Histamin; Synthese von Carnosin
Isoleucin	Essentiell	Synthese von Glutamin und Alanin; Energiesubstrat für Muskelzellen
Leucin	Essentiell	Muskelproteinsynthese; Energiesubstrat für Muskelzellen
Lysin	Essentiell	Antivirale Wirkung; wichtig für Synthese von Carnosin
Methionin	Essentiell	Schwefellieferant; Vorstufe von Cystein; Synthese von Kreatin; Methylierung (Epigenetik)
Phenylalanin	Essentiell	Synthese von Tyrosin; Hirnentwicklung und -funktion
Threonin	Essentiell	Darmbarriere und -funktion; Immunfunktion; Synthese von Glycin
Tryptophan	Essentiell	Vorstufe von Serotonin und Melatonin; verbessert die Stimmung und Schlafqualität
Valin	Essentiell	Synthese von Glutamin und Alanin; Energiesubstrat für Muskelzellen
Arginn	Semi-essentiell	Antioxidans; wichtig für Wundheilung, Fruchtbarkeit, Muskelfunktion, Mitochondrien-Neubildung und das Herz-Kreislauf-, Immun- und Nervensystem; Synthese von Kreatin; Stickstoffentgiftung
Glutamin	Semi-essentiell	siehe Kapitel 4.2.1
Glycin	Semi-essentiell	Antioxidans; Synthese von Kreatin, Glutathion und RNA/DNA; Immunfunktion; Konjugation von Gallensäuren und Phase II der Entgiftung; wichtiger Bestandteil von Kollagen
Prolin	Semi-essentiell	Wirkt anti-oxidativ; wichtiger Bestandteil von Kollagen
Serin	Semi-essentiell	Methioninstoffwechsel; Synthese von Cystein und Cholin
Tyrosin	Semi-essentiell	Synthese von Dopamin (Neurotransmitter) und Schilddrüsenhormonen
Alanin	Nicht essentiell	Synthese von Carnosin; Glukoneogenese
Asparagin	Nicht essentiell	Zellstoffwechsel,Genexpression, Stickstoffentgiftung
Asparaginsäure	Nicht essentiell	Nervensytsm; Harnstoffzyklus
Cystein	Nicht essentiell	Antioxidans; Schwefellieferant; wichtig für Synthese von Glutathion und Taurin
Glutamat	Nicht essentiell	Wichtige Vorstufe von Glutamin; Synthese von Glutathion und anderen Aminosäuren; Nährstoff für Dünndarmzellen und Erhaltung der Darmbarriere; Nervensystem

Nahrungsproteine werden im Magen und Dünndarm bis hin zu Di- und Tripeptiden und freien Aminosäuren verdaut, die im Körper je nach Bedarf wieder zu neuen Peptiden und Proteinen zusammengesetzt werden. Der Bauplan dafür befindet sich auf der DNA im Zellkern. Der menschliche Magen hat einen sehr sauren pH-Wert von ca. 1,5 [172,173], was im Vergleich zu Primaten und selbst Fleischfressern (durchschnittlicher pH-Wert 2,2±0,44) außergewöhnlich sauer ist und eher dem pH-Wert von Aasfressern entspricht [174]. Der niedrige pH-Wert erlaubt eine effiziente Denaturierung von Proteinen schon im Magen und aktiviert das Verdauungsenzym Pepsin, welches bereits im Magen Proteine zerkleinert. Er könnte nebenbei ein Hinweis darauf sein, dass sich unsere frühen Vorfahren sehr proteinreich ernährt haben und dabei durch die Magensäure gut vor krankmachenden (pathogenen) Keimen geschützt waren.

Es gibt 20 Aminosäuren, die auf der DNA aller irdischen Lebewesen kodiert sind und nach der Übersetzung des genetischen Codes in Proteine eingebaut werden. Man nennt sie auch die kanonischen proteinogenen Aminosäuren. Man unterscheidet neun essentielle Aminosäuren, die unbedingt über die Nahrung zugeführt werden müssen, von nicht essentiellen Aminosäuren, die der Körper bei Bedarf aus essentiellen Aminosäuren selbst bilden kann. Daneben gibt es noch sogenannte semiessentielle Aminosäuren, deren körpereigene Synthese unter bestimmten Umständen nicht ausreicht, um den Bedarf zu decken und die deshalb auch durch die Nahrung zugeführt werden müssen (Tabelle 3).

Zum Beispiel kann im Skelettmuskel die Aminosäure Alanin aus Pyruvat, das noch aus Abschnitt 3.1 als Endprodukt der Glykolyse bekannt sein dürfte, mit Hilfe der Aminosäure Glutamat erzeugt werden. Glutamat wiederum ist auch eine nicht essentielle Aminosäure, die durch Umwandlung von essentiellen Aminosäuren entstehen kann. So laufen in allen Organen des Körpers ständig Auf- und Abbaureaktionen von Aminosäuren ab. Die Syntheserate nicht essentieller Aminosäuren, und damit der Bedarf und das optimale Verhältnis von essentiellen Aminosäuren zueinander, hängt von Faktoren wie dem Alter, Geschlecht, Gesundheit, Ernährungsweise und der körperlichen Aktivität ab. Jedoch ist der Begriff „nicht essentielle Aminosäure" eine Fehlbezeichnung, denn optimale Gesundheit setzt das Vorhandensein aller 20 proteinogenen Aminosäuren in der Nahrung voraus [175]. Das ist deshalb so, weil die Synthese nicht essentieller aus essentiellen Aminosäuren energetisch ineffizient ist und giftigen Stickstoffabfall (Ammoniak) produziert [169].

Die biologische Qualität eines Nahrungsproteins wird vor allem von drei Faktoren bestimmt: Erstens, der Verdaulichkeit, d.h. welcher Prozentsatz der Aminosäuren aus dem Protein tatsächlich aus dem Dünndarm in den Körper aufgenommen wird. Zweitens, dem relativen Verhältnis aller Aminosäuren zueinander. Und drittens, dem Gehalt an essentiellen Aminosäuren in Relation zum Bedarf [176,177]. Man kann sich hierzu ein Beispiel vorstellen: Nehmen wir an, Sie wollen mehrere Halsketten aus abwechselnd einer schwarzen, zwei silbernen und einer goldenen Perle herstellen. Dann ist die Wertigkeit einer Schachtel mit 500 schwarzen, 1000 silbernen und 500 goldenen Perlen höher als die einer Schachtel mit 500 schwarzen, 500 silbernen und 600 goldenen Perlen, da aus der ersten Schachtel der Inhalt komplett verwertet werden kann. Aus der zweiten Schachtel hingegen könnte im Vergleich zur ersten nur die Hälfte der schwarzen und goldenen Perlen verwertet werden, denn die silbernen Perlen wären limitierend für die Halskettenherstellung, so dass schwarze und noch mehr goldene Perlen ungenutzt übrig blieben. Übertragen wir die Herstellung von Halsketten aus Perlen auf die Synthese von Proteinen aus Aminosäuren, bedeutet ein „Übrigbleiben" von Aminosäuren, dass diese ab- oder umgebaut bzw. letzten Endes oxidiert werden müssen, denn der Körper hat kaum Möglichkeiten für eine Aminosäurenspeicherung. Bei diesen Um- und Abbauprozessen entsteht der giftige Stoff Ammoniak, der weiter zu Harnstoff umgewandelt und ausgeschieden werden muss. Das bedeutet im Umkehrschluss: Je mehr Aminosäuren im richtigen Verhältnis zum Bedarf in einem Nahrungsprotein vorliegen, so dass ein möglichst hoher Prozentsatz davon anabol (Körperproteine aufbauend) verwendet werden kann, desto geringer der anfallende Stickstoffabfall. Es sollte auch keine der essentiellen Aminosäuren limitierend für die Proteinsynthese sein, da sonst alle übrigen Aminosäuren nicht in Proteine eingebaut werden können und letztendlich oxidiert werden [178].

Hier ist es nun interessant, tierische mit pflanzlichen Proteinquellen zu vergleichen. Zum Beispiel besitzt Fleisch 63-68% Protein in der Trockenmasse, während die meisten pflanzlichen Lebensmittel (ausgenommen Hülsenfrüchte, deren Verzehr aber aufgrund der darin enthaltenen Antinährstoffe nur bedingt zu empfehlen ist) weniger als 12% Protein in der Trockenmasse enthalten und zusätzlich mehrere Aminosäuren zu gering konzentriert sind [177]. Um zum Beispiel den Tagesbedarf eines 70kg schweren Erwachsenen an Methionin und Cystein (den beiden Aminosäuren, die auch Schwefel enthalten) zu decken, könnte man 39g Fleisch essen oder bräuchte alternativ 118g Sojabohnen, 193g Erdnüsse, 262g Weißmehl, 371g Mais, 402g Reis, 560g Kartoffeln oder 897g Süßkartoffeln [169]. In der Tat liefern tierische Proteine aus Fleisch, Fisch, Eiern und Milch alle neun essentiellen Aminosäuren in so hoher Menge, dass der Bedarf eines Erwachsenen im Extremfall von einer einzigen tierischen Proteinquelle gedeckt werden kann [179]. Dazu kommt noch die Tatsache, dass die Aminosäuren aus pflanzlichen Proteinen aufgrund der enthaltenen Antinährstoffe (→5.2.3) im Durchschnitt nur zu ungefähr 70-90% verdaut werden können - bei der Süßkartoffel sind es sogar nur 52% (Tabelle 2.7 in [169]). Bei tierischen Lebensmitteln hingegen liegt die Verdaulichkeit meist in einem Bereich zwischen 95% und 100%.

Neuere Studien deuten an, dass jede Tierart und auch der Mensch ein eigenes optimales Aminosäurenmuster hat, welches durch diejenigen DNA-Abschnitte festgelegt ist, welche für Proteine kodieren. Man kann im Computer die durchschnittliche Aminosäurenzusammensetzung aller vom Körper selbst hergestellten Proteine berechnen und dies als Grundlage für die optimale Aminosäurenzusammensetzung verwenden, die ein Nahrungsprotein idealerweise enthalten sollte. Tierstudien, die solche optimalen artspezifischen Proteine als Futter verwendeten, ergaben sehr vielversprechende Ergebnisse hinsichtlich einer Optimierung von Gesundheit und Langlebigkeit [180] und der Körperzusammensetzung bei Mäusen mit Brustkrebs [181]. Das DNA-basierte optimale Aminosäurenmuster für den Menschen ist tierischen Proteinen wesentlich ähnlicher als pflanzlichen, insbesondere was den Anteil der essentiellen Aminosäuren betrifft, von denen einzelne in Pflanzen oft viel zu gering konzentriert sind [177].

Die optimale Proteineinnahme eines Erwachsenen sollte also aus hauptsächlich tierischen Quellen stammen und täglich mindestens 1,5 g pro kg Körpergewicht, bei Sportlern sogar 2,1 g pro kg Körpergewicht und mehr betragen [182]. Auch bei Krebspatienten wurden von der europäischen Gesellschaft für Ernährungsmedizin im Übrigen mindestens 1,5 g hochwertiges Protein pro kg Körpergewicht empfohlen, um den Muskelerhalt zu sichern bzw. den Abbau zu minimieren [183]. Aminosäuren sind so wichtig, dass wir einen evolutionär angelegten Proteinhunger haben, der uns im Fall von zu geringer täglicher Proteinaufnahme leicht dazu verführen könnte, so lange weiter zu essen, bis wir unseren Proteinbedarf gedeckt haben [184]. Industriell verarbeitete Lebensmittel haben im Verglich zu naturbelassene Lebensmitteln eine geringere Proteindichte (Proteinmenge/g), aber höhere Energiedichte (kcal/g). Eventuell ist dies einer der Gründe, warum ultrahoch-verarbeitete Lebensmittel im Vergleich zu naturbelassenen Lebensmitteln bei Probanden zu stark erhöhter Energieaufnahme und Gewichtszunahme führen [185].

4.2 *Mikronährstoffe*

Vitamine, Mineralstoffe, Spurenelemente und einzelne Fett- und Aminosäuren fasst man unter dem Begriff Mikronährstoffe zusammen. Stellen Sie sich vor, Sie lebten zusammen mit Ihrer Familie oder Freunden in einem Haus, in dem jeder sein eigenes Zimmer hat. Das Zusammenleben funktioniert super, doch mit der Zeit beginnen einige Probleme zu entstehen - in einem der Zimmer gehen die Lampen kaputt, in einem anderen funktioniert die Heizung nicht mehr; in einer der zwei Toiletten geht das Klopapier zur Neige, in der anderen geht die Spülung kaputt und der Wasserhahn in der Küche ist verkalkt und beginnt zu tropfen. Was glauben Sie, wie lange das gute Zusammenleben in dieser Situation noch funktionieren würde, wenn nicht Nachschub an neuen Glühbirnen, Klopapier und einer neuen Küchenarmatur eintrifft und ein Handwerker ins Haus kommt? Die Mikronährstoffe sind für unseren Körper das, was materieller Nachschub und gute Handwerker in einem Haus sind. Ohne sie bricht früher oder später die Kooperation der verschiedenen Zellen und Organe zusammen. Hier wollen wir uns ein paar wichtige Mikronährstoffe anschauen, die für die langfristige Gesunderhaltung des Organismus eine besonders herausragende Rolle spielen.

4.2.1 Glutamin

Aufgrund seiner Wichtigkeit für den Tumorzellstoffwechsel und das Immunsystem wollen wir hier die Aminosäure Glutamin genauer unter die Lupe nehmen. Glutamin ist eng verwandt mit der Glutaminsäure, einer ähnlichen Aminosäure deren Salze als Glutamat bezeichnet werden und vielen als Geschmacksverstärker bekannt ist. Glutamin besteht aus Kohlenstoff (41,09%), Wasserstoff (6,90%), Sauerstoff (32,84%) und Stickstoff (19,17%) [186]. Glutamin, genauer gesagt L-Glutamin (das „L" steht für linksdrehend - die rechtsdrehende Form von Glutamin kommt in der Nahrung nicht vor), ist die häufigste Aminosäure im menschlichen Körper und macht 20-25% der frei zwischen den Organen zirkulierenden Aminosäuren aus [187]. Glutamin wird als bedingt essentielle Aminosäure eingestuft, da bei schweren Krankheiten und Verletzungen die körpereigene Produktion nicht mehr ausreicht, um den Bedarf zu decken [186]. Der Grund ist die Abhängigkeit des Immunsystems von Glutamin als Treibstoff und Lieferant von Bausteinen für die schnelle Vermehrung - im Prinzip die gleichen Mechanismen, derer sich leider auch schnell vermehrende Tumorzellen bedienen. Außerdem hilft Glutamin bei der Drosselung von Entzündungsreaktionen. Bei Verbrennungen, schweren Infektionen, schweren Verletzungen und fortgeschrittenen Krebserkrankungen mit der typischen Auszehrung (Kachexie) sinken die Glutaminspiegel im Serum erheblich ab, und es wurde gezeigt, dass solche Patienten von einer Nahrungsergänzung mit Glutamin profitieren [188,189].

Aber auch außerhalb des Immunsystems spielt Glutamin eine sehr wichtige Rolle für verschiedenste Organe im Körper [187,190,191]:

- Förderung von Zellerneuerung und Zellwachstum
- Förderung der Konzentration und Gedächtnisleistung
- Wirkt beruhigend auf die Psyche und kann Unruhe, Angst- und Schlafstörungen lindern
- Als Vorstufe von Glutaminsäure wichtiger Baustein für die Herstellung von Glutathion, dem wichtigsten Antioxidans in unseren Zellen (Abbildung 13)
- Wichtig für den Erhalt der Darmbarriere und damit Verhinderung des unerwünschten Eindringens von Bakterien und Schadstoffen aus der Nahrung in die Blutbahn
- Wichtig für das Säure-Basengleichgewicht, d.h. die Aufrechterhaltung des normalen pH-Wertes im Blut von 7.40 ± 0.05
- Wichtig als Ausgangssubstanz für die Glukoseneubildung in der Leber (Glukoneogenese), v.a. beim Fasten oder ketogener Ernährung (→5.3)

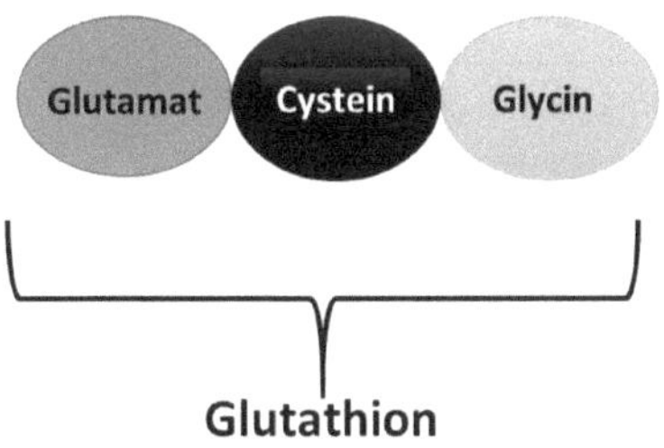

Abbildung 13: Glutathion ist ein Tripeptid aus den drei Aminosäuren Glutamat, Cystein und Glycin. Gezielte Nahrungsergänzung mit diesen drei Aminosäuren (bzw. Glutamin als Vorstufe von Glutamat) kann theoretisch die Glutathionsynthese steigern [191,192].

Die meisten Nahrungsproteine bestehen zu 4-8% aus Glutamin, so dass die tägliche Glutaminzufuhr bei den meisten Personen wahrscheinlich weniger als 10g beträgt [193]. Bei Stress steigt der Bedarf an und erreicht bei kritisch kranken Patienten Werte von ≥30g/Tag [189]. Wie Pyruvat (das Endprodukt der Glykolyse) oder Fettsäuren kann auch Glutamin in den Mitochondrien zur Energiegewinnung durch Zellatmung genutzt werden. In Darmzellen und Immunzellen (Lymphozyten) ist Glutamin sogar die wichtigste Energiequelle. Deshalb kann zur Unterstützung der Darmbarriere und Immunfunktion L-Glutamin als Nahrungsergänzung sinnvoll sein [191].

Die Verbesserung der Darmschleimhaut und Immunfunktion ist auch der Grund, warum eine Nahrungsergänzung mit L-Glutamin bei Tumorerkrankungen sinnvoll sein kann. Zahlreiche klinische Studien haben gezeigt, dass zusätzliche L-Glutamin-Gaben bei Krebspatienten die Nebenwirkungen von Strahlen- und Chemotherapie verringern und das Immunsystem stärken können, ohne ein Tumorwachstum zu stimulieren [189,194]. In einigen Tierstudien wurde sogar eine Hemmung des Tumorwachstums durch zusätzliches L-Glutamin gefunden, was zum Teil durch eine Verbesserung der Immunabwehr zustande kam [195,196].

Eigentlich erscheint all dies paradox, denn Glutamin ist neben Glukose die wichtigste Energie-, Kohlenstoff- und Stickstoffstoffquelle für Tumorzellen. Tumorzellen, deren Mitochondrien nicht voll funktionsfähig sind, nutzen Glutamin anders als zum Beispiel Darmschleimhaut- oder Immunzellen. In ihnen ist die Glutaminolyse zur Kompensation des Energiedefizits ähnlich wie die Glykolyse hochreguliert. Die Glutaminolyse mündet in zwei verschiedenen Stoffwechselwegen (Abbildung 14): zum einen kann die Zelle sauerstoffunabhängig ATP durch Fermentation erzeugen und zum anderen kann sie selbst Fettsäuren für ihr Wachstum herstellen [197]. Ob der eine oder andere Stoffwechselweg dominiert, hängt u.a. davon ab, wie stark die Zellatmung eingeschränkt ist [198,199]. Aber es ist klar, dass Tumorzellen von beiden Stoffwechselwegen profitieren. Deshalb könnte man sich fragen, ob sich eine Hemmung des Tumorwachstums durch eine Senkung der Glutaminkonzentration im Blut erreichen lässt, analog zu der Hemmung des Tumorwachstums durch eine Senkung des Blutzuckerspiegels, die sich zum Beispiel durch ketogene Ernährung und mit kombinierten Insulinspritzen verwirklichen lässt [200,201].

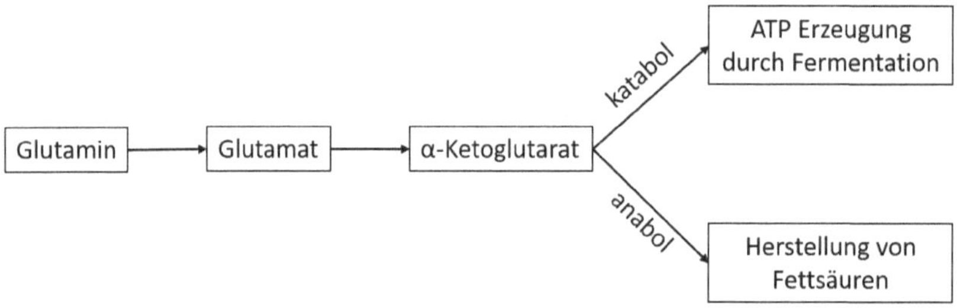

Abbildung 14: Glutaminolyse in Tumorzellen mit eingeschränkter Fähigkeit zur Zellatmung. In den Mitochondrien wird Glutamin zu Glutamat (dem Salz der Glutaminsäure) und weiter zu α-Ketoglutarat umgewandelt. Ausgehend von α-Ketoglutarat kann die Zelle sowohl Fettsäuren für ihr Wachstum produzieren als auch Energie durch sauerstoffunabhängige Fermentation erzeugen.

Im Gegensatz zu Glukose lässt sich die Konzentration von Glutamin im Blut allerdings nicht etwa über die Ernährung erniedrigen. Im Gegenteil: Bei Einschränkung der Proteinzufuhr wurde sogar ein Anstieg von Glutamin im Blut beobachtet [202]. Selbst bei komplettem Fasten würde Glutamin dann einfach aus der Muskulatur freigesetzt werden, denn im Gegensatz zu Glukose ist Glutamin für sehr viele Zellen im Körper unverzichtbar. Deshalb ist eine andere Idee, wenn sich der Glutaminspiegel schon nicht einfach senken lässt, die wichtigen Enzyme des Glutaminstoffwechsels von Tumorzellen zu hemmen. Dazu existieren mehrere Medikamente, von denen das bekannteste als DON (6-Diazo-5-Oxo-L-Norleucin) bezeichnet wird [203]. Das Problem dabei ist: Diese Medikamente sind auch hochtoxisch für den Darm und das Immunsystem, weshalb ältere klinische Studien mit DON abgebrochen werden mussten und der Wirkstoff bis jetzt nicht zur Zulassung kam. Doch aktuell wird an neuen Darreichungsformen von DON geforscht, die die Substanz erst in der Mikroumgebung der Tumorzellen freisetzen sollen [204]. Professor Thomas Seyfried schlägt einen kurzzeitigen „gepulsten" Einsatz von DON in der Tumortherapie vor, der mit einem konstanten Druck auf Tumorzellen durch eine dauerhafte möglichst kalorienreduzierte ketogene Ernährung kombiniert werden sollte [121]. Das genaue Timing und die Dosierung von DON in diesem Ansatz sind allerdings noch unklar.

Zusammenfassend können für Glutamin im Allgemeinen und bei einer Krebserkrankung im Speziellen folgende Empfehlungen ausgesprochen werden:

- Zur Unterstützung der Darmbarriere und Immunfunktion können 2-3× täglich 3-4g L-Glutamin als Pulver in Wasser aufgelöst eingenommen werden [191].
- Zur Unterstützung der Zellentgiftung und als Schutz gegen oxidativen Stress kann die körpereigene Glutathionproduktion durch Gaben von Glutamin, Cystein und Glycin unterstützt werden. Dazu können 2-3× täglich je 2-3g dieser Aminosäuren eingenommen werden [191,192]. Alternativ kann man auch Glutathion-Kapseln einnehmen oder sich per Infusion geben lassen. Dabei ist wichtig: es sollte S-Acetyl-Glutathion sein!
- Falls Sie an einer Krebserkrankung leiden, sollten Sie auf keinen Fall auf die Idee kommen, Glutamin in der Ernährung einschränken zu wollen – dieser Schuss wird nach hinten losgehen, denn das Immunsystem und die Darmbarriere sowie die Muskulatur und viele andere Organe sind auf Glutamin angewiesen. Es ist im Gegensatz zu Glukose auch nicht ganz klar, welche Tumorentitäten innerhalb des menschlichen Körpers tatsächlich auf Glutamin angewiesen sind bzw. stark davon profitieren. Die Nuklearmedizin hat zwar die Möglichkeit, auch die Glutaminaufnahme im Tumor mittels PET bildgebend nachzuweisen, aber dies findet klinisch derzeit keine Verwendung. Da zusätzliche Glutamingaben in Studien keine negativen Auswirkungen auf das Tumorwachstum hatten, spricht für Tumorpatienten nichts gegen eine Nahrungsergänzung mit L-Glutamin analog den obigen Dosierungsempfehlungen.
- Aufgrund der Wichtigkeit von Glutamin für das Immunsystem und andere Körperfunktionen kann der Versuch, das Tumorwachstum durch eine Glutaminblockade durch Medikamente wie DON zu hemmen, auch nur zeitlich eng begrenzt sinnvoll angewandt werden. Nach meiner Erfahrung ist es für Patienten, die diesen Weg gehen wollen, aber sehr schwer, an DON heranzukommen und einen betreuenden Onkologen zu finden. Wahrscheinlich müssen erst weitere klinische Studien zur optimalen Dosierung und zum Timing abgewartet werden; entsprechende Vorschläge dazu haben wir 2024 im Rahmen eines internationalen Konsens-Papiers vorgelegt [205].

4.2.2 Omega-3- und Omega-6-Fettsäuren

Wie bereits erwähnt können aus den 18-kettigen mehrfach ungesättigten (essentiellen) Fettsäuren α-Linolensäure (Omega-3) und Linolsäure (Omega-6) die 20-kettigen Fettsäuren EPA bzw. Arachidonsäure gebildet werden, und aus EPA dann die 22-kettige Omega-3-Fettsäure DHA. Die Effizienz der Umwandlung von α-Linolensäure in EPA und DHA ist mit <1% bis 5% allgemein gering [166,206], hängt aber auch von der aufgenommenen Menge Linolsäure ab, da deren Umwandlung in Arachidonsäure von den gleichen Enzymen abhängt, wie die Umwandlung von α-Linolensäure in EPA (Abbildung 15). Anders ausgedrückt: Linolsäure und α-Linolensäure konkurrieren um die gleichen Enzyme zur Umwandlung in ihre langkettigen Nachfolger-Fettsäuren. Auch die Umwandlungseffizienz von Linolsäure zu Arachidonsäure wurde geringer als 1% gemessen [206]. Dies deutet darauf hin, dass EPA, DHA und Arachidonsäure natürlicherweise direkt aus der Ernährung aufgenommen werden sollten, denn während der gesamten Lebensspanne erfüllen diese langkettigen Fettsäuren vielfältige und wichtige Aufgaben im Körper [207–209]. Der Gehalt verschiedener Lebensmittel an EPA, DHA und Arachidonsäure ist in Tabelle 4 dargestellt. Diese kommen fast ausschließlich in tierischen Lebensmitteln vor.

Für optimale Gesundheit sollten pro Tag mindestens 1-2g EPA+DHA aufgenommen werden, der deutsche Bürger schafft es im Schnitt aber auf nicht einmal 0,2g [168]. Zu den biologischen Effekten von EPA und DHA zählen zum Beispiel [210]:

- Verhinderung von Infektionen
- Eindämmung von Entzündungen
- Verbesserung der Insulinsensitivität
- Drosselung von Autoimmungeschehen
- Krebsprävention bzw. Anti-Krebs-Effekte
- Gehirn- und Augenentwicklung und deren Gesunderhaltung
- Abbremsung des Muskelschwunds (Kachexie) in Endstadien der Krebserkrankung
- Prävention von anderen chronischen nicht übertragbaren Erkrankungen (Alzheimer, Fettleibigkeit, kardiovaskuläre Erkrankungen, Typ-2-Diabetes)

Zur Beurteilung der Versorgung mit EPA und DHA wird empfohlen, das Verhältnis von Arachidonsäure zu EPA in der Membran der roten Blutkörperchen zu messen; liegt dieses bei mehr als 5, sollte EPA und DHA substituiert werden [43]. Arachidonsäure wird meist mit der Entstehung und der Aufrechterhaltung chronischer Entzündungen in Zusammenhang gebracht [43,191], jedoch zeigen neuere Forschungsergebnisse, dass dies so nicht ganz richtig ist [211–213]. Zwar ist Arachidonsäure die Ausgangssubstanz für bestimmte entzündungsfördernde Botenstoffe, die von Immunzellen ausgesendet werden und als lokal wirkende Hormone Entzündungen aufrechterhalten, jedoch ist Arachidonsäure nicht die primäre Ursache für das Entstehen einer Entzündung und spielt bei deren Wiederauflösung - zusammen mit EPA und DHA - eine wichtige Rolle [212]. Zudem erfüllt Arachidonsäure auch andere wichtige Aufgaben, zum Beispiel:

- Wichtiger Bestandteil von Zellmembranen, insbesondere in Muskel- und Gehirnzellen
- Essentiell für die Gehirnentwicklung
- Wundheilung
- Abwehr von Blut- und Darmparasiten
- Abwehr von Tumorzellen

- Förderung des Muskelwachstums
- Schutz von Gehirnzellen vor oxidativem Stress [214]
- Schutz der Insulin-ausschüttenden Zellen der Bauchspeicheldrüse, v.a. bei hohen Blutzuckerspiegeln [215]

Den bisherigen Daten zufolge fördert Arachidonsäure höchstwahrscheinlich nicht die Entstehung von (stillen) Entzündungen. Im Gegenteil wurde sogar gezeigt, dass Arachidonsäure während dem Fasten im Blut ansteigt und entzündungshemmende Eigenschaften besitzt [213]. Der beste Indikator für das Vorhandensein einer stillen Entzündung ist eine Erhöhung bestimmter Entzündungsproteine im Blut (z. B. CRP>1 mg/l) bei gleichzeitigem Fehlen akuter Entzündungszeichen oder eines akuten Infektes [43]. Interessant ist zum Beispiel, dass in einer Studie bei übergewichtigen Männern und Frauen die Entzündungsproteine im Blut unter einer sehr kohlenhydratarmen Ernährung stärker abnahmen als unter einer fettarmen Ernährung, obwohl Arachidonsäure unter der kohlenhydratarmen Ernährung anstieg und EPA abnahm [216]. Dies lag nicht daran, dass, wie in Abbildung 15 gezeigt, vermehrt Arachidonsäure aus den Vorstufen Linolsäure → γ-Linolensäure → Dihomo-γ-Linolensäure gebildet wurde, sondern vermutlich war die Ernährung durch die eingeschränkten Kohlenhydrate insgesamt weniger entzündungsfördernd, so dass weniger Arachidonsäure „verbraucht" (oxidiert) wurde. Dies deutet zum einen darauf hin, dass im Kontext einer kohlenhydratarmen Ernährung das Verhältnis von Arachidonsäure zu EPA nicht unbedingt zur Beurteilung einer Entzündungslage im Körper geeignet ist; zum anderen scheint Arachidonsäure tatsächlich nicht der Auslöser von Entzündungen zu sein. Kritisch muss man aber erwähnen, dass in besagter Studie die Plasma- und Phospholipidkonzentrationen von Fettsäuren bestimmt wurden, welche stark von den vorhergehenden Mahlzeiten abhängen können. Ein besserer Marker wäre die Messung der Fettsäurekonzentrationen in den Zellmembranen von roten Blutkörperchen (Erythrozyten), die eher die Langzeitkonzentrationen widerspiegelt.

Viel problematischer als ein möglicher zu hoher Konsum von Arachidonsäure ist heutzutage ein zu hoher Konsum der mit ihr verwandten Linolsäure, welche ihre Vorstufe darstellt (Abbildung 15). Aus Tabelle 4 ist ersichtlich, dass es wesentlich leichter ist, eine große Menge Linolsäure aus Nüssen und Saaten oder pflanzlichen Ölen aufzunehmen, als eine entsprechend hohe Menge Arachidonsäure aus tierischen Produkten. Der Konsum von Linolsäure hat seit Einführung des Ackerbaus enorm zugenommen und seit Einführung der industriellen Herstellung von Pflanzensaatenölen historisch einmalige Ausmaße erreicht, so dass in der modernen Ernährung ein starkes Ungleichgewicht zugunsten von Linolsäure gegenüber α-Linolensäure besteht. Linolsäure kommt nämlich in hoher Konzentration in Nahrungsmitteln wie Getreidesaaten, Mais, Sojabohnen, Sonnenblumenöl, Distelöl und Margarine vor (Tabelle 4). Entsprechend fand eine Untersuchung, dass der Linolsäureanteil des Fettgewebes von US Amerikanern im letzten halben Jahrhundert um 136% zugenommen hat, parallel zum vermehrten Konsum pflanzlicher Öle [217]. Auch wenn in den letzten Jahrzehnten insgesamt weniger Fett gegessen wurde, lag dies v.a. an einem Rückgang der konsumierten gesättigten und Omega-3-Fettsäuren, während der Konsum von Omega-6-Fettsäuren anstieg [218]. Dies ist aus zwei Gründen problematisch:

Erstens beträgt damit das Linolsäure : α-Linolensäure Verhältnis heutzutage ca. 15:1 bis 50:1 [210,218,219], was ein starkes Ungleichgewicht zugunsten der Linolsäure darstellt. Dieses Ungleichgewicht führt dazu, dass die pro-entzündlichen Effekte der Linolsäure die anti-entzündlichen Effekte der α-Linolensäure dominieren, was bei chronischen Erkrankungen, die mit stillen Entzündungen assoziiert sind (Abbildung 5), einer Linderung im Wege steht. Da Linolsäure und α-Linolensäure - wie in Abbildung 15 dargestellt - um dieselben Enzyme konkurrieren, sinkt bei starker Dominanz von Linolsäure die Umwandlungseffizienz in die wichtigen Omega-3-Fettsäuren EPA und DHA, die in der heutigen Ernährung sowieso schon knapp sind. Die höchste Effizienz dieser Umwandlung wird ungefähr bei einem Einnahmeverhältnis von ca. 1:1 zwischen Linolsäure und α-Linolensäure erzielt [210], und interessanterweise ergibt die Rekonstruktion einer steinzeitlichen Ernährung unserer Vorfahren in Afrika auch ungefähr dieses Verhältnis [167,220]. Ab ca. 4% der täglichen Kalorienaufnahme schränkt Linolsäure die körpereigene Herstellung der entzündungshemmenden Dihomo-γ-Linolensäure und EPA stark ein, ohne den Arachidonsäurespiegel nennenswert zu beeinflussen [221]. Daraus könnte leicht ein Mangel an EPA und DHA entstehen.

Zweitens sind alle mehrfach ungesättigten Fettsäuren sehr anfällig für die sogenannte Lipidperoxidation, d.h. die oxidative Zersetzung von Fettsäuremolekülen, die dadurch zu einer eigenen Klasse von ROS, sogenannten Peroxyl-Radikalen, werden können. Diese ROS attackieren grundsätzlich alle Biomoleküle, denen sie begegnen, also Proteine, Kohlenhydrate, andere Fettsäuren, DNA oder Enzyme [222]. Dazu gehört auch Cholesterin, welches durch Peroxyl-Radikale oxidiert und damit toxisch wird. Dadurch erklärt sich, dass bei gesteigerter Aufnahme mehrfach ungesättigter Fettsäuren zwar der gemessene Cholesterinspiegel sinkt, gleichzeitig aber durch die vermehrt gebildeten Peroxyl-Radikale das (nicht gemessene) oxidierte Cholesterin steigt und de facto das Risiko für Arteriosklerose erhöht. Zusammen mit mitochondrialer Fehlfunktion ist die Lipidperoxidation eine weitere Quelle von ROS, die längerfristig chronische Entzündungen fördert, während chronische Entzündungen wiederum den oxidativen Stress verstärken (Abbildung 16) - ein Teufelskreis, der langfristig in der Entstehung chronischer nicht übertragbarer Erkrankungen mündet [223].

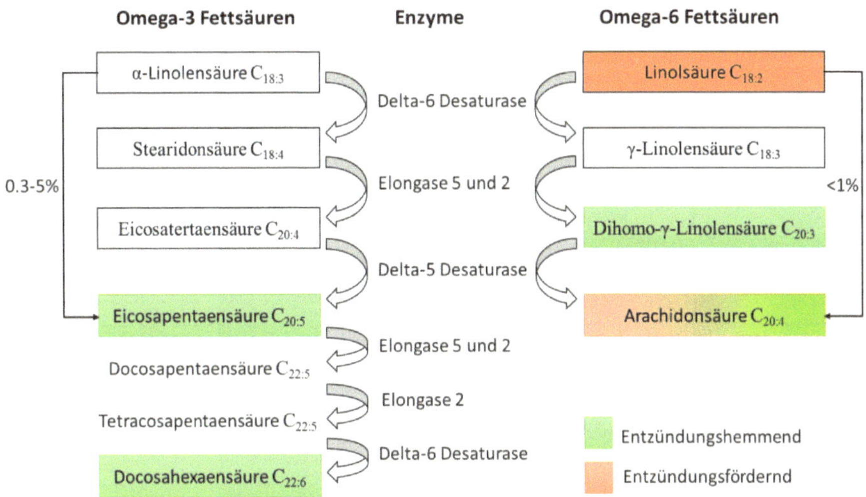

Abbildung 15: Umwandlungskaskade der essentiellen Omega-3- und Omega-6-Fettsäuren in ihre langkettigen Nachfolger. EPA, DHA und Dihomo-γ-Linolsäure haben entzündungshemmende Effekte, Arachidonsäure sowohl entzündungsfördernde als auch entzündungshemmende Effekte. Modifiziert nach Saini et al. [210] und Theuerkauf [191].

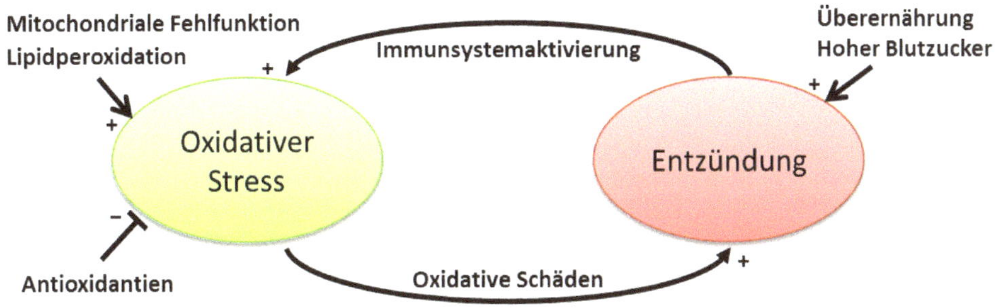

Abbildung 16: Der Teufelskreis aus chronischem oxidativem Stress und chronischer Entzündung, welcher oft in chronischen Krankheiten mündet. Mitochondriale Fehlfunktion oder chronisch erhöhte Lipidperoxidation (z. B. bei langfristig zu viel Omega-6-Fettsäuren in der Ernährung) erzeugen oxidativen Stress; die dadurch verursachten Schäden an Biomolekülen verursachen Entzündungsreaktionen, die wiederum bestimmte Immunzellen zur Freisetzung von reaktiven Sauerstoffradikalen veranlassen. Entzündungen werden zusätzlich durch Überernährung und hohe Blutzuckerspiegel befeuert, während Antioxidantien oxidativem Stress entgegenwirken.

Gesättigte Fettsäuren dagegen sind viel weniger anfällig für Lipidperoxidation. Aus diesen Gründen ist der Trend der letzten Jahrzehnte, gesättigte Fettsäuren gegen mehrfach ungesättigte Omega-6-Fettsäuren einzutauschen, problematisch, vor allem weil dadurch die Zusammensetzung der Fettdepots langfristig verändert wird (die Halbwertszeit der Linolsäure im Fettgewebe beträgt laut Schätzungen knapp zwei Jahre [224]). Dies schafft ein Reservoir leicht oxidierbarer Fettsäuren, die nach ihrer Wiederfreisetzung leicht oxidative Schäden an Blutgefäßen anrichten können. Vermutlich ist der massiv angestiegene Konsum pflanzlicher Öle deshalb ursächlich an dem massiven Anstieg von Herz-Kreislauf-Erkrankungen [222] und allgemein dem Phänomen des Inflammageing [225] beteiligt.

Tabelle 4: Omega-3- und Omega-6-Fettsäuregehalt von Lebensmitteln (in g pro 100 g Lebensmittel). Günstige (EPA+DHA) / AA-Verhältnisse (>0,5) sind in fett grün markiert. AA: Arachidonsäure; ALA: α-Linolensäure; DHA: Docosahexaensäure; EPA: Eicosapentaensäure; LA: Linolsäure

Lebensmittel	LA (g/100g)	ALA (g/100g)	AA (g/100g)	EPA (g/100g)	DHA (g/100g)	(EPA+DHA)-zu-AA-Verhältnis	Quelle
Hering	0,23	0,13	0,03	0,64	0,81	48,3	[226]
Thunfisch	0,03	0,01	0,05	0,12	0.60	14,4	[226]
Alaska-Seelachs	0,10	0,01	0,01	0,11	0,17	28,0	[226]
Lachs	0,59	0,03	0,15	0,41	0,61	34,0	[226]
Regenbogenforelle (Aquakultur)	0,80	0,04	0,15	0,30	0,86	28,0	[226]
Rumpsteak (Grasfütterung)	0,19	0,05	0,10	0,04	0,008	0,45	[227]
Rumpsteak (Getreidefütterung)	0,26	0,02	0,10	0,02	0,007	0,28	[227]
Rinderlende (Grasfütterung)	0,11	0,03	0,06	0,02	0,004	0,48	[227]
Rinderlende (Getreidefütterung)	0,17	0,01	0,06	0,01	0,004	0,29	[227]
Rinderleber (Grasfütterung)	0,17	0,09	0,19	0,15	0,08	1,21	[228]
Rinderleber (Kraftfutter)	0,44	0,03	0,27	0,02	0,03	0,18	[228]
Rinderniere	0,38	0,08	0,37	0,15	0,03	0,49	[210]
Lammleber (Grasfütterung)	0,17	0,16	0,13	0,16	0,17	2,55	[228]
Lammherz (Heufütterung)	0,27	0,02	0,08	0,02	0,01	0.33	[229]
Lammniere (Heufütterung)	0,17	0,02	0,13	0,05	0,03	0,62	[229]
Lammhirn	0,01	0,00	0,16	0,00	0,36	2,25	[210]
Knochenmark	1,62	0,75	0.08	0,04	0,04	0,94	[167]
Schwein, Muskel (Kraftfutter)	0,42	0,04	0,06	0,005	0,006	0.20	[230]
Schwein, durchwachsen (Kraftfutter)	1,66	0,19	0,08	0,008	0,01	0,27	[230]
Schwein, durchwachsen (Kraftfutter+10% Leinsamen)	2,47	2,80	0,04	0,06	0,02	1,69	[230]
Fetakäse, mind. 70% Schafmilch	0,59	0,21	0,02	0,02	0,02	2,0	[231]
Manouri (Schafskäse)	0,88	0,20	0,3	0,3	0,0	1,0	[231]
Chiasamen	5,84	17,83	–	–	–	–	[210]
Walnüsse	33,76	2,68	–	–	–	–	[210]

Paranüsse	23,83	0,02	–	–	–	–	[210]
Leinsamenöl, kalt gepresst	14,25	53,37	–	–	0,00	–	[210]
Rapsöl	18,64	9,14	–	–	0,00	–	[210]
Sojaöl	50,42	6,79	–	–	0,00	–	[210]
Maisöl	53,23	1,16	–	–	0,00	–	[210]

Den obigen Ausführungen folgend erscheint es grundsätzlich ratsam, erstens ein ausgeglichenes Verhältnis von Omega-6- zu Omega-3-Fettsäuren anzustreben, und zweitens generell die Zufuhr von Omega-3- und Omega-6-Fettsäuren aufgrund deren Anfälligkeit für Lipidperoxidation nicht zu übertreiben. Hier ein paar allgemeine Ratschläge:

- Die optimale Zufuhr von α-Linolensäure beträgt nach der amerikanischen Fettforscherin Mary G. Enig 1-1,5% der täglichen Energiezufuhr [232]. Bei einem Energiebedarf von 2000 kcal sind das zum Beispiel 20-30 kcal aus α-Linolensäure, also 2,2 bis 3,3 g/Tag.
- Entsprechend einem optimalen Linolsäure : α-Linolensäure-Verhältnis von 1:1 bis 2:1 gilt für Linolsäure dann eine Empfehlung von 1-3% der täglichen Energiezufuhr. Bei einem Energiebedarf von 2000 kcal wäre das also zwischen 2,2 und 6,7g täglich.
- Als Obergrenze der Linolsäurezufuhr können 4% der Energiemenge gelten, da ab dieser Schwelle die negativen Auswirkungen zum Tragen kommen [221].
- Sie müssen jetzt nicht akribisch abwiegen was Sie essen und die konsumierten Mengen von Omega-3- und Omega-6-Fettsäuren mit Hilfe von Tabellen ausrechnen. Wenn Sie beginnen, die Empfehlungen, die in Kapitel 11 folgen werden, umzusetzen, wird sich das Verhältnis von Omega-3 zu Omega-6 automatisch verbessern und die Gesamtaufnahme der mehrfach ungesättigten Fettsäuren verringern. Die wichtigste Maßnahme dafür ist, alle pflanzlichen Speiseöle und Margarine aus Ihrer Ernährung zu verbannen, mit Ausnahme von nativem Olivenöl und Kokosöl, welche kaum mehrfach ungesättigte Fettsäuren enthalten. Auch wenn Lein- und Rapsöl theoretisch eine gute Quelle für die Omega-3-Fettsäure α-Linolensäure sind, macht es mehr Sinn, diese nicht zu verwenden und stattdessen die Zufuhr von EPA und DHA zu erhöhen, da diese für den Körper viel wichtiger sind als α-Linolensäure.
- Um festzustellen, ob Sie eventuell einen Mangel an EPA und DHA haben, bietet sich eine Messung des sogenannten Omega-3-Index an. Dieser Index entspricht dem Prozentsatz von EPA und DHA an den gemessenen Fettsäuren der Zellmembranen der Erythrozyten. Er sollte mindestens 8% betragen. In Studien waren niedrigere Omega-3-Indices mit Herz-Kreislauf-Erkrankungen, suboptimaler Hirnfunktion und vermehrtem Auftreten sowie höherer Sterblichkeit von Prostata-, Brust- und Darmkrebs assoziiert [233,234].
- Täglich sollen mindestens 1-2g EPA+DHA über die Nahrung aufgenommen werden. Wie man aus Tabelle 4 sieht, sind die besten Quellen dafür Kaltwasserfische und – speziell für DHA – das Gehirn von Landtieren, da DHA im Gehirn in besonders hoher Konzentration als Bestandteil der Zellmembranen vorkommt. Dennoch kann man heutzutage den häufigen Verzehr von Kalt-

wasserfischen aufgrund von deren Toxinbelastung nicht mehr empfehlen, so dass ich grundsätzlich eine Nahrungsergänzung mit gereinigtem Fisch- oder Algenöl empfehle.

- Die Faustregel „**E**PA hilft v.a. bei **E**ntzündungen, **D**HA bei **D**emenz (bzw. alles was mit dem Gehirn zu tun hat)" gilt streng genommen nicht, denn auch DHA hilft dabei, Entzündungen einzudämmen [235]. DHA ist EPA aber überlegen, wenn es um die Entwicklung und Gesundheit von Gehirn und Augen geht und sollte deshalb bei Schwangerschaft, Demenz, Parkinson oder zur Vorbeugung der altersbedingten Makuladegeneration in ausreichender Menge (mind. 2g/Tag) zugeführt werden.
- Die Wirkung von EPA und DHA gegen Entzündungen ist dosisabhängig. Effektive Dosen beginnen bei ca. 2g EPA+DHA pro Tag und können laut Studien bis zu 7g täglich gesteigert werden [236]. Ich würde aufgrund der Peroxidationsanfälligkeit von Omega-3-Fettsäuren 7-11 g aus EPA+DHA pro Tag als Obergrenze ansehen.
- Ein anderer Begriff für Lipidperoxidation ist „ranzig werden", und aufgrund ihrer Anfälligkeit dafür sollten Fisch- und Algenöl, aber auch Lein- und Rapsöl (falls man diese als α-Linolensäure-Quelle nutzt, was wie gesagt nicht nötig ist) kühl und gegen Licht geschützt aufbewahrt und - einmal geöffnet - rasch verbraucht werden. Diese Öle auch niemals erhitzen!
- Aufgrund der raschen Peroxidation empfehle ich auch keine Fischölprodukte zu kaufen, die über längere Zeit ungekühlt im Regal gelegen haben (z. B. in Drogeriemärkten). Das gleiche gilt im Prinzip auch für gehackte/gemahlene Nüsse. Dass Sie keine Omega-3- oder Omega-6-reichen Pflanzenöle in durchsichtigen Flaschen kaufen sollten, versteht sich nach oben Gesagtem von selbst. Sollten Sie zu Hause feststellen, dass ein Öl ranzig ist, entsorgen Sie es!

4.2.3 Vitamin D

Vitamin D ist kein klassisches Vitamin wie z. B. Vitamin A oder C, sondern ein Prohormon (eine Hormon-Vorstufe), welches in Nahrungsmitteln entweder als Cholecalciferol (Vitamin D_3) oder Ergocalciferol (Vitamin D_2) vorkommt. Die wichtigste Vitamin-D-Quelle ist jedoch die eigene Produktion in der Haut. Diese funktioniert aber nur durch UV-B Licht einer bestimmten Intensität (wer es genau wissen möchte: 18 mJ/cm^2 [237]), so dass in Deutschland zwischen Oktober und März durch die tiefstehende Sonne keine Vitamin-D-Bildung möglich ist, denn auf dem längeren Weg der Sonnenstrahlen durch die Atmosphäre wird der UV-B Anteil quasi komplett absorbiert. Das in der Haut gebildete Vitamin D_3 wird über das Blut zur Leber transportiert, wo es in seine Speicherform Calcidiol (25-Hydroxyvitamin D_3 oder 25(OH)D_3) umgewandelt wird. 25(OH)D_3 ist der wichtigste Laborparameter, um die Versorgung mit Vitamin D_3 zu messen. Spiegel unter 20 ng/ml (Umrechnung: 1 ng/ml=2,5 nmol/l) werden als Mangel interpretiert und 40-60 ng/ml gelten als optimal [238–240]. Leider erreichen trotz jahrelanger Aufklärungsbemühungen die allermeisten diese Spiegel nicht - in einer eigenen Auswertung fanden wir, dass über 90% der Krebspatienten keine optimalen Spiegel hatten und knapp die Hälfte sogar einen absoluten Mangel [241].

In verschieden Geweben, vor allem aber den Nieren, wird 25(OH)D_3 nochmals umgewandelt in die biologisch aktivste Hormonform Calcitriol (1,25-Dihydroxyvitamin D_3 oder 1,25$(OH)_2D_3$). Wichtige Effekte von 1,25$(OH)_2D_3$ sind:

- Erhöhung der Kalzium (Ca) Aufnahme aus dem Darm
- Regulation des gesamten Ca-Stoffwechsels und damit
- Stärkung der Knochen
- Regulation des Immunsystems und damit
- Abschwächung von Autoimmungeschehen
- Schutz vor Krebs
- Schutz vor Infektionskrankheiten
- Regulation von mehr als 1200 Genen
- Erhöhung der Strahlensensibilität von Krebszellen mit gleichzeitigem Schutz gesunder Zellen vor strahleninduziertem oxidativen Stress [242]
- Verbesserung der Bakterienzusammensetzung (des Mikrobioms) im Darm [243]

In den letzten Jahren wurden weitere Vitamin-D-Abkömmlinge identifiziert, die von den Mitochondrien hergestellt werden und ebenfalls modulierende Effekte auf das Immunsystem haben. Der wichtigste davon ist 20-Hydroxyvitamin D_3 (20(OH)D_3), welches eine ca. 20-30-fach niedrigere Konzentration im Serum aufweist als 25(OH)D_3 [244,245].

Abbildung 17 gibt einen Überblick über den Vitamin-D-Stoffwechsel. Wichtig ist, dass die Effekte von Vitamin D durch Bindung von 1,25$(OH)_2D_3$ an den Vitamin-D-Rezeptor vermittelt werden, der im Zellkern von quasi allen Zellen unseres Körpers vorkommt. Dies verdeutlicht die ungeheure Wichtigkeit von Vitamin D. Der Vitamin-D-Rezeptor spricht in unterschiedlichen Individuen allerdings unterschiedlich auf eine bestimmte Konzentration von 1,25$(OH)_2D_3$ an. Es scheint bei ungefähr einem Viertel der Bevölkerung so zu sein, dass sie nicht auf eine eigentlich adäquate Gabe von Vitamin D ansprechen. Bei einem sehr geringen Teil existiert vermutlich sogar eine richtige Vitamin-D-Resistenz, bei der selbst nominell ausreichend hohe Spiegel von Vitamin D (also 25(OH)D_3-Spiegel >40 ng/dl) keine nennenswerten Effekte in bestimmten Zellen nach sich ziehen. Wir haben die Hypothese aufgestellt, dass eine derartige Vitamin-D-Resistenz nicht nur ursächlich an der Entstehung von Autoimmunerkrankungen, sondern auch Krebs beteiligt sein kann [246]. Meist scheint dabei der Vitamin-D-Rezeptor nicht mehr adäquat auf 1,25$(OH)_2D_3$ anzusprechen, oder 1,25$(OH)_2D_3$ kann nicht mehr ausreichend gebildet werden, weil die entsprechenden Enzyme der vorhergehenden Umwandlungen defekt oder verringert sind. Eine Vitamin-D-Resistenz beruht vermutlich oft auf Punktmutationen in einzelnen Genen und kommt im Laufe des Lebens durch zusätzliche Faktoren zur Ausprägung, von denen viele direkt auf den Vitamin-D-Rezeptor abzielen. Letzterer ist evolutionär gesehen uralt und existierte wohl schon vor 550 Millionen Jahren in knochenlosen Wirbeltieren [247]; entsprechend hatten pathogene Keime und Viren viel Zeit, sich Strategien zu „überlegen", den Vitamin-D-Rezeptor außer Gefecht zu setzen, um so das Immunsystem zu überwinden. Dies würde die bekannte Assoziation zwischen bestimmten Infektionen (z. B. Borrelien, Eppstein-Barr-Virus, Influenza) und Autoimmunerkrankungen erklären. Der rasante Anstieg von Autoimmunerkrankungen (und Krebs, sofern unsere Hypothese stimmt) könnte auch damit zusammenhängen, dass Umweltgifte wie Aluminium ebenfalls in der Lage sind, den Vitamin-D-Stoffwechsel zu stören. Das gleiche gilt für Weizen - so beschleunigt Weizenkleie den Abbau von 25(OH)D_3 [248], und Weizenkeimagglutinin (ein Anti-Nährstoff aus Weizen) verhindert, dass der Vitamin-D-Rezeptor Zugang zur DNA bekommt, um die Genexpression zu regulieren [249]. Der natürliche, aber auch vorgezogene Alterungsprozess (Stichwort: Inflammageing) und die heute weit verbreitete Vermeidung von direktem Sonnenlicht tragen nicht gerade zur Besserung dieser Entwicklung bei.

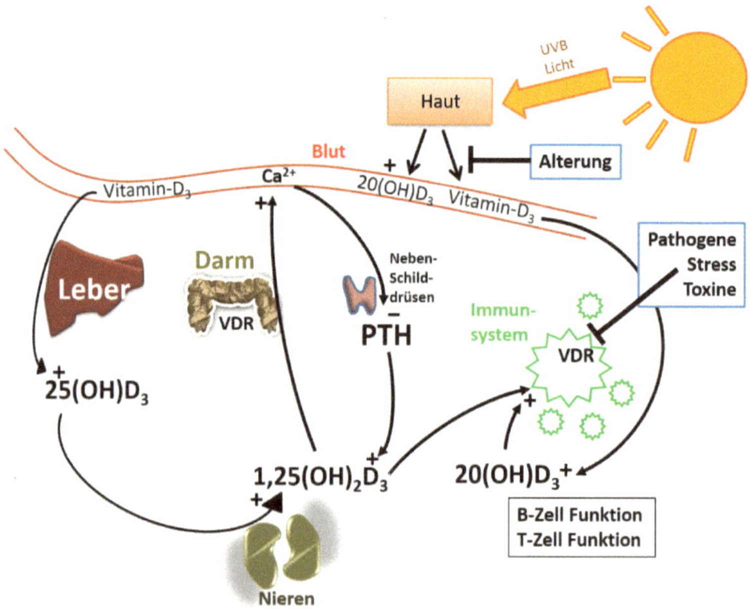

Abbildung 17: Vitamin-D-Stoffwechsel. Vitamin D_3 wird in der Haut durch UV-B Strahlung der Sonne gebildet oder über die Nahrung aufgenommen und gelangt - an Proteine gebunden - ins Blut. Zu einem kleinen Teil erfolgt bereits hier eine Umwandlung von Vitamin D_3 in die Hormonform 20(OH)D_3. Der größte Teil jedoch wird in der Leber zu 25(OH)D_3 (Calcidiol) umgewandelt, was die Speicherform von Vitamin D_3 darstellt. In verschiedenen Organen, v.a. den Nieren, erfolgt dann eine weitere Umwandlung von 25(OH)D_3 in 1,25$(OH)_2D_3$ (Calcitriol), das für die meisten Effekte von Vitamin D verantwortlich ist. Dies geschieht über Bindung an den Vitamin-D-Rezeptor (VDR). Die Bildung von 1,25$(OH)_2D_3$ wird von Parathormon gefördert, welches wiederum vermehrt von den Nebenschilddrüsen ausgeschüttet wird, wenn die Calcium
ionen (Ca^{2+}) Konzentration im Blut sinkt. Modifiziert nach Lemke et al. [246].

Wie können Sie nun feststellen, ob Sie ausreichend mit Vitamin D versorgt sind und ob es auch in Ihren Zellen „wirkt"? Neben der Messung von 25(OH)D_3, das wie bereits erwähnt mindestens 40ng/ml betragen sollte, sollten Sie dazu auch das Parathormon (PTH) bestimmen lassen. PTH ist eng in den Vitamin-D-Stoffwechsel eingebunden und wird von den Nebenschilddrüsen gebildet und freigesetzt sobald der Ca^{2+} Spiegel im Blut fällt. Damit gibt PTH indirekt Aufschluss über die Wirkung von Vitamin D, welches ja die Ca-Aufnahme aus dem Darm fördert. Eigentlich sollte bei guter Vitamin-D-Versorgung ($25(OH)D_3$>40ng/ml) PTH entsprechend niedrig sein - es sollte grob im unteren Drittel des Referenzbereichs des jeweiligen Labors liegen. Liegt es bei guter Vitamin-D-Versorgung und normaler Ca-Aufnahme höher, deutet dies auf eine mögliche Vitamin-D-Resistenz hin. Wichtig ist auch anzumerken, dass das PTH-Feedback-System nur gut funktioniert, wenn ausreichend Magnesium vorhanden ist (siehe auch nächster Abschnitt 4.2.4) - ein Magnesiummangel verhindert sowohl eine adäquate PTH-Ausschüttung aus den Nebenschilddrüsen als auch eine effiziente Umwandlung von $25(OH)D_3$ zu $1{,}25(OH)_2D_3$ [250]. Für die Praxis ergeben sich somit folgende Vorschläge:

- Der Tagesbedarf von Vitamin D beträgt mindestens 4000 I.E. (Internationale Einheiten); um 97,5% der Bevölkerung vor einem Mangel (≤20ng/ml) zu bewahren, könnten zwischen 7000 und 9000 I.E. pro Tag nötig sein [251,252].
- Die beste Vitamin-D-Quelle ist die sommerliche Sonne: Ein Ganzkörper-Sonnenbad von 10-15 Minuten Dauer in der Mittagssonne im Sommer produziert bei hellem Hauttyp eine Vitamin-D-Dosis, die ungefähr 10.000-25.000 I.E. oraler Vitamin-D-Einnahme entspricht [253].
- Tierische Lebensmittel sind wesentlich bessere Vitamin-D-Quellen als pflanzliche, da sie neben der Vitamin-D_3-Form (anstelle D_2) auch das schon aktivierte $25(OH)D_3$ enthalten. Tabelle 5 gibt einen Überblick über den Vitamin-D-Gehalt einiger tierischer Lebensmittel.

Tabelle 5: Vitamin-D-Gehalt ausgewählter tierischer Lebensmittel. Der Vitamin-D-Gehalt berücksichtigt sowohl Vitamin D_3 als auch $25(OH)D_3$, welches als 5-mal so wirksam wie Vitamin D_3 angenommen wird; Angaben übernommen aus Taylor et al. [254].

Lebensmittel	Vitamin-D-Gehalt in I.E./100g
Rinder Rib Eye Steak, gekocht	56
Rinder Rib Eye Steak, roh	44
Rinderfett, gekocht	89
Rinderfett, roh	88
Schweinefleisch (Kotelett, gekocht)	81
Schweinefleisch (Kotelett, roh)	54
Hähnchenfleisch, gekocht	51
Hähnchenhaut, gekocht	90
Großes ganzes Ei (roh)	230

- Zu viele Ballaststoffe in der Ernährung beschleunigen die Eliminierung von $25(OH)D_3$ aus dem Blutkreislauf und erhöhen damit den Vitamin-D_3-Bedarf [248]
- Lassen Sie mindestens zweimal im Jahr (zu Beginn des Herbstes und Ende des Winters) Ihren Vitamin D, Parathormon und Ca-Spiegel bestimmen. Die Laborwerte dazu heißen $25(OH)D_3$, PTH und Ca.
- Zwischen Ca und $25(OH)D_3$ existiert keine lineare oder exponentielle Beziehung.

- Vitamin D sollte idealerweise zwischen 40 und 60ng/ml liegen, manche empfehlen sogar Werte bis 100ng/ml. Wichtig ist, dass das PTH im unteren Drittel des Referenzbereichs des Labors liegt und Ca nicht erhöht ist. Beispiel: Der Referenzbereich eines Labors für PTH ist 15-65 pg/ml; folglich ist das untere Drittel dieses Bereichs 15-32 pg/ml, und PTH sollte idealerweise ungefähr in der Mitte davon (23 pg/ml) liegen
- Liegt der 25(OH)D_3-Spiegel unter 40ng/ml und PTH ist trotzdem niedrig, kann dies auf einen starken Magnesiummangel hindeuten
- Liegt der 25(OH)D_3-Spiegel unter 40ng/ml, sollten Sie über eine Substitution nachdenken oder alternativ (falls möglich) mehr in die Sonne gehen.
- Die richtige Dosierung einer Vitamin-D-Substitution hängt von Ihrem Ausgangs- und Zielwert ab. Tabelle 6 gibt eine Orientierung über die nötige Einnahmedosis von Vitamin D_3 (in I.E. pro Tag), um innerhalb von 3-6 Monaten einen gegebenen Zielwert zu erreichen. Beispiel: Wenn Sie 75 kg wiegen und Ihr Wert 20ng/ml beträgt, sollten Sie nach Tabelle 6 täglich 2850 (=75×38) I.E. substituieren, um auf 40ng/ml zu gelangen, oder besser 7050 (=75×94) I.E. um 60ng/ml anzustreben.
- Tägliche Vitamin-D-Dosen bis zu 20.000 I.E. und mehr erscheinen sicher zu sein [255]. Falls Sie so hoch dosieren möchten, kontrollieren Sie allerdings alle 3 Monate Ihren 25(OH)D_3, PTH und Ca-Spiegel.
- Nehmen Sie Vitamin D immer zusammen mit einer Mahlzeit ein, da es fettlöslich ist. Da wir evolutionär gesehen unser Vitamin D zum Großteil durch Sonnenbestrahlung bekommen haben, sollten Sie die Einnahme zwischen Vormittag und Nachmittag bevorzugen.

Tabelle 6: Berechnung der täglichen Vitamin D_3 Einnahme in Abhängigkeit vom aktuellen und Zielwert. Die Einnahmemenge in I.E. berechnet sich nach der Formel (Körpergewicht in kg) × (Faktor aus der Tabelle). Basierend auf Daten von Garland et al. [255].

Zielwert →		**20**	**30**	**40**	**50**	**60**	**70**
Aktueller Wert (ng/ml)	**10**	15	32	53	78	109	149
	15	7	25	47	72	103	143
	20		18	38	63	94	134
	25		9	29	54	85	126
	30			21	46	76	116
	35			12	37	68	107
	40				25	56	96
	45				13	44	84
	50					31	71
	60						40

- Zum Thema Sonnenbaden: Verwenden Sie keine Sonnencreme! Diese verhindert die Vitamin-D-Bildung in der Haut, indem sie den UV-B Anteil ausblockt. Bedenken bezüglich eines dadurch erhöhten Hautkrebsrisikos sind unbegründet, solange Sie die Sonneneinstrahlung anhand Ihres Hauttyps und der Gewöhnung der Haut dosieren. Der Frühling ist die ideale Zeit, die Haut langsam an die Sonne zu gewöhnen. Die Erfahrung zeigt, dass nach längerer

Sonnencreme-Abstinenz sich selbst helle Hauttypen gut an die Sonne anpassen können, auch im Hochsommer. Um sich vor zu viel Sonne zu schützen, gehen Sie rechtzeitig in den Schatten oder bedecken Sie Ihre Haut mit Kleidung. Der Körper kann ein natürliches Gefühl für das richtige Maß Sonne entwickeln, sofern man die Haut nicht eincremt.

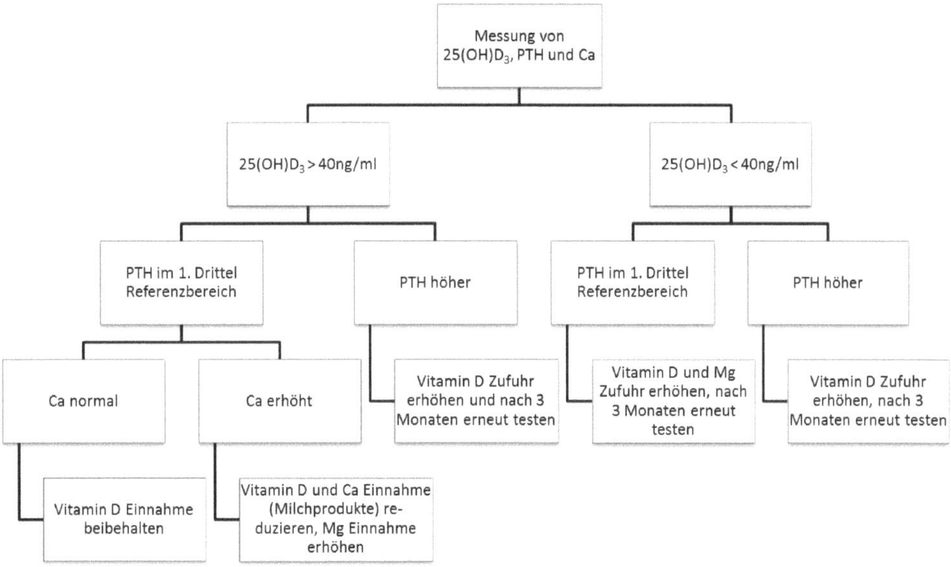

Abbildung 18: Mögliches Vorgehen zur Optimierung des Vitamin D Stoffwechsels. Im Prinzip sollte generell auch auf ausreichende Magnesium-Zufuhr geachtet werden.

Tabelle 7: Initiale Vitamin D_3 Gaben, wie sie innerhalb des Coimbra Protokolls bei Autoimmunerkrankungen verabreicht werden. Die angegebenen Dosen werden im Verlauf nach einem vorgegebenen Schema angepasst (fast immer gesenkt), welches sich nach dem Parathormon- und Ca-Spiegel sowie dem klinischen Zustand des Patienten richtet.

Initiale Vitamin D_3 Dosis [IU/kg Körpergewicht]	**Krankheit**
1000	Multiple Sklerose
300-500	Rheumatoide Arthritis, Systemischer Lupus erythematodes, Psoriasis-Arthritis, Psoriasis, Morbus Crohn, Colitis ulcerosa
300	Systemische Sklerodermie, Morbus Bechterew, Hashimoto's Thyroiditis
150	Andere

- Sollten Sie an einer Autoimmun- oder Krebserkrankung leiden, prüfen Sie, ob bei Ihnen eventuell Hinweise auf eine Vitamin-D-Resistenz vorliegen; dies ist der Fall, wenn PTH trotz ausreichend hohem 25(OH)D_3-Wert im zweiten oder dritten Drittel des Referenzbereichs bzw. oberhalb des Referenzbereichs liegt.

In diesem Fall könnte eine Hochdosis-Vitamin-D-Therapie nach dem sogenannten Coimbra-Protokoll empfehlenswert sein. Eine Liste mit Ärzten, die darin zertifiziert sind, finden Sie unter https://coimbraprotokoll.de/coimbraprotokoll_aerzte/.
-
- Tabelle 7 gibt beispielhaft einige Dosierungsschemata an, die innerhalb des Coimbra-Protokolls gegeben werden.
- Ein mögliches Vorgehen zur Optimierung des Vitamin-D-Stoffwechsels ist in Abbildung 18 dargestellt

4.2.4 Melatonin und „Vitamin L"

Millionen von Jahre lebten die Vorfahren des Menschen im Einklang mit dem von der Sonne vorgegebenen Tag-Nacht-Rhythmus. Mit den industriellen Revolutionen des 19. und 20. Jahrhunderts und nochmals verstärkt durch die Digitalisierung, hat sich dies für viele Menschen gravierend geändert, mit negativen Folgen für die Gesundheit.

Das Licht der Sonne, das ich hier mit gutem Grund als „Vitamin L" bezeichnen möchte, hat so vielfältige positive Effekte auf unseren Körper, dass ich es von der gesundheitlichen Bedeutung noch über der Ernährung einstufe. Das meiste Sonnenlicht, welches die Erdoberfläche erreicht, lässt sich grob in folgende drei Bereiche des elektromagnetischen Spektrums unterteilen (dabei gilt, wie in Abbildung 19 gezeigt: je kürzer die Wellenlänge, desto hochfrequenter und energiereicher sind die Lichtteilchen, die man auch Photonen nennt):

- **Nahinfrarot** (Wellenlänge 750-1200 nm): Dingt tief in den Körper ein und verbessert die Energiegewinnung der Mitochondrien und die Kooperation zwischen Mitochondrien und Zellkern [256,257]; Nahinfrarotlicht am Morgen bereitet die Haut auf UV-Strahlung vor und unterstützt am Abend die Regeneration der Haut [258]; einzelne Wellenlängen werden als sogenannte *Low Level Light Therapy* für verschiedene Anwendungen wie z. B. zur Förderung der Wundheilung genutzt
- **Sichtbares Licht** (violett bis rot bzw. 400-750 nm): Der Bereich, an den unser Auge angepasst ist; blaues Licht (zentrale Wellenlänge 460 nm) erzeugt oxidativen Stress in der Haut und den Augen und unterdrückt die Melatoninproduktion [259], ist aber v.a. morgens auch wichtig, um die „innere Uhr" zu stellen
- **Ultraviolett-Strahlung**: UV-A (321-400 nm) und UV-B (290-320 nm) verursachen oxidativen Stress und in Folge potentielle DNA-Schäden in der Haut, wirken aber auch regulierend auf den Blutdruck, das Immunsystem und den circadianen Rhythmus und stimulieren die Beta-Endorphinproduktion in der Haut, was die Stimmung verbessert [260]; UV-B ist zudem essentiell für die Vitamin-D Produktion (→ 4.2.3)

Die Anteile dieser Wellenlängenbereiche variieren während dem Tageslauf der Sonne und auch nach Örtlichkeit und Jahreszeit [261]. Generell gilt, dass UV-Strahlung nur ca. 4-6% und Nahinfrarot den Großteil des Sonnenlichts auf der Erdoberfläche ausmacht, wobei das Verhältnis von UV- zu Nahinfrarotlicht ab der Morgendämmerung zunimmt, mittags sein Maximum erreicht und bis zur Abenddämmerung wieder abnimmt. Auch hier kann man das Wirken der Evolution bestaunen, denn der hohe Anteil von infrarotem Licht in den Morgenstunden bereitet die Haut optimal auf die spätere Exposition mit blauem und UV-Licht vor und fördert die Regeneration nach einem Sonnenbad, z. B. während man sich tagsüber im Schatten aufhält oder am späten Abend im Freien [258]. Eine Studie fand, dass Personen, die morgens für drei Minuten in eine rote Lichtquelle (670 nm) von ähnlicher Intensität wie rotes Sonnenlicht schauten, drei Stunden später eine bessere Farbkontrastwahrnehmung hatten; dieser Effekt könnte auf einer Verbesserung der mitochondrialen Energiegewinnung der Zapfenzellen in der Netzhaut, die für das Farbensehen zuständig sind, beruhen [262]. So ist es wahrscheinlich, dass die in natürlichem Sonnenlicht enthaltenen roten und infraroten Frequenzen die potentiell schädigenden Effekte von blauem und UV-Licht an den Augen und der Haut ausgleichen.

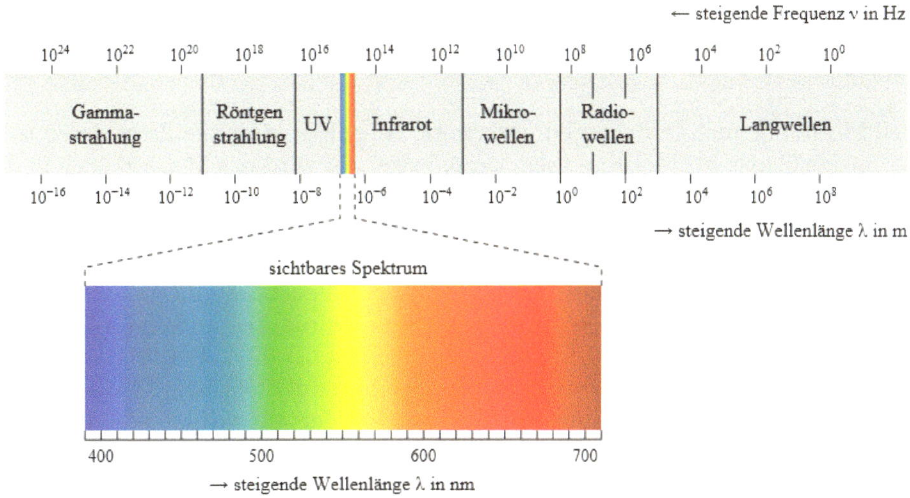

Abbildung 19: Das elektromagnetische Spektrum. Die Sonne emittiert Licht in allen diesen Wellenlängenbereichen, aber ein Großteil der hochenergetischen, ionisierenden Strahlung (UV-C, Röntgen und Gamma-Strahlung) wird in den oberen Atmosphärenschichten absorbiert und gelangt nicht zum Erdboden. Der für die Gesundheit wichtigste Bereich erstreckt sich von UV-B bis zur Infrarotstrahlung. Röntgenstrahlung wird z. B. zur Diagnostik in der Radiologie oder therapeutisch in der Strahlentherapie genutzt. Quelle: https://commons.wikimedia.org/wiki/File:EM-Spektrum.svg; Urheberschaft: Matt, CC BY-SA 2.5 <https://creativecommons.org/licenses/by-sa/2.5>, via Wikimedia Commons

Blaues Licht spielt eine besondere Rolle bei der Einstellung unserer inneren Uhr und damit des gesamten Stoffwechsels: auf der Netzhaut des Auges (Retina) befindet sich ein Protein namens Melanopsin, welches speziell für blaue und zu einem gewissen Grad auch für violette und grüne Wellenlängen empfindlich ist und darüber den circadianen Rhythmus des gesamten Körpers steuert. Daneben steuert Melanopsin auch die lichtabhängige Unterdrückung des Hormons Melatonin. Melatonin steht in engem Zusammenhang mit dem im vorigen Kapitel beschriebenen Vitamin D: beide zusammen sind so etwas wie das Ying und Yang des Tag-Nacht-Rhythmus, mit jeweils eigenen, aber auch teilweise ähnlichen gesundheitlichen Effekten [263]. Während Vitamin D durch die UV-B Strahlung der Sonne am Tag gebildet wird, wird der Großteil des im Blut zirkulierenden Melatonins am Abend und während der Nacht aus der Aminosäure Tryptophan über die Zwischenstufe Serotonin gebildet und von der Zirbeldrüse ausgeschüttet. Die Aktivierung von Melanopsin durch blaues, violettes und grünes Licht unterdrückt die Melatoninproduktion der Zirbeldrüse. Am Abend reichen dazu schon geringe Mengen blaues Licht von Handy, Fernseher oder Laptop aus, was bei vielen Menschen unbewusst zu Ein- und Durchschlafproblemen führt [264]. Melatonin ist ein evolutionär gesehen uraltes und starkes Antioxidans und hat beim Menschen enorme Bedeutung für die nächtliche Regeneration und den Schutz vor Krebs erlangt. Melatonin fördert u.a. die Reparatur von DNA-Schäden und kann, ähnlich wie Vitamin D, gesunde Körperzellen vor ionisierender Strahlung schützen, während es Krebszellen anfälliger und Krebstherapien effektiver macht [242,265]. Klinische Studien haben belegt, dass die orale Supplementierung von Melatonin während der Krebstherapie die durchschnittliche Überlebenszeit von Patienten verlängert und das Ansprechen ihrer Tumore auf die Therapie verbessert [266,267].

Weil Melatonin auch in Bakterien vorkommt, ist es klar, dass die Zirbeldrüse nicht die einzige Quelle für Melatonin sein kann. In der Tat wird das Molekül auch in den Mitochondrien der Tiere und in den Chloroplasten von Pflanzenzellen produziert. Man kann davon ausgehen, dass die Bakterien, aus welchen sich später die Mitochondrien entwickelt haben, schon Melatonin produzieren konnten und diese Fähigkeit von den Mitochondrien aufgrund der enormen Bedeutung dieses Moleküls für die Mitochondrien und die gesamte Zelle behalten wurde. Das außerhalb der Zirbeldrüse produzierte Melatonin wirkt hauptsächlich lokal und wird nicht über das Blut verteilt. Der Stimulus für diese lokale Melatoninproduktion, deren Bedeutung für einzelne Zellen wesentlich wichtiger ist als das von der Zirbeldrüse gelieferte Melatonin, ist aller Wahrscheinlichkeit nach rotes bzw. infrarotes Licht, welches tief in den Körper eindringen und durch Streuung nahezu jede Körperzelle erreichen kann [268]. Aus Sicht der menschlichen Evolution betrachtet kann man mutmaßen, dass sich unsere Zellen durch den Einfang infraroter Photonen am Morgen und am Abend durch eigene Melatoninproduktion einen antioxidativen Schutz für den Tag bzw. die Nacht aufbauen können - nur leider ist dieser Schutz heutzutage bei den meisten Menschen nicht mehr existent. Denn während der Mensch früher am Morgen und am Abend unter freiem Himmel aktiv war und abends vielleicht noch am Lagerfeuer große Mengen nahinfraroter Strahlung aufnehmen konnte, verbringen die meisten Menschen heute ihren Tag unter künstlichen Lichtquellen, die keinerlei Infrarotstrahlung mehr emittieren, und in Gebäuden, in die von außen auch nur wenig Nahinfrarotstrahlung dringt. Damit fehlt den Zellen die Möglichkeit, tagsüber Melatonin zum Schutz vor freien Radikalen zu bilden. Durch die teilweise stundenlange Bestrahlung mit blauem Licht aus LED-Lampen, Computer- und Handybildschirmen kann sich tagsüber aber eine beträchtliche Menge freier Radikale bilden, gegen die den Zellen dann eines ihrer wichtigsten Antioxidantien zur Abwehr fehlt (8 Stunden im Büro können so viele Radikale erzeugen wie 30 min am Strand in der Mittagssonne, mit dem Unterschied, dass die Mittagssonne sehr viel, die Bürobeleuchtung keine Infrarotstrahlung liefert) [268]. Da blaues Licht tiefer in die Haut eindringen kann als UV-Licht, werden diese Radikale vor allem auch in Zellen des Unterhautfettgewebes gebildet, wo sie zur Lipidperoxidation führen, die ein Auslöser von Hautkrebs sein kann. Setzt man sich dann noch abends oder nachts künstlichen Lichtquellen mit hohem Blaulichtanteil aus, wird auch die Melatoninzufuhr aus der Zirbeldrüse an die Zellen gedrosselt – somit ist die moderne Lichtumgebung aus Sicht der Zellgesundheit eine riesige Katastrophe.

Wir müssen also heutzutage sehr bewusst aufpassen, welchen Lichtquellen wir uns aussetzen. Dazu einige Hinweise:

- Sonnenlicht ist mehr als die Summe seiner Einzelteile: die biologischen Effekte einzelner Wellenlängen und ihre Intensitäten im Tagesverlauf sind so aufeinander abgestimmt, dass sich daraus ganzheitliche gesundheitliche Vorteile ergeben, die man nur teilweise durch künstlich erzeugte Lichtquellen imitieren kann. Deshalb sollte man sich so oft und lange wie möglich im Freien aufhalten und dabei möglichst viel Haut dem Licht aussetzen. Sonnenbrand lässt sich vermeiden, indem man rechtzeitig Schatten aufsucht oder schützende Kleidung anzieht.
- Ein Großteil der Information aus dem Sonnenlicht wird über die Augen in den Körper übertragen. Brillen, Kontaktlinsen und Glasscheiben absorbieren einen Teil des Sonnenlichts, so dass die Information verfälscht wird. Während normale Fensterglasscheiben (sogenanntes Floatglas) noch ca. 80% der Nahinfrarotstrahlung durchlassen, blockieren (reflektieren) moderne Wärme- und Sonnenschutzverglasungen einen beträchtlichen Teil der Infrarotstrahlung, was einen Mangel an regenerierenden Infrarotfrequenzen bedeutet [269].
- Verschärft wird das Ungleichgewicht zwischen Infrarot- und Blaulicht durch moderne Lichtumgebungen mit hellen LEDs und Bildschirmen. Vor allem abends sollte man eine Exposition der Augen gegenüber blauem Licht vermeiden. Dazu gibt es moderne Blaulichtfilterbrillen, die man beim Fernsehen, am Handy oder Laptop (sofern man abends überhaupt solche Geräte nutzen muss) tragen kann. Bezugsquellen für Blaulichtfilterbrillen in Deutschland finden Sie auf meiner Homepage.
- Wer keine Möglichkeit hat, regelmäßig an die Sonne oder zumindest nach draußen zu gehen, der kann auch auf spezielle Lichttherapie-Lampen zurückgreifen, in die man am besten morgens schaut. Lichttherapie ist ein effektives Mittel z. B. gegen Krebs-assoziierte Depressionen, Schlafstörungen und Müdigkeit [270].
- Um Melatonin zu supplementieren, sollte man mit einer Dosis von 1 mg ungefähr eine Stunde vor dem Schlafengehen beginnen. Die Dosis sollte dann, je nach Verträglichkeit, bis auf 20-30 mg gesteigert werden. Bei zu schneller Dosiserhöhung kann es zu morgendlicher Müdigkeit und Albträumen kommen. Davon abgesehen sind keine schweren Nebenwirkungen selbst höchster Dosierungen bekannt [271]. Die meisten klinischen Studien bei Krebspatienten gaben 20 mg am Abend [267].

4.2.5 Magnesium

Magnesium (Mg) ist als vierthäufigstes Mineral des menschlichen Körpers ein enorm wichtiges Element. Der Körper enthält 22-26g Mg (0,4g/kg Körpergewicht) [272]. Das meiste Mg (ca. 67%) befindet sich innerhalb von Knochen- und anderen Zellen, wo es an mehr als 300 essentiellen Stoffwechselreaktionen beteiligt ist. Der kleinste Teil des Magnesiums befindet sich außerhalb der Zellen und ist zu 55% ionisiert (Mg^{2+}), zu 30% an Proteine und zu 15% an Anionen gebunden [273]. Mg ist ein unerlässlicher Partner (Cofaktor) aller Enzyme des mitochondrialen Energiestoffwechsels und vieler Enzyme, die an der DNA- und Proteinherstellung beteiligt sind [274]. Zu seinen weiteren Funktionen gehören:

- Wichtiger Bindepartner der Energiewährung ATP, welches hauptsächlich als Komplex mit Mg vorliegt (MgATP)
- Als Antagonist (Gegenspieler) von Ca wichtig für die Feinabstimmung von Muskelkontraktionen, Nervenimpulsen und der Freisetzung von Hirnbotenstoffen
- Wichtig für die Herzfunktion
- Wichtig für Transport anderer Mineralstoffe wie Ca und K durch die Zellmembranen
- Wichtig für Zellkooperation durch Beeinflussung der Annäherung und Interaktion von Zellen
- Wichtiges Mineral in körperlichen Strukturen wie Knochen, Enzymkomplexe, Mitochondrien, Proteine und DNA
- Verbessert Insulinsensitivität und die Blutzuckerkontrolle
- Rolle bei der Aktivierung und Verwendung von Vitamin D, den B-Vitaminen und dem wichtigsten Zell-Antioxidans Glutathion

Die Mg-Zufuhr ist in der modernen Ernährung leider unzureichend, sowohl absolut als auch im Verhältnis zu seinem Antagonisten Ca. Der Tagesbedarf an Mg wird für erwachsene Männer mit 420mg/Tag und Frauen mit 320mg/Tag angegeben; während dieser Bedarf noch vor 100 Jahren gedeckt wurde, wird heutzutage aufgrund der ausgelaugten Böden und der Lebensmittelverarbeitung meist nicht einmal die Hälfte erreicht [274].

Die Bioverfügbarkeit von Mg aus festen Nahrungsmitteln, Mineralwässern und Nahrungsergänzungsmitteln hängt von vielen Faktoren ab und ist daher absolut nur schwer anzugeben. Generell wird umso mehr Mg absorbiert und im Körper behalten, je weniger dort vorhanden ist. Mit höherem Alter oder bei Darmerkrankungen ist die Mg-Aufnahme dagegen vermindert. Als äußere Faktoren behindern bestimmte pflanzliche Antinährstoffe wie Phytinsäure [275] und Oxalsäure [276] die Bioverfügbarkeit von Mg, während mittelkettige Fettsäuren und Eiweiß sie offenbar erhöhen [277]. Auch wenn der Hauptteil des Mg über feste Nahrung aufgenommen wird, sind magnesiumreiche Mineralwässer ebenfalls eine wichtige Mg-Quelle, aus denen (je nach Trinkmenge) 30-50% des Mg aufgenommen und im Körper behalten werden [278]. Der Versuch, Mg über die Haut durch Einreibungen oder Bäder aufzunehmen, ist dagegen nicht sehr vielversprechend [279].

Da nur etwa 2% des Mg außerhalb der Zellen vorliegt, ist eine Bestimmung des Mg-Status durch Blutabnahme ungenau, aber trotzdem erstmal ein grober Anhaltspunkt. Der Referenzbereich für Mg im Serum kann von Labor zu Labor schwanken, beträgt aber ungefähr 1,7-2,3mg/dl oder 0,75-0,95 mmol/l. Besser geeignet zur Abschätzung des Mg-Status ist das Verhältnis Mg/Ca im Serum, welches 0,4 betragen sollte (0,28-0,36 ist zu niedrig) [280]. Aufgrund der Wichtigkeit von Mg für die Mitochondrien ist es nicht verwunderlich, dass Magnesiummangel Immunschwäche, stille Entzündungen und die Entstehung von Krebserkrankungen fördert [273]. Bei Krebspatienten sind niedrige Mg-Spiegel leider nicht selten und mit mehr Therapienebenwirkungen und höherer Sterblichkeit assoziiert [273]. Doch selbst bei normalen Mg-Spiegeln kann ein Mg-Mangel innerhalb der Zellen vorliegen. Ein erhöhter Bedarf liegt insbesondere bei Einnahme von Anti-Diabetes-Medikamenten, Antibiotika, Chemotherapie, Immuntherapien oder Protonenpumpenhemmern (z. B. Pantoprazol) vor [280]. Wegen der Schlüsselrolle von Mg im mitochondrialen Energiestoffwechsel empfehle ich folgendes Vorgehen:

- Aufgrund der häufig unzureichenden Mg-Zufuhr in der normalen Ernährung kann eine generelle Mg-Supplementierung, auch bei vollständig Gesunden, empfohlen werden. Wirksame Dosierungen sind 6-8mg/kg Körpergewicht oder bis zu insgesamt 1000 mg (1g) Mg über den Tag verteilt.
- Als Nahrungsergänzung haben organische Mg-Verbindungen (Magnesiumcitrat, Magnesiumtricitrat, Magnesiumtaurat, Magnesium-glycinat, Magnesiumgluconat, Magnesiummalat, Magnesiumorotat) eine bessere Bioverfügbarkeit gegenüber anorganischen Verbindungen (Magnesiumcarbonat, Magnesiumsulfat, Magnesiumoxid); organische Verbindungen schenken sich untereinander aber nicht viel [272,277]. Magnesiumtaurat ist bei psychischer Belastung und körperlichem Stress zu empfehlen, weil es Mg mit der Aminosäure Taurin (→5.4.2) verbindet und gut ins Gehirn kommt [281]. Eine neue Mg-Verbindung auf dem Markt, Magnesiumthreonat, scheint besonders gut die Mitochondrienmembran zu durchdringen und ist vor allem für neurologische Erkrankungen vielversprechend, oder um neurologische Nebenwirkungen einer Chemotherapie abzumildern [282].
- Ich persönlich bevorzuge Magnesiumtricitrat, welches einen doppelt so hohen Anteil an elementarem Mg (16%) besitzt wie Magnesiumcitrat. Davon nehme ich morgens nach dem Aufstehen ca. 3g in Wasser gelöst, was 480mg elementarem Mg entspricht.
- Unter https://www.magnesium-mangel.info/arten-magnesium/ finden Sie eine genauere Auflistung gängiger Mg-Supplemente und deren Unterschiede.
- Um die relative Aufnahme von Mg zu verbessern, sollte die gewünschte Dosis auf mehrere Portionen am Tag aufgeteilt werden. Bei zu hoher Einnahme gibt es Durchfall, eine Vergiftung ist damit quasi ausgeschlossen.
- Magnesiumreiche Mineralwässer sind eine gute Mg-Quelle. Auch hier gilt: besser in kleineren über den Tag verteilten Portionen als in wenigen großen Portionen trinken, das erhöht die Bioverfügbarkeit von Mg [278].

- Reduzieren Sie die Aufnahme von Antinährstoffen aus der Ernährung! Dadurch kann mehr Mg aus der Nahrung im Darm aufgenommen werden. Nähere Infos zu Antinährstoffen finden Sie im Abschnitt 5.2.3.

4.2.6 Kritische Mikronährstoffe

Als kritische Mikronährstoffe bezeichnet man solche, die nur in wenigen Nahrungsmitteln in ausreichender Menge vorkommen und deren ausreichende Versorgung deshalb nicht unbedingt sichergestellt ist [283]. Interessanterweise sind dies aber gerade die Mikronährstoffe, auf die insbesondere das Gehirn und die Mitochondrien angewiesen sind, nämlich

- die schon besprochene langkettige Omega-3-Fettsäure DHA (→4.2.2)
- die Mineralstoffe Jod, Eisen, Kupfer, Selen und Zink [284]
- die Vitamine A, B_6, B_{12}, D und Folsäure [284]
- Cholin, welches für die Herstellung von Zellmembranen und Hirnbotenstoffen benötigt wird [285]
- Carnitin, ohne das keine langkettigen Fettsäuren in den Mitochondrien zu Energie abgebaut werden können [286]

Diese Mikronährstoffe sind kritisch, da einige von ihnen (Vitamin A, B_{12}, Cholin und Carnitin) quasi ausschließlich in tierischen Nahrungsmitteln vorkommen, und der Rest eine wesentlich höhere Bioverfügbarkeit aus tierischen im Vergleich zu pflanzlichen Quellen besitzt [287]; deshalb war der regelmäßige Verzehr tierischer Nahrung für die menschliche Evolution so wichtig, und ist es auch heute noch. Die hohe Verfügbarkeit in tierischen Quellen liegt zum einen daran, dass Tiere diese Mikronährstoffe sozusagen „für uns" aus pflanzlichen Vorstufen herstellen (z. B. Vitamin A aus β-Carotin) und zum anderen an der Tatsache, dass alle Pflanzen mehr oder weniger hohe Konzentrationen von sogenannten Antinährstoffen enthalten (→5.2.3), die an Mikronährstoffe binden und dadurch deren Absorption im Darm verhindern. Dies ist vor allem für Phytinsäure, Gerbstoffe und Oxalsäure der Fall [287].

Eine konstante ausreichende Aufnahme der kritischen Mikronährstoffe dient aber nicht nur der langfristigen geistigen Gesundheit, sondern der Gesundheit aller Körperorgane, deren Mitochondrien ebenfalls auf diese Nährstoffe angewiesen sind. Dazu zählt auch das Immunsystem, das durch Mängel an Eisen, Zink und den Vitaminen A, D und B_{12} beeinträchtigt wird [283]. Das hat neben einer höheren Infektanfälligkeit auch Konsequenzen für die Resistenz gegenüber Krebserkrankungen. Nach einer plausiblen Hypothese des amerikanischen Biochemikers Bruce Ames hat der menschliche Körper eine Art "Triage" Strategie entwickelt, die im Falle von Mikronährstoffmängeln die noch verfügbaren Mikronährstoffe den wichtigsten Organen zur Verfügung stellt, um das kurzzeitige Überleben zu sichern, selbst wenn die langfristige Gesundheit Schaden dabei nimmt [288]. Dadurch, dass ohne ein funktionierendes Gehirn kein Überleben möglich ist, aber die meisten der oben genannten Hirnnährstoffe auch essentiell für eine gute Kooperation der Mitochondrien mit dem Zellkern sind, erklärt diese Hypothese, warum eine langfristige Ernährung, die arm an diesen Mikronährstoffen ist, zu mitochondrialen Defekten, freier Radikalbildung und DNA-Mutationen führen und damit das Krebsrisiko erhöhen kann [289].

Hier deshalb ein paar wesentliche Stichpunkte zu den kritischen Mikronährstoffen:

- Eine makrobiotische oder andere vegane Ernährungsform wird sehr wahrscheinlich zu Mängeln an diesen Mikronährstoffen führen, sofern nicht ganz gezielt Antinährstoffe reduziert und Mikronährstoffe ergänzt werden, was einiges an Wissen erfordert und langfristig gesehen trotzdem riskant ist. Insbesondere Patienten mit mitochondrialen Erkrankungen oder chronischen Giftbelastungen, alte Menschen, Sportler, Schwangere und stillende Mütter sollten deshalb keiner veganen Ernährung folgen.
- Im Rahmen der im nächsten Kapitel 5 vorgeschlagenen Ernährungsstrategien sichern Sie sich eine gute Versorgung mit allen kritischen Mikronährstoffen und brauchen diese nicht unbedingt als Nahrungsergänzung einnehmen.
- Von einer Nahrungsergänzung mit isoliertem Vitamin A, Zink, Eisen, Kupfer und Selen rate ich im Allgemein ab. Zum einen können langfristige Überdosierungen Vergiftungserscheinungen hervorrufen; zum anderen entfalten diese Mikronährstoffe erst in einem komplexen Zusammenspiel ihr volles Potential, bei dem sich einzelne Mikronährstoffe teils unterstützen, teils blockieren, so dass ein Zuviel eines einzelnen Mikronährstoffs negative Folgen haben kann. Wenn, dann sollten diese Nährstoffe in hochwertigen Kombipräparaten zusammen eingenommen werden, bei denen die Konzentrationen der einzelnen Mikronährstoffe aufeinander abgestimmt sind. Fleisch und Innereien sind hier insofern die besten „Kombipräparate", als dass sie diese Nährstoffe bereits in einem für den Körper gut brauchbaren Verhältnis beinhalten.
- Cholin im Speziellen ist für die Gesundheit der Leber essentiell. Cholindefizite begünstigen die Entstehung einer Fettleber und von Lebertumoren [285] und erhöhen das Risiko von Nebenwirkungen durch Chemotherapie [290].
- Ein Carnitin-Mangel ist bei Krebspatienten weit verbreitet, insbesondere bei Kachexie und Chemotherapie mit den Substanzen Doxorubicin, Cisplatin, Carboplatin, Oxaliplatin, Cyclophosphamid oder Ifosfamid, welche die körpereigene Carnitin-Synthese und Carnitin-Aufnahme in gesundes Gewebe stören. Bei Therapie mit diesen Substanzen empfiehlt sich laut Studienergebnissen eine Nahrungsergänzung mit L-Carnitin, um wichtige Organe wie Herz, Leber und Nieren vor starken Nebenwirkungen zu schützen [291,292].
- Weitere gezielte Ergänzungen mit isolierten kritischen Mikronährstoffen können während einer Krebstherapie oder bei Einnahme von Statinen und Diabetesmedikamenten sinnvoll sein [292]. Grundsätzlich sollte hier mit einem erfahrenen Therapeuten ein Konzept erstellt werden. Ein paar sichere und effektive Dosierungsempfehlungen während der Krebstherapie sind in Kapitel 14 im Anhang angegeben.
- Tabelle 8 gibt exemplarisch einige kritische Mikronährstoffe und gute Quellen dafür an, die unseren Vorfahren in der Steinzeit zur Verfügung standen. Wie man sieht, ist Leber ein wahres Superfood, allerdings besteht bei zu hohem Leberkonsum auch die Gefahr einer Vitamin A-Vergiftung. Ich persönlich esse

jede Woche mindestens ein kleines Stückchen Leber (ca.30g) roh (und bekomme dieses Nahrungsergänzungsmittel immer geschenkt).

Tabelle 8: Einige kritische Mikronährstoffe und die benötigte Verzehrmenge einiger Lebensmittel, um den täglichen Bedarf zu decken. Modifiziert nach Biesalski [283].

Mikronährstoff	Lebensmittel	Menge, die aufgenommen werden muss, um die empfohlene Tagesdosis zu decken	In der angegebenen Menge enthaltener Anteil der empfohlenen Tagesdosis (Erwachsener) [%]	Anmerkung
Vitamin A	Leber	10-25	>100	Eigene Vitamin A Synthese aus Vorstufen wie β-Carotin beträgt im Durchschnitt ca. 11% (individuelle Werte 5-42%) [293]
Vitamin D	Seefisch	50-100, je nach Fettgehalt	>100	Im Sommer gute Versorgung über eigene Produktion in der Haut möglich
Vitamin B_{12}	Leber Seefisch	100	>100	Vitamin B_{12} Bioverfügbarkeit aus Algen und fermentierten pflanzlichen Lebensmitteln ist sehr gering [294].
Cholin	Leber Eier	150 200	>100 >100	Bedarf Männer: 550 mg/Tag Frauen: 425 mg/Tag [295]
Eisen	Leber Muskelfleisch	100 200-500	100 15-50	
Jod	Seefisch	100	100-200	Antinährstoffe aus Hirse, Mais, Raps, Soja, Süßkartoffeln, Bohnen, Blumenkohl und Zwiebeln erhöhen den Jodbedarf [296]
Zink	Leber Keimlinge Nüsse	100 100 100	100 >100 100	

4.2.7 Vitamin C

Vitamin C (Ascorbinsäure) ist das wohl bekannteste Antioxidans und wird öfter zum Schutz gegen Erkältungen oder andere Krankheiten als Nahrungsergänzungsmittel eingenommen. Seine Effekte sind aber weitaus umfassender [191]:

- Wichtiges Antioxidans
- Krebsprävention
- Stabilisiert Kollagen/Bindegewebe
- Senkt den Histaminspiegel
- Senkt den Cholesterinspiegel
- Beteiligt an der Produktion von Hormonen und Neurotransmittern
- Schützt die Blutgefäße
- Fördert die Eisenresorption
- Fördert die Entgiftung

Vitamin C kann von den meisten Säugetieren aus Glukose in der Leber oder den Nieren hergestellt werden, aber nicht vom Menschen. Zwar existiert das Gen dafür noch auf unserer DNA, es ist aber durch mehrere Mutationen nicht mehr funktionell. Deshalb müssen wir unseren Vitamin-C-Bedarf aus Nahrungsmitteln decken, von denen Obst und Gemüse die besten Quellen darstellen. Der Tagesbedarf, der für Männer und Frauen als 90mg bzw. 75mg angegeben wird, kann relativ leicht mit etwas Obst oder Gemüse gedeckt werden. Als Antioxidans reagiert Vitamin C im Körper mit anderen Radikalen wie ROS oder Eisen (Fe^{3+})-Ionen, und wird damit über eine Zwischenstufe (das Ascorbyl-Radikal) zu Dehydroascorbinsäure (Abbildung 20) oxidiert (Oxidation bedeutet Abgabe von Elektronen). Dehydroascorbinsäure wird zwar zu einem großen Teil wieder recycelt, doch ein kleiner Teil wird in Oxalsäure bzw. deren Salz Oxalat umgebaut, einen giftigen Stoff, der auch in vielen Nahrungspflanzen vorkommt und die Hauptursache für Nierensteine ist (siehe auch Abschnitt 5.2.3). Deshalb bergen langfristige hochdosierte Vitamin-C-Ergänzungen das Risiko für Nierensteine durch Oxalatablagerungen, die neben den Nieren auch in anderen Geweben deponiert werden können [297,298]. Weil Dehydroascorbinsäure dieselben Transporter zum Eintritt in die Zelle nutzt wie Glukose, muss sich bei kohlenhydratreicher Ernährung wegen der hohen Glukosespiegel die Dehydroascorbinsäure sozusagen erst hinten anstellen, bevor sie in die Zelle kommt - in dieser Zeit geht ein Teil davon verloren und der Vitamin-C-Bedarf ist deshalb erhöht [299,300]. Tatsächlich war Vitamin-C-Mangel (Skorbut) bei indigenen nordamerikanischen, sibirischen oder grönländischen Völkern trotz deren sehr kohlenhydratarmer Ernährung unbekannt [96].

Im Körper sind ungefähr 150mg Vitamin C außerhalb der Zellen und 1-1,5g innerhalb der Zellen vorhanden [298]. Mitochondrien enthalten Vitamin C, weshalb rohes Fleisch unter arktischen Bedingungen auch geeignet war, um erfolgreich Skorbut zu behandeln [301]. Mitochondrien nehmen die „verbrauchte" (oxidierte) Form von Vitamin C (Dehydroascorbinsäure) über Glukosetransporter auf, verwandeln sie zu Ascorbinsäure zurück und verwenden diese zum Unschädlichmachen von ROS [302]. Dadurch wird verbrauchtes Vitamin C in den Mitochondrien recycelt und zum

Schutz der Mitochondrienmembran und mtDNA verwendet. Dazu passt, dass höhere Vitamin C Einnahmen in Interventions- und Beobachtungsstudien mit einem deutlich niedrigeren Risiko für die häufigsten Krebserkrankungen assoziiert waren [303], wobei man im Hinterkopf haben sollte, dass die Ernährung der Teilnehmer all dieser Studien evolutionär gesehen kohlenhydratreich war und die Ergebnisse deshalb nicht auf andere kohlenhydratarme Ernährungsformen verallgemeinert werden können. Bei letzteren könnten, wie schon erwähnt, geringe Mengen Vitamin C ausreichend sein, um optimalen Schutz gegen übermäßige Oxidationsprozesse durch freie Radikale zu bieten [300].

In der Krebstherapie wurde Vitamin C durch den Chemiker und Nobelpreisträger Linus Pauling bekannt, der in den 1970er Jahren zusammen mit Ewan Cameron durch tägliche Gaben von 10g Vitamin C an Patienten im Endstadium eine mehr als 4-fache Verlängerung der Überlebenszeit beobachtet hatte [304]. Dabei wurde das Vitamin C die ersten zehn Tage intravenös verabreicht. Inzwischen ist klar, dass nur intravenös gegebenes Vitamin C in der Größenordnung von 0,2-1,5g pro kg Körpergewicht pro Tag pharmakologische Wirkungen gegen Tumorzellen hat, während orale Gaben keine Wirkung zeigen. Der Grund liegt darin, dass von dem über den Mund zugeführten Vitamin C nur ein kleiner Teil in den Zellen ankommt, da die Aufnahme im Darm und Einbehaltung im Körper ab 500mg/Tag Vitamin C abnimmt [305]. So erreicht man lediglich Blutkonzentrationen im µM-Bereich. Mit intravenöser Gabe wird der Darmtrakt umgangen und es können Vitamin C Konzentrationen im mM-Bereich erreicht werden [306]. Nur bei solch hohen Konzentrationen wirkt Vitamin C in einem Tumor nicht mehr wie ein Antioxidans, sondern prooxidativ - zumindest haben das viele Zell- und Tierversuche gezeigt [307-310]. Die genauen Gründe, warum das so ist, sind noch nicht abschließend geklärt. Sie hängen aber zum einen mit der hohen Konzentration von chemisch „freien" Metallionen in der unmittelbaren Tumorzellumgebung, insbesondere Eisen (Fe^{2+} und Fe^{3+}), zusammen und zum anderen mit den defekten Tumormitochondrien, die große Mengen von freien Radikalen erzeugen [311,312]. In der Tat scheint ein Tumor wie eine Sondermülldeponie zu fungieren und enthält gegenüber normalem Gewebe stark erhöhte Konzentrationen von Eisen, Nickel, Chrom, Zink, Cadmium, Quecksilber und Blei [67].

Der Haupteffekt von Hochdosis-Vitamin C ist wohl folgender (Abbildung 20): Gelangen große Mengen Ascorbinsäure in ein Tumorgewebe voller Eisen und anderer Metalle, so wird Ascorbinsäure sehr schnell zu Dehydroascorbinsäure oxidiert. Dabei wird in Anwsenheit von Sauerstoff (O_2) über ein paar Zwischenschritte Wasserstoffperoxid (H_2O_2) erzegt; das ist ein ROS-Molekül, das Sie vielleicht von seiner Verwendung als Bleichmittel kennen. Die Kombination aus Wasserstoffperoxid und freiem Eisen (Fe^{2+}) ist aber hochexplosiv: es findet die sogenannte Fenton-Reaktion statt, bei der mit Hilfe von Fe^{2+} aus Wasserstoffperoxid das aggressive Hydroxylradikal (•OH) erzeugt wird, welches Schäden an der Zellmembran und - einmal in die Zelle diffundiert - der Kern- bzw. mtDNA anrichtet. Im Gegensatz zu gesunden Zellen besitzen Tumorzellen oftmals (aber leider nicht immer!) niedrige Konzentrationen des Enzyms Catalase, welches H_2O_2 entgiftet, bevor es weiter in der Fentonreaktion reagieren kann. Diese Zellen sind damit wesentlich anfälliger gegenüber der Bildung von •OH [313]. Ein weiterer Unterschied zu normalem Gewebe ist, dass dort nur geringe Spiegel freier Metallionen und anderer reaktiver Moleküle vorliegen und deshalb verhältnismäßig wenig Ascorbinsäure oxidiert wird. Vitamin C wirkt in hoher Dosierung also nur im Tumorgewebe pro-oxidativ. Diesen Effekt kann man theoretisch noch verstärken, indem man Hochdosis-Vitamin-C-Gaben mit anderen prooxidativen Therapien wie Strahlen- oder Chemotherapie kombiniert [314,315].

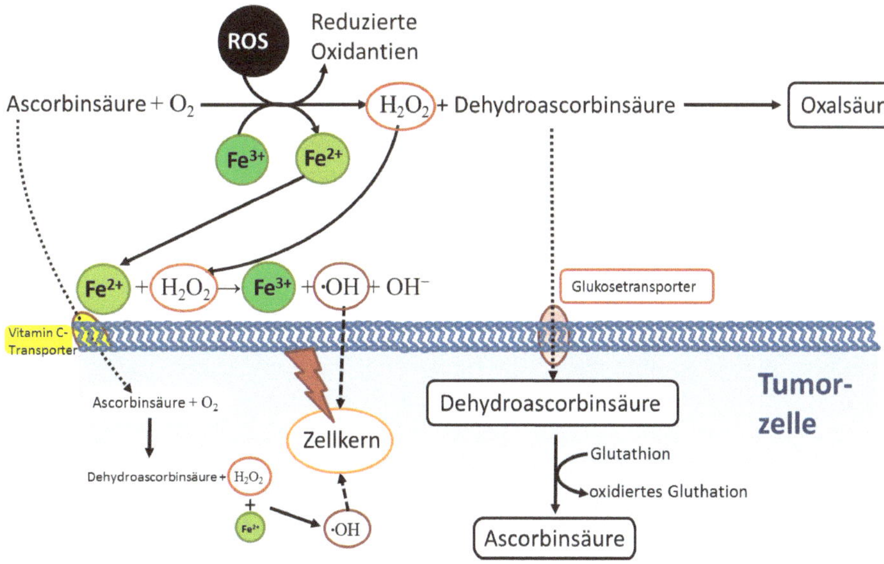

Abbildung 20: Wirkung von Hochdosis-Vitamin C auf Tumorzellen. Außerhalb der Zelle wird Vitamin C (Ascorbinsäure) bei Anwesenheit von Sauerstoff und Metallen (v.a. Eisen) in zwei Schritten zu Dehydroascorbinsäure oxidiert (der mittlere Schritt, die Oxidation zum Ascorbyl Radikal, wurde aus Gründen der Übersichtlichkeit weggelassen). Dabei entsteht H_2O_2, welches in der sogenannten Fenton-Reaktion zusammen mit Fe^{2+} reagiert und das hochaggresive Hydroxyl-Radikal entstehen lässt, das in die Zelle diffundieren kann. Ascorbinsäure kann aber auch direkt über Vitamin C-Transporter in die Zelle gelangen, und dort dieselben Reaktionen wie außerhalb der Zelle auslösen, wenn in der Zelle Ascorbinsäure, Sauerstoff und freies Eisen zusammenkommen. Davon abgesehen wird Dehydroascorbinsäure über Glukosetransporter rasch in die Zelle transportiert und verbraucht dort das zelleigene Antioxidans Glutathion.

Ein weiterer Effekt besteht darin, dass Dehydroascorbinsäure wie schon erwähnt die gleichen Transporter wie Glukose nutzt, um in Zellen zu gelangen. Für Tumorzellen mit sehr vielen Glukosetransportern in der Zellmembran würde dies bedeuten, dass sie die anströmende Dehydroascorbinsäure auch sehr rasch ins Innere befördern. Das hat für Tumorzellen, die von der Glykolyse abhängen, verheerende Folgen. Denn innerhalb der Zelle blockiert die schnell steigende Konzentration von Dehydroascorbinsäure die Glykolyse und verbraucht für die Rücktransformation in Ascorbinsäure das wichtige Glutathion [316]. Ascorbinsäure wiederum ist in Kombination mit hohen intrazellulären Eisenkonzentrationen die Grundlage für einen zellinternen Angriff über die oben beschriebene Bildung von H_2O_2 mit anschließender Fentonreaktion, Damit wirkt Hochdosis-Vitamin-C auch wie ein trojanisches Pferd, indem es die durch den Warburg-Effekt aufrechterhaltene antioxidative Verteidigung aushebelt und die Tumorzelle sowohl durch ihre eigenen als auch die von Vitamin C induzierten Radikale geschädigt wird. Einige Therapeuten geben genau deswegen direkt im Anschluss an eine Vitamin C-Infusion noch eine Glutathion-Infusion, um in den Tumorzellen die Rückumwandlung der Dehydroascorbinsäure in Ascorbinsäure zu fördern, damit anschließend die Fentonreaktion in der Zelle ablaufen kann.

Soviel zur Theorie. Wie bereits erwähnt, sind die genauen Effekte, wie Hochdosis-Vitamin C Tumorzellen schädigt, noch längst nicht alle verstanden. Erschwerend kommt hinzu, dass bisherige Zellversuche die tatsächlichen Bedingungen, die in einem Tumor herrschen, vor allem bezüglich der Eisenkonzentrationen oft nicht realistisch simuliert hatten [317], und auch die Gültigkeit von Tierversuchen mit Mäusen wurde kritisiert, da Mäuse selbst Vitamin C herstellen und damit die Effekte von Hochdosis-Vitamin-C eventuell nicht auf den Menschen übertragbar sind [318]. Zudem werden in Tierstudien Vitamin C-Infusionen i.A. täglich gegeben, während das in der klinischen Praxis kaum machbar ist; meistens erhalten Patienten maximal zweimal wöchentlich Hochdosis-Vitamin C.

In klinischen Studein konnte bisher die Linderung von Symptomen - zum Beispiel bei akuten Infektionen oder Vergiftungen durch Chemotherapie [314,319,320] - durch Hochdosis-Vitamin C-Gaben belegt werden. Bezüglich der Anti-Tumor-Effekte sind die bisherigen klinischen Studienergebnisse allerdings gemischt: während kleinere Studien bei Patienten mit Glioblastom, multiplem Myeolom, Pankreas-, Eierstock- oder Lungenkrebs erste Hinweise auf therapeutische Effektivität ergaben [312,321-323]. lieferte eine randomisierte, Plazebo-kontrollierte Studie bei Patienten mit fortgeschrittenem Prostatakrebs eher ernüchternde Ergebnisse: die Patienten, die zweimal pro Woche Vitamin C-Infusionen zusätzlich zur Chemotherpie (Docetaxel) bekamen, überlebten im Schnitt sogar tendenziell kürzer als Patienten in der Kontrollgruppe mit Kochsalz-Infusionen. Das könnte daran liegen, dass Prostatakrebszellen das Enzym Catalase, das in anderen Tumorzellen oftmals vermindert vorliegt, vermehrt produzieren, und damit Wasserstoffperoxid unschädlich machen, bevor es zu einem oxidativen Angriff kommen kann. Um das tendenziell kürzere Überleben der Patienten in der Hochdosis-Vitamin C Gruppe zu erklären, könnte es auch sein, dass die Patienten aus dieser Studie Schwermetallvergiftungen hatten (was vorher nicht getestet wurde). In diesem Fall wäre Hochdosis-Vitamin C kontraindiziert gewesen, denn mit Metallen vergiftete Gewebe würden analog zu Tumorgewebe ebenfalls von hohen Vitamin C-Gaben geschädigt werden. Zusammenfassend lässt sich damit feststellen, dass Hochdosis-Vitamin-C-Therapie zwar theoretisch ein sehr attraktiver und weitgehend ungefährlicher Ansatz ist, der die besonderen Bedingungen, die in Tumorgewebe herrschen, ausnutzt; die klinischen Ergebnisse konnten die theoretisch zu erwartenden Antitumoreffekte allerdings bisher (noch?) nicht nachweisen. Das bedeutet nicht, dass es solche Effekte beim Menschen nicht gibt, sondern ist eher ein Ausdruck der großen Heterogenität zwischen verschiedenen Tumorarten, die eben nicht alle gleich auf Vitamin C anzusprechen scheinen. Das ist eigentlich bei allen onkologischen Medikamenten so, und sollte zu weitere Forschung führen, um die richtigen Tumorentitäten und Dosierungsschemata für Hochdosis-Vitamin C herauszufinden.

Die folgenden Empfehlungen bezüglich Vitamin C beruhen auf dem, was man bisher durch Untersuchungen an Menschen herausgefunden hat und beziehen Kosten-Nutzen-Abwägungen mit ein:

- Versuchen Sie, hohe Blutzuckerwerte zu vermeiden, denn das vermindert die Vitamin C-Aufnahme in Zellen.
- Vermeiden Sie Lebensmittel, denen Vitamin C (Ascorbinsäure) zugesetzt wurde, denn ein nicht unerheblicher Teil davon wird während der Lagerung dieser Lebensmittel zu Oxalaten umgewandelt. Dies gilt insbesondere für Kindernahrung - hier ist etwas frisches Obst die beste Wahl, die Vitamin-C-Versorgung sicher zu stellen!
- Eine gute Wahl, um die Vitamin-C-Versorgung zu verbessern ist frisch gepresster Zitronen- oder Limettensaft, z. B. morgens nach dem Aufstehen in einem Glas Wasser verrührt. Der Saft einer großen Zitrone liefert ca. 25-30mg Vitamin C. Gleichzeitig enthält Zitronensaft 5-7% Zitronensäure, welche die Bildung von Oxalaten und Nierensteinen reduziert [324,325].
- Bei strikt bis moderat kohlenhydratarmer Ernährung, wie sie für uns Menschen artgerecht wäre (siehe Kapitel 5), ist keine Nahrungsergänzung mit Vitamin C notwendig.
- Bei akuten Beschwerden wie Abgeschlagenheit oder während der Krebstherapie könnte eine kurzzeitige Nahrungsergänzung mit 1-2 g Vitamin C pro Tag in Betracht gezogen werden. Allerdings sollten dann gleichzeitig vermehrt zitronensäurereiche Nahrungsmittel (Äpfel, Beeren, Limonen, Zitronen) bzw. Citrate (Salze der Zitronensäure) eingenommen werden (zum Beispiel Magnesiumcitrat, →4.2.4) um das Risiko für Oxalatbildung und Nierensteine zu minimieren [324,325].
- Patienten mit Nierenproblemen sollten generell keine Vitamin C-Ergänzung vornehmen [298]. Vielmehr würde ich eine moderne Paläoernährung mit maximal 30% Energie aus Kohlenhydraten empfehlen, bei der auch Pflanzen mit hohen Oxalatkonzentrationen gemieden werden (siehe Tabelle 11 in Abschnitt 5.2.3).
- Zur Nahrungsergänzung kann man pure Ascorbinsäure nehmen, aber manchen bereitet deren saurer pH-Wert ein Problem. Besser verträglich ist gepuffertes Vitamin C, bei dem Vitamin C mit einem Mineralstoff wie Natrium oder Ca verbunden wird und dadurch pH-neutral wird (Natrium- bzw. Kalziumascorbat). Die höchste Bioverfügbarkeit besitzt liposomales Vitamin C, welches im Prinzip Vitamin C umhüllt von einer Hülle aus Phospholipiden ist. Dieses hat eine ca. 1,8-fach höhere Bioverfügbarkeit als reines Vitamin C [326].
- Bei akuter Krebserkrankung könnte Hochdosis-Vitamin-C als Antitumor-Therapie einen Versuch wert sein, da ernsthafte Nebenwirkungen extrem selten sind. Selbst die theoretisch bestehenden Bedenken bezüglich einer kurzzeitig sehr hohen Oxalatbelastung konnten durch Messungen an Patienten nicht bestätigt werden [327], auch wenn ein Fall von Nierenversagen nach Hochdosis-Vitamin-C-Therapie beschrieben wurde [298]. Besonders geeignet scheint Hochdosis-Vitamin-C als komplementäre Therapie in Kombination mit Strahlen-, Chemo- oder Immuntherapien zu sein [309,328]. Suchen Sie hierzu einen erfahrenen Therapeuten (Arzt oder Heilpraktiker) auf. Strikte Kontraindikati-

onen sind allerdings ein Glukose-6-Phsophat-Dehydrogenasemangel, Niereninsuffizienz oder eine Eisenspeicherkrankheit (Hämochromatose). Auch sonstige Schwermetallbelastungen können die Nebenwirkungen verstärken.

- Auch zur Verbesserung des Allgemeinbefindens bzw. Symptomlinderung kann Hochdosis-Vitamin-C Therapie einen Versuch wert sein. Ich selbst kannte einen jungen Lungenkrebspatienten, dem Hochdosis-Vitamin-C-Infusionen, die zweimal pro Woche gegeben wurden, subjektiv geholfen haben, trotz Tumors in der Lunge und vielfacher Metastasen eine Marathonvorbereitung zu absolvieren und den Marathon auch durchzulaufen. In seinem Fall hatten die Infusionen leider keinen therapeutischen Effekt, aber trugen zur Verbesserung der Lebensqualität bei.

5 Praxis der Ernährung

5.1 Ernährung im Kontext der Evolution

Ich denke, Sie werden mir zustimmen, dass es für jedes Tier eine artgerechte Ernährung gibt, die durch seine Physiologie und seine Beziehung zu anderen Lebewesen in der Natur (den ökologischen Kontext) eingegrenzt ist. Tiere haben sich im Lauf der Evolution in ihrem natürlichen Lebensraum eben an eine bestimmte Ernährung angepasst, die sie auch heute noch benötigen, selbst wenn sie als Haustiere oder im Zoo gehalten werden. Zum Beispiel bekommen Gorillas im Zoo Verhaltensauffälligkeiten und ähnliche gesundheitliche Probleme wie viele unserer menschlichen Zeitgenossen (z. B. Bluthochdruck und Übergewicht), wenn sie mit Getreidekeksen und zu viel Zucker gefüttert werden, da beides in ihrer natürlichen Umgebung nicht vorkommt; ersetzt man die Getreidekekse und einen Teil des Zuckers mit konzentrierten Ballaststoffen, Gemüse, Salatblättern und anderem „Grünzeugs", verbessern sich die Verhaltensauffälligkeiten [329] und einige Risikoparameter im Blut [330]. Den meisten Menschen leuchtet dieses Beispiel sofort ein und man wird sagen „Getreide und zu viel Zucker ist für Gorillas eben nicht artgerecht" - doch offenbar fällt es angesichts unserer Entwurzelung von der Natur schwer, die gleiche Logik auf die Ernährung des Menschen anzuwenden.

Der Mensch lebte, wie bereits erwähnt, mindestens 99% seiner Entwicklungsgeschichte als Jäger und Sammler in der Steinzeit. Erst seit der Erfindung des Ackerbaus vor ca. 10.000 Jahren hat er im großen Stil damit begonnen, seine natürliche Umwelt nach und nach durch eine künstliche, technische Umwelt zu ersetzen (Tabelle 1). Die biologische Evolution kann allerdings den raschen Veränderungen, die seit Einführung des Ackerbaus und insbesondere während dem Übergang von der Agrar- zur Industriegesellschaft stattfanden, nicht Schritt halten. Die Folge ist ein evolutionäres Missverhältnis zwischen der modernen technischen Umwelt und den menschlichen körperlichen, geistigen und seelischen Bedürfnissen. Dies lässt sich besonders gut an der Ernährung des Menschen zeigen.

Dass wir uns zu ungesund ernähren, darin sind sich fast alle einig. Doch was eine ungesunde Ernährung ausmacht, das hängt sehr oft von der anerzogenen, durch das Bildungssystem indoktrinierten, religiösen oder ideologischen Prägung ab, die im

Laufe des Lebens in Form von Glaubenssätzen bestehen bleibt und oft erst dann hinterfragt wird (wenn überhaupt), wenn gesundheitliche Probleme entstanden sind. Doch selbst dann wird gesunde Ernährung nur selten unter dem Aspekt einer „artgerechten" Ernährung für den Menschen gesehen, die sich notwendigerweise mit der Ernährung im Kontext der menschlichen Evolution auseinandersetzen muss. Sie erinnern sich vielleicht noch an den im Vorwort zitierten Satz des Evolutionsbiologen Dobzhansky: „Nichts in der Biologie macht Sinn außer im Licht der Evolution" [4]. Genau dies ist aber das große Manko der meisten als gesund erachteten Ernährungskonzepte - sie basieren fast immer auf einzelnen epidemiologischen Beobachtungen (Korrelationen von Ernährungsmustern mit einzelnen Gesundheitsaspekten), auf moralischen Prinzipien wie Klima- und Tierschutz oder sehr häufig auch auf neoliberalen Interessen, die großen Konzernen, aber nicht der Gesundheit der Menschen nützen (Letzteres ist bei den offiziellen Ernährungsempfehlungen der Fall). Wollen wir uns aber unvoreingenommen mit der Idee einer artgerechten Ernährung des Menschen befassen, so kommen wir nach meinem Dafürhalten nicht an der sogenannten Steinzeit- oder Paläoernährung (von Paläolithikum=Altsteinzeit) vorbei, also der Ernährung, die den Menschen die längste Zeit seiner Existenz begleitet, gesund erhalten und dabei physiologisch geprägt hat.

Die Rekonstruktion der Paläoernährung ist sehr spannend, denn sie gleicht einem Puzzle, bei dem Daten und Erkenntnisse aus unterschiedlichen wissenschaftlichen Disziplinen die einzelnen Teile beisteuern, die dann im Idealfall ein stimmiges Gesamtbild ergeben. Dabei müssen im Vorfeld erst einmal die Teile aussortiert werden, die nicht zu dem Puzzle gehören. Das sind zum Beispiel moderne Ernährungsempfehlungen, die - wie ich selbst gegenüber Anthropologen kritisch angemerkt habe [160] - aufgrund ihrer Beeinflussung durch finanzielle Interessen der Lebensmittelindustrie auf keinem wissenschaftlichen Fundament stehen und somit auch keine Relevanz für die Rekonstruktion der Ernährung früherer Menschen haben. Die Teile, die hohe Relevanz für die Rekonstruktion der Steinzeiternährung haben und deshalb passend zusammengesetzt werden müssen, entstammen Disziplinen wie der Anatomie, (biologischen) Anthropologie, Archäologie, Ethnographie, Genetik, Paläontologie, Physiologie und Zoologie.

Erst vor kurzem gelang es den beiden israelischen Paläoanthropologen Dr. Miki Ben-Dor und Prof. Ran Barkai in einer Serie von Veröffentlichungen insgesamt 25 relevante Puzzleteile, die diesen Disziplinen entstammen, zu einem stimmigen Gesamtbild zusammenzufügen [331-334]. Dieses Bild ist in Abbildung 21 dargestellt und lässt sich grob in zwei Stichpunkten beschreiben:

- Menschen haben sich auf das Jagen großer Tiere spezialisiert.
- Menschen ernährten sich während dem Großteil ihrer Entwicklungsgeschichte zu mindestens 70% von tierischer Nahrung - biologisch gesehen gehörten sie zu den sogenannten „Hypercarnivoren" (lat. *carnis* = Fleisch).

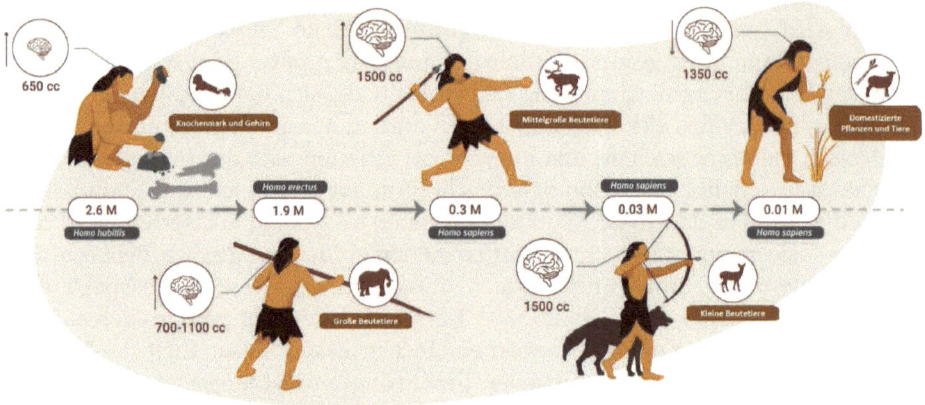

Abbildung 21: Menschliche Evolution und die Beziehung zu den jeweiligen Hauptnahrungsquellen in verschiedenen Epochen. Übernommen mit freundlicher Genehmigung des israelischen Anthropologen Miki Ben-Dor.

Demnach ernährten sich die Vorgänger von *H. erectus* wohl hauptsächlich noch von Pflanzen, doch vermehrt auch davon, was ihnen andere Carnivore (Fleischfresser) übrig ließen, nämlich Fleischreste, Gehirn und Knochenmark. Eine Anpassung aus dieser Zeit, die uns bis heute erhalten geblieben ist, könnte der extrem saure pH-Wert des menschlichen Magens sein, der effektiven Schutz gegen krankmachende Keime bietet. Der pH-Wert unseres Magens ist eher mit dem von Aasfressern vergleichbar als mit anderen Allesfressern (Omnivoren) (Tabelle 9). Selbst Paviane, deren Essverhalten und manch anderes Benehmen stark an uns Menschen erinnert (wie ich aus eigenen Beobachtungen in Tansania bestätigen kann), haben einen wesentlich basischeren Magen als Menschen (pH=3,7) [174]. Die durch den Konsum von Fleisch, Knochenmark und Gehirn gestiegene Nahrungsqualität erlaubte den frühesten Menschen nach und nach, ein größeres Gehirn auszubilden, bis sie schließlich selbst im Stande waren, durch Werkzeuge und Gruppenkooperation größere Tiere zu erjagen. *H. erectus* war ein Jäger der größten Landsäugetiere, die bis zu eine Tonne Gewicht und damit Hunderttausende von Kalorien mit sich brachten. Ben-Dor und Barkai nennen vier entscheidende Gründe, warum sich Menschen auf das Jagen großer Tiere spezialisierten [332]:

- Große Tiere machten den Hauptteil der jagdbaren Biomasse im damaligen menschlichen Lebensraum aus
- Große Tiere sind einfach zu finden, zeigen kein Fluchtverhalten und können mit einfachen Mitteln (z. B. Holzspeeren) gejagt werden
- Die Energie, die man durch die Jagd auf große Tiere zurückbekommt, ist wesentlich größer als bei der Jagd auf kleine Tiere
- Große Tiere haben einen höheren relativen (und natürlich auch absoluten) Fettanteil als kleine Tiere, der saisonal auch weniger schwankt als bei kleinen Tieren. Viel Fett war für die menschliche Ernährung essentiell, da Eiweiß nicht mehr als ca. 35-50% der Kalorien ausmachen kann.

Diese Spezialisierung auf das Jagen großer Landsäugetiere spiegelt sich auch in der Präferenz heute noch lebender Jäger und Sammler wider, welche die größten Tiere als Jagdbeute bevorzugen und solche mit weniger als 2,5kg verschmähen [335]. Heutzutage existieren allerdings schlichtweg keine so großen Tiere mehr wie sie *H. erectus* als Beute zur Verfügung standen. Viele der größten Landsäugetiere nahmen in ihrer Population stark ab oder starben aus, so dass Menschen gezwungen waren, erst mittelgroße, später auch kleine Tiere zu jagen (Abbildung 21). Energetisch gesehen war dies nicht vorteilhaft, so dass verschiedenste Anpassungen erfolgten, die nach der Theorie von Ben-Dor und Barkai mehrere Meilensteine in der Entwicklung des Menschen erklären: die weitere Vergrößerung des Gehirns (bessere Problemlösefähigkeiten), die Verbesserung der Kommunikation durch Sprache, die Entstehung des *H. sapiens* mit seinem agileren Körperbau, die Entwicklung neuer Steinwerkzeuge und Jagdwaffen (z. B. Pfeil und Bogen), der vermehrte Konsum pflanzlicher Nahrung und die Domestizierung von Pflanzen, Hunden und anderen Tieren gegen Ende der Steinzeit, die den Übergang zum Ackerbau einleitete [334]. Bemerkenswert ist, dass - wie in Abbildung 21 zu sehen - parallel zum steigenden Verzehr pflanzlicher Nahrungsmittel die Gehirngröße wieder abnahm, was ein deutlicher Hinweis auf die Bedeutung der kritischen Mikronährstoffe ist.

Tabelle 9: Mittlere pH-Werte des Magens nach dem Ernährungsverhalten verschiedener Tiere und für den Menschen. Werte übernommen aus Beasley et al. (2015) [174]. Bei Frühgeborenen und älteren Menschen und nach einer Magenverkleinerung ist der pH-Wert erhöht und gleichzeitig steigt das Risiko für Magen-Darm Infektionen

Ernährungsverhalten	**Mittler pH-Wert des Magens**
Herbivoren	4,1±0,4
Omnivoren	2,9±0,3
Carnivoren	2,2±0,4
Aasfresser	1,3±0,1
Gesunder Mensch	**1,5**
Frühgeborene, ältere Menschen	≥4
nach Magenverkleinerung	5,7-6,8

Bei vielen Unsicherheiten, die aktuell bezüglich der ursprünglichen Ernährung des Menschen bestehen, lassen sich unter Berücksichtigung aller relevanten Daten somit doch einige generelle Merkmale feststellen:

- Der Mensch hat sich auf die Jagd großer Tiere und somit eine eiweiß- und fettreiche Ernährung spezialisiert. Auch heute noch bevorzugen Jäger und Sammler wann immer möglich tierische Nahrung (auch wenn sie keinen Zugriff mehr auf große Tiere wie Elefanten haben) und essen im Schnitt mehr Eiweiß und weniger Kohlenhydrate als von unseren „Ernährungsexperten“ empfohlen wird [336,337].

- Dadurch hatte die Paläoernährung eine hohe Nährstoffdichte, das bedeutet pro Gramm verzehrter Nahrung eine sehr hohe Dichte an essentiellen Aminosäuren, Fettsäuren sowie Vitaminen, Mineralstoffen und Spurenelementen [338]
- Durch die Fokussierung auf das Fett wilder Tiere enthielt die Ernährung ein eher ausgeglichenes Verhältnis zwischen entzündungsfördernden Omega-6-Fettsäuren und entzündungshemmenden Omega-3-Fettsäuren (→4.2.2) bei gleichzeitig niedrigerer Gesamtmenge dieser mehrfach ungesättigten Fettsäuren als in der heutigen Ernährung
- Die Paläoernährung enthielt wenige Antinährstoffe aus Hülsenfrüchten, Getreide und anderen Pflanzen; Antinährstoffe sind pflanzliche Chemikalien, welche Pflanzen benutzen, um sich vor Fressfeinden zu schützen (→5.2.3). Wahrscheinlich wurde auch viel Aufwand betrieben, um Antinährstoffe durch Verarbeitung abzubauen, wie es heutige Jäger und Sammler immer noch tun [84].

Diese Merkmale können dazu dienen, eine Art moderne Paläoernährung zu definieren, die die Ernährung der urzeitlichen Jäger und Sammler mit den heute zur Verfügung stehenden Lebensmitteln imitiert. Dabei soll es sich nicht um eine starr festgelegte „Diät" handeln, sondern um eine Art Ernährungsmuster, dessen Fokus auf hoher Lebensmittelqualität und Nachhaltigkeit liegt. Dazu soll das folgende Kapitel Anregungen und Hintergründe liefern.

5.2 *Die moderne Paläoernährung*

Die im Folgenden beschriebene moderne Paläoernährung eignet sich vor allem als lebenslange Ernährungsform für die Gesunderhaltung und ist flexibel genug, um individuell an kulturelle, soziale und gesundheitliche Gegebenheiten angepasst zu werden. Im Großen und Ganzen orientiert sie sich an einer Ernährungsform der Jäger (und in geringerem Grade Sammler), die über die weitesten Strecken der Evolution den menschlichen Stoffwechsel und seinen Bedarf an Mikro- und Makronährstoffen geprägt hat.

Der Grundgedanke ist, sich von natürlichen und unverarbeiteten Lebensmitteln in Form von Fleisch, Fisch, Eiern, Gemüse, Obst, und natürlichen Fettquellen zu ernähren, wohingegen stark und/oder chemisch verarbeitete und nährstoffarme Lebensmittel vermieden werden. Das Ziel ist eine möglichst hohe Nährstoffdichte für das optimale Funktionieren des Organismus.

Dass eine moderne Paläoernährung nicht eine naive Idee ist, sondern tatsächlich zu vielfältigen Verbesserungen der Gesundheit führen kann, ist mittlerweile durch viele Studien belegt (zusammengefasst unter anderem in [84,339,340]). Meistens wurde dabei die Paläoernährung nach Dr. Loren Cordain untersucht, die auch die bekannteste Variante einer modernen Paläoernährung ist und deshalb kurz vorgestellt werden soll.

5.2.1 Die Paläoernährung nach Cordain

Die bekannteste Version der Paläoernährung (eingetragen als *The Paleo Diet®*; https://thepaleodiet.com/) wurde von Dr. Boyd Eaton und Dr. Loren Cordain aus den USA bekannt gemacht und lässt sich folgendermaßen beschreiben:

- Sehr hoher Konsum von Gemüse, Obst und Kräutern
- Moderater bis hoher Verzehr von fettarmem Fleisch, Innereien, Fisch und Eiern
- Moderater Konsum von Nüssen und Samen
- Salzarm
- Ausschluss aller industriell hochverarbeiteten Lebensmittel, Milchprodukte, Getreideprodukte, Hülsenfrüchte, Pflanzenöle (außer Kokos- und Olivenöl) und Nachtschattengewächsen (außer Tomaten)

Durch das Weglassen der Omega-6-haltigen Pflanzenöle besitzt diese Ernährungsform ein geringeres Omega-6 zu Omega-3 Verhältnis als andere Ernährungsformen [84], was die Neigung zu Entzündungen im Körper hemmt (siehe Abschnitt 4.2.2). Durch den Verzicht auf Getreideprodukte ist sie zusätzlich sehr günstig was die Blutzucker- und Insulinkontrolle betrifft [341], was sich auch in klinischen Studien gezeigt hat. So ergaben erste Studien bei Patienten mit metabolischem Syndrom einen Vorteil dieser Variante der Paläoernährung gegenüber anderen „gesunden" Ernährungsformen in Bezug auf Änderungen des Hüftumfangs, systolischen und diastolischen Blutdrucks, Nüchternblutzuckers sowie HDL-Cholesterin und Triglyzeriden [339]. Beachtenswert ist, dass zu den Vergleichsdiäten, die der Paläoernährung unterlegen waren, die als gesundheitlicher „Goldstandard" geltende mediterrane Diät sowie mehrere von Fachgesellschaften empfohlenen Ernährungsformen gehörten. Die mediterrane Diät war der klassischen Paläoernährung auch hinsichtlich der Vielfalt an Bakterien im Dickdarm (dem Mikrobiom) unterlegen, einem Biomarker, der mit besserer Gesundheit assoziiert ist; denn gesunde Personen, die mindestens ein Jahr der Paläoernährung folgten, hatten eine ähnlich hohe bakterielle Vielfalt wie die in Tansania lebenden Hadza Jäger und Sammler, während die Anhänger einer mediterranen Diät eine geringere Vielfalt aufwiesen [342].

Ein weiterer Aspekt der Paläoernährung nach Cordain ist das Weglassen von Milchprodukten. Da Milchprodukte ungefähr 10-20-mal mehr Kalzium (Ca) als Magnesium (Mg) enthalten, verringert sich bei Weglassen von Milchprodukten das Einnahmeverhältnis von Ca zu Mg, welches in der heutigen Ernährung fast immer zu hoch ist (>2,5; es sollte ca. 1,5 betragen). Ein absoluter und relativer (im Verhältnis zu Ca) Mg-Mangel ist heutzutage so weit verbreitet, dass ich ein Magnesiumsupplement als Basis-Nahrungsergänzung empfehle (→ Abschnitt 4.2.4). Schließlich enthält diese Variante der Paläoernährung auch so viele basische Mineralstoffe bzw. Lebensmittel, dass sie insgesamt ein günstiges Säure-Basenverhältnis besitzt [343].

5.2.2 Die „lockere" Paläoernährung

Allein von ihrem Design her zählt die Paläoernährung nach Cordain damit in der Tat zu den besseren Ernährungsformen, die man zur Steigerung des Wohlbefindens und Stärkung der Gesundheit empfehlen kann. Allerdings scheint sie auch unnötigerweise tierisches Fett und Salz einzuschränken, was langfristig die Umsetzung erschweren könnte. Der Grund dafür ist, dass Cordain sein Ernährungskonzept aus der Analyse der Ernährung heute noch lebender Jäger und Sammler abgeleitet hat [336], denen wie schon erwähnt keine sehr großen (und damit sehr fettreichen) Tiere mehr als Beute zur Verfügung stehen. Eine solche Einschränkung steht allerdings im Widerspruch zu den Erkenntnissen, die man über die Nahrungsvorlieben unserer steinzeitlichen Vorfahren hat [333,344]. Außerdem ist die Verunglimpfung tierischer Fette wissenschaftlich unhaltbar [104] und widerspricht ihrer weltweit hohen traditionellen Wertschätzung [345]; ähnliches gilt für Salz, welches einen essentiellen Faktor in der Ernährung darstellt und großzügig verwendet werden sollte. Sehen Sie sich dazu zum Beispiel den Vortrag von Dr. Dirk Lemke auf YouTube an [346].

Was Milchprodukte betrifft, kann man sicher sein, dass diese erst seit dem Ende der Steinzeit mit der Domestizierung von Weidetieren ihren Weg auf unsere Speisekarte gefunden haben. Allerdings kam (bis vor kurzem) jeder Mensch, der auf dieser Erde zur Welt kam, zumindest zeitweise in den Genuss der Milch eines Säugetiers - Sie raten es schon, nämlich der Muttermilch. Zwar ist die Milch anderer Säugetiere der humanen Milch nur bedingt ähnlich, was bei manchen Erwachsenen auch zu Unverträglichkeiten führt; aber die Erfahrung zeigt, dass solche Unverträglichkeiten offenbar wieder ein hausgemachtes Problem sind und sowohl auf der industriellen Verarbeitung der Milchprodukte (z. B. Ultrahocherhitzung) als auch an stillen Entzündungen im Darm begründet sind. Viele Menschen, die zum Beispiel keine konventionellen Milchprodukte vertragen, vertragen solche aus Rohmilch schon. Sofern man Milchprodukte verträgt, haben sie drei wesentliche Vorteile, die aus meiner Sicht den Konsum im Rahmen einer modernen Paläoernährung rechtfertigen. Erstens sind sie eine wichtige Quelle für tierische Proteine und Fette. Auf die hohe biologische Qualität von Milchprotein, insbesondere für Kleinkinder, wurde bereits in Abschnitt 4.1.3 hingewiesen. Zweitens ist Milch ein hervorragender Lieferant von Ca, was den frühen Europäern vermutlich erlaubte, auch mit geringen Vitamin-D-Spiegeln genügend Ca aus der Nahrung aufzunehmen und in die Knochen einzubauen, denn die tiefstehende europäische Sonne erlaubt zu bestimmten Jahreszeiten keine Vitamin-D-Bildung in der Haut (in Deutschland z. B. zwischen Oktober und März). In der Tat setzte sich bei den europäischen Vorfahren eine Genmutation durch, die erlaubte, das Milchzuckerspaltende Enzym Laktase bis ins Erwachsenenalter zu behalten, was auf die Wichtigkeit des Milchkonsums zum Überleben hinweist. Drittens enthalten Milchprodukte keine Antinährstoffe, die die Proteinverdauung oder Aufnahme von Mineralstoffen aus dem Darm behindern könnten (→ 5.2.3).

Allerdings enthält Milch Bestandteile wie Wachstumshormone, die das Zellwachstum stark anregen können, was beim Säugling ein gewünschter Effekt, beim Erwachsenen aus Sicht der Krebsprävention oder -therapie jedoch nicht unbedingt gewünscht ist. Die Fermentation von Milchprodukten kann viele der wachstumsfördernden Moleküle abbauen und dabei neue gesundheitsfördernde Moleküle entstehen lassen [347], so dass fermentierte Milchprodukte (Joghurt, Käse) gegenüber purer Milch und anderen nicht fermentierten Produkten bevorzugt werden sollten. Zur Sicherheit empfehle ich Krebspatienten außerdem, Milchprodukte hauptsächlich in Verbindung mit sportlichem Training und am besten nur im Anschluss daran zu verzehren, da die das Wachstum stimulierenden Effekte dann hauptsächlich den Muskeln zu Gute kommen - trainierte Muskelzellen haben gegenüber Tumorzellen Priorität! Deshalb ist Krafttraining für Krebspatienten so immens wichtig.

Aufgrund der obigen Erläuterungen gibt Tabelle 10 meine Version einer „lockeren" Paläoernährung wieder, die genügend Freiheiten und Genuss bei der Lebensmittelauswahl erlaubt, um als lebenslange Basisernährung zu dienen.

Tabelle 10: Allgemeine Richtlinien einer lebenslangen gesundheitsfördernden artgerechten Basisernährung nach dem Prinzip der Paläoernährung

Gemüse	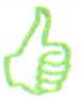	**Essen Sie eine breite Auswahl von Blatt-, Zwiebel-, Wurzel- und Gewürzgemüse.** Am besten frisch, saisonal, regional. Unterirdisches Gemüse am besten kochen oder dünsten.
		**Nachtschattengewächse** (Paprika, Auberginen, Chili, Kartoffeln) **und Kohlgemüse** (u.a. Brokkoli, Blumenkohl, Weißkohl) enthalten relativ hohe Mengen von Antinährstoffen und sollten nicht roh gegessen werden. **Hülsenfrüchte** sind roh sehr giftig und erfordern aufwendige Verarbeitung um Anti-Nährstoffe abzubauen. Darum Kichererbsen, Erdnüsse und Linsen nur selten konsumieren. Fermentation (z. B. Sojasoße [348]), langes Einweichen und Kochen macht Hülsenfrüchte besser verträglich.
	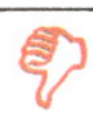	Sojadrinks, Tofu, Lupinen (chemisch hochverarbeitet)
Fleisch und Fisch	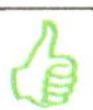	Bevorzugen Sie Fleisch von weidegefütterten Rindern und Schafen, freilaufenden Schweinen und Hühnern sowie Wildfleisch. Bevorzugen Sie fettes Fleisch (z. B. Schweinebauch, Suppenfleisch und Knochen zum Auskochen). Versuchen Sie öfter auch Innereien zu essen. Essen Sie ausschließlich Fisch aus Wildfang.
	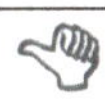	Fleisch von kleinen, möglichst regionalen Betrieben mit Stallhaltung. Schonend verarbeitete Wurst- und Fleischerzeugnisse ohne problematische Inhaltsstoffe sind in moderaten Mengen okay.
	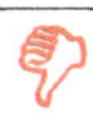	Fleisch aus Massentierhaltung, Fische aus Aquakultur, Wurst- und Fleischerzeugnisse mit problematischen Inhaltsstoffen (Nitritpökelsalz, Konservierungsstoffe, E-Stoffe, Zucker) bitte meiden
Eier	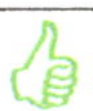	Wichtige Nährstoffe wie gute Fette, Proteine und Vitamine, bevorzugt Bio-Eier von freilaufenden Hühnern oder Wachteln
	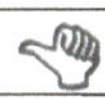	Eier aus Käfighaltung vermeiden
Nüsse und Samen	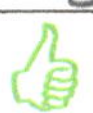	Kompakter und gesunder Energielieferant, allerdings sollte eine Handvoll pro Tag nicht überschritten werden, da viele Nüsse ein ungünstiges Fettsäureprofil aufweisen

		und Antinährstoffe wie Phytinsäure und Oxalsäure enthalten. Erdnüsse sind Hülsenfrüchte und sollten eher gemieden werden!
Obst	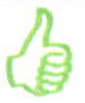	Wichtiger Vitamin- und Ballaststofflieferant ohne sehr problematische Antinährstoffe („Obst möchte gegessen werden"). Wählen Sie Obst vor allem auch nach Saison und Region.
Fette	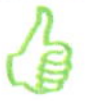	**Gute Fette** sind ein wichtiger Bestandteil in der Paläoernährung. Verwenden Sie vor allem tierische Fette (Schmalz, Ghee) und beschränken Sie Pflanzenfette auf **Olivenöl** (kalt verwenden) **und Kokosöl** (sehr gut zum Braten geeignet). Ergänzen Sie die Ernährung mit einem hochwertigen Fischöl-Supplement.
	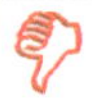	Die meisten pflanzlichen Öle (insbesondere Sonnenblumenöl, Weizenkeimöl und Sojaöl) sollten gemieden werden.
Milchprodukte	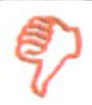	Meiden Sie hochverarbeitete (ultrahocherhitzte und homogenisierte) sowie fettarme Milchprodukte. Weiterhin können Produkte, die noch Milchzucker (Laktose) enthalten, zu Verdauungsproblemen führen.
	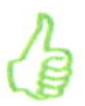	Vergorene bzw. fermentierte Milchprodukte wie Joghurt und Käse, bevorzugt von Tieren aus Weidehaltung, sind i.A. gut verträgliche und exzellente Quellen für gesunde Bakterien und Bakteriophagen. Rohmilch ist erfahrungsgemäß ebenfalls gut verträglich und liefert viele Mikronährstoffe und biologisch hochwertiges Eiweiß. Bevorzugen Sie Schaf-, Ziegen- und Stutenmilch gegenüber Kuhmilch. Ghee (geklärte Butter) ist zwar ein Milchprodukt, enthält aber keine Milchproteine mehr und lässt sich sehr gut zum Braten verwenden.
Süßungsmittel	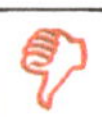	Zucker hat einen starken Einfluss auf den Insulinspiegel. Alle Formen von raffiniertem Zucker und künstlichen Süßstoffen sollten gemieden werden (auch Agavendicksaft und Zuckerrübensirup)
	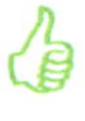	Honig als natürliches Süßungsmittel wirkt auch antibakteriell und antiviral. Mit Datteln lässt sich auch gut süßen.
Getreideprodukte		Geschälter Reis (Jasmin-, Sushi- oder Basmatireis, Milchreis) ist gut verträglich. Reis ist allerdings sehr oft hoch mit dem giftigen Element Arsen belastet [349] und sollte deshalb eher selten verzehrt werden. Glutenfreie (Pseudo-)Getreide wie Quinoa, Buchweizen oder Amarant verlieren durch Keimung oder Sauerteiggärung einen Teil ihrer problematischen Antinährstoffe.
	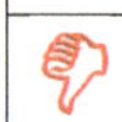	Alle glutenhaltigen Getreideprodukte sollten gemieden werden.

Verarbeitete Lebensmittel		Durch einfache Methoden haltbar gemachte und nicht stark verarbeitete Lebensmittel wie eingelegte Oliven oder Antipasti in Olivenöl, passierte Tomaten, eingemachte Gurken ohne größeren Zuckerzusatz, Kokosmilch in Dosen oder Tetra Pak® (auf so wenig Zusatzstoffe wie möglich achten)
		Selbstgemachte Marmeladen, hochwertige Schokoladen und andere Produkte, die viel Zucker enthalten
		**Vermeiden Sie alle Arten von industriell hochverarbeiteten Lebensmitteln**! Dazu zählen Fertiggerichte, Margarine, nicht native Pflanzenöle, sogenannte Pflanzenmilch (Mandeldrinks etc.), die meisten Süßigkeiten und Backwaren
Getränke		Wasser sollte Flüssigkeitsquelle Nummer eins sein. Tee (ohne Zucker) kann ebenfalls getrunken werden. Kaffee ist erlaubt, aber in Maßen.
	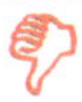	Fruchtsäfte/Schorlen enthalten einen hohen Anteil an Fruchtzucker, erhöhen den Blutzuckerspiegel ähnlich wie Limonaden [350] und sollten deshalb gemieden werden.
Alkohol	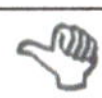	Rotwein enthält wertvolle Polyphenole, von denen viele antioxidative und krebshemmende Eigenschaften haben.
	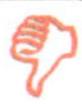	Bier, Liköre, Schnaps etc. sollten gemieden werden.

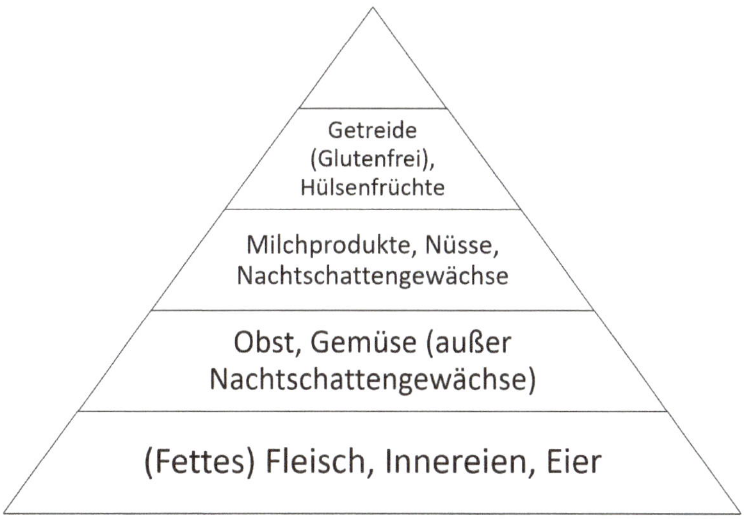
Getreide (Glutenfrei), Hülsenfrüchte
Milchprodukte, Nüsse, Nachtschattengewächse
Obst, Gemüse (außer Nachtschattengewächse)
(Fettes) Fleisch, Innereien, Eier

Abbildung 22: Hierarchie der Lebensmittelgruppen innerhalb der Basisernährung. In grober Näherung sinkt der Nährwert der Lebensmittelgruppen von der untersten Ebene nach oben, während der Gehalt potentiell problematischer Inhaltsstoffe (Antinährstoffe und Allergene) steigt.

Auch wenn ich nicht viel von sogenannten „Ernährungspyramiden" halte, zeigt Abbildung 22 eine Lebensmittel-Hierarchie innerhalb der vorgeschlagenen Basisernährung, und zwar unter Berücksichtigung sowohl der enthaltenen Mikronährstoffe als auch der potentiell problematischen Inhaltsstoffe (Antinährstoffe). Die Spitze habe ich bewusst freigehalten für all die Dinge, die Sie sich ab und zu mal gönnen können, **sofern Sie gesund sind** - Backwaren, Bier, Nudeln etc. Sollten Sie an einer akuten bzw. chronischen Erkrankung leiden, lassen Sie auf jeden Fall erstmal die oberen zwei Ebenen weg. Je nach Schwere der Erkrankung sollten Sie auch die mittlere Ebene streichen. In ganz schweren Fällen von Autoimmunerkrankungen hat sich eine Einschränkung der Lebensmittelauswahl auf die unterste Ebene bewährt - dies ist dann eine carnivore Ernährung, die später noch ausführlicher besprochen wird.

5.2.3 Antinährstoffe

Die grundlegende Logik der Biologie sagt uns, dass Vergiftung und Mangel die beiden wichtigsten Auslöser von Krankheit sind. Konstanter und regelmäßiger Kontakt mit einem Gift ist schädlich. Pflanzen sind von Natur aus giftig; selbst Nahrungspflanzen sind in unterschiedlichem Maße giftig. Leider sind sich weder die Öffentlichkeit noch die Gesundheitsexperten dieser Tatsache bewusst.

Sally K. Norton, Gesundheitspraktikerin [351]

Auf die Antinährstoffe soll hier gesondert eingegangen werden, da diese in der modernen Paläoernährung eine besondere Beachtung finden [84,325]. Antinährstoffe sind im Prinzip natürliche Giftstoffe (Toxine), die zum Abwehrrepertoire jeder Pflanze gegen ihre Fressfeinde gehören. Mangels Alternativen wie Flucht oder Kampf schützen sie sich bzw. ihre Samen mittels chemischer Abwehrmoleküle. Zu diesen chemischen Strategien zählen u.a. [351-357]:

- Ungenießbarkeit
- Verminderung der Nährstoffverfügbarkeit durch Antinährstoffe wie Trypsin-, Lipase- oder Amylaseinhibitoren
- Verminderung der Nährstoffverfügbarkeit mittels Antinährstoffen wie Oxalsäure, Phytinsäure, Tanninen oder Lektinen, welche Mikronährstoffe binden
- Direkte Schädigung des Fressfeindes mittels Toxinen, wie beispielsweise die Solanine der Nachtschattengewächse, Lektine oder die Familie der Glutenproteine (oft einfach als „Gluten" bezeichnet)

Dabei gilt: Je erfolgreicher eine Pflanze, desto größer die Wahrscheinlichkeit eines hohen Toxinanteils. Gräser bzw. Getreide sind weltweit eine der erfolgreichsten Pflanzenfamilien. Sie verfügen meist über alle oben aufgeführten Strategien. Innerhalb der Evolution der Säugetiere haben sich die Wiederkäuer auf die Aufnahme großer Mengen Gräser spezialisiert. In deren Pansen wird ein Großteil der Toxine durch über 100 Milliarden Bakterien in einem Fermentationsprozess neutralisiert. Interessanterweise werden die Kohlenhydrate der Gräser überwiegend zu kurzkettigen, gesättigten Fettsäuren, die entzündungs- und krebshemmende Eigenschaften haben, umgewandelt.

Insbesondere Getreidepflanzen ist es möglich, ihre Fressfeinde, überwiegend Säugetiere, nachhaltig zu schädigen [358-361]. Dabei spielt Gluten eine wichtige Rolle.

Gluten kann u.a. (i) Darmzellen direkt schädigen; (ii) Entzündungen an den Darmzotten fördern; (iii) die Ausschüttung eines als Zonulin bekannten Proteins an den Darmzellen stimulieren (iv) innerhalb des Blutserums Entzündungen auslösen. Besondere Aufmerksamkeit bezüglich der Entstehung von Autoimmunerkrankungen richtet sich auf die Fähigkeit des Glutens, die Ausschüttung von Zonulin innerhalb der Darmzellen hoch zu regulieren. Zonulin kontrolliert die Durchlässigkeit des Darms durch Steuerung der sogenannten „tight junctions" („dichte Verbindungen"), das sind Proteine in der Außenhülle der Darmzellen, die üblicherweise den Zellzwischenraum verschließen und so die Integrität der Darmoberfläche sicherstellen. Der Wissenschaftler Dr. Alessio Fasano konnte darstellen, dass eine Hochregulation von Zonulin durch Gluten eine massive Darmbarrierestörung zur Folge hat [361]. Es konnte gezeigt werden, dass mehrere Stunden nach Getreideverzehr die Tight Junctions der Darmzellen gelockert bis aufgehoben sind. Dies resultiert in einer Darmpermeabilitätsstörung, neuerdings mit dem Term „Leaky Gut" versehen [362]. Das Immunsystem wird unversehens mit einer großen Anzahl unbekannter Antigene in Form von Parasiten, Bakterien, Makromolekülen und Toxinen konfrontiert. Dieser Mechanismus ist unabhängig von einer Zöliakieerkrankung und betraf bis zu 80% der Studienpopulationen. Das Team um Fasano geht bezüglich der Darmpermeabilitätsstörung von einer für das Entstehen von Autoimmunerkrankungen unabdingbaren Voraussetzung aus [361]. Neben den Autoimmunerkrankungen wie Typ 1 Diabetes, Multipler Sklerose oder chronisch entzündlichen Darmerkrankungen wird eine gestörte Darmpermeabilität bereits mit Lebererkrankungen [363], psychiatrischen Krankheitsbildern [364,365] und auch Krebs [366] in Verbindung gebracht.

Da der Darm das zentrale Organ unseres Immunsystems ist, sollten nach obigen Erläuterungen glutenhaltige Getreide eher selten auf dem Speiseplan stehen. Wer Getreide mal längere Zeit komplett eliminiert hat, wird die positiven Effekte auf die Verdauung bestätigen können. Doch auch die meisten anderen Antinährstoffe attackieren als erstes Ziel den Darm bevor sie unter Umständen weiteren Schaden in anderen Organen anrichten.

Einer dieser Antinährstoffe soll hier besondere Erwähnung finden, da er bei den derzeitigen pflanzenbasierten Ernährungstrends und dem Hype um sogenannte „Superfoods" zu einem echten Problem werden kann. Es handelt sich um die Oxalsäure bzw. deren Salze (Oxalate), die bereits im Abschnitt 4.2.7 als Zerfallsprodukt von Vitamin C erwähnt wurden, aber in hoher Konzentration auch in vielen pflanzlichen Lebensmitteln vorkommen, welche weitläufig als „gesund" gelten (Tabelle 11). Bis zu 53% der von den Nieren ausgeschiedenen Oxalate stammen aus der Ernährung [367]. Doch nicht alle über die Ernährung aufgenommenen Oxalate können ausgeschieden werden, denn ein Teil der negativ geladenen Oxalate verbindet sich mit positiv geladenen Ionen wie Ca^{2+} und Fe^{2+} zu kleinen Kristallen, die sich in Geweben ablagern und dadurch - ähnlich wie Asbestnadeln in der Lunge - chronische Entzündungen auslösen können. Eines der anfälligsten Organe für Oxalate sind die Nieren, die häufig bereits durch moderne Essgewohnheiten wie zu viel Zucker vorbelastet sind, was ihre Fähigkeit, Oxalate auszuscheiden, verringert [351]. Oxalatablagerungen sind die Hauptursache für Nierensteine, die meistens aus Kalziumoxalat bestehen.

Tabelle 11: Nahrungsmittel mit hohen Konzentrationen von Oxalaten (>200mg/100g), die weitläufig als „gesund" gelten. Basierend auf Norton (2017) [351] und Han et al. [368].

Gemüse	Getreide, Nüsse und Samen	„Superfoods"
Rettich	Buchweizenmehl	Carob
Rote Beete	Cashews	Curcuma
Mangold	Chiasamen	Kakao und Schokolade
Karotten	Haselnüsse	Knoblauch
Petersilie und Schnittlauch	Mandeln	Kreuzkümmel
Portulak	Mohn	Schwarzer Pfeffer
Rhabarber	Sesam	Sojaprotein
Süßkartoffeln	Sojanüsse	Sternfrucht (Karambole)
Spinat	Weizenkleie	Zimt

Tabelle 12: Lebensmittel mit niedrigem bis moderatem Oxalatgehalt. Übernommen und modifiziert aus Norton SK: Toxic Superfoods. 1. Auflage [325]

Kategorie	Sehr niedriger Oxalatgehalt (<4mg Oxalat/Portion)	Moderater Oxalatgehalt (4-10mg Oxalat/Portion)
Tierische Produkte	Fleisch, Butter, Eier, tierische Fette	Thunfisch (die meisten Meerestiere wurden nie getestet)
Getränke	Apfelmost, Bier, Fruchtsäfte, Ginger Ale, Kaffee, Kefir, Kokosnussmilch, Kräutertee, Milch, Mineralwasser, Wein	Manche Biersorten
Früchte und Beeren	Äpfel, Birnen, Blaubeeren, Kirschen, Kokosnuss, Datteln, Trauben (kernlos), Avocado (reif), Melonen, Pfirsiche	Bananen, Mango (frisch), Papaya, Pflaumen (frisch)
Getreide und Getreideersatzprodukte	Kokosmehl, Maisstärke, Kartoffelstärke, Reisstärke, gekochter weißer Reis, Reisnudeln	Kelp Nudeln, Rollgerste
Gemüse	Alfalfa Sprossen, Blumenkohl, Pak Choi, Brunnenkresse, Gurke, Kapern. Kimchi, Knollensellerie, Kohlrabi, Koriander, Pilze, rote Paprika, Salat (Eisberg, Romana), Steckrübe, Weißkohl, Zucchini, Zwiebeln	Blattkohl, Brokkoli (gekocht), Chinakohl, Endiviensalat, Erbsen (gekocht), grüne Paprika, Grünkohl (roh), Kürbis, Pastinake, Spargel,
Kräuter und Gewürze	Salz, Cayenne, Extrakte (Pfefferminz, Vanille, Zitrone), getrocknete Kräuter (Bohnenkraut, Dill, Estragon, Majoran, Lorbeer, Rosmarin, Salbei, Thymian) Meerrettich, Muskat Knoblauch, Senfsamen, Süßstoffe (Honig, Stevia, Zucker), weißer Pfeffer, Tabasco	Gemahlener Kardamom, italienische Kräuter, Oregano (getrocknet)
Nüsse und Samen	Kürbiskerne, Leinsamen	Esskastanien , Macadamias, Sonnenblumenkerne,

Hohe Oxalatkonzentrationen im Urin wurden zum Beispiel nach dem Verzehr von Schokolade nachgewiesen [369]. Und mehrere Berichte dokumentieren schwere Vergiftungserscheinungen nach dem Genuss der Sternfrucht [370]. Hohe Oxalatbelastungen begünstigen das Wachstum krankmachender Bakterien im Darm auf Kosten der guten Darmbakterien (Fachbegriff: Dysbiose) [371]. In der Brust begünstigen Oxalateinlagerungen die Entstehung von Brustkrebs [372]. In der Schilddrüse wurden mit dem Alter häufiger werdende Kalziumoxalat-Kristalle dokumentiert, die mit dem Verlust der Schilddrüsenfunktion assoziiert waren [373]. Und schließlich sind Oxalate ein Nebenprodukt der Chemotherapie mit Oxaliplatin und für deren neurologische Nebenwirkungen verantwortlich, da sie sich im Gehirn mit Ca^{2+}-Ionen verbinden und damit die wichtige Signalfunktion der Ca^{2+}-Ionen ausfällt.

Erst eine längerfristige oxalatarme Diät (Tabelle 12) erlaubt es dem Körper, Oxalatkristallablagerungen aus Geweben freizusetzen und über wieder erstarkende Nieren auszuscheiden [351]. Allerdings kann dieser ein langwieriger Entgiftungsprozess sein, der Jahre bis Jahrzehnte in Anspruch nimmt [325]. Das verdeutlicht, dass bestimmte Antinährstoffe auch gespeichert werden und so chronische Vergiftungen hervorrufen können. Die Einnahme von schwachen Säuren wie Essigsäure (Acetat, z. B. Rotweinessig) oder Zitronensäure (Citrat, z. B. Magnesiumcitrat oder Zitronensaft) kann helfen, eine Oxalatkristallbildung zu verhindern und bereits bestehende Ablagerungen aufzulösen und zu entgiften [325,374].

Abschließend sei gesagt, dass gemäß der Tatsache „die Menge macht das Gift" Antinährstoffe nicht generell verteufelt werden sollen, sondern immer im Kontext der Gesamternährung betrachtet werden müssen. Geringe Mengen von bestimmten Antinährstoffen können nämlich auch die Gesundheit stärkende Eigenschaften haben – man spricht dann von Hormesis-Effekten (griechisch *horman* = anregen) und meint damit das Phänomen, dass geringe Dosen einer eigentlich schädlichen Substanz positive Effekte auf den Organismus haben [375] (Abbildung 23). Hormesis-Effekte wirken zum Beispiel auch bei Kälte- und Hitzereizen (Kapitel 8) oder kurzzeitigem Fasten, welche ebenfalls Teil eines Lebens in der Natur sind und später noch besprochen werden [376]. Bei den Antinährstoffen herrschen allerdings große Unterschiede in der individuellen Schwelle, ab wann die negativen Effekte überwiegen. Generell gilt: Je weniger belastet der Organismus ist, desto höher seine Toleranz für Antinährstoffe. Chronischer Stress und chronische Erkrankungen, insbesondere Darmerkrankungen, senken die Toleranz gegenüber Antinährstoffen. Es gibt sogar Menschen mit Autoimmunerkrankungen, die nur durch strikte Elimination aller pflanzlichen Lebensmittel eine vollständige Heilung erfahren können (siehe Abschnitt 5.4). Bei chronischem Stress und chronischen Erkrankung würde ich deshalb grundsätzlich empfehlen, Antinährstoffe durch die folgenden Maßnahmen zu reduzieren:

- Alle Getreideprodukte und Hülsenfrüchte vermeiden – diese zählen zu den toxischsten Nahrungspflanzen
- Nur reifes Obst und Gemüse zum Verzehr auswählen
- Alles unterirdisch wachsende Gemüse und alle Nachtschattengewächse (außer Tomaten) nur gekocht oder gedünstet essen
- Bei Tomaten die grünen Pflanzenteile entfernen, sie enthalten das Gift Solanin

- Äpfel, Birnen, Gurken, Karotten, etc. größtenteils schälen; dadurch werden viele Lektine entfernt
- Nüsse vor Verzehr in Wasser einweichen, rösten oder in Gerichten mitkochen
- Lebensmittel mit sehr hohem Oxalatgehalt höchstens gelegentlich konsumieren. Dies sind insbesondere Cashews, Erdnüsse, Hülsenfrüchte, Mandeln, Mangold, Kakao (dunkle Schokolade), rote Beete, schwarzer Tee, Spinat und Sternfrucht. Einen Teil der Oxalsäure kann man reduzieren indem man die Lebensmittel kocht und das Kochwasser dann wegschüttet. Rösten dagegen reduziert den Oxalatgehalt nicht [377]. Mg und Ca binden Oxalate schon im Darm und reduzieren damit ihre Bioverfügbarkeit. Deshalb wäre eine weitere Empfehlung, Lebensmittel mit hohem Oxalatanteil immer in Verbindung mit Mg- oder Ca-reichen Lebensmitteln zu essen.

Auch wenn durch manche der obigen Maßnahmen nominell ein Teil der Mikronährstoffe verloren geht, überwiegen meiner Meinung nach die Vorteile der geringeren Toxinbelastung für den Körper. Der Großteil der Mikronährstoffe wird in einer artgerechten Ernährung sowieso über tierische Lebensmittel gedeckt, die keine Antinährstoffe enthalten, und eine geringere Antinährstoffzufuhr bedeutet immer auch eine höhere Bioverfügbarkeit der verzehrten Mikronährstoffe.

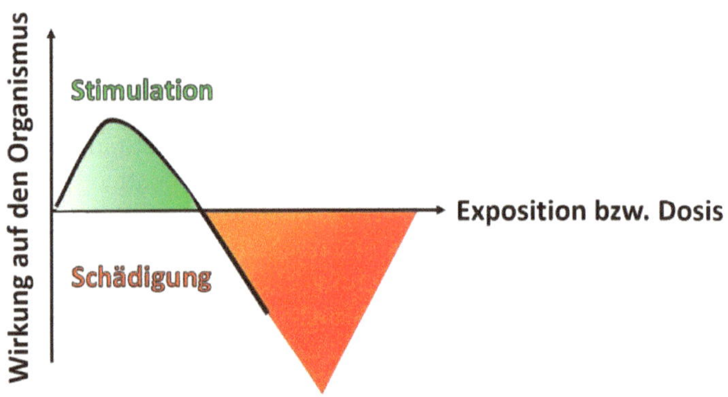

Abbildung 23: Mögliche Dosis-Effekt-Beziehung auf den Organismus (Hormesis). Von Hormesis spricht man, wenn geringe Dosen einer Substanz den Organismus anregen, aber ab einer bestimmten Schwelle schädigen. Modifiziert nach Agathokleous & Calabrese [375].

5.2.4 Umsetzung der modernen Paläoernährung

- Essen Sie zwei bis drei Hauptmahlzeiten täglich und vermeiden Sie kleine Zwischenmahlzeiten (Snacks), um den Blutzucker- und Insulinspiegel nicht dauerhaft hoch zu halten und der Verdauung ausreichend Zeit zu geben
- Essen Sie zu jeder Hauptmahlzeit mindestens 25-50g Protein; diese Menge ist optimal, um Muskelaufbau zu stimulieren [378]. Die wichtigste Mahlzeit ist dabei die erste Mahlzeit des Tages, die unbedingt eine höhere Menge Protein enthalten sollte, um den nächtlichen Muskelabbau zu stoppen und Muskelaufbau zu stimulieren [379]. Insgesamt sollten Sie mit den proteinreichen

Mahlzeiten über den Tag verteilt mindestens 1,5 g Protein pro kg Körpergewicht zu sich zu nehmen (Sportler besser 2g Protein pro kg Körpergewicht).

- In der Praxis zeigt sich, dass Erzeugnisse aus Ziegen-, Schaf- und Stutenmilch besser vertragen werden als solche aus Kuhmilch
- Verlassen Sie sich beim Einkauf nicht auf Spekulation - lesen Sie die Zutatenliste (sehr lange Zutatenlisten sind meist ein Hinweis auf unnötige Zusatzstoffe, ungünstige Öle wie z. B. Sonnenblumenöl verstecken sich in vielen Produkten, z. B. Pesto)!
- Achten Sie auf zugesetzten Zucker in Wurstwaren, Kaugummis, Hustensaft, Vitaminpräparaten, Konserven (z. B. saure Gurken), Sauerkraut, Industrieprodukten und verarbeiteten Lebensmitteln allgemein!
- Am Abend nur noch wenig Rohkost! Rohkost belastet über die Nacht den Verdauungstrakt und die Leber
- Algen sind eine gute Quelle für Jod, sind aber auch mit Schwermetallen wie Aluminium, Quecksilber, Cadmium und Blei belastet. Allgemein sind asiatische Algen höher belastet als europäische, doch bis zu 5g getrocknete Algen täglich werden als sicher eingestuft [380].
- Werden Sie selbst zum Sammler und holen Sie sich Ihre Nahrung aus der heimischen Natur!
- Finden Sie Freude und Spaß beim Ausprobieren neuer Rezepte und Lebensmittel!
- **Falls Sie an einer Autoimmun- und/oder Magen-Darmerkrankung leiden**, sollten Sie die Paläoernährung so modifizieren, dass sie über längere Zeit keinerlei glutenhaltige Lebensmittel und Hülsenfrüchte mehr enthält. Schränken Sie außerdem Nachtschattengewächse wie Auberginen, Paprika und Kartoffeln stark ein (Tomaten sind nicht ganz so problematisch) oder - noch besser - eliminieren Sie diese erstmal komplett. Versuchen Sie ebenfalls komplett auf Kuhmilchprodukte zu verzichten (Ghee wäre hier ausgenommen).
- **Und ganz wichtig**: Seien Sie nicht verbissen mit der Umsetzung Ihrer Ernährung! Nehmen Sie sich Zeit dafür und verzeihen Sie sich gelegentliche „Ausrutscher". Gönnen Sie sich sogar bewusst Abweichungen vom Plan, sei es ein Stückchen Kuchen am Sonntag, ein gutes Eis im Sommer oder ein Festmahl auf einer Hochzeit. Wenn Sie sich langfristig zu 80% an die Empfehlungen in Tabelle 10 halten, ist das absolut zufriedenstellend.
- **Buchempfehlung 1**: Die „Perfect Health Diet" [381] von Paul und Shou-Ching Jaminet entspricht in vielerlei Hinsicht der hier vorgeschlagenen Basisernährung. Das Buch enthält klare Ausführungen und viele Quellenangaben.
- **Buchempfehlung 2**: „Zucker, Blut & Brötchen" von Robert Krug [382] beschreibt die Grundlagen einer Basisernährung nach evolutionären Gesichtspunkten mit einem Fokus auf Nahrungsergänzungsstrategien.
- **Buchempfehlung 3**: „Jäger und Sammler 2.0" von Benjamin Bauer skizziert kurz und präzise eine moderne Paläoernährung mit Einkaufslisten, vielen Rezepten und weiteren Tipps zum Einkaufen, Fasten und Sport. Das Buch gibt's im Webshop von Ben Bauer: https://crossbar-gym.com/products/buch-version-jager-und-sammler-2-0-transformation-durch-echte-lebensmittel

5.3 *Die ketogene Ernährung*

5.3.1 Ketose und Ketonkörper

Eine ketogene Ernährung (auch als ketogene Diät bekannt) ist eine fettreiche (mindestens 70-75% der Energie aus Fett), stark kohlenhydratreduzierte (in der Regel max. 5-10% der Energie bzw. 50g/Tag aus Kohlenhydraten) Ernährungsform mit bedarfsgerechter Eiweißversorgung. Ihr Name rührt von der Erzeugung sogenannter Ketonkörper her (*ketogen*=„*Keto*nkörper-*gen*erierend"), deren Blutkonzentration während einer ketogenen Ernährung stark ansteigt. Sie werden zum allergrößten Teil in den Mitochondrien von Leberzellen gebildet, und zwar aus freien Fettsäuren, die gleichzeitig auch die Produktion eines wichtigen ketogenen Enzyms stimulieren [383]. Das Hormon Glukagon stimuliert ebenfalls die Ketonkörperproduktion, während sein Gegenspieler Insulin sie hemmt. Deshalb werden Ketonkörper erst dann in höheren Konzentrationen produziert, wenn der Insulinspiegel über mindestens 1-3 Tage niedrig ist (<10 µU/ml), denn dann werden die letzten Zuckerreserven der Leber aufgebraucht, Glukagon wird vermehrt von der Bauchspeicheldrüse ausgeschüttet und die Konzentration freier Fettsäuren im Blut steigt. Dieser Stoffwechselzustand wird nur erreicht, wenn auch der Blutzuckerspiegel längere Zeit niedrig gehalten wird. Dementsprechend erhöht auch Fasten die Ketonkörper, und zwar noch ausgeprägter als eine ketogene Diät. Insofern imitiert eine ketogene Diät bis zu einem gewissen Grad den Fastenstoffwechsel, ohne die Nachteile eines Hungergefühls oder unzureichender Nährstoffzufuhr in Kauf zu nehmen [384]. Tatsächlich ist es so, dass das Weglassen der Kohlenhydrate für die meisten metabolischen Effekte des Fastens verantwortlich ist, während Fett ein relativ neutraler Makronährstoff ist [385].

Die beiden Ketonkörper, die während dem Fasten oder einer ketogenen Ernährung im Blut ansteigen, heißen Acetoacetat und β-Hydroxybutyrat. Bei normaler Ernährung beträgt die Ketonkörper-Konzentration im Blut normalerweise weniger als 0,3 mmol/l. Beim Fasten steigen die Konzentrationen während der ersten drei Tage auf typischerweise 2-5 mmol/l (Abbildung 24) und können im weiteren Verlauf bis zu 8 mmol/l ansteigen. Durch eine ketogene Ernährung erreicht man eine sogenannte Nahrungsketose (englisch *nutritional ketosis*), die sich grob als Ketonkörper-Konzentration von mehr als 0,5 mmol/l definieren lässt, mit maximalen Werten bis zu 4 mmol/l [386]. Da die Ketonkörperproduktion durch das Hormon Insulin gehemmt wird, Ketonkörper aber auch selbst eine Insulinausschüttung stimulieren, hemmt sich ihre Produktion ab einer gewissen Konzentration selbst, sofern kein absoluter Insulinmangel wie beim Typ 1 Diabetes vorliegt.

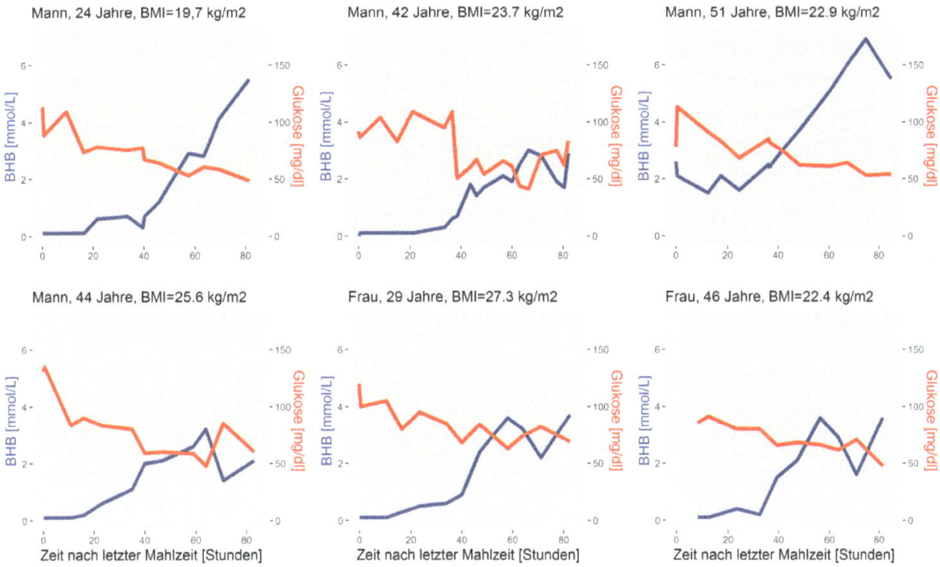

Abbildung 24: Anstieg des Ketonkörpers β-Hydroxybutyrat (BHB) und Verlauf des Blutzuckerspiegels (Glukose) während dem kompletten Nahrungsverzicht (dreitägiges Fasten) bei insgesamt sechs Personen aus dem Bekanntenkreis des Autors.

5.3.2 Heilsame Effekte von Ketonkörpern

Ein Vergleich mit anderen Säugetieren zeigt, dass Menschen (und eventuell andere Primaten) eine eher außergewöhnliche Fähigkeit besitzen, Ketonkörper zu produzieren und zu verwerten [387]. So erreichen Schwarzbären oder Erdhörnchen während dem Winterschlaf nur durchschnittliche Werte von ca. 0,7 bzw. 1,6 mmol/l [388,389]. Die Wichtigkeit einer schnellen und hohen Ketonkörperproduktion beim Fasten oder ketogener Ernährung liegt unter anderem am Energiebedarf des menschlichen Gehirns, welches Ketonkörper sehr gut verwerten und sogar zur Hauptenergiequelle machen kann [160]. Denn Ketonkörper sind in erster Linie ein Brennstoff, welcher in den Mitochondrien der allermeisten Körperzellen verbrannt werden kann - und zwar einfacher und sauberer als andere Brennstoffe, so dass weniger Abfallprodukte anfallen [390]. Darüber hinaus sind Ketonkörper wichtige Signalmoleküle, für die folgende Effekte nachgewiesen wurden:

- Epigenetische Steuerung der Genexpression [391-393]
- Hemmung des Wachstums von Tumorzellen [394,395], welchen außerdem häufig die Enzyme zu fehlen scheinen, die für die Verwertung von Ketonkörpern nötig sind [396-400].
- β-Hydroxybutyrat wirkt entzündungshemmend [401,402]
- β-Hydroxybutyrat unterstützt die Genesung von viralen Effekten [403,404]. Dies wurde zum Beispiel in einer klinischen Studie belegt, bei der Covid-19 Patienten auf Intensivstation, die eine ketogene Diät erhielten eine geringere Sterblichkeit aufwiesen als Patienten mit normaler Ernährung [405]. Wahrscheinlich ist das auch der Grund, warum bei viralen Infekten der Appetit oft

beeinträchtigt ist - der Körper versucht damit, schnell in eine fasteninduzierte Ketose zu kommen.

- β-Hydroxybutyrat fördert das Wachstum und die Neubildung von Nerven- und Gehirnzellen [406]
- β-Hydroxybutyrat verbessert die Leistung der Mitochondrien in Gehirnzellen und schützt so vor der Alzheimer- und Parkinson-Erkrankung [407]
- β-Hydroxybutyrat stärkt die Mitochondrien in Muskelzellen [408] und schützt vor Muskelabbau [409,410]
- β-Hydroxybutyrat verbessert die Reparatur von Mitochondrien in Herzmuskelzellen und wirkt so dem Alterungsprozess entgegen [411].

Aufgrund dieser Effekte rückte die ketogene Diät in den letzten Jahren stark in das Interesse der Medizin [412,413]. Es existieren eine Vielzahl von Erkrankungen, bei denen ketogene Diäten in Studien symptomlindernde bzw. therapeutische Wirkung gezeigt haben (Abbildung 25).

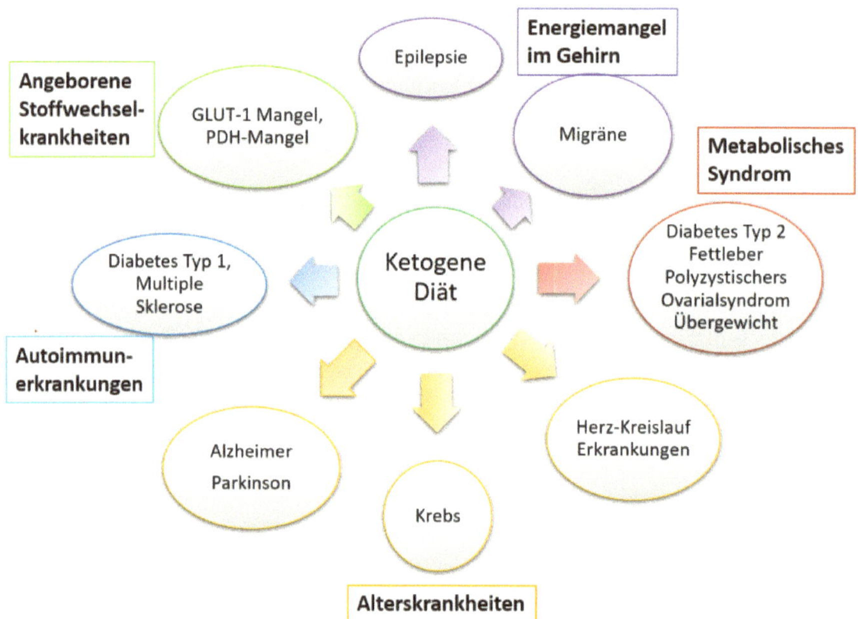

Abbildung 25: Erkrankungen bei denen eine ketogene Diät helfen kann

Wenn Ketonkörper die Mitochondrien stärken, würde man auch erwarten, dass dadurch der Alterungsprozess verlangsamt wird. Genau das wurde in einer Studie an Mäusen gezeigt, in der mit einer ketogenen Diät gefütterte Mäuse eine um 13,6% verlängerte Lebensspanne hatten im Vergleich zu Mäusen, welche normales Futter erhielten [414]. Alte Mäuse blieben auch wesentlich länger fit, wenn sie eine ketogene Diät erhielten. Insofern stellt eine ketogene Ernährung vielleicht eine gute Alternative zu dauerhafter Kalorieneinschränkung dar, die zwar ebenfalls eindrucksvoll das Leben verlängert, aber gerade bei älteren Menschen das Risiko für Protein- und Mikronährstoffmangel, niedrige Muskelmasse und niedrige Knochendichte erhöht [415].

Außerdem scheint längere Kalorieneinschränkung nur schwer durchzuhalten zu sein, wie wir aus der hohen Abbruchquote von Studien dazu bei Krebspatienten geschlussfolgert haben [416].

Evolutionär gesehen ist Ketose ein physiologischer (normaler) Stoffwechselzustand mit - wie oben dargelegt - positiven Effekten auf das Gehirn, die Mitochondrien und den Alterungsprozess. Leider ist dieser Stoffwechsel aber heutzutage bei den meisten Menschen komplett abgeschaltet, da der Kohlenhydratanteil der Ernährung konstant zu hoch ist, um eine Ketose herbeizuführen, und auch keine ausreichend langen Fastenperioden mehr auftreten. Das ist deshalb schade, weil somit viele der positiven Effekte der Ketonkörper ungenutzt bleiben, und auch weil der Körper verlernt, sich dieses Stoffwechselweges zu bedienen. Umstellungssymptome wie Kopfschmerzen, Schwindel oder Unwohlsein bei längerer Nahrungsabstinenz können ein Zeichen dafür sein, dass der Körper metabolisch unflexibel geworden ist. Ein gesunder Körper sollte eine hohe metabolische Flexibilität aufweisen, das bedeutet leicht zwischen Kohlenhydrat- und Fett- bzw. Ketonstoffwechsel umschalten können [417]. Deshalb empfehle ich (außerhalb einer Krebstherapie) folgendes:

- Bauen Sie in die Basisernährung immer wieder ketogene Phasen ein, die von einigen Tagen bis Wochen reichen können
- Nutzen Sie auch gelegentliche komplette Fastenperioden, z. B. einen ganzen Tag pro Woche oder pro Monat. Da Fett ein bezüglich des Fastenstoffwechsels neutraler Nährstoff ist, könnten Sie bei Bedarf an Fastentagen etwas Knochenbrühe, Sahne oder Kokosfett verzehren, ohne die positiven Effekte zu unterdrücken.
- Planen Sie 1-2mal im Jahr eine längere Heilfastenkur von 3-7 Tagen Dauer. Auch hier können Sie bei Bedarf etwas Knochenbrühe, Sahne oder Kokosfett zu sich nehmen. Von Obst- und Gemüsesäften, die in klassischen Heilfastenkuren öfter empfohlen werden, sollten Sie aufgrund deren Zuckergehalts Abstand nehmen. Um zu große Verluste an Muskelmasse zu vermeiden, empfehle ich, Heilfastenperioden auf maximal eine Woche einzuschränken und davor und danach besonders proteinreich zu essen.

5.3.3 Umsetzung der ketogenen Ernährung

Bevor wir zur praktischen Umsetzung kommen, ist es wichtig darauf hinzuweisen, dass es auch strikte Kontraindikationen gegen eine ketogene Ernährung gibt, nämlich sehr seltene Stoffwechselerkrankungen, die auf Defekten von Genen des Ketonkörperstoffwechsels oder der Fettsäureoxidation beruhen. Diese Kontraindikationen sind in Tabelle 13 aufgelistet. Falls Sie an einer solchen Erkrankung leiden würden, wüssten Sie dies mit ziemlicher Sicherheit, denn solche Erkrankungen verursachen erhebliche Symptome, sobald der Blutzuckerspiegel sinkt, also z. B. bei längerer Nahrungskarenz, und werden deshalb in der Regel schon im Säuglingsalter diagnostiziert (einige können früh zum Tod führen).

In der medizinischen Literatur werden prinzipiell vier Varianten einer ketogenen Ernährung unterschieden [418]:

Tabelle 13: Einige Kontraindikationen gegen eine ketogene Diät. Übernommen aus Aronica et al. (2020) [419].

Erkrankung	Häufigkeit	β-Hydroxybutyrat-Konzentration	Glukose-Konzentration
Mitochondrialer HMG-CoA-Synthase 2 Mangel	Weniger als 20 Patienten weltweit bekannt	Niedrig	Niedrig
HMG-CoA-Lyase Mangel	Rund 100 Fälle in Saudi-Arabien, Spanien und Portugal bekannt	Niedrig	Niedrig
Succinyl-CoA:3-Ketosäure-CoA-Transferase-Mangel	Weniger als 35 bekannte Fälle	Hoch/ sehr hoch	Hoch oder niedrig
Beta-Ketothiolase-Mangel	1:1.000.000	Hoch/ sehr hoch	Hoch oder niedrig
Primärer systemischer Carnitinmangel	1:200.000	Niedrig	Niedrig
CPT1A Mangel	1:50.000-1:100.000	Niedrig	Niedrig
CPT2 Mangel	Weniger als 350 Fälle bekannt	Niedrig	Niedrig
Carnitin-Acylcarnitin-Translokase-Mangel (CACT Mangel)	Ungefähr 30 Fälle bekannt	Niedrig	Niedrig
Mittelketten-Acyl-CoA-Dehydrogenase-Mangel (MCAD Mangel)	1:10.000-1:15.000	Niedrig	Niedrig

1. Die klassische ketogene Ernährung, eine extreme Variante mit bis zu 90% Fett und wenig Eiweiß die seit den 1920er Jahren in der Behandlung epilepsiekranker Kinder eingesetzt wurde;
2. Die MCT-basierte ketogene Ernährung, bei der 30-60% der Fettkalorien aus mittelkettigen Triglyceriden (engl. medium chain triglycerides = MCT) stammen, die dabei helfen, schnell in die Ketose zu kommen, so dass etwas mehr Kohlenhydrate erlaubt werden (ca. 17%);
3. Die modifizierte „Atkins-Diät", die ca. 64% der Energie aus Fett, 30% aus Protein und 6% aus Kohlenhydraten enthält;
4. Die „Low Glycemic Index Treatment" Ernährung, welche mit 10% Kalorien aus Kohlenhydraten etwas toleranter bei den Kohlenhydraten als die modifizierte Atkins-Diät ist.

Dann gibt es noch verschiedene andere Varianten, die von bestimmten Forschungsgruppen propagiert werden:

5. Die Paleolithische ketogene Ernährung, die auf dem Buch *The Stone Age Diet* von Walter Voegtlin [420] beruht. Sie basiert auf tierischem Fett und Fleisch, schließt Milchprodukte aber aus, und lässt nur bestimmte Gemüsesorten (Nachtschattengewächse zum Beispiel nicht) zu bzw. verzichtet - bei starker chronischer Erkrankung - komplett auf Gemüse [421]. Etwas Honig zum Süßen ist erlaubt.
6. Die Spanische ketogene Mediterrane Ernährung, die auf reichlich Olivenöl, Fisch und grünem Gemüse und Blattsalaten als hauptsächliche Kohlenhydratquellen beruht [422]. Für manche könnten die ein bis zwei Gläser Rotwein zum Essen, die bei dieser Diät explizit dazu gehören, ein starker Pluspunkt dieser Variante sein.

Die Varianten 5 und 6 entsprechen dabei natürlicherweise auch den in Abschnitt 5.2.1 beschriebenen Prinzipien einer modernen Paläo-Ernährung; im Prinzip lassen sich aber auch die Varianten 3 und 4 so gestalten. Von den Varianten 1 und 2 rate ich ausdrücklich ab. Bei der klassischen ketogenen Diät ist aufgrund des extremen Fettanteils die Nahrungsmittelauswahl zu stark eingeschränkt und es wird zu wenig Protein aufgenommen. Dazu werden häufig industriell hergestellte Nahrungsmittel mit Soja- und Getreidebestandteilen eingebaut. Bei der MCT-Öl-basierten Variante werden zu viele natürliche Fettquellen durch MCT-Öl ersetzt, welches ein Industrieprodukt ist und keine weiteren Mikronährstoffe außer mittelkettige Fettsäuren bietet.

MCT-Öl wird durch industrielle Extraktion aus Kokosfett gewonnen. Kokosfett besteht zu ca. 8% aus der C8-Fettsäure Octansäure (auch Caprylsäure genannt) und zu 7% aus der C10-Fettsäure Decansäure (auch Caprinsäure genannt) [232]. Die beiden alternativen Bezeichnungen leiten sich aus dem lateinischen Wort *capra* = Ziege ab, da das Fett der Ziegenmilch auch relativ hohe Mengen an Capryl- (ca. 2%) und Caprinsäure (ca. 11%) enthält [423]. MCT-Öl besteht meist zu etwa 75% aus Octansäure und zu 25% aus Decansäure. Beide Fettsäuren werden im Dünndarm resorbiert und über die Pfortader direkt zur Leber transportiert, die insbesondere aus Octansäure effektiv Ketonkörper herstellt [424]. Außerdem sind beide Fettsäuren in der Lage, die Blut-Hirn-Schranke zu überwinden und dort von Hirnzellen genutzt zu werden; man hat zum Beispiel bei Kindern mit epileptischen Anfällen sehr gute Erfahrungen mit hohen MCT-Öl Gaben im Rahmen einer ketogenen Diät gemacht (allerdings oft auf Kosten von Mikronährstoff- und Proteinmängeln). Octansäure hat auch im Gehirn einen stark ketogenen Effekt (auch einige Hirnzellen - Astrozyten - können Ketonkörper produzieren), und es gibt theoretische Arbeiten, die andeuten, dass Octansäure selbst das Wachstum von Hirntumorzellen hemmen kann [425].

Eine Arbeitsgruppe fand in Mausstudien, dass Octansäure bei längerfristiger Anwendung negative Auswirkungen auf die Knochengesundheit hat [426,427] - ob das auf den Menschen auch zutrifft, steht aktuell nicht fest. Aus Sicherheitsgründen würde ich eine Nahrungsergänzung mit MCT-Öl dennoch eher auf bestimmte Zeiträume beschränken, z. B. in der ersten Phase der Umstellung, wenn das Ziel darin besteht, schnell in eine Ketose zu kommen. Bedenkenlos kann man dagegen langfristig natives Kokosöl verwenden, das auch einen hohen Anteil der mittelkettigen Laurinsäure (ca. 49%) mit antibakteriellen und antiviralen Eigenschaften besitzt, sowie weitere nützliche Mikronährstoffe wie bestimmte Antioxidantien [232]. Und wenn die Ketose maximiert werden soll, eignen sich exogene Ketone besser als MCT-Öl. Kommerziell erhältlich gibt es derzeit β-Hydroxybutyrat gebunden an Mineralstoffe und gesüßt, um das Ganze in Wasser eingerührt genießbar zu machen. Nach einer Anwendung steigen die Ketonspiegel über ein paar Stunden stark an, während der Blutzuckerspiegel gesenkt wird [428]. Und aufgrund der Mineralstoffe, an die sie gebunden sind, haben exogene Ketone auch eine alkalisierende Wirkung, die im Rahmen einer „Puffer-Therapie" berücksichtigt werden kann, um Tumorzellen zuzusetzen [120] (→ 3.8).

Abgesehen von der möglichen Anwendung von MCT-Öl oder exogenen Ketonen rate ich generell davon ab, industriell hochverarbeitete Nahrungsmittel einzusetzen, um das Befolgen einer ketogenen Diät leichter zu machen. Dazu gehören zum Beispiel Süßigkeiten mit Süßstoffen, Backwaren-Imitate mit Gluten und Sojaprotein oder künstliche Trinknahrungen (außer es geht nicht anders, zum Beispiel bei starken Schluckbeschwerden durch Tumorerkrankungen im Mund-Halsbereich). Ich bin der Überzeugung, dass ketogene Diäten mit einem hohen Anteil solcher künstlichen Nahrungsmittel die Gesundheit der Konsumenten nicht stärken, sondern eher schwächen [429].

In der Praxis gehe ich zur Einstellung einer ketogenen Ernährung gerne folgendermaßen vor:

1. Versuchen Sie täglich mindestens 1g, idealerweise 1,5g bis 2g Protein (Eiweiß) pro kg Körpergewicht zu essen. Da Protein aber auch anti-ketogen wirkt, müssen Sie individuell schauen, wie hoch die Proteinaufnahme tatsächlich sein kann, um noch eine stabile Ketose zu erreichen. Ein Gramm Protein wird mit 4 kcal berechnet, doch das ist nebensächlich. Tabelle 14 erleichtert Ihnen die Planung, welche Menge Sie von welchem Lebensmittel benötigen, um Ihren Proteinbedarf zu decken.

<u>Beispiel</u>: Sie wiegen 76kg. Um 1,5g/kg Eiweiß täglich (=114g) aufzunehmen, könnten Sie zum Frühstück 2 Eier und 50g Emmentaler (13g+14g=27g Eiweiß), zum Mittagessen 250g Roastbeef (≈55g Eiweiß) und zum Abendessen 150g gegrillten Schweinebauch (≈32g Eiweiß) verzehren (macht in der Summe ca. 114g Eiweiß).

2. Schränken Sie die Menge an täglichen Kohlenhydraten auf 20g bis maximal 50g/Tag ein. Dazu zählen Zucker (Saccharose, Glukose, Fruchtzucker/Fruktose, Milchzucker) und Stärke. Der Einfachzucker Galaktose (Schleimzucker) ist ein Sonderfall und wird hier nicht mit angerechnet. Wenn Sie MCT-Öl, exogene Ketone oder viel Kokosöl verwenden und Sport treiben, können Sie etwas freizügiger mit den Kohlenhydraten sein. Ein Gramm Kohlenhydrate liefert 4 kcal.

3. Die restlichen Kalorien (70-80% der Energiezufuhr) sollen aus Fett kommen. Dabei gilt: Essen Sie v.a. tierische, naturbelassene Fette (Weidebutter, Ghee/Butterschmalz aus Weidebutter, Rindertalg vom Weiderind, hochwertiges Schweine- oder Gänseschmalz) und keine pflanzlichen Öle außer natives Olivenöl oder Kokosöl (siehe auch Abschnitt 4.2.2)!

4. Messen Sie Ketonkörper (siehe unten)! Falls Sie nicht die gewünschte Höhe der Ketose erreichen (es sollten mindestens 0,5 mmol/l Ketonkörper im Blut sein bzw. eine positive Färbung bei Verwendung von Urinteststreifen), müssen Sie entweder die Fettzufuhr weiter erhöhen oder die Kohlenhydratzufuhr weiter erniedrigen; nur falls letzteres schwierig ist, könnte alternativ auch die Proteinzufuhr erniedrigt werden (Protein ist wichtiger als Kohlenhydrate).

Tabelle 14: Wichtige Proteinquellen in der ketogenen Ernährung. Die angegeben Werte sind grobe Richtwerte, übernommen aus den DGE Nährwerttabellen [430].

Lebensmittel	Protein pro 100g verzehrsfertigem Lebensmittel	Fett pro 100g
Bratwurst, fein	16g	29g
Brie, 40% Fett i.Tr.	24g	18g
Cheddar, 50% Fett i.Tr.	25g	32g
Ei vom Huhn, gekocht	13g (ein gekochtes Ei wiegt ca. 50g)	11g
Emmentaler, 45% Fett i.Tr.	28g	30g
Feta Käse, 45% Fett i.Tr.	17g	19g
Lachs	20g	12g
Lamm-Kotelett	22g	16g
Leberwurst, Bauernleberwurst	18g	33g
Quark, 40% Fett i.Tr.	11g	11g
Rehrücken	22g	4g
Rinder-Hackfleisch, frisch	20g	9g
Rinderleber	19g	4g
Roastbeef, frisch	22g	4g
Rumpsteak, gebraten	29g	11g
Salami	20g	36g
Sardine, Konserve in Öl	24g	14g
Schweinebauch, gegrillt	21g	33g
Schweinehackfleisch, frisch	20g	11g
Schweinespeck, durchwachsen	16g	29g
Thunfisch, Konserve in Öl, abgetropft	24g	21g
Ziegen Weichkäse, 45% Fett i.Tr.	20g	22g

Um Ketonkörper zu messen, sollten Sie sich ein Blutzucker- und Ketonmessgerät anschaffen. Dieses kann aus einem Tropfen Blut, den man durch einen Stich in den Finger gewinnt, die β-Hydroxybutyratkonzentration im Kapillarblut messen. Interessant sind auch neue kontinuierliche Glukose- und Ketonmessgeräte, die man sich ins Unterhautfettgewebe implantiert und die über 14 Tage alle 5 Minuten die Glukose- bzw. Ketonkörperkonzentration messen. So erhält man auch Auskunft, wie sich die Werte nach dem Essen, beim Sport oder in der Nacht entwickeln. Zur Not können Sie sich auch in der Apotheke Urinteststreifen (z. B. Ketostix® der Firma Bayer) besorgen, welche die Acetoacetatkonzentration im Urin messen. Diese korreliert nur einigermaßen mit der tatsächlichen Konzentration im Blut und die Zuverlässigkeit hängt zusätzlich von der Tageszeit ab und wird im Laufe von Wochen geringer (der

Körper „verschwendet" immer weniger Ketonkörper durch Auspinkeln). Nach dem Abendessen und in den frühen Morgenstunden sind Urinmessungen am zuverlässigsten [431].

Nach diesen Vorbemerkungen nun zu weiteren Tipps für die praktische Umsetzung:

- In der Praxis hat sich gezeigt, dass die beste Stellschraube zur Erhöhung der Ketose die Menge der Fettzufuhr bzw. die sogenannte ketogene Ratio ist [432]. Letztere ist definiert als Verhältnis der täglichen Fettzufuhr (in Gramm) zur Summe der Kohlenhydrat- und Proteinzufuhr (in Gramm):

$$\text{Ketogene Ratio} = \frac{\text{Fett (g)}}{\text{(Kohlenhydrate + Protein) (g)}}$$

  Die ketogene Ratio muss i.A. größer als 1,5:1 sein, um eine stabile Ketose zu erreichen; für richtig hohe Ketonspiegel wird eine Ratio von 3:1 bis 4:1 angestrebt.
- Eine gute Strategie, um eine ketogene Ernährung anzufangen, ist zunächst einmal einen Tag zu fasten. Dadurch normalisiert sich schon der Blutzucker- und Insulinspiegel und der Weg Richtung Ketose ist gebahnt. Sie können aber natürlich auch einfach so von heute auf morgen mit der Umstellung der Ernährung starten.
- Bei der Umstellung auf eine ketogene Ernährung können in den ersten 1-3 Wochen vorübergehende Symptome wie Verdauungsprobleme, Kopfschmerzen, Energielosigkeit, Heißhungerattacken, Muskelkrämpfe und Sodbrennen auftreten. Nehmen Sie diese zur Kenntnis und bedanken Sie sich, dass es nicht schlimmer ist. Nach Abklingen dieser Symptome stellt sich nämlich im Allgemeinen ein zufriedenes und gutes Gefühl ein.
- Vermeiden Sie alle Arten von industriell verarbeiteten Lebensmitteln! Am besten frisch, saisonal, regional und Tierprodukte aus artgerechter Haltung! Einzige Ausnahme: MCT-Öl und exogene Ketonkörper, wie oben beschrieben.
- Essen Sie regelmäßig und bis Sie satt sind. Passen Sie die Portionen Ihrem Appetit an.
- Essen Sie beliebige Mengen an folgenden Lebensmitteln: Grünes Gemüse, Avocado, Oliven und Pilze, Fleisch (nicht mager), Fisch, Schalentiere, Olivenöl, Butter, Kokosfett, Palmfett, festen Käse, Eier.
- Versuchen Sie 1-2-mal pro Woche Knochenbrühe und Knorpelreiches Fleisch zu essen. Dies unterstützt die Geweberegeneration und versorgt den Körper mit vielen Mineralstoffen.
- Bioprodukte und Produkte aus Weidehaltung bevorzugen!
- Verzichten Sie am besten ganz auf Brot und Backwaren aus Getreide, Reis, Nudeln, Kartoffeln und Hülsenfrüchte
- Meiner Erfahrung nach kann sogar etwas Obst wie eine Banane oder ein Apfel zusammen mit einer fettreichen Mahlzeit gegessen werden, sobald sich eine stabile Ketose eingestellt hat, ohne diese zu beenden.

- Kaufen Sie keine fettreduzierten-Produkte – Milchprodukte immer in Sahnestufe! Bevorzugen Sie fettes Fleisch (z. B. Schweinebauch, Suppenfleisch und Knochen zum Auskochen)!
- Vermeiden Sie Süßstoffe! Das Verlangen nach Süßem lässt i.A. schnell nach, sobald Sie keine Süßstoffe und Zucker konsumieren. In Ausnahmen können Sie Erythrit oder Stevia benutzen.
- Folgende Lebensmittel haben oft zugesetzten Zucker, der berücksichtigt werden sollte: Wurstwaren, Kaugummis, Hustensaft, Vitaminpräparate, Konserven (z. B. saure Gurken), Sauerkraut, Industrieprodukte und verarbeitete Lebensmittel allgemein
- Beachten Sie beim Essen im Restaurant, Kantine o.ä. dass Soßen und Saladressings oft mit Zucker angemacht wurden. Vermeiden Sie paniertes und frittiertes Fleisch!
- Ausreichend trinken! Ein gutes Quell- oder Mineralwasser ist zu bevorzugen. Andere erlaubte Getränke sind Kaffee und Tee (selbstverständlich ohne Zucker oder Süßstoff).
- Unter den alkoholhaltigen Getränken passt trockener Rotwein am besten in die ketogene Ernährung, und wird in manchen Varianten wie der „spanisch-mediterranen ketogenen Diät" sogar als fester Bestendteil (1-2 Gläser am Tag) betrachtet [422]. Unter laufender Krebstherapie würde ich allerdings von Alkohol abraten.
- Salz sollte großzügig verwendet werden.
- Eine Optimierung des Ca:Mg Verhältnisses durch Mg-Supplementierung und/oder Einschränkung der Milchprodukte (das optimale Verhältnis wäre 2:1-1:1) könnte die Bildung ketogener kurz- und mittelkettiger Fettsäuren durch die Darmbakterien fördern [433]
- Und zu Guter Letzt: Lassen Sie sich nicht entmutigen, falls Ihnen die Umstellung auf ketogene Ernährung schwerfällt. Ich selbst habe viele Jahre gebraucht, um meinen durch übermäßigen Kohlenhydratverzehr geschädigten Stoffwechsel soweit wieder flexibel zu machen, dass die Umstellung von nicht-ketogen auf ketogen nun meist reibungslos verläuft.

Vorschläge für Snacks:

- Portion Nüsse: Macadamias, Walnüsse, Pekan- und Paranüsse
- Schokolade mind. 85% Kakaoanteil
- Avocado
- Oliven
- Fisch in Olivenöl aus dem Bioladen. Vorsicht vor Zuckerzusatz bei vielen Dosenkonserven!
- Pfefferbeißer/ Polnische/ Kaminwurzen
- Hartgekochte Eier
- Leberkäse mit Senf (Vorsicht vor Zuckerzusatz im Senf!)
- Rohe Karotte oder Sellerie mit Kokosöl oder Butter
- Kaffee mit Butter/Kokosöl/MCT-Öl

5.3.4 Ketogene Ernährung während der Krebstherapie

Die entscheidende Phase einer Krebserkrankung ist - neben der möglichst frühen Diagnose - die Therapie. Die Therapie ist auch der richtige Zeitpunkt, um Tumorzellen zusätzlich unter Druck zu setzen. Dafür scheint eine ketogene Ernährung besonders gut geeignet zu sein.

Ketogene Diäten sollen selektiv Tumorzellen treffen, die im Gegensatz zu normalen Zellen verwundbar sind, sobald Glukose- und Insulinspiegel sinken. In der Tat konnten viele Tierstudien eine Reduktion des Zuckerstoffwechsels und des Wachstums von Tumorzellen unter ketogener Ernährung sowie eine Verlängerung des Überlebens tumortragender Tiere zeigen [434–436]. Verschiedene Mechanismen dafür sind in Tabelle 15 zusammengefasst.

Aus Mausstudien wissen wir, dass die Kombination aus onkologischer Therapie und ketogener Ernährung der alleinigen Ernährungsumstellung weit überlegen ist [436]. Leider wurde in vielen frühen klinischen Studien bereits fortgeschrittenen und „austherapierten" Patienten eine ketogene Ernährung als alleinige Therapie verordnet. Entsprechend waren die Ergebnisse dieser Studien hinsichtlich des Einhaltens der Ernährung und der therapeutischen Wirksamkeit nicht überzeugend, aber immerhin konnte die Sicherheit der ketogenen Diät selbst bei weit fortgeschrittener Erkrankung belegt werden.

Es gab bisher sehr wenige Tiermodelle, in denen sich eine Beschleunigung des Tumorwachstums durch Ketonkörper zeigte. Ein Beispiel war ein BRAF-V600 positives malignes Melanom, dessen Wachstum bei Mäusen durch den Ketonkörper Acetoacetat, aber nicht durch β-Hydroxybutyrat beschleunigt wurde [437]. Allerdings erhöhte die ketogene Diät in den Mäusen nur Acetoactetat und nicht β-Hydroxybutyrat, was die Übertragung dieses Modells auf den Menschen in Frage stellt, wo β-Hydroxybutyrat im Allgemeinen 70% der Ketonkörperkonzentration während einer Ketose ausmacht. Interessanterweise war es auch ausgerechnet ein metastasierter Patient mit einem BRAF-V600 positiven Melanom, der in einer Studie aus den USA das beste Ansprechen auf eine modifizierte Atkins-Diät hatte und bis zu 131 Wochen Untersuchungszeit tumorfrei blieb [438].

Mittlerweile geben Studien an Zellen in Zellkulturen Hinweise darauf, dass das Ansprechen eines Tumors auf eine ketogene Diät mit der Anzahl der Ketonkörperverwertenden Enzyme in seinen Zellen zusammenhängen könnte [439,440]. Wir selbst fanden allerdings, dass in Brustkrebszellen die anhand der DNA-Information produzierte Menge solcher Enzyme keinen klaren Zusammenhang mit dem Konsum des Ketonkörpers β-Hydroxybutyrat zeigte, und Ketonkörper keinen Einfluss auf das Wachstum der Zellen hatten [441]. Bei allem akademischen Interesse muss beachtet werden, dass derartige Zellexperimente nicht die Komplexität der Situation im Patienten wiedergeben können. Direkt Messungen am Patienten, zum Beispiel von der Arbeitsgruppe um Eggert Holm aus Mannheim, haben mehrfach gezeigt, dass in soliden Tumoren der Warburg Effekt dominiert und keine nennenswerte Verstoffwechselung freier Fettsäuren oder Ketonkörper stattfindet [134,442].

Tabelle 15: Physiologische Veränderungen unter ketogener Ernährung und dadurch bedingte Mechanismen für Anti-Tumor-Effekte. Modifiziert nach Klement (2019) [443]

Physiologische Veränderung	**Mechanismus**
Blutzucker ↓(vor allem in Verbindung mit Kalorienrestriktion)	Tumorzellen sind metabolisch unflexibel und abhängig von konstanter Glukoseverfügbarkeit. Glukoseentzug sensibilisiert Tumorzellen gegenüber Chemo-, Strahlen- und Antikörpertherapie.
Insulin ↓	Geringere Insulinspiegel verringern die Tendenz zu aggressivem, an Einzeller erinnernden Verhalten von Tumorzellen und erhöhen deren Bereitschaft zum programmierten Selbstmord (Apoptose)
Fettsäuren ↑, Ketonkörper ↑	Fettsäuren und Ketonkörper können die Glykolyse blockieren (Fachbegriff: Randle Zyklus), was für Tumorzellen problematisch ist, da diese häufig aufgrund defekter Mitochondrien auf die Glykolyse zur Energiegewinnung und Produktion von Antioxidantien angewiesen sind.
β-Hydroxybutyrat ↑	β-Hydroxybutyrat hat (ähnlich wie die kurzkettige Fettsäure Butyrat) das Potential, das Verhalten von Tumorzellen epigenetisch positiv zu beeinflussen und sozusagen zu „normalisieren"; weiterhin kann β-Hydroxybutyrat die DNA-Reparatur in Tumorzellen hemmen. Tumorzellen entwickeln häufig Wege, um sich vor dem Immunsystem „zu verstecken", z. B. indem sie sogenannte Immun-Checkpoint Signalwege aktivieren (CTLA-4 und PD1 sind die bekanntesten). Zudem verbrauchen sie die Glukose, die auch für aktivierte Immunzellen nützlich wäre. β-Hydroxybutyrat unterdrückt die CTLA-4 und PD1 Proteinexpression und dient Immunzellen als alternative Energiequelle, so dass inzwischen sehr vielversprechende Daten von Mäusen für die Kombination aus ketogener Diät und Immuntherapien vorliegen [36].
Laktat ↓	Hohe Laktatspiegel in der Tumorumgebung hemmen Tumor-attackierende Immunzellen und locken Immunzellen an, die das Immunsystem unterdrücken [36]. Eine ketogene Diät kann die Laktatspiegel im Tumorgewebe effektiv senken.
Deuterium-Gehalt im Körper ↓	Fette enthalten eine geringere Konzentration des Wasserstoffisotops Deuterium (D) als pflanzliche Kohlenhydrate. Das Wasser, welches in den Mitochondrien während der Verbrennung von Fetten oder Kohlenhydraten entsteht, enthält folglich bei Umstellung auf ketogene Ernährung und primärer Fettverbrennung dann ebenfalls eine geringere D-Konzentration. Dies trägt dazu bei, die D-Konzentration im gesamten Körper zu senken, was ein Tumorwachstum behindert [444].
Modulation des Mikrobioms	Es wurde gezeigt, dass eine ketogene Diät bei Mäusen mit Darmkrebs solche Bakterien fördert, die die krebshemmende Stearinsäure produzieren [164].

In neueren klinischen Studien wurde die ketogene Ernährung zunehmend auch bei nicht metastasierten Patienten mit guten Heilungschancen eingesetzt und mit anderen Therapien kombiniert. Insbesondere die Kombination mit Strahlen- und Antikörpertherapien erscheint synergistische (sich gegenseitig verstärkende) Effekte hervorzurufen, wie ich in einer statistischen Zusammenfassung entsprechender Mausversuche herausgefunden habe [436]. Als Mechanismen wurden in einzelnen Studien unter anderem eine Erhöhung der freien Radikale in Tumorzellen, ATP Reduktion und epigenetische Hemmung der DNA Reparatur durch den Ketonkörper β-Hydroxybutyrat identifiziert [122,123,445]. Dieselben Mechanismen scheinen nicht für normale Zellen zu greifen, welche metabolisch flexibel sind und sogar antioxidative Schutzmechanismen hochregulieren, sobald der Stoffwechsel von Glykolyse auf mitochondriale Fett- und Ketonkörperverbrennung umschaltet.

Die Hypothese wäre demnach, dass eine ketogene Ernährung während schulmedizinischer Therapien hilft, indem sie die Wahrscheinlichkeit der langfristigen Tumorkontrolle bei gegebener Strahlen- oder Antikörperdosis erhöht, ohne die Wahrscheinlichkeit für Nebenwirkungen zu beeinflussen bzw. diese eventuell sogar zu reduzieren. Während diese Hypothese in Tierstudien bestätigt wurde, sind die klinischen Daten aufgrund kleiner Patientenzahlen, fehlender Kontrollgruppen oder zu kurzer Nachbeobachtungszeit bisher unschlüssig. Eine türkische Arbeit konnte aber zeigen, dass eine ketogene Diät kombiniert mit Chemotherapie, Kurzzeitfasten, Hyperthermie und hyperbarem Sauerstoff bei metastasierten Patienten mit Lungenkarzinom zu einem drei- bis achtfach längeren Überleben gegenüber Patienten aus anderen Studien, welche dasselbe Chemo-Protokoll verwendeten, führte [446]. Wir selbst fanden innerhalb der in Schweinfurt durchgeführten KETOCOMP Studie, dass Patienten mit Enddarmkrebs, die sich während der kombinierten Strahlen- und Chemotherapie ketogen ernährten, einige Wochen später, als sie operiert wurden, geringere Tumorreste hatten als Patienten, die sich normal ernährt hatten; die ketogene Ernährung schien also das Ansprechen auf die Strahlen- und Chemotherapie verbessert zu haben [447]. Das passt zu neueren Erkenntnissen aus Tierexperimenten wonach eine ketogene Ernährung das Tumorwachstum bei Darmkrebs stark hemmen kann [164,448].

Unsere KETOCOMP-Studie lieferte auch Hinweise darauf, dass ketogene Ernährung Tumorpatienten während der Therapie hinsichtlich ihrer Lebensqualität, Stoffwechselgesundheit und Körperzusammensetzung nutzen könnte, vor allem, was den Erhalt von Muskelmasse betrifft, welche einen wichtigen Prognosefaktor für langfristiges Überleben darstellt. Die primären Ergebnisse, die sich auf die Entwicklung der Körperzusammensetzung während der Strahlentherapie bezogen, sind in Abbildung 26 dargestellt. Bei Patienten mit Tumoren im Hals-Nasen-Ohren-Bereich, die grundsätzlich von Gewichtsverlust und Muskelschwund bedroht sind, wirkte die ketogene Ernährung während der Bestrahlung genau entgegengesetzt zu den Effekten einer zusätzlichen Chemotherapie, konnte diese jedoch nicht vollständig kompensieren [449]. Andere Effekte zeigten sich bei Patienten mit Enddarm- und Brustkrebs: diejenigen, die sich ketogen ernährten, nahmen im Gegensatz zu Patienten, die sich normal ernährten, Körpergewicht und Fettmasse ab, konnten jedoch ihre Muskelmasse konstant halten [447,450]. Diese Ergebnisse sind gut, da diese Patienten im Durchschnitt zu Studienbeginn übergewichtig waren und zu viel Fettgewebe zum Aufrechterhalten stiller Entzündungen beiträgt. Sie decken sich mit anderen klinischen Studien, zum Beispiel einer randomisiert kontrollierten Studie, in der eine ketogene Diät über zwölf Wochen mit einer offiziell empfohlenen Krebsernährung bei Frauen mit Eierstock- oder Endometrium-Karzinom verglichen wurde. Die ketogene Ernährung führte zu einer deutlich besseren Abnahme der Insulinspiegel und Fettmasse bei gleichzeitigem Erhalt fettfreier Masse [451]. Außerdem ergaben sich in der Keto-Gruppe deutlichere Verbesserungen in der Lebensqualität [452].

Zusammengefasst lässt sich folgendes festhalten:

- Abgesehen vom Fasten existiert für keine andere Ernährungsintervention wie für die ketogene Ernährung eine solche Menge an Daten aus Tierstudien, die einen Nutzen bei verschiedensten Tumorerkrankungen belegen
- Die meisten Tierstudien zeigen Anti-Tumor Effekte bei ketogener Fütterung, die insbesondere ein Wirkverstärker von Strahlen- und Antikörpertherapien sind [36,436].
- Einige Tierstudien fanden keinen Unterschied im Überleben der Tiere oder dem Tumorwachstum zwischen ketogen und normal gefütterten Tieren.
- Ein beschleunigtes Tumorwachstum wurde nur in einzelnen Tierstudien gefunden, deren Übertragbarkeit auf den Menschen wegen einiger Anomalien im Stoffwechsel der Tiere aber fragwürdig erscheint.
- Klinische Studien haben noch keine klar überzeugenden Ergebnisse hinsichtlich Anti-Tumor-Effekten gezeigt, sondern immer wieder nur schwache Hinweise. Ein negativer Effekt einer ketogenen Ernährung wurde aber noch nie gezeigt.
- Deutlicher sind Verbesserungen der Körperzusammensetzung bei Krebspatienten belegt. Körperlich schwache Patienten profitieren durch weniger Gewichts- und Muskelmasseverlust [449,453], kachektische (extrem abgemagerte) Patienten eventuell sogar von einer Gewichtszunahme [454]. Übergewichtige Patienten dagegen profitieren von einer Reduktion ihres Körpergewichts durch Fettabnahme, während ihre Muskelmasse erhalten bleibt und sich das Muskel-zu-Fett-Verhältnis dadurch verbessert.
- Auch eine Verbesserung der Lebensqualität von Tumorpatienten, die sich ketogen ernährten, ist ganz gut belegt.
- Schließlich wurde häufig auch eine Verbesserung der Stoffwechselgesundheit gezeigt.

Damit scheint für mich der potentielle Nutzen einer ketogenen Ernährung begleitend zu anderen Therapien die (meist sozial bedingten) Einschränkungen und leichten Nebenwirkungen klar zu überwiegen, so dass ich die ketogene Ernährung als komplementäre Maßnahme für Krebspatienten während der Therapie empfehle.

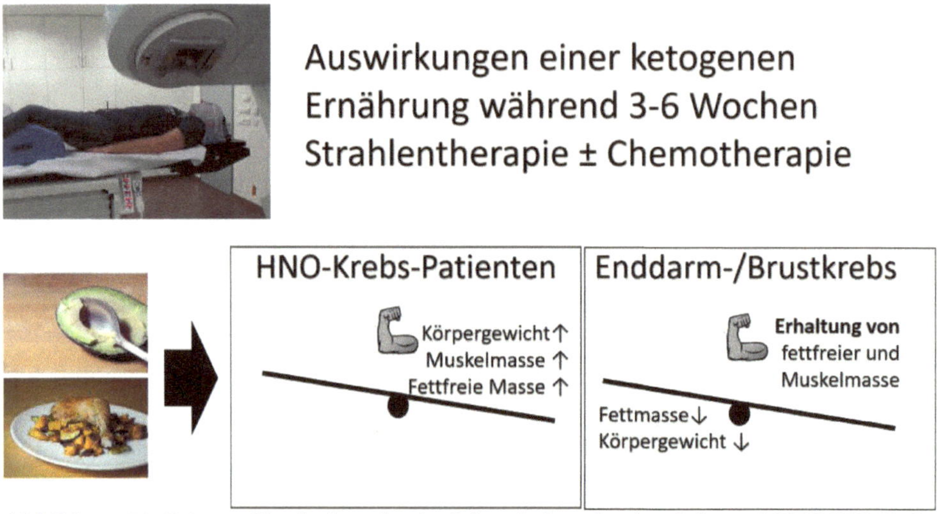

Abbildung 26: Primäre Ergebnisse der in Schweinfurt durchgeführten KETOCOMP Studie. Man beachte die Unterscheidung zwischen fettfreier Masse und Muskelmasse; erster beinhaltet die Muskelmasse, aber auch Knochen, Sehnen, Bänder und Wasser (also alles was keine Fettmasse ist).

5.3.5 Der „Lean Mass Hyper Responder" Phänotyp

An dieser Stelle ist es noch angebracht, auf einen eventuell ungünstigen Effekt einer ketogenen, carnivoren (→5.4) oder allgemein kohlenhydratarmen Ernährung hinzuweisen. Bei einigen Individuen - den sogenannten Lean Mass Hyper Respondern - kann eine kohlenhydratarme Ernährung zu einem massiven Anstieg von Gesamt- und LDL-Cholesterin-Konzentrationen im Blut führen. Dieses Phänomen ist umso wahrscheinlicher, je schlanker und körperlich aktiver das Individuum ist. Lean Mass Hyper Responder besitzen per Definition LDL-Cholesterinspiegel ≥200 mg/dl und HDL-Cholesterinspiegel ≥80 mg/dl bei gleichzeitig niedrigen Triglyzeriden ≤ 70 mg/dl. Eine Erklärung könnte sein, dass bestimmte Personen bei kohlenhydratarmer Ernährung vermehrt Fettsäuren aus dem Fettgewebe freisetzen, die als Brennstoff für oxidative Gewebe wie die Skelettmuskulatur dienen [455]. Die Leber nimmt diese Fettsäuren ebenfalls auf und verpackt sie als Triglyzeriden in kleine „Päckchen" („very low density lipoprotein" bzw. VLDL-Partikel), welche an die peripheren Gewebe verschickt und dort wieder ausgepackt werden. Während die Triglyzeriden wieder in Fettsäuren aufgespalten und dann in die Zellen aufgenommen werden, „schrumpfen" die VLDL-Partikel zu LDL-Partikeln und verlieren dabei einige Oberflächenreste wie Cholesterin, Phospholipide und Apolipoproteine, die von HDL-Partikeln aufgenommen werden. Eine vermehrte Sekretion von VLDL-Partikeln würde also sowohl zu einer erhöhten LDL- als auch HDL-Partikelmasse und einem erhöhten Cholesteringehalt führen. Es wird demnach erwartet, dass die Wahrscheinlichkeit für einen krassen Anstieg von Cholesterinwerten umso ausgeprägter ist, je stärker die Einschränkung von Kohlenhydraten, je geringer die Körperfettmasse und je höher der Energiebedarf, z. B. durch Sport, ist. In der Tat kann eine Wiedereinführung von Kohlenhydraten den Anstieg der Cholesterinwerte bei einem Lean Mass

Hyper Responder wieder rückgängig machen [456]. Das Phänomen scheint also nicht krankhaft, sondern ein Anpassungsphänomen bei einzelnen Individuen zu sein.

Ist es aber gefährlich, wenn sich unter ketogener Ernährung sehr hohe (teilweise >500 mg/dl) Cholesterinwerte einstellen? Eine Studie verglich dazu 80 Lean Mass Hyper Responder, die sich im Schnitt über 4,7 Jahre lang kohlenhydratarm ernährt hatten und durchschnittliche Gesamt- sowie LDL-Cholesterinwerte von 369 bzw. 272 mg/dl aufwiesen, mit 80 ähnlichen Individuen, deren Cholesterinwerte allerdings nur 205 bzw. 123 mg/dl betrugen. Es gab zwischen beiden Gruppen keinen statistisch signifikanten Unterschied im Ausmaß der Herzkranzgefäßverkalkung und auch keine Korrelation zwischen Gefäßverkalkung und LDL-Cholesterinwerten [457]. Zumindest kurzfristig scheint damit erstmal Entwarnung bezüglich eines erhöhten Arteriosklerose-Risikos bei hohen Cholesterinwerten unter kohlenhydratarmer Ernährung gegeben zu sein. Grundsätzlich ist schon länger bekannt, dass LDL-Cholesterin kein guter Marker ist, um das Risiko für Herz-Kreislauferkrankungen vorherzusagen; viel wichtiger erscheint es, niedrige Triglyzerid- und hohe HDL-Cholesterinspiegel zu haben oder mit anderen Worten: das Triglyzerid-zu-HDL-Verhältnis sollte möglichst niedrig sein [458]. Das wäre beim Lean Mass Hyper Responder der Fall. Deshalb wäre mein Vorschlag, solange nicht mehr verlässliche Daten zum Lean Mass Hyper Responder Phänotyp vorliegen, dass - falls sich bei Ihnen unter kohlenhydratarmer Ernährung Gesamtcholesterinwerte >350 mg/dl einstellen - sie evtl. die Kohlenhydratzufuhr wieder etwas erhöhen, sofern das nicht im Widerspruch zu den therapeutischen Absichten bzw. Erfolgen ist, denen ich Priorität einräumen würde.

5.4 *Die Carnivore Ernährung*

5.4.1 Fleischverzehr im Kontext der Evolution

In Kapitel 5.1 haben wir gesehen, dass die Evolution des Menschen Hand in Hand mit seiner Ernährung durch die Jagd einherging, die vorwiegend auf die größten Landsäugetiere abzielte [333,459]. Das Vorkommen solcher Tiere, die teilweise mehr als eine Tonne Gewicht hatten, schränkt die Rekonstruktion der menschlichen Ernährung während der Steinzeit anhand von heutigen Beobachtungen an Jägern und Sammlern ein, da letztere im Prinzip gezwungen sind, sich auf eher kleinere Tiere und Pflanzennahrung zu konzentrieren. Dennoch spielt das Jagen auch bei diesen noch die wichtigste Rolle der Nahrungsbeschaffung.

Das Jagen und Fleischessen waren scheinbar schon immer im Menschen angelegt, da selbst Schimpansen und Bonobos, die nächsten Verwandten des Menschen, einen beträchtlichen Teil ihrer Zeit mit Jagen von anderen Tieren verbringen [460]. Durch den Vergleich der Verdauungssysteme des Menschen zu anderen Fleischfressern und reinen Pflanzenfressern wird unsere Anpassung an Fleischkonsum deutlich (Tabelle 16).

Man geht - wie bereits erwähnt - davon aus, dass ein zunehmender Fleischverzehr Grundlage für die Gehirnentwicklung und damit das Ausbilden kognitiver (und sicher auch spiritueller) Fähigkeiten war [461]. Der Grund ist unter anderem in der Tatsache zu finden, dass viele der hirnspezifischen Mikronährstoffe ausschließlich bzw. in ausreichender Menge nur in tierischen Nahrungsmitteln vorkommen. Dazu zählen die langkettige Omega-3-Fettsäure DHA (→4.2.2), die B-Vitamine, die Aminosäure Taurin sowie Kreatin, Cholin, Carnitin oder das Antioxidans Carnosin [462]. Abbildung 21 in Kapitel 5.1 zeigt die Zunahme des menschlichen Gehirnvolumens in Bezug zu den Hauptnahrungsquellen unserer Vorfahren. Die schnellste Rate der Gehirnentwicklung fand dabei im mittleren Pleistozän vor 150.000 bis 600.000 Jahren statt [463] und überschneidet sich damit mit definitiven Hinweisen auf das Jagen großer Landsäugetiere mit Speeren [464] und dem Gebrauch von Feuer [465]. Zum Vergleich beträgt das Gewicht des Gehirns eines erwachsenen männlichen Schimpansen (*Pan troglodytes*) ungefähr 400g. Würde man einen Schimpansen auf die Größe eines Menschen hochrechnen, so stellt man fest, dass unser Gehirn zwar mehr als doppelt so groß ist wie erwartet, dafür unser Verdauungstrakt aber nur 60% der erwarteten Größe entspricht - es scheint als habe die hohe Nahrungsqualität von Fleisch es ermöglicht, unser Gehirn auf Kosten unseres Darms wachsen zu lassen [461]. Der Rückgang der Gehirngröße, der seit dem Verschwinden der ganz großen Beutetiere (z. B. Mammuts) und dem Anstieg des Anteils pflanzlicher Nahrung stattfand, ist ein starker Beleg für einen kausalen (ursächlichen) Zusammenhang zwischen Nahrungsqualität und Gehirngesundheit. Das deckt sich auch mit Befunden, wonach die Gehirnrückbildung im Alter umso rascher vonstattengeht, je schlechter die Vitamin B_{12} Versorgung ist [466].

Tabelle 16: Vergleich der Verdauungssysteme von Mensch, Hund und Schaf. Übernommen aus Koenig & Siemoneit (2021) [467], basierend auf Tabelle I in Voegtlin (1975) [420]

	Mensch	**Hund**	**Schaf**
Schneidezähne	beide Kiefer	beide Kiefer	nur Unterkiefer
Mahlzähne	kantig	kantig	flach
Reißzähne	klein	groß	nicht vorhanden
Bewegung	vertikal	vertikal	rotierend
Aufgabe	reißen-quetschen	reißen-quetschen	zermahlen
Kautakt	unwichtig	unwichtig	lebenswichtig
Wiederkauen	nie	nie	lebenswichtig
Füllmenge	ca. 2l	ca. 2l	ca. 32l
Entleerungszeit	3 Stunden	3 Stunden	niemals leer
Ruhepausen	ja	ja	nein
Magensäure	stark	stark	schwach
Dickdarm	kurz/klein	kurz/klein	lang/geräumig
Verdauungseffizienz	100%	100%	50% oder weniger
Ausscheidungsvolumen	klein, fest	klein, fest	voluminös
Nahrungsreste im Kot	selten	selten	große Menge
Essgewohnheiten	intermittierend	intermittierend	kontinuierlich

5.4.2 Mikronährstoffe, die (fast) ausschließlich in tierischen Lebensmitteln vorkommen

Es gibt mehrere Mikronährstoffe mit gesundheitlichem Nutzen, die fast ausschließlich in tierischen Lebensmitteln vorkommen. Einige wurden schon in Abschnitt 4.2.6

genannt und sollen hier nochmals zusammen mit einigen anderen kurz aufgelistet und erklärt werden:

- **Cholin** ist für die Gesundheit der Leber essentiell. Eine niedrige Cholinzufuhr begünstigt die Entstehung der nicht-alkoholischen Fettlebererkrankung und von Lebertumoren [285] und erhöht das Risiko von Nebenwirkungen durch Chemotherapie [290].
- **Kreatin** (von griechisch *kreas* = Fleisch) ist eine Substanz, die vor allem in Muskelfleisch in hoher Konzentration vorkommt und - wenn wir sie in unseren Körper aufnehmen - auch unseren Muskeln zu Gute kommt. Denn Kreatin spielt eine wichtige Rolle bei der Energieversorgung der Muskeln (auch des Herzmuskels), die wir später noch im Kapitel über körperliche Aktivität kennenlernen (→10.2.1). Außerdem ist Kreatin ein äußert wichtiger Nährstoff für das Gehirn, wo es ebenfalls die Energieversorgung unterstützt [468]. Kreatin wird zwar durch Zusammenarbeit von Nieren, Bauchspeicheldrüse und Leber im Körper selbst aus den Aminosäuren Arginin, Glycin und Methionin gebildet, aber einen Teil müssen wir über die Nahrung aufnehmen, um die optimale Funktion unserer Muskeln, des Herzens und des Gehirns zu gewährleisten. In Tierversuchen wurden auch tumorhemmende Effekte bei Kreatinsupplementierung gezeigt, die damit zusammenhängen könnten, dass Kreatin die Glykolyse in Tumorzellen hemmt und allgemein antientzündlich wirkt [469]. Viele Sportler nehmen Kreatin als Nahrungsergänzungsmittel ein (z. B. als Kreatinmonohydrat), denn es ist eine der besten leistungssteigernden Substanzen, die zum einen erlaubt und zum anderen völlig ungefährlich ist. Kreatin fördert die Muskelkraft, das Muskelwachstum und die Regeneration, unterstützt die Zellatmung, dämpft oxidativen Stress und wirkt Entzündungen und Depressionen entgegen [468,470]. Als Nahrungsergänzungsmittel werden typischerweise nach einer optionalen Ladungsphase (mit ca. 20g/Tag über mehrere Tage) ca. 2-5g/Tag über mehrere Wochen eingenommen [468]. Diese Menge Kreatin entspricht 400-1000g Muskelfleisch täglich [471], was für körperlich aktive Männer auf einer carnivoren Ernährung nicht unrealistisch ist. Wichtig ist, dass bei höherer Kreatineinnahme der Kreatininwert im Blut ebenfalls erhöht wird, was zwar völlig unbedenklich ist, aber zu falschen Aussagen über die Nierenfunktion führen kann. Denn die meisten Labore verwenden den Kreatininwert, um die glomeruläre Filtrationsrate der Nieren mit Hilfe von Formeln zu berechnen, die keine hohen Kreatineinnahmen berücksichtigen. Deshalb sollte man zur Ermittlung der glomerulären Filtrationsrate besser das Cystatin C messen, welches ein wesentlich besserer Marker für die Nierenfunktion - unabhängig von Alter, Muskelmasse oder Kreatineinnahme - ist.
- Die **konjugierte Linolsäure** (engl.: conjugated linoleic acid, CLA) wurde erst 1977 von dem Australischen Biochemiker Peter Parodi als ein Bestandteil des Milchfetts identifiziert. Sie wird auch Rumensäure genannt (von engl. rumen = Pansen), denn sie kommt fast ausschließlich in Fetten von Wiederkäuern vor, welche sie in ihrem Pansen mit Hilfe von Bakterien produzieren. Im Jahr 1987, also zehn Jahre nach ihrer Entdeckung, identifizierten amerikanische Forscher CLA als krebshemmenden Bestandteil von gebratenem Rinderhack-

fleisch. Seitdem hat man viele positive Effekte von CLA entdecken können, unter anderem eine gewichtsregulierende Funktion. Die besten Quellen für CLA sind Milch und Butter von Kühen, Schafen oder Ziegen und daraus hergestellte Produkte [231] sowie fetthaltiges Fleisch von diesen Tieren. Bei rein pflanzlicher Ernährung fehlt diese Fettsäure.

- **Taurin** ist eine Aminosäure, die in den Geweben aller Tiere, aber kaum in Pflanzen vorkommt. Taurin wurde 1975 zuerst als essentielle Aminosäure für Katzen beschrieben, die ohne ausreichende Taurinzufuhr eine Degeneration der Netzhaut der Augen bekommen [472]. Für den Menschen ist Taurin eine semi-essentielle (teilweise essentielle) Aminosäure mit anti-oxidativen und anti-entzündlichen Eigenschaften [473,474]. Taurin kann zwar in der Leber aus der Aminosäure Cystein gebildet werden, allerdings ist unklar inwieweit diese Eigenherstellung ausreicht, um den Bedarf zu decken - zumindest bei Neugeborenen ist eine Zufuhr über die Nahrung (Muttermilch) essentiell. Taurin kann effektiv bei der Entgiftung von Schwermetallen wie Quecksilber, Arsen oder Cadmium helfen [475–477]. Taurin spielt auch eine wichtige Rolle in der Krebsabwehr, indem es in Krebszellen den Selbstmord durch Apoptose auslöst [478–480], der Fähigkeit zur Metastasierung entgegenwirkt und die natürliche Immunabwehr stärkt [481]. Des Weiteren kann Taurin die Nebenwirkungen gängiger Chemotherapeutika abschwächen [482,483]. Strahlen- und Chemotherapie führen zu erhöhtem Taurinverbrauch [484], so dass insbesondere während einer Krebstherapie auf ausreichende Taurinzufuhr durch Fleisch und Innereien geachtet werden sollte.
- **Coenzym Q_{10}**: Coenzym Q_{10} ist auch unter dem Namen Ubichinon bekannt, da es in jeder Zelle des Körpers vorkommt (lateinisch *ubique* = überall) und chemisch gesehen ein sogenanntes Chinon ist [485,486]. Es ist ein fettlösliches Antioxidans, welches sich in den Zellmembranen, den mitochondrialen Membranen und den Lipoproteinpartikeln im Blut, welche u.a. das Cholesterin transportieren (HDL und LDL), befindet und dort vor oxidativen Schäden schützt. Auch wenn es chemische Ähnlichkeit mit Vitamin K besitzt, wird es nicht als Vitamin aufgefasst, da es als einziges fettlösliches Antioxidans von unseren Zellen selbst hergestellt werden kann. Seine Herstellung wiederum hängt von der Verfügbarkeit vieler anderer Mikronährstoffe ab. Die zweite Quelle von Coenzym Q_{10} ist die Ernährung, über die ca. 3-5 mg täglich aufgenommen werden [487]. Zwar kommt Coenzym Q_{10} auch in pflanzlichen Lebensmitteln vor, doch die wichtigsten Quellen sind tierischen Ursprungs, und hier insbesondere Organe, die viele Mitochondrien enthalten (z. B. Herz und Leber) [471]. Letztere behalten auch nach der Kochzubereitung mindestens 70% ihres Coenzym Q_{10}-Gehalts [488]. Bei chronischen Erkrankungen wie Krebs, Erschöpfungssyndromen, Diabetes, Herz-Kreislauf-Erkrankungen, Alzheimer, Parkinson und Migräne, aber auch bei intensivem sportlichem Training, reicht die vom Körper erzeugte und über die Ernährung aufgenommene Menge Coenzym Q_{10} nicht aus, um eine optimale Unterstützung der Mitochondrien und Schutz vor oxidativem Stress zu gewährleisten; hier haben sich - je nach Krankheitsbild - tägliche Gaben von 100 bis zu 1200 mg Coenzym Q_{10} in klinischen Studien bewährt [486]. Anhand der klinischen

Studien würde ich Krebspatienten die Einnahme von 300-500 mg täglich empfehlen.

5.4.3 Vorteile einer hypercarnivoren Ernährung

Welchen Vorteil könnte eine auf tierischen Lebensmitteln basierende Ernährung nun haben? Zum einen sind die in tierischen Lebensmitteln enthaltenen hirnspezifischen Mikronährstoffe auch für eine optimale Mitochondrienfunktion essentiell; zum anderen scheint ein bewusster Verzicht auf pflanzliche Lebensmittel im Rahmen der heutigen Lebensbedingungen und der damit verbundenen Neigung zu stillen Entzündungen bei einigen Personen große gesundheitliche Verbesserungen mit sich zu bringen, was auf der Elimination der pflanzlichen Antinährstoffe beruht. Eine Hypothese, die ich dazu habe, beruht auf der Tatsache, dass Entzündungen die Aktivität von Entgiftungsenzymen hemmen [489]. Nun sind aber dieselben Enzyme, die die Entgiftung von Medikamenten und anderen anthropogenen (menschgemachten) Toxinen sicherstellen, auch für die Entgiftung pflanzlicher Chemikalien (→6.1) zuständig. Bei einer im Verhältnis zur Entgiftungsfähigkeit der Zellen hohen Giftbelastung durch Umweltgifte und/oder Medikamente könnte es demnach sein, dass der Verzehr von pflanzlicher Nahrung das Entgiftungssystem überlastet und Krankheitssymptome auftreten. Insbesondere Personen mit Autoimmunerkrankungen scheinen von einer hypercarnivoren Ernährung zu profitieren, indem sie durch das Weglassen pflanzlicher Nahrung folgende Effekte ausnutzen [462]:

- Wiederherstellung der Darmbarriere bei durchlässigem Darm [421]
- Vermeidung von Darmschädigungen durch Gluten und Lektine
- Vermeidung der permanenten Auslösung von Antinährstoff-provozierten Entzündungen
- Reduktion des Blutzuckerspiegels und damit der Insulinausschüttung
- Häufiger Wechsel in eine ketogene Stoffwechsellage und damit Ausnutzung der anti-entzündlichen Eigenschaften der Ketonkörper

Aus diesen Gründen erfreut sich die sogenannte „carnivore Ernährung" (engl.: *the carnivore diet*) wachsender Beliebtheit unter Personen mit Autoimmun- und anderen chronischen Erkrankungen. Gemeint ist hiermit streng genommen die moderne Version einer hypercarnivoren menschlichen Ernährung, bei der auch tierische Fette, Eier, Milchprodukte und Meerestiere zu den tierischen Lebensmitteln gezählt werden. Erste Befragungen von über 2200 langfristigen (mehrere Monate bis Jahre) Anwendern einer carnivoren Ernährung haben gezeigt, dass mehr als 95% über Verbesserungen der Lebensqualität und Gesundheit berichten, z. B. [490,491]:

- Verbesserte Verdauung und Verschwinden von Reizdarm-Symptomatik
- Normalisierung des Körpergewichts
- Straffere Haut, stärkere Haare und Nägel
- Weniger Muskel- und Gelenkschmerzen
- Verbesserungen von Blutdruck und metabolischen Blutparametern (Glukose, HbA1c, Insulin, Schilddrüsenhormone)

- Verbesserte Schlafqualität und geistige Klarheit
- Reduktion von Angst und Depressionen

Die moderne carnivore Ernährung reicht dabei von ausschließlichem Fleischkonsum bis zu einem Anteil von ca. 30% nicht-tierischer Lebensmittel, hauptsächlich Honig und antinährstoffarmes Gemüse und Obst. Milchprodukte, sofern sie vertragen werden, stehen bei 30-50% der Anhänger einer carnivoren Ernährung täglich auf dem Speiseplan [490,491]. Entsprechende Bücher mit Anleitungen zur Durchführung sind inzwischen erhältlich [462,467,492].

In einem 1928 in New York durchgeführten Experiment aßen die beiden Polarforscher Dr. Vilhjalmur Stefansson und K. Andersen für ein Jahr ausschließlich tierisches Fett und Fleisch und wurden dabei medizinisch überwacht. Es konnte gezeigt werden, dass beide keinerlei gesundheitliche Probleme entwickelten [301,493]. Wir haben bei einem jungen Rugby-Spieler, der sich über vier Monate ohne jegliche Pflanzenkost ernährte, auch Hinweise darauf gefunden, dass eine carnivore Ernährung die Vitamin-D-Sensitivität erhöhen könnte, was mit der in Abschnitt 4.2.3 beschriebenen Hypothese einer Vitamin-D-Rezeptor Blockade durch Antinährstoffe konsistent wäre [160]. Außerdem hatte der junge Mann keine Probleme, sein Trainingspensum (Krafttraining + Rugby) aufrechtzuerhalten.

Persönlich halte ich eine strikte carnivore Ernährung bei Sportlern jedoch nicht für gesundheitlich optimal. Bei Sportlern ohne Autoimmun- oder sonstige entzündliche Erkrankungen würde ich bei Bedarf eher eine carnivore Variante mit bis zu 30% Honig und antinährstoffarmem Obst und Gemüse empfehlen. Ausnahmen bestätigen aber auch hier die Regel und es gibt mittlerweile immer mehr Personen, die eine strikte carnivore Diät sogar mit Leistungssport vereinen (Dr. Shawn Baker, dessen Interview auf Seite 247 zu finden ist, ist eine davon).

Bei chronischen Erkrankungen wie Autoimmunerkrankungen und Krebs, die auf einem Entzündungsgeschehen beruhen, ist aus meiner Sicht eine strikte carnivore Ernährung immer einen Versuch wert. Grundsätzlich sollte man, wie bei jeder Ernährungsumstellung, dieser Ernährungsform mindestens einmal 30 Tage geben, um positive Effekte zu zeigen. Einige Einzelfallberichte von langfristig kontrollierter Autoimmunerkrankung [494,495] oder Krebs [496] wurden bereits in der wissenschaftlichen Literatur publiziert. Einen weiteren Fall habe ich in einem Naturheilkundejournal publiziert [497]; er wird später in Abschnitt 5.4.5 vorgestellt. Um längerfristig keine Mikronähstoffdefizite zu riskieren, sollte man auch innerhalb der carnivoren Ernährung versuchen, Abwechslung in den Speiseplan zu bringen, z. B. durch Verwendung verschiedener Fleischsorten und Innereien, Milchprodukten und Fisch. Eine Modellierungs-Studie fand, dass typische carnivore Ernährungsmuster mit Schwerpunkt auf Eiern und Rindfleisch oftmals nicht den offiziellen Tagesbedarf an Magnesium, Kalium, Thiamin (Vitamin B1) und Vitamin C decken - wobei zumindest für Vitamin C (wie in Kapitel 4.2.7 gezeigt) und wahrscheinlich auch für Thiamin (einem Cofaktor des Enzyms Transketolase, welches Glukose im Pentosephosphatweg abbaut) der Bedarf bei einer carnivoren Stoffwechsellage wesentlich niedriger sein dürfte als bei einer kohlenhydratreichen Ernährung [498]. Und Magnesium kommt, wie bereits in Kapitel 4.2.4 erwähnt, in so ziemlich jeder Ernährungsform zu kurz, so dass sich eine Supplementierung anbietet. Interessant ist, dass in der Modellierungs-Studie auch herauskam, dass das Linolsäure : α-Linolensäure Verhältnis (→4.2.2) bei den untersuchten carnivoren Ernährungsmustern im Bereich 3:1 bis 4:1 lag [498] und damit wesentlich besser als das einer normalen Ernährung mit ca. 15:1 bis 50:1 [210,218,219] ist.

5.4.4 Umsetzung der carnivoren Ernährung

Wenn Sie eine carnivore Ernährung erwägen, ist es wichtig auch hier zunächst eventuelle Kontraindikationen auszuschließen. Falls Ihr Ziel mit der carnivoren Ernährung eine Ketose ist, gelten die gleichen Kontraindikationen wie in Abschnitt 5.3.3 aufgelistet. Zusätzlich gibt es eine Allergie gegen Säugetierfleisch und Innereien, manchmal zusätzlich auch Gelatine und Milch, die man als Alpha-Gal-Syndrom bezeichnet und die 3-12 Stunden nach Verzehr Magen-Darm-Beschwerden und sogar einen anaphylaktischen Schock auslösen kann [499]. Auch Medikamente, die aus Säugetieren isoliert werden, stellen für die Betroffenen ein Risiko dar. Fisch und Geflügel werden aber problemlos vertragen. Ausgelöst wird diese Allergie, die erstmalig 2009 beschrieben wurde, durch Zeckenstiche, und obwohl ihre Inzidenz in den USA seit 2017 rasant anstieg - interessanterweise zeitgleich mit der Freisetzung genetisch manipulierter Zecken [500] - ist sie in Deutschland derzeit extrem selten.

Die Umsetzung der carnivoren Ernährung ist im Prinzip einfach: sie beruht auf den in Abbildung 27 dargestellten Lebensmitteln. Die mittleren drei Stufen sind dabei optional in dem Sinn, dass diese Lebensmittel nicht in jeder Variante einer carnivoren Ernährung vorkommen und bei bestimmten Krankheitsbildern auch nicht unbedingt empfohlen werden können. Zur Behandlung einer Autoimmunerkrankung würde ich zum Beispiel empfehlen, auf Milchprodukte und Gemüse mit vielen Antinährstoffen (Nachtschattengewächse, oxalathaltige Gemüse) zu verzichten.

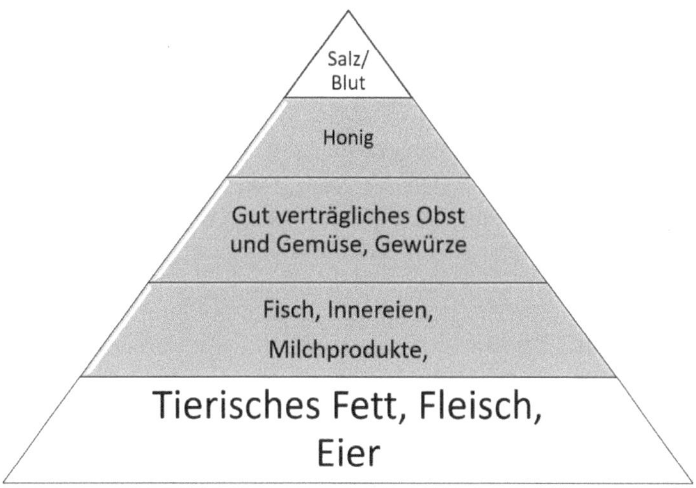

Salz/
Blut
Honig
Gut verträgliches Obst
und Gemüse, Gewürze
Fisch, Innereien,
Milchprodukte,
Tierisches Fett, Fleisch,
Eier

Abbildung 27: Bestandteile einer carnivoren Ernährung. Die Lebensmittel der drei ausgegrauten Stufen in der Mitte sind optional und nicht in jeder Version einer carnivoren Ernährung vertreten. Der Anteil an Obst und Gemüse kann bis zu ca. 20% betragen.

Dementsprechend kann man grob vier Varianten einer carnivoren Ernährung unterscheiden:

1. Strikt carnivor mit Milchprodukten: Hier stehen nur tierische Produkte auf dem Speiseplan mit gelegentlichem Konsum von Milchprodukten.
2. Strikt carnivor ohne Milchprodukte: Hier stehen nur tierische Produkte auf dem Speiseplan, Milchprodukte werden aber gemieden.
3. Hypercarnivor mit Milchprodukten: Mindestens 70% der Ernährung (gewichtsmäßig) besteht aus tierischen Produkten, inklusive Milchprodukten.
4. Hypercarnivor ohne Milchprodukte: Mindestens 70% der Ernährung (gewichtsmäßig) besteht aus Fleisch, Fisch und Innereinen, Milchprodukte werden gemieden.

Für die Auswahl der in Abbildung 27 gezeigten Lebensmittelgruppen kann man sich an den Tipps in Tabelle 10 orientieren. Hat man vor, sich auf eine carnivore Ernährung umzustellen, ist es unter Umständen hilfreich, zunächst 4-6 Wochen einer ketogenen Ernährung zu folgen und dabei schrittweise pflanzliche Lebensmittel und damit Ballaststoffe und Antinährstoffe zu reduzieren. Es gibt aber auch Anhänger der carnivoren Ernährung, die größere Mengen Honig und/oder Obst verzehren, um im Sport leistungsfähiger zu sein. Dann ist Ketose nicht das Ziel und man könnte auf die vorherige ketogene Ernährung als „Eingewöhnung" verzichten. Weiterhin könnte man sich nach diesen Tipps richten:

- Grundsätzlich sollten mindestens 40-50% der Kalorien aus Fett stammen. Eine carnivore Ernährung mit ausschließlich magerem Fleisch ist aufgrund der Toxizität von zu viel Eiweiß nicht durchführbar! Der Fettanteil im Fleisch sollte idealerweise zwischen 10 und 30% liegen.
- Achten Sie auf ausreichende Salz- und Mineralstoffzufuhr!
- Geben Sie sich Zeit für die Umstellung! Die Verdauung muss sich unter Umständen erst an das Fehlen von Ballaststoffen und den hohen Eiweiß- und/oder Fettanteil gewöhnen. Neben Verdauungsproblemen (meist Durchfall) können in der Umstellungsphase, ähnlich wie bei der ketogenen Ernährung, vorübergehende Symptome wie Kopfschmerzen, Energielosigkeit, Heißhungerattacken, Muskelkrämpfe und Sodbrennen auftreten. Diese sollten innerhalb von 1-3 Wochen aber verschwunden sein. Während der Umstellung kann die Einnahme von Verdauungsenzymen für die Protein- und Fettverdauung (Proteasen und Lipasen) hilfreich sein.
- Wenn Sie unter einer starken Autoimmunerkrankung leiden und diese mittels einer carnivoren Ernährung in den Griff bekommen wollen, nehmen Sie sich erstmal drei Monate der oben beschriebenen Variante 2 oder 4 vor (keine Milchprodukte außer Ghee). Der Grund ist, dass IgG Antikörper, welche z. B. bei mehrmaligem Kontakt mit problematischen Nahrungsmittelbestandteilen produziert werden, Halbwertszeiten von ca. 3-4 Wochen haben [501], so dass unter Umständen erst nach Monaten der Elimination dieser Bestandteile merkliche Ruhe im Immunsystem einkehrt.
- Einige Carnivoren essen vorwiegend oder sogar ausschließlich rohes Fleisch und/oder rohe Innereien. Rohes Fleisch ist in der Tat exzellent verdaulich

und rohe Milchprodukte werden oft ebenfalls besser vertragen als pasteurisierte.

- Innereien sind aufgrund ihrer sehr hohen Nährstoffdichte sehr zu empfehlen; alternativ gibt es mittlerweile gefriergetrocknete Innereien in Kapseln zur Nahrungsergänzung, wodurch sich der typische Innereiengeschmack vermeiden lässt (Empfehlungen auf meiner Homepage).
- Jodiertes Salz und Snacks wie Fisch, Austern und Muscheln, Knochenbrühe, Joghurt, Kefir und Käse sorgen für etwas Abwechslung und können bei der Deckung des Mikronährstoffbedarfs helfen [498].
- Das unter Anhängern der carnivoren Ernährung am weitaus häufigsten gegessene Lebensmittel ist rotes Fleisch von Rind und Lamm; manche ernähren sich teilweise ausschließlich davon, ohne offensichtliche Mikronährstoffmängel zu entwickeln.
- Eine gute deutsche Website ist die Homepage und der deutschsprachige Podcast namens *Fleischzeit* von Andrea Siemoneit, zu finden unter www.carnitarier.eu. Frau Siemoneit hat auch zusammen mit Claire Koenig das erste deutschsprachige Buch zur carnivoren Diät geschrieben, das *Handbuch der Carnivoren Ernährung* [467].
- Einige typische carnivoren Gerichte sind in Tabelle 17 dargestellt.

Tabelle 17: Einige typische Carnivore-Gerichte

Mahlzeit	**Zubereitung**
Spiegeleier	30g Ghee in Pfanne erhitzen, 4 Eier hineinschlagen und zu Spiegeleiern braten lassen. Mit Salz abschmecken.
Lamm-Burger Pattys vom Grill	Beim Metzger 350g frisches Lammhackfleisch und 50g Lammfett zu Hackfleisch machen lassen, zu Hause mit Salz würzen und per Hand zu Pattys formen. Dann 5-10 min (je nach Dicke) auf dem Gas- oder Holzkohlegrill grillen
Ribeye-Steak/T-Bone Steak	Steak (optional mit Salz und Kräutern mariniert) auf dem Grill bei 300-350°C ca. 2-3min von jeder Seite anbraten, dann je nach Dicke und gewünschtem Durchgarungsgrad noch 6-15 min bei ca. 200°C und geschlossenem Deckel liegen lassen
Beef Tatar	Beim Metzger aus Rinderfilet oder Rinderhüfte frisches Hackfleisch zubereiten lassen (bzw. Tatar bestellen), zu Hause mit Salz und 1-3 Eigelben oder z. B. Gänsefett vermischen. Normales Rinderhack, das etwas fettreicher ist als Tatar, eignet sich ebenfalls.

5.4.5 Interview mit Christoph Lex (MBA), Unternehmer und Carnivore Leistungssportler trotz chronischer Darmerkrankung

Colitis Ulcerosa und Morbus Chron sind die zwei häufigsten chronisch entzündlichen Darmerkrankungen und werden meist bei jungen Menschen zwischen 20 und

30 Jahren diagnostiziert. Ihre Häufigkeit hat sich seit den 1980er Jahren in Deutschland stark erhöht (Stand 2010: 0,7% der Bevölkerung betroffen) [502] und folgt damit einem weltweiten Trend [503]. Diese Erkrankungen bedingen ein erhöhtes Darmkrebs-Risiko, welches mit der Dauer der Erkrankung wächst. Morbus Chron betrifft alle Schichten der Darmwand und kann sich im gesamten Magen-Darm-Trakt manifestieren; dagegen beschränkt sich Colitis Ulcerosa auf die Schleimhautschicht (Mucosa und Submucosa) und den Dickdarm. Je nach Studie entwickeln 5-20% der von Colitis Ulcerosa Betroffenen im Laufe ihrer Erkrankung Dickdarmkrebs [504]. Das größte Risiko besteht bei einer sogenannten Pancolitis Ulcerosa, bei der die Schleimhaut des kompletten Dickdarms chronisch entzündet ist. Die über lange Zeit aufrechterhaltene Entzündung mit dem assoziierten oxidativen Stress durch ROS und andere freie Radikale gilt als Hauptursache für die Darmkrebsentstehung. Die Eindämmung der Entzündung, damit der Darm sich regenerieren kann, wird deshalb als wichtigste Maßnahme zur Verringerung der Krebswahrscheinlichkeit bei Colitis Ulcerosa angesehen. Doch nur etwa 25% der Patienten in Deutschland sprechen auf die verschriebenen Medikamente an, was häufige Medikamentenwechsel und enorme wirtschaftliche Kosten verursacht [505].

Diese Tatsachen spiegeln sich auch in der Geschichte des Leistungssportlers Christoph Lex wider, die im folgenden Interview erzählt wird und die auch als Fallstudie in einer Naturheilkundezeitschrift publiziert wurde [497]. Seine Erfahrungen mit einer fleischbasierten Ernährung zeigen einen alternativen Weg zu einem raschen und dauerhaften Abklingen der Entzündung bei Colitis Ulcerosa und können Betroffenen Hoffnung machen.

Christoph Lex ist leidenschaftlicher Ausdauer- und Kraftsportler und Gründer von carnivoro.de, einem Informationsportal und Online-Shop für carnivore Ernährung. Seit seinem 22. Lebensjahr litt Christoph an der chronischen Darmerkrankung Colitis Ulcerosa und ist Dank der Carnivoren Ernährungsweise seit fünf Jahren schub- und medikamentenfrei. Aufmerksam auf die Carnivore Ernährung wurde Christoph, während er in Taipeh lebte und dort das Tochterunternehmen einer deutschen Beratungsfirma leitete. In Taiwan waren chronische Darmerkrankungen weitestgehend unbekannt und so selten, dass eigentlich nur die Ernährungsunterschiede zwischen der östlichen und der westlichen Hemisphäre als Auslöser in Frage kommen konnten. Als professioneller Hindernisläufer und HYROX Athlet konnte er trotz einer überwiegend carnivoren Ernährungsweise (oder gerade deswegen) mehrere internationale Wettkämpfe gewinnen.

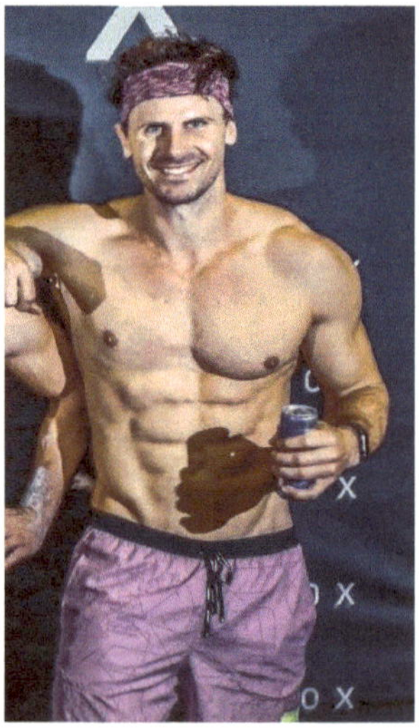

Hallo Chris, bei dir wurde 2008 eine Pancolitis Ulcerosa diagnostiziert. Wie alt warst du damals und was hat diese Diagnose bei dir ausgelöst?

Hallo Rainer. Meine Diagnose bekam ich kurz nach meinem 22. Geburtstag. Die typischen Symptome wie Durchfälle und Verdauungsbeschwerden hatte ich aber schon

Monate vor der Diagnose, bis ich mich dann endlich zu einem Arztbesuch durchringen konnte.
Für mich brach nach der Diagnose eine Welt zusammen. Ich fühlte mich zum ersten Mal in meinem Leben richtig macht- und antriebslos. Denn von meinem damaligen Arzt wurde mir unmissverständlich zu verstehen gegeben, dass mich diese Erkrankung ein Leben lang begleiten wird und weder heilbar ist, noch durch Ernährung großartig beeinflusst werden kann.

Welche Medikamente haben dir deine behandelnden Ärzte damals verordnet?

- 2009–2018: Mesalazin. Das gängigste Standardmedikament bei der Behandlung von Colitis Ulcerosa, das mir direkt nach Erstdiagnose verschrieben wurde. Dabei handelt es sich um ein magensaftresistentes Retardgranulat, das seine Wirkung erst im Darm entfaltet. Mir wurde versichert, dass es äußerst nebenwirkungsarm ist und nie abgesetzt werden muss, da es auch bei der Darmkrebsprophylaxe helfen soll. Leider hat Mesalazin zu keiner Zeit zu einer merklichen Verbesserung meiner Krankheitssymptome geführt, weswegen begleitend die nachfolgenden Medikamente verordnet wurden.
- 2009–2014: Cortison. Hier war tatsächlich ein deutliches Abklingen meiner Symptome bereits nach 24 Stunden zu beobachten. Leider entwickelte ich damit einhergehend das typische Cushing-Syndrom (Mondgesicht), starke Gesichtsrötung und erhöhten Blutdruck trotz gesunder Lebensweise mit viel Sport. Cortison führte zwar immer zu einer raschen Linderung meiner Symptome, aber bereits am Ende der Ausschleichperiode konnte ich ein Zurückkommen der Colitis-typischen Symptome beobachten.
- 2010–2018: Budenosid Rektalschaum. Unangenehme Anwendung ohne merkliche Besserung der Symptome. Wirklich sehr lokal (beschränkt auf Enddarm) und meiner Meinung nach wenig sinnvoll bei einer Entzündung des gesamten Dickdarms. Medikament wurde immer nur ad-hoc verwendet, wenn eine deutliche Verschlechterung meiner Symptome zu beobachten war und ich nicht schon wieder Cortison nehmen wollte / sollte.
- Oktober 2013–Juni 2014: Azathioprin. Trotz einer 10-monatigen Therapie mit dem immunsuppressiven Medikament hat sie bei mir zu keiner Remission, leider aber zu unangenehmen Nebenwirkungen geführt. Dazu gehörten extrem starke Schweißausbrüche, die mein Sozialleben stark einschränkten. Hinzu kam ein allgemeines Gefühl der Abgeschlagenheit, Brainfog, Vitamin- und Nährstoffmängel durch regelmäßige Durchfälle und extremes Schwitzen. Manche Nebenwirkungen (starkes Schwitzen) waren auch nach Absetzen des Medikaments noch über viele Monate spürbar.
- Juli 2014–Januar 2018: Infliximab Infusionen. Auf Anraten des behandelnden Arztes Eskalation der erfolglosen Therapie mit Azathioprin durch Gabe von 400mg Infliximab-Infusionen alle 8 Wochen. Obwohl eine deutliche Besserung meiner Beschwerden eintrat, spürte ich ein leichtes Wiederaufflammen der typischen Symptome 6-7 Wochen nach Infusion. Gegen den Rat meines Arztes habe ich das Medikament im Januar 2018 abgesetzt.
- 2014–2018 Budenosid-Tabletten (Cortiment). Bei Cortiment handelt es sich um ein cortisonhaltiges Medikament, das lokal im Dickdarm wirken soll. Ich habe

Cortiment im September 2018 abgesetzt, da nach der zweiten Gabe des Medikaments keine merkliche Linderung der Symptome mehr festgestellt werden konnte.

Gab es auch Ratschläge bezüglich alternativer oder komplementärer Therapien?

Von ärztlicher Seite aus gab es keine Bemühungen, mir alternative Therapieformen aufzuzeigen. Mir wurde sogar anfänglich gesagt, dass die Ernährung überhaupt keine Rolle spielen würde. Begleitend zu den verschriebenen Medikamenten habe ich allerdings ständig auf eigene Faust mit alternativen Therapieformen experimentiert. Anfänglich mit Homöopathie, Nosodentherapie (über mehrere Jahre), vegane Ernährung von Mitte bis Ende 2016, Akupunktur über einen Zeitraum von ca. 1 ½ Jahren.

Wie lange hast du deine Medikamente eingenommen und wie kam es dazu, dass du sie abgesetzt hast?

- Mesalazin: ca. 10 Jahre (3 g fast täglich)
- Prednisolon: ca. 6 Jahre (1-2x pro Jahr Cortison Stoßtherapie über 30-45 Tage)
- Budenosid (Rektalschaum / Cortiment): ca. 8 Jahre (ca. 1-2x pro Jahr bei Bedarf)
- Azathioprin (Immunsuppressiva): 10 Monate (täglich 200mg)
- Infliximab (TNF-alpha-Blocker): ca. 4 Jahre (400mg alle 8 Wochen)

Ich habe die Medikamente auf eigene Faust und gegen ärztlichen Rat abgesetzt, weil ich Angst vor den potentiellen Langzeitschäden von Cortison und insbesondere der immunsuppressiv wirkenden Medikamente hatte. Das Absetzen von Azathioprin erfolgte, weil das Medikament meine Lebensqualität extrem einschränkte und zu keiner gesundheitlichen Verbesserung führte.

Seitdem ernährst du dich also carnivor, d.h. hauptsächlich von tierischen Produkten. Kannst du deine typische Ernährung kurz beschreiben?

Normalerweise esse ich 3500-4000 Kalorien pro Tag, davon sind immer 250g Protein, 250g Fett und 100-200g Kohlenhydrate je nach Härte der Trainingseinheiten. Ich esse nie mehr als 2x pro Tag, bei geringerem Trainingspensum auch gerne mal nur 1x täglich. Bei mir sind alle Lebensmittel tierischen Ursprungs erlaubt (inklusive Milch, Käse und gelegentlich auch Honig). Primäre Kohlenhydratquellen sind für mich gut verträgliches Obst (Beeren, Bananen, Mango, Wassermelone, Gurken, Oliven und Avocados).

Anfangs habe ich mich strikt carnivore ernährt mit hohem Fettanteil, heute gleicht meine Ernährung am ehesten einer „animal-based diet". Allerdings finde ich den Geschmack von Innereien eher gewöhnungsbedürftig und supplementiere deshalb mit gefriergetrockneten Rinderorgankapseln (aktuell Leber, Niere, Milz, Stierhoden, Ochsengalle), um meinen Bedarf an Vitaminen und Spurenelementen zu decken. Als Ausdauersportler mit chronischer Darmentzündung nehme ich zusätzlich vor dem Schlafengehen 300mg Magnesiumglycinat, da die gängigen Magnesiumverbindungen, vor allem Citrat, bei mir oft abführend wirken. Ansonsten nehme ich keine Nahrungsergänzungsmittel.

Du betreibst ja Leistungssport. Kannst du kurz schildern, wann du damit begonnen hast, wie du trainierst und an welchen Wettkämpfen du teilnimmst?

Meine ersten richtigen Wettkämpfe im Obstacle Course Racing (zu Deutsch: Hindernisrennen) habe ich 2017 absolviert. Damals habe ich noch in Taiwan gearbeitet und war von 2018-2020 im Profikader von Spartan Race (dem weltweit größten Veranstalter von Hindernisrennen) und konnte in dieser Zeit zwei Gesamtsiege und fünf Podiumsplätze verzeichnen. Mit dem Beginn der Corona-Pandemie blieben die großen Sportveranstaltungen leider aus und meine „Karriere" nahm ein rasches Ende.

2021 habe ich HYROX für mich entdeckt. Dabei handelt es sich um einen Fitness-Wettkampf, der Ausdauer- und Kraftsport kombiniert. Athleten müssen insgesamt 8×1 km laufen. Zwischen den einzelnen Laufintervallen muss ein funktionelles Workout (1000m Rudern, 100m Ausfallschritte mit Zusatzgewicht, etc.) absolviert werden. Hier gewinnt selten der schnellste Läufer oder der mit den dicksten Muskeln, sondern derjenige, der die beiden Disziplinen Kraft und Ausdauer am besten vereint und sich möglichst schnell zwischen den unterschiedlichen Modalitäten regenerieren kann. Bislang habe ich an acht HYROX Wettkämpfen teilgenommen, von denen ich siebenmal auf dem Podium stand, davon dreimal als Gesamtsieger, in Karlsruhe, London und Hongkong (in der Doubles Division).

In der Wettkampfphase trainiere ich zweimal pro Tag. Morgens steht fast immer eine leichte Ausdauereinheit (Laufen, Fahrrad, Ruder- oder Skiergometer) auf dem Programm, abends Krafttraining. Beim Ausdauertraining bin ich Fan von polarisiertem Training, auch 80:20 Training genannt. Das heißt, dass der Großteil (ca. 80%) meiner Trainingseinheiten im Grundlagenausdauerbereich stattfindet, bei den restlichen 20% wird die Intensität hochgeschraubt.

Mein Krafttraining ist größtenteils Maximalkrafttraining mit schweren Gewichten und sehr niedrigen, einstelligen Wiederholungsbereichen. Denn zu viel Muskelmasse mit sich herumzuschleppen ist gerade bei langen Laufevents eher hinderlich. Einmal pro Woche mache ich ein HYROX-spezifisches Training, bei dem ich Kraft- und Ausdauerelemente kombiniere.

Fehlen dir bei solch hohen Trainingsumfängen und -Intensitäten nicht die Kohlenhydrate? Setzt du Kohlenhydrate strategisch vor bzw. in Wettkämpfen ein?

Da ich mich in der Wettkampfsaison zu keiner Zeit in Ketose befinde, reicht mir mein Glykogenspeicher für 80% der Trainingseinheiten aus. Lediglich vor Wettkämpfen und sehr harten Einheiten nehme ich 100-200g für mich gut tolerierbare und schnell wirkende Kohlenhydrate (Honig, Milchreis, Bananen, etc.). Dauern die Wettkämpfe länger als 90 Minuten, nehme ich einen Mix aus Honig und Salz während des Events.

Mein morgendliches Ausdauertraining erfolgt fast ausnahmslos auf nüchternen Magen. Das funktioniert für mich für Dauerläufe von bis zu 2 ½ Stunden sehr gut. Da ich mich seit 2018 kohlenhydratarm ernähre, denke ich auch, dass mein Körper bei vergleichsweise hohen Belastungen prozentual mehr Fett verbrennt als der typische „high-carb" Ausdauersportler.

Nach dem morgendlichen Training nehme ich je nach Volumen und Intensität zwischen 100-200g Kohlenhydrate zu mir. Für den Rest des Tages kommen dann fast ausschließlich Fleisch und Tierprodukte auf den Teller.

Hattest du seit deiner Umstellung auf die carnivore Ernährung noch einmal Colitis-typische Symptome?

Ja, die gibt es natürlich immer noch ab und zu. Das liegt meiner Meinung nach daran, dass ich extrem viel unterwegs bin und mein Leben sich aktuell auf zwei Kontinenten abspielt. Leider ist es mir dann nicht immer möglich, genau die Lebensmittel zu essen, die gut für meinen Darm sind. Zum Beispiel musste ich beim Einkaufen/Essengehen in Taiwan oft Kompromisse eingehen, da ich die Speisekarten/Inhaltsstoffe der Lebensmittel nicht lesen konnte. Durch meinen hohen täglichen Kalorienbedarf wird es dann noch schwieriger, nur „richtige" Dinge zu essen.

Ferner ist der extreme Laufsport wahrscheinlich nicht ideal für Menschen mit chronisch entzündlichen Darmerkrankungen. Verdauungsbeschwerden sind bei langen Ausdauerläufen keine Seltenheit und erhöhter Stuhldrang an der Tagesordnung. Der Darm ist eben kein athletisches Organ und passt sich, im Gegensatz zur Muskulatur, nicht an sportliche Belastungen an. So braucht mein Darm nach einem Marathon manchmal einige Tage, bis er sich vollständig von den Strapazen erholt hat. Wenn ich mich jedoch zu 100% an meine Ernährungsweise halte und auf extreme Ausdauerbelastungen verzichte, habe ich zu keiner Zeit Colitis-typische Symptome.

Hast du Ideen, warum die carnivore Ernährung bei dir so gut angeschlagen hat? Würdest du auch anderen Betroffenen diesen Ansatz empfehlen?

Meiner Meinung nach liegt die Wirksamkeit der carnivoren Ernährung bei chronisch entzündlichen Darmerkrankungen in dem hoch eliminativen Charakter dieser Ernährungsweise. Die Entzündung im Darm klingt nicht ab, weil gesunde Lebensmittel hinzugeführt werden, sondern weil alle problematischen Lebensmittel weggelassen werden. Hierbei ist der größte Stellhebel für die schnelle Besserung bei chronischen Darmerkrankungen das Weglassen aller Ballaststoffe. Ein entzündeter Darm kann meiner Meinung nach nicht von ballaststoffreicher Kost profitieren. Unverdaute, sperrige Nahrung verursacht mehr Irritationen an einer bereits entzündeten Oberfläche als auf einer glatten Oberfläche mit intakter Schleimhaut.

Dass die carnivore Ernährung bei chronisch entzündlichen Darmerkrankungen besonders effektiv zu sein scheint, würde ich auch durch das oft unmittelbare Biofeedback unseres Verdauungsapparates erklären. Oft weiß man nach der Elimination sehr schnell, welche Lebensmittel einem nicht schaden, da der Darm meist mit wenig

Begeisterung auf schlecht verträgliche Lebensmittel reagiert. Bei anderen Autoimmunerkrankungen ist das meistens weniger offensichtlich. Beispielsweise konnte ich nach einer hoch-eliminativen Anfangsphase langsam wieder nicht-tierische Lebensmittel einführen. Gurken und Avocados waren kein Problem. Dagegen musste ich bei Süßkartoffeln sicherstellen, dass eine Toilette in unmittelbarer Nähe ist.

Für mich gleicht die carnivore Ernährung einem Selbstexperiment, bei dem man sein eigener Versuchsleiter ist: Wie bei einem gut designten Experiment erschließt sich nur dann ein kausaler Zusammenhang, wenn Störvariablen möglichst gering gehalten und immer nur eine unabhängige Variable manipuliert wird.

Ich würde ausnahmslos jeder Person mit einer chronisch-entzündlichen Darmerkrankung wie Colitis Ulcerosa oder Morbus Crohn eine strikte carnivore Ernährung für mindestens vier Wochen unter ärztlicher Aufsicht empfehlen, vorausgesetzt es besteht keine medizinische Kontraindikation. Gerade für Patienten mit chronisch entzündlichen Darmerkrankungen ist eine einmonatige Ernährungsumstellung nur wenig riskant, der potentielle Nutzen kann aber enorm sein.

6 Entgiftung

6.1 Evolutionäre Grundlagen

Sehen Sie sich nochmals Tabelle 1 an. In der linken Spalte hatte ich viele Faktoren aufgelistet, die man unserer technischen Umwelt zuschreiben kann und die evolutionär gesehen für unseren Körper völlig neu sind. Zwar ist das *per se* kein Argument dafür, dass diese Faktoren für den Körper auch belastend wirken, doch leider stellt sich heraus, dass viele dieser Faktoren in der Tat toxisch (giftig) für unseren Körper sind.

Bekanntlich macht die Dosis das Gift, was bedeutet, dass jede Substanz, die auf den Körper einwirkt, ab einer bestimmten Dosis giftig wirken kann. Doch während zu Jäger- und Sammlerzeiten die Gesundheit hauptsächlich durch Gifte aus Pflanzen und bestimmten Tieren bedroht war, hat es der Mensch seit Einführung des Ackerbaus und der Industrialisierung geschafft, verschiedenste chemische Verbindungen in die Umwelt freizusetzen, die zu einer ernsthaften Gesundheitsbedrohung für ihn selbst geworden sind. Dass dieses „idiotische" Verhalten noch nicht zu einer gigantischen globalen Ökokatastrophe geführt hat, liegt an der Fähigkeit aller tierischen und pflanzlichen Organismen, Umweltgifte effektiv zu entgiften. Dazu bedienen sie sich verschiedener Enzyme, die uralte evolutionäre Wurzeln haben, da sie auf die Zeit zurückgehen, als die ersten mehrzelligen Tiere und Pflanzen entstanden waren. In der gemeinsamen Evolution von Pflanzen und Tieren entwickelten erstere mit Hilfe von Enzymen chemische Giftstoffe, um nicht gefressen zu werden, was bei ihren Fraßfeinden wiederum die Entwicklung von Enzymen zur Entgiftung dieser pflanzlichen Toxine förderte [506–508]. Im Gegensatz zum Immunsystem, dessen Antikörper spezifisch auf individuelle Antigene reagieren, entwickelten Tiere ein Entgiftungssystem, das dank vieler verschiedener Enzyme eine breite Palette an chemischen Substanzen entgiften kann, darunter auch Rückstände des körpereigenen

Stoffwechsels wie z. B. Bilirubin [509]. Bei einigen Tieren, die sich zu Hypercarnivoren entwickelt hatten, wurden manche dieser Entgiftungsenzyme im Laufe der Evolution wieder stillgelegt, da keine Notwendigkeit mehr bestand, pflanzliche Nahrungstoxine zu entgiften. Ein gut bekanntes Beispiel sind Katzen. Alle Katzenarten haben durch verschiedene Genmutationen ein bestimmtes Entgiftungsenzyms namens UDP-Glucuronosyltransferase-1A6 stillgelegt. Dieses Enzym ist allerdings auch für die Entgiftung von Paracetamol und Aspirin zuständig, weshalb Katzen extrem sensibel auf diese Medikamente reagieren und leicht durch Vergiftung daran sterben können [510]. Diese Beobachtung zusammen mit der Tatsache, dass wir Menschen noch eine intakte Version dieses Enzyms besitzen falsifiziert übrigens nicht die Hypothese, dass unsere menschlichen Vorfahren viele Hunderttausend Jahre lang ebenfalls Hypercarnivoren waren (→5.4.1). Zum einen erscheint Hypercarnivorismus als notwendig, aber nicht hinreichend für den Verlust dieses Entgiftungsenzyms (es ist z. B. ebenfalls bei Schabrackenhyänen stillgelegt, nicht aber bei anderen Hyänenarten); zum anderen waren bei verschiedenen Katzenarten viele Millionen Jahre notwendig, ehe sich die Mutationen, die zur Stilllegung des Enzyms führten, im Genom aller Individuen etabliert hatten [510]. Wir Menschen weisen aber unterschiedliche Genvarianten der verschiedenen Entgiftungsenzyme auf, die durch kleine Unterschiede in den entsprechenden Genabschnitten bedingt sind (sogenannte Polymorphismen) und dazu führen, dass verschiedene Individuen bestimmte Chemikalien mehr oder weniger gut entgiften können [509]. Darauf beruhen zum Beispiel die individuellen Unterschiede in der Reaktion auf Koffein [511].

Wir haben es also den Pflanzen zu verdanken, dass wir heutzutage mit einem effektiven Arsenal an verschiedenen Entgiftungsenzymen ausgestattet sind, die nicht länger hauptsächlich nur pflanzliche Toxine und körpereigene Stoffe entgiften, sondern in zunehmendem Ausmaß auch Medikamente und Umweltgifte. Meiner Einschätzung nach erklärt das zumindest teilweise, warum manche Menschen heutzutage große Probleme mit pflanzlichen Antinährstoffen haben, nämlich dann, wenn die entsprechenden Entgiftungsenzyme bereits mit der Entgiftung von Umweltgifte ausgelastet sind.

6.2 *Ablauf der Entgiftung*

Auch wenn die Leber als wichtigstes Entgiftungsorgan gilt, findet Entgiftung von Chemikalien in allen unseren Organen statt. Zunächst einmal ist es wichtig zu unterscheiden, ob Giftstoffe wasser- oder fettlöslich sind. Die wasserlöslichen Giftstoffe können relativ problemlos über die Nieren ausgeschieden werden. Die fettlöslichen hingegen müssen erst wasserlöslich gemacht werden und werden dazu zunächst einmal in Körperzellen aufgenommen, was durch passive Diffusion oder aktiven Transport geschieht. Die Aufnahme der Giftstoffe wird manchmal als Phase 0 der Entgiftung bezeichnet. Daran schließen sich dann die eigentlichen drei Phasen der Entgiftung an, die man als Phase I, II und III bezeichnet.

1. In Phase I werden die meist fettlöslichen Toxine zunächst „aktiviert", das bedeutet reaktionsfreudig und auch etwas wasserlöslicher gemacht. Das geschieht durch chemische Reaktionen, die von speziellen Phase-I-Enzymen

(**Cytochrom-P450-Enzyme**) vermittelt werden, typischerweise durch das Anhängen eines reaktiven Sauerstoffradikals wie einem Hydroxylradikal (OH-Radikal bzw. HO·) [512]. Dabei entstehen hochreaktive Moleküle, die oxidativen Stress und Entzündungen auslösen und deshalb so schnell wie möglich in der Phase II, der eigentlichen Entgiftungsphase, entschärft werden müssen.
2. In Phase II findet die Entschärfung, also die eigentliche Entgiftung, der Zwischenprodukte aus Phase I statt. Dabei helfen bestimmte Enzyme, die man **Transferasen** nennt und zu denen beispielsweise die im letzten Abschnitt erwähnte UDP-Glucuronosyltransferase gehört. Diese Transferasen entschärfen die toxischen Zwischenprodukte aus der Phase I, indem sie andere, wasserlösliche Stoffe wie z. B. Glucuronsäure, Schwefelsäure (Sulfat), Essigsäure (Acetat), Taurin (→5.4.2), Glutamin oder Glutathion (→4.2.1) auf sie transferieren (übertragen). Man nennt diese Reaktionen Konjugation (Kopplung). Nach den Konjugations-Reaktionen der Phase II liegen mehr oder weniger wasserlösliche Moleküle vor, die in der nun folgenden Phase III aus der Zelle ausgeschieden werden.
3. Phase III ist die Transportphase. Die entgifteten Substanzen werden aus der Zelle „gepumpt", wofür Energie aufgewendet werden muss. Man spricht von einem ATP-abhängigen aktiven Transport. Das bedeutet, dass hier die Mitochondrien eine wichtige Rolle spielen, um bei der Zellentgiftung zu helfen. Sind diese nicht voll funktionsfähig, kann es zu ATP-Mangel kommen und die Entgiftungsleistung leidet.

Die Leber spielt neben dem Darm eine Schlüsselrolle bei der Entgiftung von Toxinen; etwa ein Drittel aller Cytochrom-P450-Enzyme befindet sich in ihr und sie alle sind an der Entgiftung körperfremder Stoffe beteiligt [513]. Der Darm ist die wichtigste Entgiftungsstelle für Toxine aus Nahrungsmitteln, von denen zum Beispiel Histamin Probleme macht, wenn eine Schwäche im entsprechenden Entgiftungsenzym vorliegt (bekannt als Histaminintoleranz). Darmzellen verfügen zum einen über eine große Menge von Entgiftungsenzymen, zum anderen über viele energieabhängige Transporter, mit denen sie überschüssig aufgenommene Giftstoffe zurück in den Darm pumpen können, damit diese über den Stuhl ausgeschieden werden. Was nicht schon im Darm entgiftet wird, gelangt über die Pfortader zur Leber. Leberzellen enthalten neben sehr vielen Phase-I-Enzymen eine entsprechend große Reserve an antioxidativen und antientzündlichen Enzymen, um sich vor den reaktiven Zwischenprodukten aus der Phase I schützen zu können [509]. In Phase III der Entgiftung in der Leber erfolgt die Ausscheidung der Giftstoffe dann über zwei Wege: (i) Blut → Niere → Urin oder (ii) Galle → Darm → Stuhl. Die Umweltmedizinerin Dr. med. Birgitt Theuerkauf hat speziell für die Ausscheidung von der Leber über den Darm noch eine vierte Entgiftungsphase („Phase IV") definiert, um der Bedeutung dieses Ausscheidungsweges Rechnung zu tragen [192]. Heutzutage besitzen viele Menschen einen durchlässigen Darm („leaky gut"), so dass die konjugierten Giftstoffe unkontrolliert rückresorbiert werden, worauf der Körper mit einer Reduktion des Phase-II-Entgiftungssystems reagiert. Daraus kann wiederum eine Störung der Balance zwischen Phase I und II entstehen.

Tabelle 18 gibt nochmal einen Überblick über die verschiedenen Phasen der Entgiftung und welche Mikronährstoffe dabei eine Rolle spielen. Zur Unterstützung bestimmter Phasen können diese Mikronährstoffe ergänzt werden, aber generell sollte man auf eine ausreichende Zufuhr aller wichtigen Mikronährstoffe über die Nahrung achten. Bei Betrachtung der in Tabelle 18 aufgeführten Mikronährstoffe sollte Ihnen jetzt auch bewusst werden, warum vegetarische bzw. vegane Ernährungsformen - entgegen dem, was manchmal behauptet wird - nicht geeignet sind, um die Entgiftung zu fördern. Denn kritische Mikronährstoffe wie Vitamin A, B_{12}, Taurin oder Carnitin kommen (fast) ausschließlich in tierischen Lebensmitteln (v.a. Fleisch und Innereien) vor (→4.2.6, 5.4.2).

Tabelle 18: Die verschiedenen Phasen der Entgiftung und von welchen Mikronährstoffen sie abhängen

Phase	**0 (Aufnahme)**	**I (Aktivierung)**	**II (Konjugation)**	**III (Ausscheidung)**
Was passiert?	Transport der Giftstoffe in die Zelle (aktiv durch Transporter oder passiv durch Diffusion)	Aktivierung erfolgt v.a. durch Oxidation, aber auch Reduktion oder Hydrolyse. Dabei entstehen zum Teil noch giftigere Zwischenprodukte und oxidativer Stress (ROS)	Entschärfung der Zwischenmetabolite aus Phase I durch Koppelung an Glucuronsäure, Glutathion, Schwefelsäure (Sulfat), Essigsäure, Methylgruppen, Glutamin, Taurin, Glycin, etc.	Aktiver Transport aus der Zelle und dann: Blut → Niere → Urin Galle → Darm → Stuhl
Wichtige Mikronährstoffe	Um aktiven Transport zu gewährleisten (ATP-abhängig): Mitochondriale Mikronährstoffe (Eisen, Kupfer, Selen, Zink, B-Vitamine, Carnitin, CoenzymQ_{10})	Cofaktoren für die Aktivierung: B-Vitamine (B_2, B_3, B_6, B_{12}, Folsäure), Glutathion, Aminosäuren. Für den Schutz gegen ROS: Vitamin A, C, E, Selen, Zink, Kupfer, Mangan, CoenzymQ_{10}, Alpha-Liponsäure, Glutathion, Flavonoide	Konjugationspartner: Glutathion, Glutamin, Glycin, Taurin, Schwefel, Methylgruppen	Um aktiven Transport zu gewährleisten (ATP-abhängig): Mitochondriale Mikronährstoffe (Eisen, Kupfer, Selen, Zink, B-Vitamine, Carnitin, CoenzymQ_{10})

6.3 *Entgiftungsstörungen*

Im vorigen Abschnitt wurde auf die Wichtigkeit der Balance zwischen Phase I und Phase II eingegangen. Das wollen wir uns hier noch etwas genauer ansehen, insbesondere im Hinblick auf die Entstehung von Krebserkrankungen durch sogenannte Kanzerogene (potentiell krebsauslösende Substanzen). Die Hauptgefahr einer ungenügenden Entgiftung von Kanzerogenen liegt hier im anfallenden oxidativen Stress, den wir schon in Abschnitt 3.1 als ursächlich für die Schädigung der Mitochondrien und der Zellkern-DNA kennengelernt haben. Zwar ist die Auswirkung einer Aktivierung oder Hemmung einzelner Entgiftungsenzyme auf das Krebsrisiko aufgrund der Komplexität des gesamten Entgiftungssystems im Allgemeinen nicht vorhersagbar; jedoch geht man davon aus, dass sowohl eine Überaktivität von Phase-I-Enzymen als auch eine Hemmung von Phase-II-Enzymen langfristig das Krebsrisiko steigert, während die gegenteilige Situation - also eine Hemmung von Phase I und Aktivierung von Phase II - als ein wichtiger Mechanismus gilt, der die krebshemmenden Eigenschaften vieler sekundärer Pflanzenstoffe teilweise erklären soll [514].

6.3.1 Überstimulation von Phase I

Die Aktivität der Phase-I-Enzyme im Organismus ist durch das Maß der Giftstoffbelastung stimulierbar - je mehr Giftstoffe, desto mehr Entgiftungsenzyme werden hergestellt. Im Fachjargon spricht man davon, dass die Enzymaktivität durch bestimmte Giftstoffe **induziert** wird [509,515]. Nun gibt es Toxine, die nur Phase-I-Enzyme induzieren, ohne eine gleichzeitige Steigerung der Aktivität von Phase-II-Enzymen. Die Gefahr dabei ist, dass es ohne eine gleichzeitige Aktivierung von Phase-II-Enzymen zu einer Anhäufung toxischer Zwischenmetabolite aus Phase I kommen kann, die nicht schnell genug in Phase II unschädlich gemacht werden und Zellstrukturen wie die Mitochondrien oder Zellkern-DNA oxidativ schädigen und damit potentiell krebserregend sind [509,515]. Abbildung 28 veranschaulicht noch einmal, wie zunächst nicht direkt krebserregende Stoffe (Prokanzerogene) durch Phase-I-Enzyme zu potentiell krebserregenden Stoffen (Kanzerogenen) aktiviert werden. Zu den Prokanzerogenen, welche hauptsächlich bzw. ausschließlich Phase-I-Enzyme induzieren, zählen:

- **Heterozyklische Amine**: Sie entstehen wenn Aminosäuren, Zucker oder Kreatin auf über 100°C erhitzt werden [516]. Sie sind an sich nicht krebserregend, doch sie induzieren Phase-I-Enzyme, mit deren Hilfe sie in potentiell krebserregende Stoffe umgewandelt werden, die insbesondere mit Magen- und Darmkrebs in Verbindung gebracht werden [517,518]. Heterozyklische Amine kommen v.a. in gegrilltem Fleisch und Fisch und in Zigarettenrauch vor.
- **Alkohol**: Alkohol (genauer gesagt: Ethanol) induziert zwei spezielle Phase-I-Enzyme [519]. Das eine (CYP2E1) katalysiert die Umwandlung von Ethanol in das Kanzerogen Acetaldehyd, welches an dem morgendlichen „Kater" nach starkem Alkoholkonsum beteiligt ist. Das andere Enzym (CYP3A4) aktiviert prokanzerogene Chemikalien aus Tabakrauch zu Kanzerogenen [520,521]. Weil gleichzeitig keine parallele Steigerung der Entgiftungsleistung in Phase II stattfindet, sind dies zwei Mechanismen, welche ursächlich an dem höheren Risiko von chronischen Alkoholtrinkern für Tumore des Mund-Rachenraums, der Speiseröhre, des Darms und der Leber beteilig sind [522]. Daneben erhöht Alkohol die Toxizität von Medikamenten wie Paracetamol, weil dieselben Cytochrom-P450-Enzyme, die Alkohol induziert, auch den Abbau dieser Medikamente zu giftigen Zwischenprodukten katalysieren [515].
- **Einige sekundäre Pflanzenstoffe**: Ein Beispiel ist Glucoraphanin, ein sekundärer Pflanzenstoff, der v.a. in Brokkoli und anderen Kreuzblütengewächsen

vorkommt. Glucoraphanin ist die Vorstufe des als positiv bewerteten Stoffes Sulforaphan, welcher ein starker Aktivator von Phase-II-Entgiftungsenzymen ist. Dagegen induziert Glucoraphanin hauptsächlich Phase-I-Enzyme und erzeugt dadurch Haufenweise freie Radikale, so dass vor separater Einnahme dieses Stoffes oder damit angereichertem Brokkoli gewarnt wurde [523]. Dieses Beispiel verdeutlicht, dass die isolierte Einnahme sekundärer Pflanzenstoffe (wie auch bestimmter Mineralstoffe und Vitamine) unter Umständen negative Effekte hervorrufen kann.

Es empfiehlt sich für Personen, die regelmäßig den oben genannten Substanzen ausgesetzt sind, gezielt die Phase II zu unterstützen (→6.4.2).

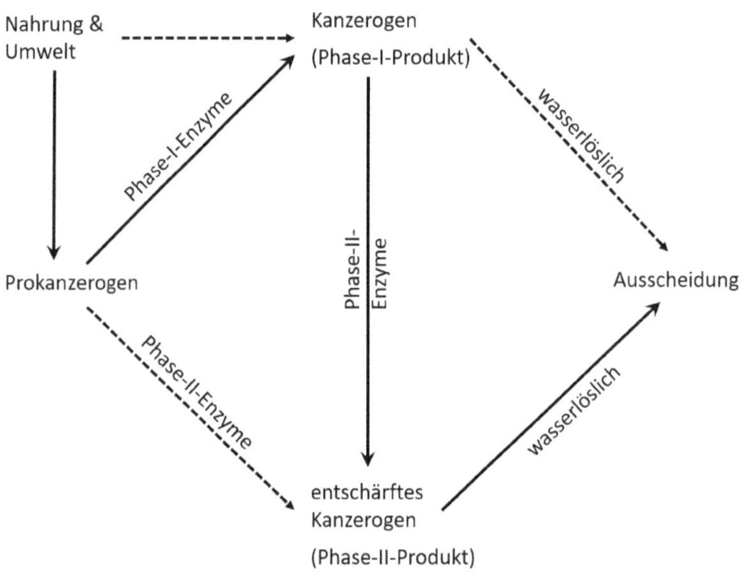

Abbildung 28: Phase-I- und Phase-II-System der Entgiftung in Bezug auf potentiell krebserregende Stoffe (Kanzerogene). Kanzerogene bzw. ihre Vorstufen (Prokanzerogene) gelangen über die Nahrung und Umwelt in den Körper. Wasserlösliche Kanzerogene können schnell wieder ausgeschieden werden, während fettlösliche Stoffe erst durch Phase-II-Enzyme wasserlöslich gemacht werden müssen. Modifiziert übernommen aus Watzl B & Leitzmann C: Bioaktive Substanzen in Lebensmitteln, 3. Auflage [514].

6.3.2 Hemmung von Phase II

Wir haben gesehen, dass in der ersten Phase der Entgiftung, deren primäres Ziel es ist, problematische fettlösliche Stoffe, die der Körper loswerden möchte, besser wasserlöslich zu machen und für die eigentliche Entgiftung in Phase II vorzubereiten, Zwischenprodukte anfallen, die oftmals ebenfalls giftig bzw. noch giftiger als die Ausgangssubstanz sind. Diese müssen deshalb schnellstmöglich in der Phase II entgiftet werden, wozu es der speziellen Phase-II-Enzyme bedarf (Tabelle 18 und Abbildung 28). Es gibt allerdings mehrere Möglichkeiten, wie die Aktivität dieser wichtigen Entgiftungsenzyme gehemmt werden kann, wodurch sich die Entgiftung potentiell krebserregender Stoffe verzögert:

- **Mangel an wichtigen Cofaktoren**: Hier sind insbesondere Sulfat (Schwefel) und Glutathion zu nennen, die als Kopplungspartner der toxischen Zwischenprodukte aus Phase I dienen, um letztere zu entschärfen. Auch Glycin, Taurin und Glutamin sind - als Vorläufer von Glutathion (→4.2.1) oder eigenständige Kopplungspartner - ebenfalls kritische Mikronährstoffe für das optimale Funktionieren von Phase-II-Enzymen.
- **Kompetitive Hemmung von Phase-II-Enzymen**: Wenn gleichzeitig zu viele Zwischenprodukte aus Phase I anfallen, die entgiftet werden müssen, kann es sein, dass die Aktivität von Phase-II-Enzymen kompetitiv gesättigt wird, das heißt, mehrere Phase-I-Zwischenprodukte bedienen sich desselben Phase-II-Enzyms und können nur noch verzögert entgiftet werden. Das spielt insbesondere eine Rolle bei der gleichzeitigen Einnahme verschiedener Medikamente.
- **Direkte Hemmung von Phase-II-Enzymen**: Manche Stoffe üben eine direkte hemmende Wirkung auf Phase-II-Enzyme aus. Das trifft z. B. auf den in schwarzem Pfeffer enthaltenen Stoff Piperin zu, der sowohl das Enzym UDP-Glucuronosyltransferase hemmt als auch die intrazellulären Spiegel der Glucuronsäure vermindert [524].
- **Morbus Meulengracht (Gilbert-Syndrom)**: Morbus Meulengracht ist eine Stoffwechselerkrankung, die ca. 3-10% der Bevölkerung betrifft und damit relativ häufig vorkommt. Sie zeichnet sich durch leicht erhöhte Spiegel des Farbstoffs Bilirubin aus, welcher ein Abbauprodukt der roten Blutkörperchen ist. Das beruht auf einer genetisch vererbbaren Reduktion des Enzyms UDP-Glucuronyltransferase-1A, welches Bilirubin an Glucuronsäure koppelt und damit wasserlöslich macht [525]. Die Aktivität dieses Enzyms ist bei Morbus Meulengracht um ca. 30% gegenüber der normalen Aktivität reduziert [526]. In Folge erhöht sich der Spiegel von unkonjugiertem Bilirubin, was im Blut als erhöhter Bilirubinwert auffallen und den Betroffenen einen Gelbstich in der Hautfarbe oder den Augen verleihen kann. Schulmedizinisch gilt Morbus Meulengracht als harmlos, jedoch kann die reduzierte Aktivität von UDP-Glucuronyltransferase-1A auch eine schlechtere Entgiftung anderer chemischer Stoffe wie z. B. Alkohol, Paracetamol oder des Chemotherapeutikums Irinotecan [527] bewirken; zudem klagen Betroffene auch häufiger über Müdigkeit. Im Gegenzug scheinen sie aber davon zu profitieren, dass Bilirubin ein sehr gutes Antioxidans ist, so dass Menschen mit Morbus Meulengracht ein geringeres Risiko für Herz-Kreislauf-Erkrankungen [528] und einige Krebserkrankungen [529] besitzen.
- **Genetische Polymorphismen**: Ein Polymorphismus in einem Gen bezeichnet die Existenz mehrerer Varianten dieses Gens innerhalb einer Population, die durch kleine Unterschiede in dem entsprechenden Genabschnitt auf der DNA hervorgerufen wird. Manche Polymorphismen verringern die Aktivität von Phase-II-Enzymen, wodurch der Abbau von Prokanzerogenen und Kanzerogenen beeinträchtigt ist und das Risiko für manche Krebsarten erhöht wird [509,512]. Man kann auf das Vorliegen solcher Polymorphismen testen und

sollte - falls eine entsprechende Reduktion in der Aktivität von Phase-II-Enzymen vorliegt - auf Rauchen verzichten, geräucherte und stark erhitzte Lebensmittel meiden, Umweltgiften aus dem Weg gehen sowie gezielt die Phase II-Entgiftung unterstützen (→6.4.2) [530].

6.4 *Unterstützung der Entgiftung*

Um die körpereigene Entgiftung zu unterstützen, empfiehlt es sich, schrittweise vorzugehen. Zunächst muss sichergestellt sein, dass die Ausleitung der Giftstoffe funktioniert. Denn wenn Sie zu Hause eine Wespe in einem Glas gefangen haben, die Sie frei lassen möchten, sollten Sie vorher das Fenster geöffnet haben. Die Ausleitung beinhaltet sowohl den Transport der Giftstoffe aus den Zellen als auch den Abtransport über Darm und Nieren. Wenn diese gut funktioniert, können Sie versuchen, die eigentliche Entgiftung hochzuschrauben, um vermehrt Giftstoffe loszuwerden.

6.4.1 Schritt 1: Die Ausleitung (Phase III und „Phase IV") unterstützen

Da die Ausleitung von den in Phase II wasserlöslich gemachten Giftstoffen hauptsächlich von ATP-abhängigen Transportern übernommen wird, spielt die Gesundheit der Mitochondrien für die Phase III der Entgiftung eine herausragende Rolle. Um die Mitochondrien gesund und „fit" zu machen, sollte auf eine ausreichende Zufuhr kritischer, mitochondrienspezifischer Mikronährstoffe (→4.2.6) geachtet und bei Bedarf sollten die fehlenden substituiert werden. Zu den Mikronährstoffen, die die ATP-Herstellung steigern können, zählen insbesondere die B-Vitamine (B1, B2, B3, B5, B6 und B12), L-Carnitin, Coenzym Q_{10}, R-Alpha-Liponsäure, Eisen und Magnesium [191].

Des Weiteren kann die schnelle Ausscheidung der unschädlich gemachten und nun wasserlöslichen Giftstoffe unterstützt werden, indem man ausreichend trinkt, d.h. mindestens 2-3 Liter Wasser täglich. Da Giftstoffe auch über den Schweiß ausgeschieden werden, sollte man versuchen, täglich - am besten durch körperliche Aktivität - zu schwitzen. Im Winter bieten sich hier auch regelmäßige Saunabesuche an. Die Ausscheidung über den Darm lässt sich spezifisch noch durch folgende Nahrungsergänzungen unterstützen:

- **Chlorella Alge**: Chlorella ist die Bezeichnung für eine Gattung von mikroskopisch kleinen Grünalgen, die in Form von Presslingen als Nahrungsergänzungsmittel erhältlich sind. Chlorella unterstützt alle Phasen der Entgiftung, indem sie a) schon im Darm Giftstoffe an sich bindet und somit deren Absorption verhindert, b) Phase-I- und Phase-II-Enzyme induziert und dadurch die Entgiftung beschleunigt und c) während der Ausscheidung von Giftstoffen über den Darm deren Reabsorption verhindert [531]. Darüber hinaus besitzt Chlorella krebshemmende und das Immunsystem unterstützende Eigenschaften [532–535], welche in klinischen Studien, in denen die Alge begleitend zur Strahlen- und Chemotherapie verabreicht wurde, auch teilweise bestätigt wurden [536,537]. Empfohlen wird, die Einnahme von Chlorella mit ca. 4g täglich - aufgeteilt in ungefähr gleich große Mengen zu den Mahlzeiten - zu beginnen und wochenweise bis zu ca. 20g täglich zu steigern [192].

- **Zeolith**: Unter Zeolith versteht man üblicherweise ein in der Natur vorkommendes, aluminiumhaltiges mineralisches Gestein vulkanischen Ursprungs, das ultrafein vermahlen als Nahrungsergänzungsmittel erhältlich ist. Zeolith ist ein sogenannter Kationentauscher, denn es nimmt positiv geladene Ionen - bevorzugt Schwermetalle, aber auch Ammonium (NH_4^+) - auf und gibt im Gegenzug andere positiv geladene Ionen (z. B. Mg^{2+}, Ca^{2+}, Na^+) wieder frei. Aufgrund seiner Ammonium-bindenden Eigenschaften wird es in der Nutztierhaltung eingesetzt und ist auch für die Unterstützung der Entgiftung beim Menschen interessant [538]. Neben Schwermetallen wie Cäsium, Blei, Cadmium oder Quecksilber können auch viele andere Giftstoffe im Darm effektiv im Austausch gegen nützliche Kationen an Zeolith gebunden werden. Einmal gebunden, werden diese nicht bzw. nur sehr langsam wieder frei gelassen und können über den Darm ausgeschieden werden. Deshalb kann Zeolith bei der Ausleitung von Giftstoffen über den Darm unterstützend wirken. Darüber hinaus gibt es Hinweise auf antioxidative und immunstimulierende systemische Effekte, die vermutlich mit der Wechselwirkung mit Darmbakterien zu tun haben, da Zeolith selbst zu grob ist, um vom Darm in den Blutkreislauf zu gelangen. Die Einnahme von mehreren Gramm Zeolith pro Tag ist sicher, und Studien zeigen, dass kein Verlust von wichtigen körpereigenen Mineralstoffen durch Zeolith oder eine Vergiftung mit Aluminium zu befürchten ist, selbst wenn im sauren Magenmilieu kleine Mengen Aluminium freigesetzt werden [538]. Erste klinische Daten zur Einnahme von Zeolith während einer Chemotherapie deuten auf bessere Verträglichkeit hin [539], wobei die Studienlage bei Krebspatienten insgesamt noch dürftig ist. Weiterhin gibt es positive Studienergebnisse bei Patienten mit chronischen Darmentzündungen [540]; und auch Patienten mit Histaminintoleranz können von Zeolith profitieren, da das Mineral Histamin bindet (und zwar umso effektiver, je feiner vermahlen es ist) [541]. Weil aber Histamin andererseits die Produktion von Magensäure und damit die Nahrungsverdauung fördert, sollte die Einnahme von Zeolith mindestens 60 Minuten vor und 2-3 Stunden nach einer Mahlzeit erfolgen, am besten also früh morgens und vor dem Schlafengehen. Außerdem sollten gleichzeitig mit Zeolith keine Medikamente oder andere Nahrungsergänzungsmittel eingenommen werden.

6.4.2 Schritt 2: Die Entgiftung (Phase II) unterstützen

Ein paar Wochen nachdem man begonnen hat, die Ausleitungsphase der Entgiftung zu unterstützen, kann man damit beginnen, Phase II gezielt zu unterstützen. Dazu lassen sich theoretisch drei Strategien anwenden:

- Vermehrung der Anzahl von Phase II-Enzymen und/oder Verminderung von Phase-I-Enzymen
- Unterstützung der Phase II-Enzymaktivität durch Nahrungsergänzung mit wichtigen Cofaktoren
- Entlastung der Phase-II Enzyme durch zusätzliche Antioxidantien

Die für die Phase II wichtigen Cofaktoren und Antioxidantien sind in Tabelle 18 zu finden und sind im Rahmen einer modernen Paläoernährung (→5.2) im Allgemeinen gut abgedeckt bzw. können zur Unterstützung der Entgiftung gezielt substituiert werden. Interessant ist der Ansatz, gezielt Phase-II-Enzyme zu induzieren, um die Zellentgiftung zu verbessern [542]. Für eine Reihe von **sekundären Pflanzenstoffen** wurde entweder postuliert oder im Experiment nachgewiesen, dass sie in der Lage sind, bestimmte Phase-II-Enzyme zu induzieren und gleichzeitig Phase-I-Enzyme zu hemmen, so dass Kanzerogene weniger schnell aktiviert und schneller abgebaut werden. Dazu zählen Phenolsäuren (z. B. Kaffeesäure aus Kaffee, Ellagsäure aus Beerenobst oder Walnüssen), die Abbauprodukte der Glucosinolate (z. B. in Brokkoli oder Kohl), Flavonoide (z. B. aus Zitronenöl), Sulfide (z. B. aus Zwiebeln und Knoblauch) und Monoterpene (z. B. aus Orangen, Weintrauben, Himbeeren oder Pfefferminze) [514]. Je nach sekundärem Pflanzenstoff werden nur bestimmte Phase-I-Enzyme gehemmt und einzelne Phase-II-Enzyme induziert, und die Effekte unterscheiden sich zudem von Organ zu Organ [543]. Das bedeutet, dass isolierte sekundäre Pflanzenstoffe immer nur einen spezifischen Schutz vor bestimmten Kanzerogenen bieten können, und manchmal sogar schädliche Effekte zeigen, da Phase-I- und Phase-II-Enzyme eine Vielzahl verschiedener Reaktionen katalysieren, die z. B. auch körpereigene Stoffe betreffen [514]. Ein Beispiel ist das viel propagierte Sulphoraphan, das in vielen Tierversuchen zwar krebspräventive Eigenschaften gezeigt hat, aber die Mitochondrienfunktion in Zellen des Herzens schädigen kann [544].

Das alles spricht dafür, für die Krebsprävention auf den Verzehr ganzer pflanzlicher Lebensmittel zu setzen, um von einem breiten Spektrum vieler weiterer vor Krebs schützender sekundärer Pflanzenstoffe, Vitamine und Mineralstoffe zu profitieren. Isolierte sekundäre Pflanzenstoffe sollten als Medikamente aufgefasst werden und sind in diesem Sinne vor allem während einer Krebstherapie interessant. Zwei der bekanntesten dieser pflanzlichen Medikamente sind Silymarin und Curcumin, die hier kurz näher beleuchtet werden sollen:

- **Silymarin** ist ein Extrakt aus der Mariendistel und besteht aus mehreren chemischen Verbindungen, welche in Tier- und Zellexperimenten antioxidative, antientzündliche, antivirale und krebshemmende Eigenschaften gezeigt haben. Man stellte fest, dass Silymarin den Entgiftungsprozess verbessert, indem es Phase-I-Enzyme hemmt, während es Phase-II-Enzyme induziert, so dass pro Zeiteinheit weniger toxische Substanzen in der Zelle anfallen und die, die anfallen, schneller entschärft werden können [545]. Damit schützt Silymarin theoretisch auch vor chemotherapiebedingten Nebenwirkungen, da viele Chemotherapeutika Phase-I-Enzyme in verschiedenen Organen (z. B. Herz und Nieren) induzieren, wodurch diese vermehrt oxidativem Stress ausgesetzt werden und Schäden erleiden. Klinische Studien an Patienten mit Lebererkrankungen oder Krebs deuten an, dass Silymarin-Gaben bis zu 700 mg dreimal täglich über 48 Wochen sicher verabreicht werden können [545,546]. Auch wenn Silymarin offenbar keine nennenswerten Effekte auf die im Blut messbaren Leberenzyme hat, welche zur Beurteilung der Schwere einer Lebererkrankung herangezogen werden [547], kam eine internationale Expertenkommission im Jahre 2022 zu der Empfehlung, Silymarin bei Lebererkrankungen (z. B. nicht-alkoholische und alkoholische Fettleber, Leberzirrhose) einzusetzen [546]. Neben der Unterstützung der Entgiftung zeigten Tier- und Zellstudien, dass Silymarin auch direkt wachstumshemmend auf Krebszellen wirkt; allerdings konnten bei Krebspatienten bislang noch keine klinisch relevanten Ergebnisse bezüglich einer besseren Tumorkontrollwahrscheinlichkeit oder längerer Überlebenszeit bewiesen werden [545].

- **Curcumin** ist ein sekundärer Pflanzenstoff, der in dem Gewürz Kurkuma vorkommt. In Tier- und Zellstudien wurde gezeigt, dass Curcumin ein potenter Stimulator von Phase-II- und anderen antioxidativen Enzymen ist [548,549]. Curcumin hat, oral eingenommen, eine sehr schlechte Bioverfügbarkeit, weshalb Curcumin-Präparate mit leicht veränderter chemischer Struktur oder in Verbindung mit liposomalen oder Nanotransportsystemen auf den Markt gebracht wurden. Dennoch scheint ihr Einsatz, zumindest bei fortgeschrittenen Krebspatienten, während der Krebstherapie keinen wirklichen Nutzen hinsichtlich der Überlebenszeit oder des Tumoransprechens zu haben - und das, obwohl es klare Hinweise auf ein Absenken von Entzündungs- und Tumormarkern bei Krebspatienten gibt [550]. Wie so oft bei komplementären Therapieansätzen, scheint also auch bei Curcumin der Einsatz am vielversprechendsten zu sein, wenn die Tumorerkrankung noch nicht bis zur Metastasierung fortgeschritten ist.

6.5 *Giftquellen vermeiden*

Mindestens genauso wichtig, wie die Entgiftungsleistung des Körpers zu verbessern, ist es, relativ leicht vermeidbare Giftbelastungen aus dem Leben zu verbannen. Dazu einige Tipps:

- **Fluoride**: Fluoride sind Verbindungen mit dem Element Fluor (F), welches unter allen Elementen den stärksten Drang hat, sich mit einem Reaktionspartner zu verbinden, um von diesem ein Elektron zu bekommen, mit dem es dann seine äußere Elektronenschale vervollständigen kann (es hat 7 Elektronen in der zweiten Schale, die mit 8 Elektronen voll besetzt wäre). Zum Thema Fluorid hat die Zahnärztin Dr. med. dent. Nicole Wagner ein sehr gutes Buch geschrieben, in dem das Narrativ, Fluorid wäre für die Zahngesundheit essentiell, als wissenschaftlich unhaltbar entlarvt wird [551]. Auf der Zellebene erzeugen Fluoride oxidativen Stress, hemmen den Vitamin-D-Rezeptor und beschädigen die Mitochondrien; auf der Gewebsebene fördern sie Verkalkungen und auf Organebene begünstigen sie Krebs [552]. Fluor hat eine hohe Tendenz, sich zusammen mit Kalzium in der Zirbeldrüse abzulagern und die Produktion des wichtigen antioxidativen Schlafhormons Melatonin zu stören [553,554]. Der Philosoph René Descartes sah die Zirbeldrüse als Schnittstelle der körperlichen und spirituellen Ebenen des Menschen, und ihre Lokalisation im Gehirn entspricht dem Sitz des „dritten Auges" in alten indischen Weisheitslehren [555], so dass auch über eine negative Wirkung von Fluorid auf das spirituelle Potential spekuliert werden kann. Fluoride lassen sich vermeiden, indem man bewusst Zahnpflegeprodukte ohne Fluoride kauft, auf fluoridhaltige Medikamente verzichtet und eventuell belastetes Trinkwasser filtert.

- **Polyzyklische aromatische Kohlenwasserstoffe**: Diese Prokanzerogene entstehen bei unvollständiger Verbrennung organischer Materialen. Hauptsächliche Quellen sind Zigarettenrauch, die Nahrung (insbesondere geräucherte und stark erhitzte fettreiche Lebensmittel) und in zunehmendem Maße auch das Wasser und die Umwelt, da diese Stoffe leicht an Mikroplastikpartikel binden (das sind per Definition Plastikpartikel mit <5mm Größe) [556,557]. Gesetzlich festgelegte Grenzwerte werden von geräucherten Fleisch-, Fisch- und Wurstwaren, Pflanzenölen, Schokoladen, Süßwaren und Babynahrung relativ häufig überschritten. Polyzyklische aromatische Kohlenwasserstoffe induzieren sowohl Phase-I- als auch Phase-II-Enzyme, was ihre Entgiftung zwar beschleunigt; jedoch können Entgiftungsstörungen, erhöhte Toxinbelastungen oder chronische Erkrankungen dazu führen, dass trotzdem zu viele kanzerogene Abbauprodukte entstehen, welche die Zellen nachhaltig schädigen. Die einfachsten Maßnahmen zur Vermeidung von polyzyklischen aromatischen Kohlenwasserstoffen bestehen darin, nicht zu rauchen und geräucherte Fleisch- und Wurstwaren zu vermeiden bzw. vor dem Verzehr abzuwaschen [558]. Durch Marinieren von Fleisch mit antioxidativen Gewürzen (z. B. Zwiebeln, Knoblauch, Oregano) und Säuren (z. B. Essig, Zitronensaft) lässt sich die Entstehung polyzyklischer Aromastoffe bei starker Erhitzung effektiv vermeiden, während basische und Ölmarinaden ihre Entstehung fördern [556]. Schwieriger ist es, Mikroplastik aus dem Weg zu gehen, welches sich insbesondere in den Flüssen und Meeren anhäuft und dadurch Lebensmittel und Salz aus diesen Gewässern verschmutzt. Hier wäre es denkbar, als Alternative zu Meersalz heimisches Steinsalz zu verwenden, welches bis zu seiner Gewinnung abgeschlossen von der Umwelt lagert.
- **Heterozyklische Amine:** Ähnlich wie bei den polyzyklischen aromatischen Kohlenwasserstoffen lässt sich die Entstehung heterozyklischer Amine effektiv (bis zu 100%) verhindern, wenn man Fleisch vor starker Erhitzung mit Kräutern oder Zitronensaft behandelt [516,517].
- **Toxische Schwermetalle**: Cadmium (Cd), Blei (Pb), Quecksilber (Hg), Arsen (As) und Chrom (Cr) sind giftige Schwermetalle, die sich durch industrielle, landwirtschaftliche, medizinische und technische Anwendungen stark in Boden, Wasser und der Luft verbreitet haben. Auf Zellebene erzeugen diese Schwermetalle oxidativen Stress, beschädigen die Mitochondrien und Zellkern-DNA, während sie auf Gewebeebene Entzündungen und Hyperplasien (Wucherungen) begünstigen, was sie klar als Kanzerogene auszeichnet [559,560]. In Tumorgewebe lässt sich allgemein eine Anhäufung von Schwermetallen gegenüber gesundem Gewebe nachweisen [67,68,561]. Pflanzen, die auf belasteten Böden angebaut werden, akkumulieren toxische Schwermetalle und stellen deren Hauptquelle aus der Ernährung dar - dies gilt insbesondere für Getreide wie Weizen, Mais und Reis. Nutztiere entgiften einen Teil der Schwermetalle, die sie aus dem Futter aufnehmen, und akkumulieren den anderen Teil vor allem in Nieren, Leber, Haut und Knochen, so dass insbesondere Muskelfleisch nur niedrige Schwermetallbelastungen aufweist [562,563]. Dazu passt, dass bei Vegetariern, und noch deutlicher bei Veganern, wesent-

lich höhere Cd-Belastungen als bei Omnivoren gemessen wurden [564]. Eine vielfach höhere Aufnahme von Schwermetallen als über die Nahrung erreicht man als Raucher, da Zigaretten u.a. hohe Konzentrationen von Cd und Pb aufweisen, welche in der Lunge viel leichter als im Darm absorbiert werden [565,566]. Somit stellt der Verzicht aufs Rauchen eine sehr gute Strategie zur Verringerung der Schwermetallbelastung dar. Quecksilber findet Verwendung in Zahnfüllungen (Amalgam) und dem Konservierungsmittel Thiomersal, das in manchen Reinigungslösungen für Kontaktlinsen und Impfstoffen enthalten ist und entsprechend vermieden werden kann; zum Beispiel wurde Thiomersal in Influenza-Impfungen mit Autismus und anderen neurologischen Störungen bei Kindern in Zusammenhang gebracht [567].

- **Rauchen**: Tabakrauch wurde bereits als Quelle polyzyklischer aromatischer Kohlenwasserstoffe oder von Schwermetallen erwähnt, doch wussten Sie, dass Tabak nicht unerhebliche Konzentrationen des radioaktiven Isotops Polonium-210 (^{210}Po) enthält? Genau diese Information ist seit den 1960er Jahren bekannt, wurde aber über Jahrzehnte von der Tabakindustrie - auch wieder mit Hilfe gekaufter „Wissenschaft" - unter den Tisch gekehrt [568]. ^{210}Po ist ein alpha-Strahler (er emittiert Heliumkerne) mit einer Halbwertszeit von 138 Tagen, der enormes biologisches Schädigungspotential besitzt, sobald er in den Körper gelangt. Da die Lungen das meiste ^{210}Po aufnehmen, stellt Radioaktivität im Tabakrauch einen weiteren kausalen Mechanismus dar, wie Rauchen zu Lungenkrebs führen kann.
- **Elektromagnetische Strahlung**: Das elektromagnetische Spektrum umfasst von Radiowellen über Mikrowellen, Infrarotwellen, sichtbares Licht, ultraviolettes Licht und Röntgenwellen bis hin zu kosmischer Strahlung einen enorm weiten Bereich mit diversen biologischen Wirkungen, die von der Wellenlänge der jeweiligen Strahlung abhängen (Abbildung 19). Im Rahmen einer nichtmateriellen „Vergiftung" geht es hier vor allem um vom Menschen erzeugte Radio- und Mikrowellenstrahlung im Frequenz- und Wellenlängenbereich von 30 kHz bis 300 GHz bzw. 1mm bis 100 km, die zu Telekommunikationszwecken verwendet wird (Mobilfunk, Schnurlos-Telefonie, WLAN, etc.). Diese Strahlung wird in der Öffentlichkeit kaum als Gesundheitsgefahr wahrgenommen, was daran liegen mag, dass man sie nicht mit den fünf Sinnen erfassen kann. Sicher spielt es aber auch eine Rolle, dass Nicht-Regierungs-Organisationen wie die *World Health Organization* (WHO) und die *International Commission on Non-Ionizing Radiation Protection* (ICNIRP), welche Mobilfunkstrahlung hinsichtlich etwaiger Gesundheitsgefahren bewerten und Politik und Medien entsprechend informieren, dies nicht nach wissenschaftlichen Standards, sondern zu Gunsten der Mobilfunkindustrie tun [569]. Denn die Hinweise, die von unabhängigen Wissenschaftlern im Laufe der Jahre angesammelt wurden, deuten stark darauf hin, dass menschgemachte Radio- und Mikrowellenstrahlung, und insbesondere Mobilfunkstrahlung, in Wechselwirkung mit Zellen oxidativen Stress, DNA-, Protein- und Chromosomenschäden und Reproduktionsdefekte hervorrufen kann und zelleigene Antioxidantien verbraucht [570,571]. Es ist wichtig zu betonen, dass diese Effekte nicht auf einer Temperaturerhöhung im Gewebe beruhen, während sogenannte „Experten" innerhalb der WHO und ICNIRP (denen oft bio-physikalisches

und medizinisches Verständnis fehlt) nur temperaturabhängige Effekte in ihren Berichten berücksichtigen [569]. So wird menschengemachte Radio- und Mikrowellenstrahlung, und insbesondere Mobilfunkstrahlung, mit Augenerkrankungen, Unfruchtbarkeit, Hirntumoren, Leukämie, Herzerkrankungen, Haarausfall, Hautausschlägen, Depressionen und - als Waffe eingesetzt - sogar geistiger Manipulation im Sinne einer Gehirnwäsche in Verbindung gebracht [552]. Bezüglich des letzten Punktes ist es interessant, dass Patente zum Zweck der Einflussnahme auf unsere Psyche über elektromagnetische Strahlung existieren, zum Beispiel ein Patent auf die Anwendung gepulster Strahlung aus Fernseh- und Computermonitoren [572]. Auch Mobilfunkstrahlung enthält gepulste und auf eine Trägerwelle aufmodulierte Frequenzen, wodurch sie sich fundamental von natürlicher Radio- und Mikrowellenstrahlung unterscheidet. Die gepulsten und modulierten Wellen besitzen extrem niedrige Frequenzen (0-3000 Hz) und enthalten die Informationen, die übermittelt werden sollen. Je nach Art und Menge der Informationen resultieren daraus permanent starke und unvorhersehbare Schwankungen in der Intensität der elektromagnetischen Felder. Aus der biologischen Evolution aber sind unsere Zellen nur mit relativ statischen elektromagnetischen Feldern vertraut und können solche rapiden und starken Schwankungen nicht ausgleichen - es kommt zu starken Ionenverschiebungen und oxidativem Stress. Da mit jeder neuen Generation der Mobilfunktechnologie (3G, 4G, 5G) die Menge der pro Zeit übertragenen Informationen ansteigt, erhöht sich dementsprechend auch die Variabilität und Komplexität der elektromagnetischen Signale und der Stress, dem Zellen ausgesetzt sind [570]. Entsprechend lässt sich Mobilfunkstrahlung als ein nicht materielles Zellgift auffassen, zu dessen Entgiftung zelleigene Antioxidantien notwendig sind, was die Zelle wiederum anfälliger gegenüber anderen Stressoren macht. Es wäre also klug, eine unnötige Exposition gegenüber Mobilfunkstrahlung zu vermeiden. Insbesondere nachts sollte zu Hause das WLAN ausgeschaltet sein und keine Handys in der Nähe liegen. Im Idealfall verwenden Sie zu Hause LAN-Kabel für Internetverbindungen ihrer Computer anstelle von WLAN. Beim Transport in Körpernähe sollten Handys aus- oder zumindest in den Flugmodus geschaltet werden. Mittlerweile bieten eine Reihe von Herstellern bestimmte Chips oder Aufkleber zum Aufbringen auf Handy und Computer an, die die biologischen Effekte der Strahlung abschwächen sollen, wobei die Mechanismen, wie das passiert, sehr vage und unklar sind. Dennoch existieren Studien an kultivierten Mauszellen [573] und gesunden Probanden [574], die in der Tat auf Schutzwirkungen solcher Chips hinweisen. Und schließlich kann man durch Hautkontakt zum Erdboden einen gewissen Schutz vor elektromagnetischen Feldern aufbauen, womit sich das nächste Kapitel beschäftigen wird.

7 Erdung

Es tat gut, wenn die Haut die blanke Erde berührte, und die alten Leute genossen es, ihre Moccasins auszuziehen und auf der heiligen Erde zu gehen…
Sie saßen auf dem Boden mit dem Gefühl, einer mütterlichen Kraft nahe zu sein…
der Boden war beruhigend, kräftigend, reinigend und heilend.

Luther Stehender Bär (1868-1939), Sioux Häuptling

Der in
Tabelle 1 Tabelle 1 angegebene Faktor „Hautkontakt zur Mutter Erde“, der uns modernen Menschen heutzutage fehlt, hat offenbar weitreichendere Konsequenzen als es auf den ersten Blick scheint. Es ist anzunehmen, dass während dem Großteil der menschlichen Geschichte ein elektrischer Kontakt zur Erde bestand, indem Menschen entweder barfuß oder in (elektrisch leitfähige) Tiermaterialien gekleidet über den Erdboden gingen und auch nachts in der Regel Kontakt zur Erde hatten. Frühe deutsche Naturheilkundler wie Sebastian Kneipp (1821-1897), der das Barfußgehen im taufrischen Gras propagierte, oder Adolf Just (1859-1936), welcher das Schlafen in unmittelbarer Erdberührung zu einer Übertragung von Naturkräften empfahl [575], waren sich der heilsamen Wirkung dessen bewusst, was neuerdings als „Erdung“ (engl. *Earthing* oder *Grounding*) das Interesse der Wissenschaft geweckt hat. Heutzutage sind wir durch das Tragen von Schuhen mit Gummi- oder Plastiksohlen, die Bewegung auf Asphalt und Beton und das Schlafen in von der Erde isolierten Räumen meist den ganzen Tag über elektrisch von der Erde isoliert. Doch warum ist das so problematisch?

Die Erde enthält ein quasi unbegrenztes Reservoir an freien Elektronen, die von der Sonne stammen und über Blitze in die Erde geleitet werden. Sowohl die Erde als auch unsere Körper sind elektrisch leitfähig. Sobald wir geerdet sind, beginnen Elektronen aus der Erde in unsere Haut und darüber in alle Strukturen unseres Körpers zu fließen - dies ist der natürliche Zustand. Sind wir hingegen durch das Tragen von Schuhen oder das Stehen auf isolierenden Böden (z. B. Vinyl) von der Erde isoliert, befinden wir uns in einem elektrostatischen Spannungsfeld und es fließen keine Elektronen aus dem Boden (Abbildung 29). Damit fehlt uns aber ein wichtiges Mittel zum Unschädlichmachen von ROS, also den freien Sauerstoffradikalen, die permanent bei Stoffwechselprozessen oder Entzündungen entstehen. Denn die freien Elektronen sind mächtige Antioxidantien, die positiv geladene Radikale neutralisieren können. Daraus erklären sich die folgenden, in zahlreichen Studien belegten Wirkungen des Erdens [576]:

- Verbesserter Schlaf
- Linderung von Schmerzen verschiedenster Ursachen
- Reduktion von akuten und chronischen Entzündungen
- Linderung bei Infektionskrankheiten wie Covid-19 [577]
- Entspannung
- Schnellere Heilung von Wunden und anderen Verletzungen
- Schnellere Erholung von sportlichen Aktivitäten

- Erhöhte Herzfrequenzvariabilität, ein Maß für die Gesundheit des Herz-Kreislaufsystems
- Geringeres Verklumpen von roten Blutkörperchen, was den Sauerstofftransport erhöht
- Verbesserte Fließfähigkeit (=verringerte Viskosität) des Blutes, was die Versorgung von Zellen mit Nährstoffen und den Abtransport von Abfallprodukten des Stoffwechsels verbessert
- Reduktion des Blutzuckers bei Diabetikern [578]
- Reduktion von Muskelspannung und Kopfschmerzen
- Verbesserung von menstrualen Symptomen
- Schutz vor den Effekten elektromagnetischer Felder [579]

Es gibt Wissenschaftler, die das Erden als „Vitamin G" (G für Grounding) oder „elektronische Nahrung" bezeichnen [581]. Ich bin ebenfalls der Meinung, dass die Wichtigkeit und das Potential des Erdens weitgehend unterschätzt werden. Die freien Elektronen der Erde sind eine immens wichtige Quelle von Antioxidantien, die uns kostenlos zur Verfügung gestellt werden und an die unser Körper evolutionär gesehen zum Aufrechterhalten optimaler Gesundheit „gewöhnt" ist. Fehlen diese Elektronen, so resultiert daraus - alle anderen Einflüsse wie Ernährung etc. als gleichbleibend angenommen - eine schnellere Alterung, eine verminderte Fähigkeit der Mitochondrien, Energie zu produzieren (die ATP-Erzeugung benötigt freien Elektronenfluss) und eine erhöhte Entzündungsanfälligkeit. Hier hätten wir also ein sehr potentes Mittel, dem Problem des Inflammageing (Abbildung **5**) entgegenzuwirken.

Wichtig ist die Tatsache, dass äußere elektromagnetische Felder in der Lage sind, Spannungen im menschlichen Körper zu induzieren, die zu schwachen elektrischen Strömen innerhalb des Körpers führen. Dies ist im Prinzip immer der Fall, solange man sich in geschlossenen Räumen aufhält; selbst in der Wand verlegte Kabel im Schlafzimmer, ohne eingeschaltete elektrische Geräte, induzieren solche Spannungen. Das Erden reduziert diese von außen induzierten Spannungen dramatisch: in einem Experiment, in dem Teilnehmer eine Schreibtischlampe berührten oder bis zu einem Meter davor standen, war die induzierte Spannung bei gleichzeitiger Erdung durchschnittlich um das 58-fache gegenüber dem nicht geerdeten Zustand reduziert [579]. Die durch das Berühren der Lampe induzierten Stromstärken lagen bei geerdeten Personen bei 2,62µA (mikro-Ampere), was weit unterhalb der als gefährlich eingestuften Grenzwerte liegt. Es gibt mittlerweile viele Möglichkeiten, sich auch innerhalb geschlossener Räume zu erden. Dies kann man durch spezielle Produkte wie Mousepads, Bettlacken oder Fußmatten erreichen, die über ein Kabel an die Erdung einer Steckdose angeschlossen werden. Das bietet die Möglichkeit, auch zu Hause oder bei der Arbeit diese wichtige Quelle von freien Elektronen anzuzapfen und sich vor äußeren elektromagnetischen Feldern zu schützen.

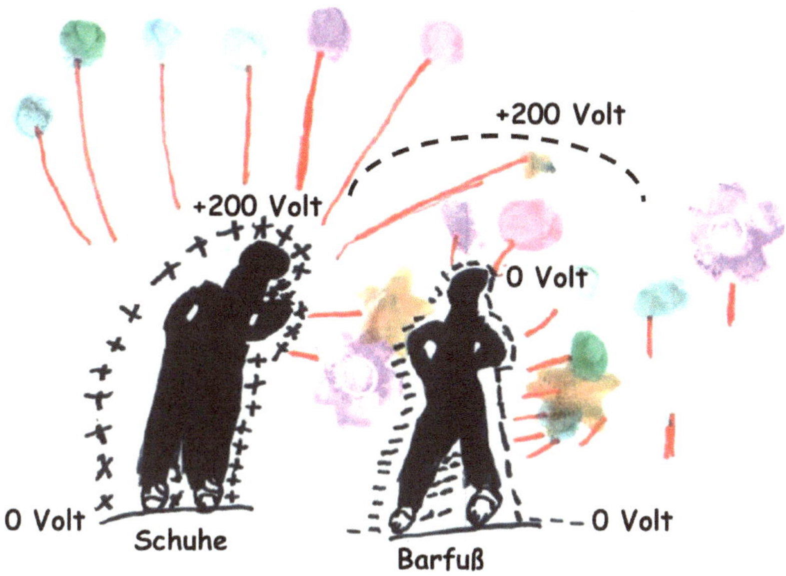

Abbildung 29: Prinzip der (elektrischen) Erdung. Zwischen der positiv geladenen Atmosphäre und dem negativ geladenen Erdboden herrscht ein statisches elektrisches Feld, dessen Stärke in Erdbodennähe - je nach Wetter und Jahreszeit - pro Meter um ca. 100-300 Volt zunimmt (der Grund, warum sich dieses Potential nicht entlädt, ist die hervorragende Isolationseigenschaft der Luft) [580]. Die Person links im Bild trägt Schuhe mit Gummisohlen und ist deshalb vom Scheitel bis zum Boden einer statischen Spannung von ca. 200 Volt ausgesetzt. Das statische Feld induziert eine schwache elektrostatische Aufladung an der Haut, die proportional zur Feldstärke ist und durch Bewegung und synthetische Kleidung verstärkt wird. Die Person rechts steht barfuß auf der Erde, so dass sich Elektronen über die Haut in den gesamten Körper verteilen können; das elektrische Potential des Körpers gleicht sich dem der Erdoberfläche an (0 Volt), und der Potentialgradient der Atmosphäre wird senkrecht von der Körperoberfläche weg verschoben. Gezeichnet von meiner damals 5-jährigen Tochter nach Oschman [576].

Hier einige praktische Empfehlungen, um regelmäßige Erdung sicherzustellen:

- Versuchen Sie täglich, mindestens 15 Minuten Hautkontakt mit dem Erdboden zu bekommen; je länger, desto besser, da sich der Körper auch - ähnlich einer Batterie - mit Elektronen auffüllen kann. Dies kann über barfußgehen, Gartenarbeit ohne Handschuhe oder Baden in Naturgewässern erfolgen. Wegen der erhöhten Leitfähigkeit sind nasse Böden besser als trockene. Selbst im Winter ist es nach einiger Gewöhnung möglich, ein paar Minuten barfuß über eine Rasenfläche zu gehen; in der Regel sorgt dies schon für eine spürbare Aktivierung des Stoffwechsels.
- Besorgen Sie sich für die Arbeit am Computer ein Erdungs-Mousepad, das sie über Ihre Hand mit dem Potential der Erde verbindet. Unter https://www.groundology.de/ können Sie solche und andere Produkte zum Erden innerhalb von Wohnungen erwerben. Voraussetzung ist, dass ein Anschluss an eine geerdete Steckdose erfolgt; ob Steckdosen geerdet sind, kön-

nen Sie mit einem kleinen Gerät feststellen, welches Sie ebenfalls unter der oben genannten Adresse beziehen können.

- Wenn die Potentialdifferenz zwischen Füßen und Scheitel einer nicht geerdeten Person, die auf dem Boden steht, bereits ungefähr 200V beträgt, so kann man sich vorstellen, dass diese Differenz bei Personen, die sich in den oberen Stockwerken von hohen Gebäuden aufhalten, noch höher ist. Entsprechend ist hier besonders auf regelmäßige Erdung zu achten.

8 Kälte

8.1 Gutes Fettgewebe, schlechtes Fettgewebe

Während der gesamten Evolution der Menschheit waren kalte Außentemperaturen ein ständiger und teilweise lebensbedrohlicher Einfluss der Umwelt (Tabelle 1) - bis vor einigen Jahrzehnten. Kältereize sind ein weiterer verlorengegangener Faktor der modernen, technisierten Umwelt. Hier wollen wir kurz beleuchten, warum dieser Faktor relevant für unsere Anfälligkeit gegenüber chronischen nicht-übertragbaren Erkrankungen, aber auch gegenüber Infektionskrankheiten ist.

Die Evolution hat uns mit zwei Sorten von Fettgewebe ausgestattet: Dem weißen und dem braunen Fettgewebe. Ersteres entspricht dem, was typischerweise gemeint ist, wenn man von Fettmasse, Fettleibigkeit oder Übergewicht spricht. Das weiße Fettgewebe dient vor allem als Kalorienspeicher für die Versorgung kritischer Organe in schlechten Zeiten und hat damit eigentlich eine evolutionär überlebenswichtige Funktion, die in der modernen Umwelt weitgehend ihren Sinn verloren hat und ironischerweise zu einer lebensbedrohlichen Funktion entarten kann. Der Grund liegt in dem Beitrag der weißen Fettdepots zu dem in Abschnitt 3.1 beschriebenen Phänomen des Inflammageing (Abbildung 5). Weißes Fettgewebe, insbesondere das um die Bauchorgane eingelagerte sogenannte viszerale Fettgewebe, ist ein Reservoir für Immunzellen, die pro-entzündliche Botenstoffe aussenden und dadurch zu stillen Entzündungen beitragen. Mittlerweile existiert eine umfangreiche Literatur dazu, dass zu viel weißes Fettgewebe die Prognose einer Krebserkrankung verschlechtert [582–585], insbesondere wenn gleichzeitig zu wenig Muskulatur vorhanden ist [586,587]. Werden außerdem ständig freie Fettsäuren aus dem Fettgewebe mobilisiert, aber von anderen Organen nicht verbrannt, kommt es zu verstärkter Lipidperoxidation, was ebenfalls Entzündungen und Insulinresistenz fördert; dieser Effekt wird noch dadurch verstärkt, dass durch den Konsum von Pflanzenölen der Anteil der besonders oxidationsanfälligen mehrfach ungesättigten Fettsäuren (v.a. Linolsäure) im Fettgewebe ansteigt [217,224]. Während dem Alterungsprozess verstärkt sich die entzündungsfördernde Tendenz des weißen Fettgewebes weiter, indem zum einen die absolute Fettmasse ansteigt, und sich zum anderen die Verteilung des Fettgewebes so verändert, dass mehr viszerales statt Unterhautfettgewebe anwächst [225].

Während der Anteil des weißen Fettgewebes an der Körpermasse bei gesunden Erwachsenen rund 10-25% ausmacht, beträgt der Anteil des braunen Fettgewebes nur etwa 0,05-0,1% [588]. Bei Babys ist der Anteil höher, ca. 2-5% – für sie ist das braune

Fettgewebe als Kälteschutz sehr wichtig, da sie noch keine Wärme durch Muskelzittern erzeugen können. Braunes Fettgewebe kommt offenbar nur in Säugetieren vor, wo es vor ca. 150 Millionen Jahren entstand und seitdem dabei hilft, die Körpertemperatur höher als die Außentemperatur zu halten. Im Menschen befindet es sich hauptsächlich in der Nackenregion zwischen den Schulterblättern und zu kleineren Teilen um die Schilddrüse und Luftröhre herum und neben den Nieren [588]. Im Gegensatz zu weißem Fettgewebe enthalten Zellen des braunen Fettgewebes sehr viele Mitochondrien und sind damit sehr stoffwechselaktiv: Selbst unter warmen Bedingungen verbrennt braunes Fett mehr Fettsäuren und Glukose als weißes, und insbesondere die Glukoseverwertung steigt unter kalten Bedingungen nochmals enorm an [589]. Deshalb ist die Standardmethode zur Lokalisation und Aktivitätsbestimmung des braunen Fettgewebes die ^{18}F-FDG-PET Bildgebung, die wir schon im Kapitel 3.1 als Instrument zur Detektion von bösartigen Tumoren kennengelernt haben. Es waren tatsächlich Zufallsbefunde aus der ^{18}F-FDG-PET Bildgebung von Krebspatienten, die Anfang der 2000er Jahre zur (Wieder)-Entdeckung des braunen Fettgewebes bei Erwachsenen geführt haben [590,591].

So wie es im Leben nicht nur schwarz und weiß gibt, existiert neben weißem und braunem Fettgewebe auch eine Zwischenform, nämlich das beige Fettgewebe. Vereinfacht gesagt verhält sich beiges Fettgewebe unter warmen Bedingungen wie weißes Fettgewebe und unter kalten Bedingungen ähnlich wie braunes Fettgewebe, indem es maßgeblich zur Wärmeerzeugung beiträgt [592].

8.2 *Kältereize und ihre Effekte*

8.2.1 Wärmeerzeugung (Thermogenese)

Bei Kältereizen reagiert braunes Fettgewebe mit einer Steigerung der Fettsäuren- und insbesondere der Glukoseaufnahme und erzeugt in den Mitochondrien daraus vermehrt Wärme, was im Fachjargon als *zitterfreie Thermogenese* bezeichnet wird. Ausgelöst wird dies vor allem durch einen Anstieg des Stresshormons Noradrenalin, das die Fettsäuren-Freisetzung aus weißem Fettgewebe stimuliert und in Mitochondrien des braunen Fettgewebes einen „Kurzschluss" in der Atmungskette induziert, so dass es zur Entkopplung von Atmung und ATP-Erzeugung kommt. Durch diese Entkopplung wird anstelle von ATP nun Wärme erzeugt.

Es ist naheliegend, dass die Haut das erste Organ ist, welche das Gehirn über die Außentemperatur informiert; unterhalb von 26° Hauttemperatur werden bestimmte Areale im Gehirn aktiviert, die ein Kältegefühl auslösen und die Ausschüttung von Noradrenalin veranlassen; Noradrenalin aktiviert dann die Muskulatur sowie das braune und beige Fettgewebe. Bei schwachen Kältereizen produzieren Muskeln und Fettgewebe Wärme ohne dass es zu Körperzittern kommt. Wenn die Kältereize aber über längere Zeit bestehen oder sich in ihrer Intensität steigern, so erhöht sich nicht nur die Stoffwechselaktivität des braunen Fettgewebes deutlich, sondern das bekannte Phänomen des Muskelzitterns setzt ein, wobei hauptsächlich die Oberkörper- und vordere Oberschenkelmuskulatur zu zittern beginnen [589].

In der Praxis gibt es mehrere Möglichkeiten, das braune Fettgewebe zu aktivieren. Dazu zählen:

- Aufenthalt in kalter Umgebung mit entsprechender Kleidung, dass sich ein leichtes Kältegefühl einstellt
- Lokale Kühlung des Körpers, z. B. durch kalte Fußbäder
- Komplette Kühlung des Körpers durch Eintauchen oder Schwimmen in kaltem Wasser

Die Aktivierung des braunen Fettgewebes durch obige Maßnahmen variiert von Person zu Person. Bei normalgewichtigen Menschen gibt es einen kleinen Anteil, bei dem nach Kältereizen keine Aktivierung des braunen Fettgewebes in Form von einer gesteigerten Glukoseaufnahme gemessen werden kann [593]. Man weiß außerdem, dass überbergewichtige Personen bedeutend weniger aktives braune Fettgewebe aufweisen als Normalgewichtige [594]. Die Ursachen dafür sind, dass Übergewichtige neben der Insulinresistenz eine Resistenz gegenüber Noradrenalin aufweisen sowie die uns immer wieder begegnenden stillen Entzündungen, die braunes Fettgewebes schrumpfen lassen und seine Funktion einschränken [595]. Außerdem benötigen sie offenbar wegen ihrer guten Isolation durch ihr weißes Unterhautfettgewebe nicht so viel eigene Wärmeerzeugung durch braunes Fettgewebe wie Personen mit einer dünnen Unterhautfettschicht. Man konnte aber zeigen, dass sich durch ein regelmäßiges Kältetraining weißes Fettgewebe abbauen und braunes Fettgewebe aufbauen und vermehrt aktivieren lassen kann. Das Training bestand dabei oft aus einem täglichen mehrstündigen Aufenthalt bei moderat niedrigen Außentemperaturen, z. B. [589,595]

- 2 Stunden täglich bei 10°C über 4 Wochen
- 6 Stunden täglich bei 15°C über 10 Tage
- 2 Stunden täglich bei 17°C über 6 Wochen.

Durch die große Anzahl an Mitochondrien mit der Fähigkeit zur Entkopplung verbraucht braunes Fett mehr Energie pro Gramm Gewebe als Muskeln oder weißes Fett. Man schätzt z. B., dass 63g braunes Fettgewebe bei konstanter Aktivierung innerhalb eines Jahres so viel Energie verbrauchen würde, wie in 4,1 kg weißem Fettgewebe gespeichert ist [593]. Doch ein Mehrverbrauch von Kalorien durch Kältereize ist nicht der relevante Effekt, um den es uns hier geht (im Vergleich zu dem Mehrverbrauch von Energie durch Muskelmasse bei Kälte fällt er auch kaum ins Gewicht). Vielmehr scheint die regelmäßige Aktivierung braunen Fettgewebes eine wichtige Rolle in der Kommunikation und Kooperation verschiedener Organsysteme des Körpers zu spielen und damit zu helfen, chronisch entzündlichen Erkrankungen vorzubeugen.

8.2.2 Effekte von Kältereizen

Man weiß heute, dass braunes Fettgewebe nicht nur zur Reinigung des Blutes von freien Fettsäuren und Glukose beiträgt, sondern auch hormonähnliche Botenstoffe aussendet, die man „Batokine" (von engl. BAT=brown adipose tissue) getauft hat. Batokine haben zum Beispiel folgende Effekte [596]:

- Verbesserung der Glukosetoleranz und Insulinsensitivität
- Steigerung der Fettverbrennung und Drosselung von Entzündungen in der Leber
- Förderung der Herzgesundheit
- Steigerung der Glukose- und Fettsäureverwertung in den Muskeln
- Umwandlung von weißen Fettzellen in beige Fettzellen

So konnte in einer Studie bei Typ 2 Diabetikern nach 10-tägigem Kältetraining (2-6 Stunden täglich bei 14–15 °C) die Insulinsensitivität um ca. 43% verbessert werden (gemessen als Fähigkeit der Muskulatur, Glukose aus dem Blut zu beseitigen) [597].

Wie bereits erwähnt, sind die Mitochondrien der braunen Fettgewebszellen darauf spezialisiert, die ATP-Gewinnung von der Atmungskette zu entkoppeln, um so anstelle von ATP Wärme zu erzeugen. Auch beige Fettzellen besitzen diese Fähigkeit, jedoch nicht so effektiv wie braune. Bei der Entkoppelung der Atmungskette kommt es allerdings auch zu einem vermehrten Anstieg von ROS, der nach stärkeren Kältereizen durchaus messbare Auswirkungen auf den Antioxidantien-Status des Körpers hat, wie eine deutsche Forschungsgruppe (noch vor der Entdeckung des braunen Fettgewebes) festgestellt hat [598,599]. Bei Winterschwimmern aus Berlin wurde 15 min und eine Stunde nach einem etwa fünfminütigen Aufenthalt im eiskalten Wasser ein Verbrauch von Vitamin C sowie eine vermehrte Lipidperoxidation festgestellt [599]. Auch Glutathion, eines der wichtigsten Antioxidantien innerhalb unserer Zellen, war noch eine Stunde nach dem Winterschwimmen erniedrigt [598,599]. Interessanterweise zeigte sich beim Vergleich mit einer Gruppe von Leuten, die keine Eisbadeerfahrung hatten, dass die Winterschwimmer schon von vornherein wesentlich höhere Glutathionkonzentrationen in ihren Zellen hatten, und selbst nach dem Eisbad die Werte noch etwas höher lagen als in der „normalen" Gruppe. Das deutet darauf hin, dass regelmäßiges Winterschwimmen/Eisbaden - ähnlich wie Sport - einen milden oxidativen Stress erzeugt, der längerfristig die anti-oxidative Verteidigung des Körpers verbessert. Der Körper passt sich also auch hier an. Die dadurch entstehende höhere anti-oxidative Abwehrfähigkeit könnte sich auch in anderen Stresssituationen bezahlt machen und erklären, warum Winterschwimmer nach eigenen Angaben über bessere körperliche und geistige Gesundheit als Nicht-Winterschwimmer verfügen [600]. Nebenbei bemerkt konnte man zeigen, dass es bei den Winterschwimmern im Rahmen dieses kurzen Aufenthaltes im Eiswasser keine Hinweise auf Organschädigungen gab [599], was für die Sicherheit des Winterschwimmens spricht.

Das Eintauchen in eiskaltes Wasser ist aber nicht nur bei einigen „Verrückten" (von denen es scheinbar von Jahr zu Jahr mehr gibt) zur Abhärtung beliebt, sondern wird auch von ambitionierten Sportlern genutzt, um die Regeneration nach dem Training zu fördern. Offenbar reduziert das Eintauchen der belasteten Muskelpartien bis zu 72 Stunden nach intensivem Training tatsächlich das Gefühl des Muskelkaters; eine schnellere Erholung im Sinne von schnellerer Wiederherstellung der Muskelkraft scheint es aber nicht zu geben [601]. Kraftsportler könnten sogar von zu häufigen Kaltwasseranwendungen nach dem Training Einbußen im Muskelzuwachs erleiden, da genau die durch das Training entstandenen Entzündungen dazu beitragen, dass der Muskel wächst und beim nächsten Training stärker ist [602]. So würden eher Ausdauersportler von regelmäßigem Eintauchen in kaltes Wasser profitieren.

Zu Guter Letzt ist natürlich die Frage interessant, ob die gesundheitsstärkenden Effekte von Kältereizen auch zu einer Schwächung von Krebszellen führen. Hierzu gibt es bislang leider nur wenige Daten. Eine Studie aus Taiwan, die 2011 veröffentlicht wurde, fand, dass Immunzellen von Hobbyschwimmern, die regelmäßig für eine knappe Stunde in 13-19°C kaltem Wasser schwimmen gingen, Leukämiezellen viermal effektiver hemmten als Immunzellen von Nicht-Sportlern [603]. Leider erlaubt diese Studie nicht, die positiven Effekte des Schwimmens von den Effekten der regelmäßigen Kälteexposition zu trennen. Doch eine im Jahr 2022 in der Fachzeitschrift Nature veröffentlichte Studie zeigte eindrucksvoll, wie braunes Fettgewebe helfen kann, Tumorwachstum einzudämmen. Mäuse mit implantierten Tumoren verschiedensten Ursprungs (z. B. Darm-, Brust- oder Hautkrebs) zeigten bei 4°C im Vergleich zu 30°C Außentemperatur langsameres Tumorwachstum und hatten ein wesentlich längeres Überleben [604]. Das Studienteam konnte zeigen, dass das braune Fettgewebe verantwortlich für die Tumorhemmung war, denn es „klaute" dem Tumor den Zucker vor der Nase weg und verwendete ihn um Wärme zu erzeugen. Eine Anreicherung des Mäusefutters mit 15% Glukose erhöhte die Zuckervergärung in den Tumoren und machte den positiven Effekt der Kälte komplett zunichte, Weiterhin konnte man bei einem 18-jährigen Krebspatienten (mit einem Hodgkin-Lymphom) mittels ^{18}F-FDG-PET Aufnahmen nachweisen, dass durch sieben Tage Aufenthalt unter immerhin noch 22°C Außentemperatur das braune Fettgewebe aktiviert und die Glukoseaufnahme im Tumorgewebe reduziert wurde, während diese Effekte durch weitere vier Tage unter 28°C rückgängig gemacht wurden [604].

Wir fassen also die Effekte eines regelmäßigen Kältetrainings nochmals hier zusammen:

- Reinigung des Blutes von freien Fettsäuren und Glukose durch braunes Fettgewebe
- Neuaufbau und Reaktivierung von braunem Fettgewebe
- Verbesserung der Glukosetoleranz und Insulinsensitivität
- Steigerung der Fettverbrennung und Drosselung von Entzündungen in der Leber
- Förderung der Herzgesundheit
- Steigerung der Glukose- und Fettsäureverwertung in den Muskeln
- Erhöhung der anti-oxidativen Abwehr und allgemeinen Stresstoleranz
- Linderung bei Muskelkater
- **Bei Krebspatienten**: Reduktion der Zuckeraufnahme in den Tumor

Damit wird deutlich, dass der verlorengegangene Faktor der Kältereize unserer modernen Umwelt nicht nur zur Vernachlässigung eines wichtigen Organs - des braunen Fettgewebes - führt, sondern auch zu einer Störung in der aus evolutionärer Sicht natürlichen Kooperation verschiedener Körperorgane. Es würde sich also lohnen, diesen Faktor wieder in unseren Lebensstil zu integrieren. Nur wie? Dies schauen wir uns im nächsten Abschnitt an.

8.3 *Praktische Umsetzung des Kältetrainings*

Obwohl Wasser 24-mal schneller Wärme von der Haut abtransportiert als Luft, ist der Auskühlungseffekt von Wasser in Bezug auf die Körperkerntemperatur im Schnitt nur etwa dreimal so hoch wie von Luft der gleichen Temperatur (bei sehr dünnem Unterhautfettgewebe bis zu viermal so hoch) [605]. Dies liegt an der guten Wärmeisolation zwischen Köperinnerem und oberer Hautschicht. Das macht Wasser auf der einen Seite zu einem effektiveren Medium als Luft wenn es um gezieltes Kältetraining geht, erhöht auf der anderen Seite aber auch die potentiellen Gefahren, die mit einer raschen Auskühlung zusammenhängen. Insbesondere ein zu schnelles Eintauchen in kaltes Wasser bringt Gefahren mit sich, derer man sich bewusst sein sollte, wenn man Waser zum Kältetraining verwendet. „Kaltes Wasser" bedeutet in diesem Zusammenhang Wasser kälter als 15°C, da bei Eintauchen ins Wasser unterhalb dieser Temperatur die Kälteschockreaktion immer ähnlich abläuft. So ist zum Beispiel der Drang zur Hyperventilation innerhalb der ersten 20 Sekunden nach Eintauchen in Wasser von 10°C Wassertemperatur derselbe wie bei 5°C [606]. Tabelle 19 zeigt, wie schnell die Haut im kalten Wasser auskühlt. Offenbar existiert ein Schwellenwert der Hautauskühlung im Brustbereich zwischen 0,42 und 0,56°C pro Sekunde, ab dem die maximale Kälteschockreaktion in Gang gesetzt wird [607]. Deshalb sollte man Wasser, das kälter als 15°C ist, stets langsam betreten und sich dafür ca. eine Minute Zeit lassen. Nach dieser Zeit normalisiert sich die schnelle Atmung im Allgemeinen wieder.

Tabelle 19: Auskühlung der Haut im Brustbereich innerhalb der ersten 20 Sekunden nach Eintauchen in kaltes Wasser in Abhängigkeit von der Wassertemperatur. Daten nach Tipton et al. (1991) [606].

Wassertemperatur	15°C	10°C	5°C
Auskühlung	0,42°C/s	0,56°C/s	0,68°C/s

Besondere Vorsicht ist insbesondere dann geboten, wenn man den festen Boden unter den Füßen verlässt, um zum Beispiel kurz im Wasser zu schwimmen. Ein Auskühlen der Armmuskulatur reduziert deren Potential zur Kraftentwicklung, und sobald die Nerven bis auf 20°C abkühlen ist auch deren Leitfähigkeit beeinträchtigt [607]. Zudem leidet die Schwimmtechnik, da es wegen des starken Atmungsdrangs kaum möglich ist, den Kopf längere Zeit unter Wasser zu halten [608]. Deshalb sollten wirklich nur erfahrene Eisbader und gute Schwimmer kurzzeitig den festen Boden unter den Füßen verlassen.

Nach diesen Vorbemerkungen nun zu einigen praktischen Tipps für die Umsetzung eines Kältetrainings:

- Verbringen Sie im Herbst, Winter und Frühling gezielt so oft es geht Zeit an der Außenluft, wobei Sie sich so kleiden sollten, dass Sie die Kälte spüren, aber nicht anfangen zu zittern. Zu Hause können Sie sich zum Beispiel ans offene Fenster oder auf den Balkon setzen. Eine Vermehrung des braunen Fettgewebes durch diese Art Kältetraining ist durch Studien belegt [609].
- Halten Sie sich zwischen Herbst und Frühling zu Hause bewusst für mindestens eine Stunde täglich bei 14-19°C Zimmertemperatur auf. Sie können zum

Beispiel erst am Vormittag mit dem Anheizen des Zimmers, in dem Sie sich aufhalten, beginnen.

- Lassen Sie ihr Schlafzimmer bewusst unbeheizt oder heizen Sie nur bis zu maximal 16°C. Dies fördert nicht nur die Schlafqualität, sondern trainiert gleichzeitig über Nacht ihr braunes Fettgewebe.
- Duschen Sie sich nach dem Bad oder der normalen Dusche regelmäßig noch 30-60 Sekunden kalt ab.
- Beginnen Sie im Herbst, einmal pro Woche für ein paar Minuten in einem offenen Gewässer baden zu gehen, und behalten Sie dies bis in den Frühling hinein bei. Die meisten Städte besitzen inzwischen Winterschwimm- bzw. Eisbadegruppen, denen man sich anschließen kann, um den inneren Schweinehund besser zu überwinden (Abbildung 30). Man sollte das Wasser langsam betreten und wieder verlassen, bevor das Muskelzittern beginnt. Atmen Sie bewusst ruhig und lauschen Sie in Ihren Körper! Erfahrene Eisbader bleiben bei Temperaturen um den Gefrierpunkt ca. drei bis maximal 10 Minuten im Wasser. Neben dem Kältetraining tanken Sie beim Eisbaden in offenen Gewässern gleichzeitig Antioxidantien in Form von freien Elektronen (→Kapitel 7).
- Die Königsdisziplin ist das Eintauchen des Kopfes während eines Eisbads. Ich würde empfehlen, dies am Ende des Badens zu tun und den Kopf, entsprechend dem eigenen Gefühl nach, kurz (z. B. dreimal kurz hintereinander) einzutauchen. Das Eintauchen des Kopfes in kaltes Wasser aktiviert sehr effektiv das parasympathische Nervensystem, das für Entspannung und Erholung zuständig ist [610,611].
- Auch die Ernährung kann vermutlich dabei helfen, weißes Fettgewebe in beiges Fettgewebe umzuwandeln, was das Kältetraining unterstützen könnte. Zumindest hat eine Studie an Mäusen gezeigt, dass sich eine „Bräunung“ von weißem Fettgewebe mit Verbesserung der Mitochondrienfunktion durch eine ketogene Diät mit subkutanem Schweinefett (wie z. B. aus Schweinebauch) erreichen lässt [612]. Verantwortlich dafür war u.a. eine Substanz namens Phosphatidyl-Serin, welche in höherer Konzentration in subkutanem gegenüber Organfett vorkommt. Vom Standpunkt einer saisonalen und regionalen Ernährung macht es im Winter auch durchaus Sinn, sich zumindest phasenweise ketogen zu ernähren. Lassen Sie sich dabei also gerne auch den Schweinebauch schmecken ☺
- Und zu Guter Letzt: Regelmäßig erhöhte Blutzuckerspiegel durch übermäßigen Kohlenhydratkonsum haben das Potential, die Funktion des braunen Fettgewebes durch Schädigung der Mitochondrienmembranen zu beeinträchtigen [53]. Eine solche Ernährung ist also auch für das Kältetraining kontraproduktiv!

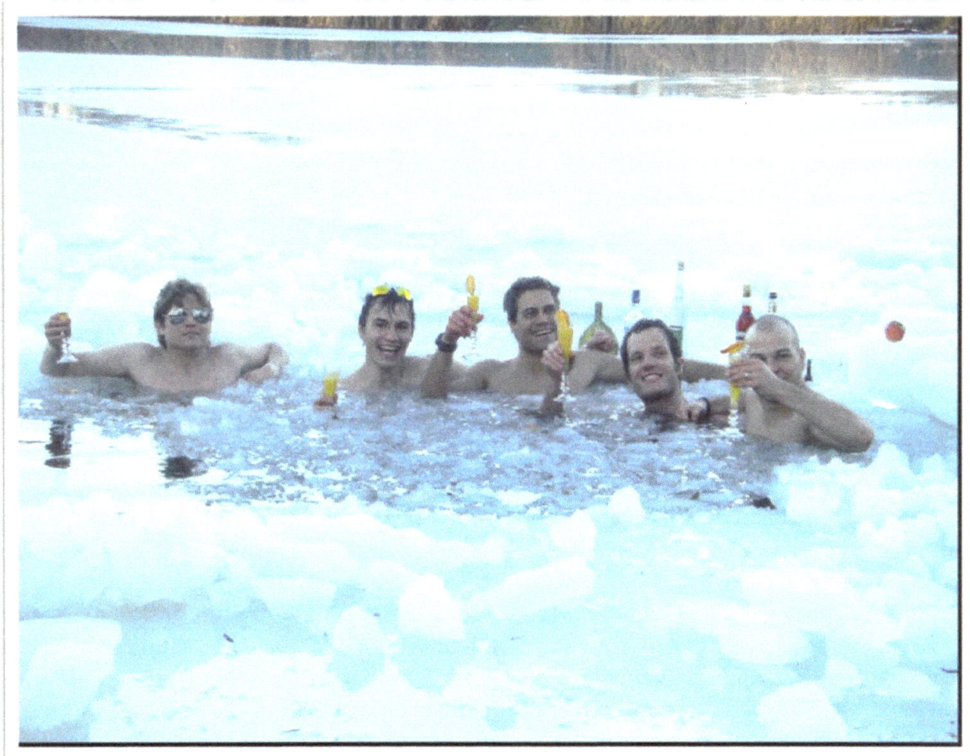

Abbildung 30: Ein Eisbad in der Gruppe kann offensichtlich Spaß machen ☺

9 Hyperbare Therapie & hyperbare Sauerstofftherapie

9.1 *Sauerstoff, Evolution und Tumorzellen*

Als die ersten Eukaryonten durch die Fusion eines Archaeon mit den Bakterien, die die Vorläufer der Mitochondrien waren, entstanden (siehe Abschnitt 3.1), betrug der Volumenanteil Sauerstoff in der Atmosphäre wahrscheinlich nur etwa 1-10% des heutigen Wertes von 20,95 Vol.-% [14]. Auch wenn die Meinungen auseinandergehen, was den Einfluss des Sauerstoffs auf die enge Kooperation zwischen Archaeon und Bakterium betrifft, ist man sich einig, dass ohne ein Mindestmaß an O_2 dieser fundamentale evolutionäre Schritt nicht passiert wäre. Das Ur-Mitochondrium war zumindest teilweise zu aerober Energieherstellung fähig, und diese Fähigkeit wurde im Laufe der Entwicklung der Mitochondrien mit steigendem O_2-Gehalt der Luft weiter ausgebaut. Dabei passten sich die Mitochondrien (und ihre Wirtszellen) soweit an die höheren O_2-Konzentrationen an, dass mehrzellige eukaryotische Organismen als Ganzes ihre Fähigkeit zum Überleben in sauerstoffarmen Umgebungen verloren.

In Tumoren herrschen oftmals sogenannte „hypoxische" Bedingungen, das bedeutet dass dort die Sauerstoffkonzentration im Vergleich zu gesundem Gewebe besonders niedrig ist (<2% O_2, normal sind 2-9% O_2 [613]). Dies liegt zum einen an der schnellen Vermehrung von Tumorzellen, bei der Blutgefäße nicht schnell genug mitwachsen können. Zum anderen entstehen beim Tumorwachstum oft keine koordiniert angelegten Blutgefäße, sondern ein „wildes Wachstum" von Gefäßen, die oftmals in Sackgassen enden. Die Hypoxie ist teilweise ein Grund dafür, dass Tumorzellen auf den Warburg-Effekt, also die Fermentation von Glukose zu Laktat, zurückgreifen. Bei chronischem Sauerstoffmangel „erinnert" sich die Zelle ihrer evolutionären Vergangenheit und beginnt, uralte Gene anzuschalten, die ihr Überleben in dieser Umwelt sichern sollen. Interessanterweise gehören dazu auch Gene, die die Zellen mobiler machen, so als würden sie versuchen wollen, aus dem sauerstoffarmen Gebiet zu flüchten; dies erhöht das Risiko für Metastasierung. Ein zusätzliches Problem ist, dass in einer sauerstoffarmen Umgebung auch weniger ROS gebildet werden, was zwei Konsequenzen hat: zum einen „schont" das Tumorzellen, die aufgrund defekter Mitochondrien dazu neigen, exzessiv ROS zu produzieren; zum anderen sind hypoxische Tumorareale resistenter gegenüber Strahlen-. Chemo- oder zielgerichteten Therapien, die ja alle direkt oder indirekt von einer massiven ROS-Erzeugung abhängen, um die antioxidative Verteidigung der Tumorzellen zu überwinden. So bedarf es zum Beispiel einer 1,5-2,5-fach höheren Strahlendosis, um in stark hypoxischen Tumorzellen (mit 0,1% O_2) die gleichen Strahlenschäden anzurichten wie in „gut belüfteten" Tumorzellen [614]. Leider tragen auch bestimmte zielgerichtete Krebstherapien wie die Medikamente Bevacizumab (Roche) oder Sunitinib (Pfizer) dazu bei, dass die O_2-Konzentrationen im Tumorgewebe weiter sinken, was die Krebszellen aggressiver und widerstandsfähiger macht [615,616].

Würde man es also schaffen, die Umgebung der Tumorzellen mit mehr O_2 anzureichern, würde das eine Schwächung derselben bedeuten. Genau das ist es, was man mit einer hyperbaren Therapie erreichen kann, um die es im nächsten Abschnitt geht. Wie dort beschrieben wird, ist hyperbare Therapie nicht nur für die Krebstherapie interessant, sondern hat ein unheimlich breites Anwendungsspektrum bei verschiedensten Krankheitsbildern oder einfach nur als „Anti-Ageing" Behandlung.

9.2 *Hyperbare Therapie*

Wie der Name „Hyperbar" schon andeutet, handelt es sich bei der hyperbaren Therapie um einen Überbegriff für Überdruck-Behandlung. Diese erfolgt in einer luftdicht abgeschlossenen Kammer, in der mittels eines Kompressors der Druck so lange erhöht wird, bis ein Überdruckventil anspringt und Luft entweichen lässt, so dass der gewünschte Druck gehalten wird. Zusätzlich kann der Volumenanteil von O_2 in der Atemluft erhöht werden, z. B. indem man O_2 aus einem Sauerstoffkonzentrator in die Überdruckkammer leitet oder puren Sauerstoff durch eine Maske einatmet. Besteht die Atemluft zu 95-100% aus O_2 und der Umgebungsdruck hat mindestens 1,4 bar, spricht man klassisch von hyperbarer Sauerstofftherapie (engl.: *hyperbaric oxygen therapy*, kurz HBOT). Erfolgt dagegen gar keine zusätzliche Anreicherung mit O2, sprechen manche auch von hyperbarer Lufttherapie (engl.: *hyperbaric air therapy*) [617].

Der normale Atmosphärendruck auf Meereshöhe beträgt ungefähr 1 bar (genau: 1 atm = 1,01325 bar = 1013,25 hPa). Je nach Überdruck unterscheidet man prinzipiell zwei Arten von hyperbarer Therapie:

- **Milde hyperbare Therapie** (im Folgenden auch als **milde HBOT** bezeichnet): Hier werden Drücke zwischen 1,1-1,5 bar verwendet, was dem Druck in 1-5m Wassertiefe entspricht. Im Allgemeinen wird kein oder nur wenig zusätzlicher O_2 gegeben.
- **Hyperbare Sauerstofftherapie (klassische HBOT)**: Die Drücke betragen i.A. 2-2,5 bar, entsprechen also 10-15m Wassertiefe, und es wird ein Gas aus purem Sauerstoff (mindestens 95% O_2) eingeatmet.

Wir schauen uns einmal an, wie allein eine Umgebungsdruckerhöhung (ohne zusätzliche O_2-Gabe) die O_2-Versorgung von Mitochondrien in den Zellen erhöht:

1. Die Erhöhung des Umgebungsdrucks entspricht einer Erhöhung der Gesamtzahl der O_2-Moleküle pro Volumen - physikalisch sagt man, dass der partielle Sauerstoffdruck der Luft (pO_2) ansteigt. Errechnen kann man den pO_2 aus dem Gesamtluftdruck multipliziert mit dem O_2-Anteil der Luft (20.95% ohne Anreicherung). So würde bei einem milden Überdruck von 1,3 bar der pO_2 von ca. 210 mbar um 30% auf 272 mbar (=1300 mbar × 0,2095) steigen.
2. Mehr O_2-Moleküle pro Volumen bedeuten dann auch mehr O_2-Moleküle, die mit jedem Atemzug in den Körper gelangen. Dadurch erhöht sich der O_2-Partialdruck in den Lungenbläschen (Alveolen) erheblich. Das führt zu verstärkter Diffusion von O_2 ins Blut.
3. Da der Körper größtenteils aus Flüssigkeit besteht und Flüssigkeiten nicht komprimierbar sind, überträgt sich der höhere Umgebungsdruck nahezu gleichmäßig auf den gesamten Körper inklusive des Blutes.
4. Der absolute Druck im Blut steigt deshalb mit dem Umgebungsdruck zusammen an. Dadurch wird proportional zum Druckanstieg mehr O_2 direkt im Blutplasma gelöst (das entsprechende Gesetz aus der Physik heißt Henry'sches Gesetz). Dies ist in Abbildung 31 dargestellt.
5. Der verstärkte Unterschied im O_2-Partialdruck zwischen Blut und Gewebe sorgt für verstärkte Diffusion von O_2 ins Gewebe und letztlich in die Mitochondrien.

Gibt man zusätzlich noch O_2 in die Atemluft, erhöht sich entsprechend dazu der pO_2 und es kann noch mehr O_2 direkt im Blutplasma gelöst werden. Die Wirkungen von hyperbarer Therapie auf den Körper beruhen also auf drei Prinzipien: (i) dem generellen Überdruck, der sich auf den Körper überträgt, (ii) der erhöhten Sauerstoffkonzentration der Atemluft (wenn zusätzliche Anreicherung mit purem O_2 erfolgt) und (iii) dem Zusammenspiel beider Effekte [618]. Durch die Kombination dieser Effekte kann eine bedeutende Menge an O_2 unabhängig vom O_2-Transportprotein Hämoglobin direkt im Blutplasma gelöst werden (Abbildung 31).

Die Anwendungsgebiete der hyperbaren Therapie lassen sich grob in drei Bereiche einteilen:

- Medizinische Notfälle (HBOT mit 2-3 bar)
- Chronische Entzündungen (milde oder klassische HBOT: 1,3-2,5 bar)
- Regeneration, chronische Erschöpfung und Anti-Ageing (milde hyperbare Therapie: 1,1-1,3 bar)

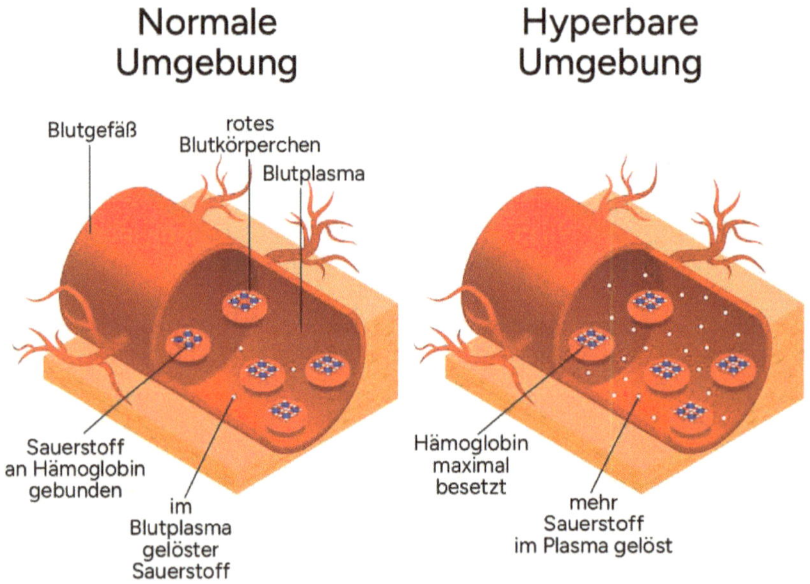

Abbildung 31: Unterschied von Normaldruck zu Überdruck bei hyperbarer Therapie in Bezug auf die Sauerstoffkonzentration in Blutgefäßen. Dargestellt ist jeweils ein Blutgefäß mit den roten Blutkörperchen, in denen sich die Hämoglobin-Proteine befinden, die jeweils bis zu vier O_2-Moleküle transportieren können. Unter Normaldruck ist ein kleinerer Teil der O_2-Moleküle frei im Blutplasma gelöst. Unter hyperbarer Umgebung werden die noch nicht gesättigten Hämoglobin-Proteine vollständig mit O_2 gesättigt und gleichzeitig steigt der direkt gelöste O_2-Gehalt im Blut proportional zum partiellen O_2-Druck (pO_2) an. Quelle: Mit freundlicher Genehmigung von Hyperbarics Europe HE GmbH in Anlehnung an Ishihara (2019) [619].

9.3 *Klassische HBOT*

Medizinische Notfälle sind durch eine akute Entzündungsreaktion gekennzeichnet. Die Anwendung von HBOT bei akuten Entzündungsreaktionen scheint dabei paradox: Entzündungen schädigen Gewebe durch ROS, aber durch HBOT erhöht sich die O_2-Konzentration im Gewebe und damit das Potential für noch mehr ROS-Bildung. Tatsache ist aber, dass ein sehr hoher Druck von 3 bar (bei Tauchunfällen sogar noch mehr) in der akuten Situation (Herzinfarkt, Hirntrauma) die Entzündung und damit das Risiko für bleibende Schäden unterdrückt. Die Wirkung gegenüber chronischen Entzündungen beruht beim Einsatz der HBOT teilweise ebenfalls auf dem paradoxen Effekt der gesteigerten ROS-Bildung. Ähnlich wie beim sportlichen Training oder Eisbaden (→ 8.2.2) steigen nach einer HBOT-Sitzung die freien Radikale durch erhöhte Produktion in den Mitochondrien an; dies gilt als Reiz für den Körper, beim nächsten Mal besser gegen diesen oxidativen Angriff gewappnet zu sein und die

Produktion von Antioxidantien zu steigern [620]. Während sich nach der ersten Sitzung einer HBOT (2,5 bar, 100% O_2) DNA-Schäden im Blut nachweisen lassen, ist dies schon nach der zweiten Sitzung nicht mehr der Fall, da sich der Körper eben anpasst [621,622]. Das bedeutet, dass eine regelmäßige Anwendung der HBOT die antioxidative Verteidigung des Körpers verbessern kann [623]. Die regelmäßig wiederholte Erhöhung der Sauerstoffkonzentration in den Geweben stimuliert außerdem die Neubildung von Mitochondrien und verbessert deren Funktion und damit die Kooperation mit dem Zellkern, was gleichzeitig eine Grundlage für die verjüngende Wirkung der regelmäßigen HBOT-Anwendung darstellt [620]. Andere Anti-Ageing-Effekte beruhen auf einer Stimulation von neuen Blutgefäßen, der Beseitigung gealterter Zellen und ihrer Ersetzung durch neue Zellen [620].

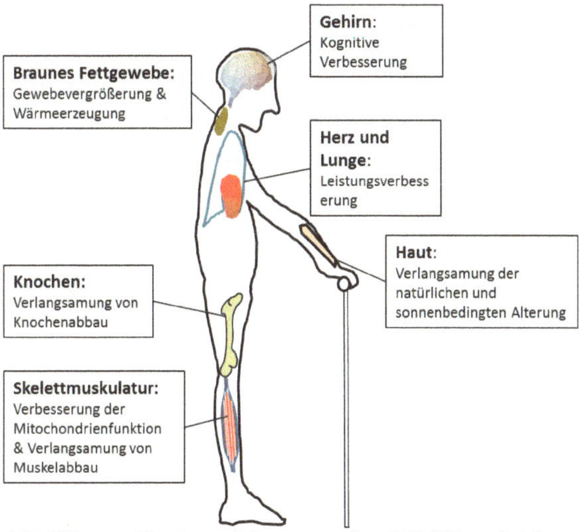

Abbildung 32: Auswirkungen der HBOT auf Alterungsprozesse in verschiedenen Organen. Die meisten dieser Effekte wurden für die klassische HBOT gefunden, gelten wahrscheinlich aber ebenfalls für die milde HBOT. Modifiziert nach Fu et al. (2022) [620].

9.4 *Milde hyperbare Therapie*

Die klassische HBOT hat den Nachteil, dass sie aufgrund der hohen Drücke (analog zu 10-15m Wassertiefe!) nicht ganz ungefährlich ist. Die häufigsten Nebenwirkungen sind das Barotrauma im Trommelfell und Augenlinsenveränderungen. In einer Studie an Brustkrebspatientinnen, die 40 Sitzungen bei 2,5 bar mit 100% O_2 zur Linderung der Nebenwirkungen ihrer Strahlentherapie verschrieben bekamen, erlitten 57% vorübergehende Kurzsichtigkeit, 18% ein Barotrauma (in 3% der Fälle schwerwiegend) und eine Patientin (0,1%) erlitt sogar einen Katarakt (Linsentrübung). Im Gegensatz zur starken HBOT treten diese Nebenwirkungen bei der milden hyperbaren Therapie fast nie auf; wahrscheinlich sind Sie, liebe Leserin/lieber Leser, auch schon einmal auf 1-3m Wassertiefe getaucht, ohne sich das Trommelfell zu verletzen. Zudem erfolgt im Gegensatz zur klassischen HBOT bei der milden HBOT kein messbarer Anstieg von freien Radikalen, solange nicht gleichzeitig die Atemluft mit viel O_2 angereichert wird [619,624]. Dennoch scheint die milde HBOT ebenfalls ein großes Potential zur Behandlung chronisch entzündlicher Erkrankungen und zur Stärkung der Mitochondrien zu haben [619]. Schon eine einzige 70-minütige milde HBOT-Sitzung (1,4 bar, 35-39% O_2) erhöhte bei gesunden Frauen die Anzahl der natürlichen Killerzellen [624], die zum angeborenen Immunsystem zählen und insbesondere in der Krebsabwehr eine wichtige Rolle spielen [625]. Auch die Regeneration nach harten Trainingsbelastungen wird durch milde HBOT nachweislich verbessert [626]. Und mittlerweile wurde auch gezeigt, dass schon ein milder Überdruck von ca. 1,3 bar ohne zusätzliche O_2-Gabe bestimmte Stammzellen aktiviert und damit Geweberegeneration fördert, ähnlich wie es von der klassischen HBOT bekannt war [617].

Die milde HBOT erfolgt typischerweise in kleinen Überdruckkammern, die Zelten ähneln und im Prinzip auch zu Hause in der Wohnung aufgestellt werden können. Somit besteht die Möglichkeit, diese Therapie auch privat für sich selbst anzuwenden (viele Leistungssportler tun genau das). Viele Wirkungen der milden HBOT ähneln denen der klassischen HBOT und einige Indikationen, bei denen ich von Erfolgen weiß, sind in Abbildung 33 dargestellt. Andere mögliche Anwendungsgebiete, bei denen vielversprechende Daten vor allem aus Tierversuchen vorliegen, sind Metabolisches Syndrom und Typ 2-Diabetes, Diabetes-bedingte Linsentrübungen, Bluthochdruck, Gelenksentzündungen (Arthritis), Parkinson, Unfruchtbarkeit und UV-Licht-bedingte Hautschädigung [619].

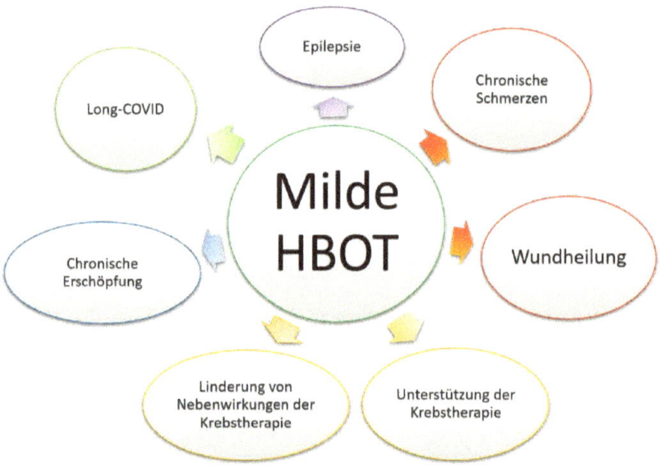

Abbildung 33: Indikationen für die milde HBOT mit guter persönlicher Erfahrung

9.5 *Hyperbare Therapie in der Krebsbehandlung*

Es sind prinzipiell zwei Überlegungen, warum eine hyperbare Therapie während einer Krebsbehandlung sinnvoll sein kann:

- Evolutionäre Überlegungen: Krebszellen leben ja sehr oft unter sauerstoffarmen Bedingungen, die sie - einfach ausgedrückt - an die Zeit „erinnern", in der der O_2-Gehalt der Atmosphäre noch sehr niedrig war und Zellen als anaerobe Einzeller existierten. Durch die Erhöhung des O_2-Partialdrucks erhalten diese Zellen eine neue Information, nämlich dass die stressvollen Außenbe-

dingungen sich entspannen und die Bedingungen wieder denen eines späteren Zeitpunkts entsprechen, an dem Zellen innerhalb mehrzelliger Organismen existierten. Das fördert die Aktivierung der Mitochondrien und drosselt den Warburg-Effekts, mit dem Ergebnis, dass die Zellen entweder ihr Selbstmordprogramm reaktivieren [627] oder sich zumindest nicht mehr so aggressiv verhalten [628].
- Biochemische Überlegungen: Tumorzellen mit ausgeprägtem Warburg-Effekt haben im Allgemeinen stark mit oxidativem Stress zu kämpfen und nutzen die Glykolyse unter anderem zur eigenen anti-oxidativen Abwehr. Laktat, das Endprodukt der aeroben Glykolyse (→3.1) ist zum Beispiel auch ein gutes Antioxidans um sich gegen ROS zu schützen [629]. Die Wirkweise von Therapien, wie einer Strahlentherapie und vielen Chemotherapeutika, beruht aber ebenfalls auf der Erzeugung von ROS. Darum sind Tumorzellen mit ausgeprägtem Warburg-Effekt oder mit wenig O_2 in der unmittelbaren Umgebung resistenter gegenüber diesen Therapien. Eine HBOT erhöht die O_2-Konzentration in der Tumorumgebung, so dass mehr ROS durch therapeutische Maßnahmen erzeugt werden können [123,630]. Außerdem wird die Blutzufuhr im Tumor verbessert, so dass Chemotherapeutika und zielgerichtete Medikamente (z. B. monoklonale Antikörper) besser an die Zellen gebracht werden können und auch Immunzellen besseren Zugang zu den Tumorzellen finden, um sie zu beseitigen [631]. Theoretisch wird die synergistische Wirkung der HBOT durch eine gleichzeitige ketogene Ernährung, die ebenfalls gegen den Warburg-Effekt arbeitet (→5.3.4), noch weiter erhöht [632,633].

Diese Überlegungen wurden von uns in einer Meta-Analyse bestätigt, indem wir zeigen konnten, dass HBOT mit Drücken zwischen 2 und 3 atm (ca. 2-3 bar) schon als alleinige Therapie bei Mäusen Anti-Tumor-Effekte hat, aber ihr größtes Potential in der Kombination mit Strahlen-, Chemo- und zielgerichteten Therapien liegt [634]. Auch klinische Studien zur Strahlentherapie konnten dies teilweise bestätigen, insbesondere bei Tumoren der Hals-Nasen-Ohren-Region oder im Gehirn [630,635,636]. Für die meisten anderen Tumorarten fehlen bisher leider Daten, die eine Lebenszeitverlängerung oder besseres Tumoransprechen durch Kombination einer HBOT mit Strahlentherapie oder anderen Therapien belegen. Das liegt nicht daran, dass solche Wirkungen nicht existieren, sondern es wurden bisher einfach zu wenig klinische Studien dazu durchgeführt. Eine türkische Arbeitsgruppe hat jedoch mehrere vielversprechende Ergebnisse einer Kombination aus HBOT, ketogener Ernährung, Hyperthermie und Chemotherapie bei diversen Tumorarten [446,637,638] und selbst bei metastasierten Patienten [639,640] publiziert.

Es sei auch erwähnt, dass in Studien eine gute Wirkung der HBOT bei späten Nebenwirkungen der Strahlentherapie nachgewiesen wurde. Beispiele sind Blasen- und Darmentzündungen nach Beckenbestrahlungen [641,642] oder Schmerzen und Bewegungseinschränkungen im Arm-/Brust-/Schulterbereich nach Brustkrebsbestrahlungen [643].

Genau genommen gelten all die zitierten Daten für die klassische HBOT, denn die milde HBOT wurde meines Wissens nach noch in keiner Studie an Krebspatienten bezüglich ihrer möglichen Synergie mit der Strahlentherapie untersucht. Dennoch haben wir in der Strahlentherapie Schweinfurt positive Erfahrungen damit gemacht, milde HBOT (teilweise mit O_2-Anreicherung auf 26-27%) unmittelbar vor der Bestrahlung ausgewählter Patienten einzusetzen. Nach der Krebstherapie hilft sie ebenfalls sehr effektiv, die Heilungsprozesse bei Nebenwirkungen zu fördern. Schließlich ist auch zu erwarten, dass die milde HBOT Tumorzellen anfälliger gegenüber konventionellen Krebstherapien macht.

9.6 Praktische Hinweise zu hyperbarer Therapie

- Die Firma Hyperbarics Europe HE GmbH bietet Kammern für die milde HBOT zum Testen, zum Verkauf oder zur Miete an: https://hyperbarics-europe.com/. Die Miete bietet eine gute Möglichkeit, die milde HBOT zu Hause einzusetzen. Nach Besserung etwaiger Symptome kann die Kammer entweder unkompliziert zurückgegeben oder dauerhaft übernommen werden. Auf der Homepage von Hyperbarics Europe HE GmbH findet man auch eine Liste von Partner-Centern im deutschsprachigen Raum, wo man die milde HBOT ausprobieren kann.
- Heutzutage sind viele Menschen mit ihrer Mitochondriengesundheit und Vitamin-/Mineralstoffversorgung so am Limit, dass sie durch die HBOT „überreizt“ werden und Negativerfahrungen haben. Hier kann es sinnvoll sein, den Druck zunächst nur auf 1,1 bar zu steigern. Generell sollte zumindest am Anfang auch eine intensive Anamnese durch einen Arzt oder Heilpraktiker erfolgen.
- Zum Druckausgleich während der anfänglichen Druckerhöhung und am Ende, wenn der Druck wieder sinkt, hilft regelmäßiges Schlucken und Gähnen, ähnlich wie Sie es vielleicht vom Fliegen kennen.
- Bei akuten Atemwegsinfekten (Husten, Schnupfen, Ohrentzündungen) soll keine HBOT durchgeführt werden, da der Druckausgleich evtl. nicht mehr gelingt
- Die Dosierung einer HBOT richtet sich nach den Beschwerden. Bei starken Beschwerden sollten pro Woche mindestens 3-5 „Tauchgänge“ (Sitzungen) für mindestens eine Stunde bei dem gewünschten Überdruck (also ohne die Zeit des „Ab- und Auftauchens“) stattfinden. Sobald sich die Beschwerden bessern, kann die Frequenz auf 1-2 Sitzungen pro Woche reduziert werden.
- Bei langjährigen chronischen Beschwerden wie z. B. chronischem Erschöpfungssyndrom, Parkinson, Alzheimer und Zustand nach einem Schlaganfall oder einer nebenwirkungsreichen Krebstherapie wäre die Selbstanschaffung einer milden HBOT-Kammer für zu Hause eine Überlegung wert
- Wenn eine HBOT unterstützend zur Strahlentherapie stattfinden soll, muss die Bestrahlung unmittelbar im Anschluss an die HBOT-Sitzung stattfinden. Das geht also nur in Kliniken, die sowohl HBOT als auch Bestrahlungen durchführen und logistisch auf diese Therapiekombination eingestellt sind.

10 Sport und Bewegung

10.1 Körperliche Aktivität im Kontext der Evolution

Bevor das erste Licht durch die Nacht bricht, verständigen sich die Jungen mit den Männern und versammeln sich an einem Feuer...Wie wollen zu einem Platz wandern, an dem es Affen gibt, um sie zu jagen. Mit drei Jungen gehe ich los. In schnellem Tempo überqueren wir das Flussbett und streifen entlang des Flusses. Zwei Hunde begleiten uns, um uns bei der Affenjagd zu unterstützen...Es ist nicht einfach mit [den Jungen] Schritt zu halten und gleichzeitig auf Spuren und Zeichen zu achten...Dann auf einmal geht alles ganz schnell! Die Hunde preschen los und die Jungen hinterher. Es gibt Gepfeife und viel Bewegung im dichten Unterholz und ich versuche mein Bestes, den Jägern in diesem Dornengestrüpp auf der Spur zu bleiben. Ich verliere sie aus den Augen und sehe plötzlich ein graues Tier am Boden entlang sausen.

Ein wenig später finde ich die Jungen wieder, die im Unterholz sitzen. Über ihnen kauert verschreckt ein Affe, der sich wegen der Hunde nicht aus dem Baum herunter traut. Einer der Jungen klettert in das Geäst, um eine gute Schussposition zu bekommen. Er schießt den Affen und zieht den leblosen Körper nach unten. Kurz darauf ziehen wir weiter und bleiben nach zehn Minuten wieder am Flussbett stehen. Per Handdrill entfachen wir ein Feuer, stapeln Holz auf, der Affe wird auf den Haufen gelegt und so samt Fell im Stück gebraten. Die Jungen teilen großzügig mit mir und ich komme in den Genuss von Affenhirn, Leber und Fleisch. Abgerundet mit ein paar köstlichen Beeren entsteht so ein stärkendes Mahl. Wir treten den Rückweg zum Lager an und ich spüre auf der einen Seite die Erschöpfung nach mehreren Stunden intensiver Jagd, aber auch die Energie, die durch das Essen in mir aufsteigt.

Bastian Barucker über ein Jagderlebnis mit den Hadza
Auf Spurensuche nach Natürlichkeit [100], S.55-56

Den allermeisten Menschen ist bewusst, dass Sport bzw. körperliche Aktivität unabdingbar für optimale Gesundheit sind. Man schätzt zum Beispiel, dass sich allein durch regelmäßigen Sport 40% der Krebserkrankungen verhindern ließen, während Krebspatienten ihre Überlebenszeit durch Sport um 50-60% erhöhen könnten [644]. In einer Studie an gesunden Männern zwischen 40 und 60 Jahren waren nach 16 bzw. 21 Jahren von denjenigen, die initial die schlechteste körperliche Fitness aufwiesen, fast 3-mal mehr verstorben als von denen, die zu Beginn die beste Fitness hatten; zudem entwickelten die fitteren Männer im Laufe der Jahre wesentlich weniger häufig Herz-Kreislauferkrankungen, Typ 2-Diabetes oder Krebs [645]. Doch warum ist das so? Die Antwort auf diese Frage liegt auch hier in der Evolutionsgeschichte des Menschen begründet. Denn Menschen haben sich durch den Jäger-und-Sammler Lebensstil unserer Vorfahren an ein hohes Maß körperlicher Aktivität angepasst [646]. Das lässt sich gut anhand der täglich zurückgelegten Kilometer und Schritte von heutigen Jägern und Sammlern, Menschenaffen und modernen industrialisierten Menschen zeigen [647,648]. Die Daten dazu sind in Tabelle 20 aufgelistet. Wenn wir die in Tansania lebenden Hadza, die immer noch weitgehend einem Jäger-und-Sammler Lebensstil folgen, als Analogie für unsere steinzeitlichen Vorfahren verwenden, sehen wir, dass letztere im Vergleich zu unseren nächsten Verwandten, den Schimpansen, vermutlich mehr als doppelt so viele Schritte pro Tag zurückgelegt haben. Erst seit ein paar Generationen schaffen es Menschen in den Industrienationen im Durchschnitt nur noch auf das Bewegungsniveau von frei lebenden Schimpansen. Zum

Beispiel haben Dr. Colin E. Champ und ich zusammen mit ein paar anderen Kollegen zeigen können, dass Brustkrebspatientinnen aus den USA im Schnitt gerade mal 2,6 km und 5047 Schritte pro Tag zusammen bekamen [649]. Ein solches Maß an körperlicher Aktivität steht im Widerspruch zu den Mindestanforderungen, die im Laufe der Evolution in unseren Genen einprogrammiert wurden. Mit anderen Worten, bei einem so geringen Bewegungsumfang fehlen die Informationen bzw. Reize, die der Körper benötigt, um optimal funktionieren zu können. Die Folge: Gewebe werden schwach und Hormon-, Nerven- und Immunsystem kommen langfristig aus dem vorgesehenen Gleichgewicht [646,648].

Tabelle 20: Täglich zurückgelegte Distanz und Schritte einiger Menschenaffen und Menschenpopulationen. Daten aus Raichlen et al. [648] und Wood et al. [647].

Spezies	Täglich zurückgelegte km (Durchschnitt und Spannweite)	Tägliche Anzahl Schritte (Durchschnitt)
Orang-Utan	0,72 (0,16-1,1)	985
Gorilla	1,46 (0,6-2,6)	1168
Schimpanse	3,14 (1,9-4,8)	4017
Mensch (Hadza, Jäger und Sammler aus Tansania)	12 (15-jährige Jungen) 9 (15-jährige Mädchen) 14 (Männer) 8 (Frauen) 8 (68-jährige Männer) 6,5 (68-jährige Frauen)	18434 (Männer) 10921 (Frauen)
Mensch (zivilisiert)		5332 (Männer) 4064 (Frauen)

Von allen körperlichen Aktivitäten, auf die der Mensch im Laufe der Evolution für sein Überleben angewiesen war, spielte die Jagd eine herausragende Rolle (→5.4.1). Sie ist sehr wahrscheinlich der Grund für die im Vergleich zu den meisten anderen Säugetieren außergewöhnlichen Ausdauerfähigkeiten und Erschöpfungsresistenz des Menschen. Zum Beispiel besitzt kein anderes Säugetier eine so hohe Dichte an Schweißdrüsen, die bei hohen Temperaturen eine effektive Kühlung ermöglichen; die meisten anderen Säugetiere müssen hecheln, um sich zu kühlen, was ihre Atmung behindert und nicht im Galopp-Tempo verwendet werden kann. Deshalb hatten unsere Vorfahren bei Hitze gute Chancen, ein Beutetier bis zu dessen Erschöpfung zu Fuß zu verfolgen und anschließend leicht zu erlegen. Modellierungen zufolge würde dies noch nicht einmal unbedingt eine Jagd im Dauerlauf erfordern, sondern hätte bei schweren, nicht schwitzenden Tieren (z. B. Wildschweinen), die man im Schritttempo verfolgt, immer noch mehr als 50% Erfolgsaussichten [650]. Solche Verfolgungsjagden wurden für einige zeitgenössische Jäger-und-Sammlergruppen dokumentiert und man hat festgestellt, dass die Jäger dabei in großer Hitze und teilweise schwierigem Gelände bis zu 35 km mit einem durchschnittlichen Tempo zwischen 6 und 10 km/h zurücklegen [651,652]. Andere körperliche Merkmale, die für eine Anpassung an regelmäßige Ausdauerleistungen sprechen, sind unser im Vergleich zu Menschenaffen hoher Körperfettanteil, ein höherer Prozentsatz „langsamer" (ausdauernder) Muskelfasern, sowie die schmale Taille, der große Gesäßmuskel und die langen Beine mit federartigen Sehnen, die uns wesentlich effizienter auf zwei Beinen gehen und laufen lassen [653]. Aber nicht nur unsere Ausdauerfähigkeiten sind außergewöhnlich, sondern auch unsere Fähigkeit zum Tragen schwerer Lasten (z. B. Jagdbeute oder Wasserbehälter) über weite Strecken (Kraftausdauer) oder das weite Schleudern von Gegenständen (Schnellkraft), wie z. B. einen Speer. Auch diese Fähigkeiten haben sich scheinbar als Anpassungen an die Nahrungsbeschaffung durch die Jagd auf große Tiere entwickelt. Neben diesen jagdspezifischen Aktivitäten erfordert das Sammeln von Nahrung in der Natur Aktivitäten wie z. B. das Klettern auf Bäume oder das Graben in der Erde.

Wer Kinder hat oder sich mal bewusst die Zeit nimmt, Kinder beim Spielen zu beobachten, wird bestätigen, dass die oben beschriebenen Formen körperlicher Aktivität von Kindern intuitiv ausgeübt werden, denn sie haben einen angeborenen Drang dazu. Kinder klettern, werfen, graben, buddeln und legen Strecken abwechselnd im Rennen und Gehen zurück, und das über viele Stunden täglich, sofern man ihnen die Gelegenheit dazu gibt und insbesondere, wenn sie mit anderen Kindern zusammen sind. Ungefähr 20% ihrer spielerischen Aktivitäten kann man dabei als intensiv bezeichnen, und wahrscheinlich ist der Sinn dahinter auch die Ausprägung athletischer Fähigkeiten, die in der Natur für das Überleben unabdingbar sind [654]. Und es gibt noch eine weitere Parallele zwischen dem Verhalten von Kindern und dem von Jägern und Sammlern, die bei uns modernen Erwachsenen fehlt. Denn Kinder und erwachsene Jäger und Sammler ruhen sich natürlicherweise nicht aus, indem sie passiv auf Stühlen mit Lehnen sitzen, sondern hocken oder knien sich auf den Boden, sitzen auf niedrigen Erhebungen wie z. B. Steinen, oder sitzen in der Kniebeuge, was im Vergleich zum Stuhl- oder Sesselsitzen zum Teil deutlich höhere Muskelaktivitäten der Beinmuskulatur erfordert und auch die Beweglichkeit fördert [655].

Zusammengefasst lässt sich somit sagen, dass unser artgerechter Lebensstil eigentlich eine breite Palette an körperlichen Aktivitäten beinhaltet, die alle fünf motorischen Grundfähigkeiten, wie sie die Sportwissenschaft definiert, trainieren. Diese Grundfähigkeiten sind Kraft, Ausdauer, Schnelligkeit, Beweglichkeit und Koordination (Abbildung 34). Sie bilden die Grundlage jeder körperlichen Aktivität und sind in jedem Individuum zum Teil genetisch bestimmt, zum größeren Teil aber durch Training verbesserbar. Bevor wir uns im Detail mit den einzelnen Auswirkungen körperlicher Aktivität auf die Gesundheit beschäftigen, können wir schon einmal ein paar Ideen festhalten, wie wir artgerechte körperliche Aktivität in unseren Alltag integrieren könnten [656,657]. Vieles davon erschließt sich, wenn wir uns Kinder beim Spiel in der Natur oder urzeitliche Jäger und Sammler vorstellen:

- Wir sind grundsätzlich an ein hohes Pensum von leichter bis moderater körperlicher Aktivität angepasst. Dazu zählen Aktivitäten wie Gehen, Gegenstände tragen, Gartenarbeit oder Handwerken. Versuchen Sie täglich mindestens 5-10 km oder 10.000 Schritte zurückzulegen.
- Vor allem bei der Jagd gab es immer wieder kurze intensive Belastungen wie Sprints oder das Heben schwerer Lasten. Intensive Trainingsreize bringen viele gesundheitlich wertvolle Anpassungen mit sich und sollten deshalb regelmäßig in den Alltag integriert werden. Das kann man mit einem intensiven Intervalltraining oder Krafttraining realisieren (→10.3.1 und 10.3.2). Dabei

wechseln sich intensive Belastungen (z. B. Sprints, Tempoläufe oder eine Krafttrainingsübung) mit aktiven oder passiven Pausen ab.

- Es sollten regelmäßig alle motorischen Grundfähigkeiten (Abbildung 34) trainiert werden. Wenn langfristige Gesundheit das Ziel ist, sind Spielsportarten oder ein sogenanntes Crosstraining oder funktionelles Training, das eine Mischung aus verschiedenen Sportarten und Trainingsmethoden beinhaltet, sehr gut geeignet, da sie verschiedene Grundfähigkeiten abdecken und durch Abwechslung und Gruppengemeinschaft die Motivation fürs Training oben halten.

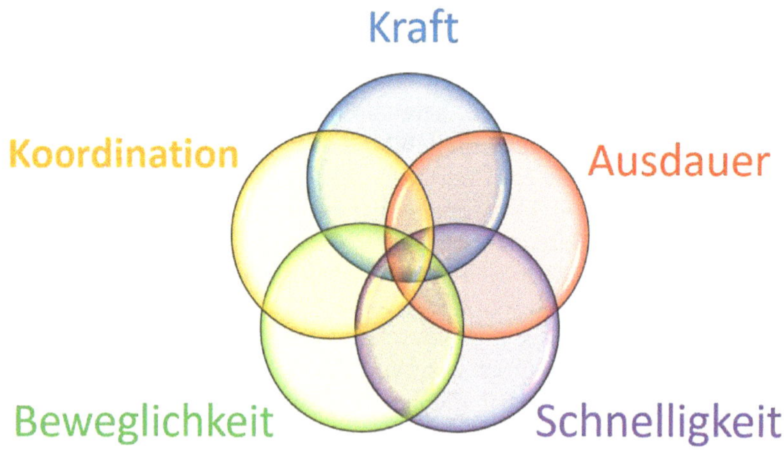

Abbildung 34: Die fünf motorischen Grundfähigkeiten. Sie sind die Grundlage jeder körperlichen Aktivität. Die Grundfähigkeiten sind teilweise angeboren, teilweise antrainiert, und sie beeinflussen sich gegenseitig.

- Unsere Vorfahren mussten regelmäßig Arbeit gegen die Schwerkraft verrichten, indem sie kletterten oder schwere Lasten herumtrugen (Jagdbeute, Feuerholz, Steine, Wasser, Kleinkinder, etc.). Heutzutage entfallen solche Aktivitäten im Alltag größtenteils. Deshalb sollte man mindestens zweimal wöchentlich ein Krafttraining zur Stärkung der Muskeln, Sehnen und Bänder durchführen. Klettern ist eine gute Alternative, weil es die Kraftentwicklung sehr vieler Muskelpartien und die Beweglichkeit fördert.
- Wenn möglich, versuchen Sie im Freien Sport zu machen. Das bringt zusätzliche Vorteile mit sich, z. B. Abwechslung durch natürliches Gelände, positive psychologische Stimulation [658] oder Vitamin-D-Bildung durch UV-B-Strahlung (in Deutschland allerdings nur zwischen März und Oktober).
- Besonders empfehlenswert sind Spaziergänge in Waldgebieten („Waldbaden"); hierbei wird die Aktivität von natürlichen Killerzellen und Anti-Krebs-Proteinen stimuliert [659,660], die Laune verbessert und die körperliche und psychische Erholung gefördert [661,662].

- Das Leben in der Natur bedingt, dass nach dem Aufstehen selten ein gedeckter Frühstückstisch wartet, sondern dass man erst einmal aktiv werden muss, um Essen heranzuschaffen, Feuer zu machen und Wasser zu kochen. Dafür existiert das sogenannte Dämmerungs-Phänomen, welches darin besteht, dass unser Blutzuckerspiegel am frühen Morgen ansteigt, um unsere Muskeln und das Gehirn mit Energie zu versorgen [417,663]. Ein guter Zeitpunkt für körperliche Aktivität wäre deshalb direkt nach dem Aufstehen: ein kleiner Spaziergang, etwas Gymnastik bzw. Yoga oder ohne Frühstück mit dem Rad zur Arbeit sind Beispiele, wie man das Dämmerungs-Phänomen für sich nutzen kann.
- Bei Jägern und Sammlern werden die meisten Aktivitäten innerhalb einer sozialen Gruppe ausgeführt, wobei man sich gegenseitig unterstützt, um das gemeinsame Ziel zu erreichen. Ein Teil der positiven Effekte von Trainingsprogrammen geht in der Tat auf die psychologischen Effekte eines gemeinsamen Trainings mit Gleichgesinnten zurück. Ich würde Ihnen deshalb empfehlen, sich Trainingspartner (oder Leidensgenossen, je nach Sportart☺) zu suchen bzw. sich einer Sportgruppe anzuschließen.
- Hunde sind exzellente Gefährten, um körperliche Aktivität im Freien zu genießen bzw. sich das regelmäßige Spazierengehen anzugewöhnen. Die Kooperation zwischen Hund und Mensch ist mehrere 10000 Jahre alt (evtl. sogar noch älter) und beruht wahrscheinlich auf den gegenseitigen Vorteilen, die Jäger und Wölfe damals voneinander hatten: beide zogen den Herden großer Säugetiere hinterher und genossen dabei gegenseitigen Schutz [664].
- Sie können auch als Erwachsener körperliche Aktivität mit Spielen verbinden. Wenn Sie Kinder, Enkel, Nichten oder Neffen haben, können Sie an deren Spielen wie z. B. Fangen, Verstecken, Wettrennen oder Raufen teilnehmen. Wenn Sie gerne Joggen gehen, versuchen Sie einmal mit dem Gelände zu spielen und z. B. kurze Steigungen hoch zu sprinten, über Bäche zu springen oder auf gerader Strecke einmal rückwärts zu laufen. Natürlich sind Spielsportarten wie Basketball, Fußball, Volleyball u.a. das Pendant des kindlichen Spiels für Erwachsene, indem sie intensive körperliche Aktivität mit Spaß verbinden können.
- Und ganz wichtig: Zu körperlicher Aktivität gehören auch die passenden Erholungs- und Ruhephasen. Jäger und Sammler lassen es nach einem intensiven Tag am nächsten Tag oft locker angehen [656]. Übertriebenes Training ohne ausreichende Erholungsphasen steigert das Verletzungsrisiko und bringt weniger gesundheitliche Vorteile als ein maßvolles Training mit sich.

10.2 Muskulatur und Gesundheit

10.2.1 Drei Systeme der Energiegewinnung in Muskeln

Erinnern Sie sich noch an das Kapitel 3.1, als es um den Tumorstoffwechsel ging? Dort haben wir die Unterscheidung zwischen **aerob** (unter Sauerstoffverbrauch) und **anaerob** (ohne Notwendigkeit von Sauerstoff) kennengelernt. Wir hatten gesehen, dass die aerobe Energiegewinnung der Zelle in den Mitochondrien stattfindet, während die anaerobe Energieerzeugung aus Glukose in der sogenannten Glykolyse im Zytoplasma der Zelle abläuft. Letztere stellt – wenn die Glukose bis zur Milchsäure

(Laktat) abgebaut wird - etwa 10–100 mal schneller Energie bereit als die Oxidation von Fetten, Kohlenhydraten oder Ketonkörpern in den Mitochondrien. Die Glykolyse ist dafür aber viel weniger effizient, das bedeutet pro Glukosemolekül erhält man am Ende der Glykolyse nur einen Bruchteil des ATP im Vergleich zur Oxidation des Glukosemoleküls in den Mitochondrien (bzw. der Oxidation eines Fettsäure- oder Ketonkörpermoleküls).

Es gibt aber noch eine dritte, noch schnellere Möglichkeit der Energieerzeugung, die ebenfalls unabhängig vom Sauerstoff, d.h. anaerob abläuft, und speziell in Muskelzellen eine wichtige Rolle spielt. Es handelt sich um die Spaltung eines Moleküls, das man Kreatinphosphat nennt. Das dabei frei werdende Phosphat wird genutzt, um aus einem Adenosin**di**phosphatmolekül (ADP; besitzt zwei Phosphate) ein Adenosin**tri**phosphatmolekül (ATP; besitzt drei Phosphate) herzustellen:

Kreatinphosphat + ADP → Kreatin + ATP (im Zytoplasma)

Diese Reaktion läuft wie die Glykolyse im Zytoplasma der Zelle ab. Dabei entsteht Kreatin, das wir schon als wichtigen Mikronährstoff, der fast ausschließlich in tierischen Nahrungsmitteln vorkommt, kennengelernt haben (→5.4.2). Die ATP-Gewinnung aus Kreatinphosphat ist ungefähr 40-mal schneller als durch Zellatmung und 10-mal schneller als durch Glykolyse [468], jedoch sind die Kreatinphosphatspeicher in Zellen begrenzt. Deshalb heben sich Zellen diese Speicher für Zeiten großer Energienot auf - ein Extrembeispiel sind Infarkte im Gehirn oder Herzmuskel, aber weit häufiger nutzt die Skelettmuskulatur ihre Kreatinphosphatspeicher für intensive Beanspruchungen, wie z. B. einen Sprint oder das Heben einer schweren Last. Deshalb befinden sich auch mehr als 90% der Kreatin- und Kreatinphosphatspeicher in der Skelettmuskulatur [470]. Kreatin ist auch die Ausgangssubstanz, um Kreatinphosphat zu regenerieren, was einfach durch die Umkehrung der oben gezeigten Reaktion geschieht:

Kreatin + ATP → Kreatinphsophat + ADP (im Mitochondrium)

Im Gegensatz zur Spaltung von Kreatinphsophat zur Energiegewinnung muss zur Regeneration von Kreatinphsophat Energie in Form eines ATP-Moleküls aufgewendet werden, weshalb diese Reaktion nicht im Zytoplasma, sondern in den Mitochondrien abläuft, denn dort stehen sehr viele ATP aus der Zellatmung direkt zur Verfügung. Das neu hergestellte Kreatinphosphat wird dann aus dem Mitochondrium ins Zytosol exportiert und steht zur ATP-Erzeugung zur Verfügung. Die Kreatinphosphatspeicher in den Muskeln reichen bei maximaler Anstrengung für bis zu 30 Sekunden, danach müssen die anderen energieerzeugenden Systeme (anaerobe Glykolyse und Zellatmung) übernehmen.

Die Auffüllung der Kreatin- und damit auch Kreatinphosphatspeicher ist ein Grund, warum sich der Konsum von viel Fleisch oder eine Supplementierung mit Kreatin positiv auf die Muskelkraft auswirkt [470]. Dabei profitieren vor allem Sportler, die Sportarten mit höherem Kraftaufwand betreiben, also z. B. Kraftsportler, Sprinter, Werfer oder Springer, aber da die Kreatinphosphatspeicher auch für Zwischensprints oder Antritte in den Ausdauer- und Spielsportarten Energie liefern, können grundsätzlich alle Sportler - ob Hobby oder Profi - von einer ausreichenden Kreatinaufnahme aus natürlichen Quellen profitieren.

Tabelle 21: Die drei Energiesysteme in der Muskulatur und ihre wichtigsten Eigenschaften

Eigenschaften	**Kreatinphosphat-Spaltung**	**Glykolyse**	**Zellatmung**
O_2-Abhängigkeit	Anaerob	Anaerob	aerob
Welcher Speicher in der Muskelzelle wird angezapft?	Kreatinphsophat	Glykogen (gespeicherte Glukose)	Glykogen (gespeicherte Glukose), Triglyzeride (gespeicherte Fettsäuren), zu kleinem Teil auch verschiedene Proteine (gespeicherte Aminosäuren)
Welche Endprodukte entstehen?	Kreatin	Laktat (La^-) und Wasserstoff (H^+) Ionen	CO_2, Wasser
Wichtigste Energiequelle bei	maximalen Belastungen bis zu 30s	maximalen bis intensiven Belastungen zwischen 30 und 60s	intensiven bis leichten Belastungen von 1 min bis vielen Stunden Dauer
Welche Muskelfasern sind darin spezialisiert?	Typ II (schnelle Muskelfasern)	Typ II (schnelle Muskelfasern)	Typ I (langsame Muskelfasern)
Beispiele sportlicher Aktivitäten	• 50-100m Sprint • Hochsprung • Gewichtheben	• 400m Lauf • Bodybuilder-Training (Krafttraining mit sehr kurzen Erholungspausen)	• 1000m Lauf bis Marathon • Radtouren • Wandern
Beispiele für gezielte Trainingseinheiten	• Sprinttraining (z. B. 5×25m maximal schnell, dazwischen 2-3 min Pause) • Maximalkrafttraining (z. B. 6×2-3 Wiederholungen Kniebeuge eines entsprechend schweren Gewichts, das man maximal 3× bewältigen kann, dazwischen 4-5 min Pause)	• „Tabata-Intervalle": 8×(20s Vollgas, 10s Pause), z. B. auf Ruder- oder Fahrradergometer • Klassisches Intervalltraining (z. B. 5-10× 200m schnell rennen, 200 m Traben als Pause) • „Crossfit"-Training	• Grundlagenausdauertraining (Laktat im Blut < 2mmol/l, z. B. Dauerlauf oder langes, lockeres Schwimmen und Radfahren)

Tabelle 21 gibt nochmal einen Überblick über die drei eben besprochenen Energiesysteme der Muskulatur. Ich plädiere dafür, alle drei Systeme regelmäßig zu trainieren, natürlich innerhalb einer individuellen Zielstellung, die persönliche Vorlieben, Schwachstellen, das Alter und eventuelle Wettkampfambitionen in einer bestimmten Sportart berücksichtigen sollte. Ein paar Beispiele, wie man die verschiedenen Systeme gezielt anspricht und damit trainiert, sind ebenfalls in Tabelle 21 angegeben. Was die Vorbeugung chronischer Krankheiten und die Wahrscheinlichkeit, bei guter Gesundheit ein hohes Lebensalter zu erreichen betrifft, kommt der Maximalkraft (anaerobe Energiegewinnung) und der aeroben Fitness (Zellatmung bzw. Mitochondrienfunktion) eine besonders wichtige Rolle zu (→0). Je älter man allerdings wird, desto wichtiger wird dabei das Training der Maximalkraft. Das hat damit zu tun, dass es grundsätzlich zwei Muskelfasertypen gibt, und diejenigen, welche für die Maximalkraft ausschlaggebend sind, im Alter am schnellsten verloren gehen, so dass man hier mit Krafttraining entgegenwirken sollte [665]. Die Unterschiede zwischen den Muskelfasertypen wollen wir uns im nächsten Abschnitt etwas genauer ansehen.

10.2.2 Sarkopenie und Kachexie

Muskeln bestehen aus Muskelfasern, die Kraft entwickeln indem sie kontrahieren. Je nachdem, wie schnell eine solche Kontraktion stattfindet, unterscheidet man grundsätzlich zwei Typen von Muskelfasern, die man relativ schlicht Typ I und Typ II nennt. Ihre grundlegenden Unterschiede sind in Tabelle 22 aufgelistet. Man erkennt aus der Tabelle, dass „schnelle" Typ-II-Fasern an anaerobe Energiebereitstellung angepasst sind, die für schnelle Bewegungen und hohe Kraftentwicklungen wichtig ist, während Typ-I-Fasern als „langsam zuckende" Muskelfasern mit hoher Mitochondriendichte optimal an Ausdauerbelastungen mit vergleichsweise niedriger Kraftentwicklung pro Kontraktion angepasst sind.

Für beide Muskelfasertypen sind die Glykogenspeicher die wichtigste Reserve für die Energiegewinnung. Durch das Glykogen, von dem ca. 400-500g in der Skelettmuskulatur gespeichert sind, hat jede Muskelzelle einen direkten und sofortigen Zugriff auf Glukose, die für die aerobe oder anaerobe Energieerzeugung genutzt werden kann. Während bei niedrigen Intensitäten einer körperlichen Belastung hauptsächlich Typ-I-Fasern beansprucht werden, schalten sich mit zunehmender Intensität immer mehr Typ-II-Fasern mit ein und der Glykogenverbrauch steigt [667]. Der Verbrauch von Glykogen durch körperliche Aktivität ist bedeutend für die Verbesserung der Insulinsensitivität, denn ähnlich wie ein Schwamm saugen beanspruchte Muskeln die Glukose aus dem Blut auf, ohne dass dafür viel Insulin von der Bauchspeicheldrüse ausgeschüttet werden müsste. Evolutionär gesehen hat das den Sinn, die Muskulatur schnell wieder auf die nächste Situation vorzubereiten, in der intensive körperliche Aktivität notwendig ist, sei es Flucht vor einem Tier oder eine schnelle Jagd. Und auch um zu wachsen erhöht ein Muskel seine Glukoseaufnahme, um dadurch - ähnlich wie es Tumorzellen tun - den anabolen Stoffwechsel zu unterstützen [668]. Das bedeutet: **Ein trainierter Muskel hat Priorität bei der Zuckeraufnahme!** Somit ist das regelmäßige Leeren der Muskelglykogenspeicher und die Anregung von Muskelwachstum die beste Methode, überflüssige Glukose aus dem Blut zu speichern und so deren Umwandlung in Fett zu vermeiden; langfristig gesehen lassen sich damit Übergewicht, Fettleber und Typ 2-Diabetes vorbeugen bzw. behandeln [669]. Die Typ-II-Muskelfasern spielen dabei eine wichtige Rolle, denn ihr Potential zum Wachstum (Hypertrophie) ist größer als bei Typ-I-Fasern und ihre Glykogenspeicher entleeren sich schneller. Dazu passt, dass das Risiko, ein Metabolisches Syndrom zu entwickeln, durch Krafttraining effektiver gesenkt wird als durch Ausdauertraining, wobei die Kombination aus beidem den besten Schutz bietet [670].

Tabelle 22: Eigenschaften von Typ-I- und Typ-II Muskelfasern. Übernommen aus Fleck SJ & Kraemer WJ: Designing Resistance Training Programs, 3. Auflage [666]

Eigenschaft	**Typ I**	**Typ II**
Kraft pro Querschnittsfläche	Niedrig	Hoch
Intramuskuläre ATP Speicher	Niedrig	Hoch
Intramuskuläre Kreatinphosphatspeicher	Niedrig	Hoch
Kontraktionsgeschwindigkeit	Langsam	Schnell
Aktivität glykolytischer Enzyme	Niedrig	Hoch
Aktivität aerober Enzyme	Hoch	Niedrig
Intramuskuläre Glykogenspeicher	Kein Unterschied	Kein Unterschied
Intramuskuläre Triglyzeridspeicher	Hoch	Niedrig
Ausdauer	Hoch	Niedrig
Dichte von Kapillaren (kleinsten Blutgefäßen)	Hoch	Niedrig
Dichte von Mitochondrien	Hoch	Niedrig

Während dem Alterungsprozess leidet allerdings insbesondere die Qualität und Quantität der Typ-II-Muskelfasern. Es kommt zu einer graduellen muskulären Verfettung und Schrumpfung bzw. Verlust von Typ-II-Fasern, so dass das relative Faserverhältnis zu Gunsten der Typ-I-Fasern verschoben wird [665,671,672]. Damit einher geht die Tendenz einer Verschiebung von glykolytischer zu aerober Energiegewinnung und zunehmende Schwierigkeiten, Glukose aus dem Blut zu ziehen. Zwischen dem 30. und 50. Lebensjahr verläuft der Muskelmasseverlust eher schleichend und lässt sich sehr gut durch Training aufhalten, doch danach verliert ein inaktiver Mensch im Durchschnitt zwischen 1% (Wadenmuskel) und 7% (Oberschenkelmuskel) seiner Muskelmasse pro Dekade [673]. Die Schrumpfung der Typ-II-Muskelfasern ist dabei hauptverantwortlich für diese Abnahme der Muskelmasse, so dass Muskeln mit einem höheren Typ-II-Faseranteil stärker schrumpfen als solche mit einem höheren Typ-I-Faseranteil. Der Verlust von Typ-II-Muskelfasern steht in direktem Zusammenhang mit einem erhöhten Sturzrisiko und einer schlechteren Lebensqualität [674].

Der Fachbegriff für eine zu geringe Muskelmasse lautet Sarkopenie. Die Kombination aus einer eiweißarmen Ernährung, körperlicher Inaktivität und dem natürlichen Alterungsprozess stellt ein sehr hohes Risiko für die Entwicklung einer Sarkopenie dar, wenngleich derzeit auch schon sehr viele junge Menschen durch die ersten beiden Faktoren Sarkopenie entwickeln. Das beste Gegenmittel gegen die Sarkopenie ist Krafttraining, welchem bei alten Menschen stets der Vorrang gegenüber Ausdauertraining gegeben werden sollte (wobei eine Kombination aus beidem in jedem Alter ideal wäre). Sarkopenie steht bei Krebspatienten in engem Zusammenhang mit einer schlechten Therapieverträglichkeit, schnellerem Tumorwachstum, schlechterer Lebensqualität und kürzeren Überlebenszeiten, insbesondere wenn ein Patient nicht nur zu wenig Muskelmasse, sondern gleichzeitig noch zu viel Fettmasse besitzt (was man „sarkopenische Adipositas" nennt) [586,587,675-677]. Sarkopenie ist schon in frühen Stadien einer Krebserkrankung häufig - Studien zufolge besitzen mehr als ein Drittel der Krebspatienten schon vor der Therapie zu wenig Muskelmasse [587,675,678]. Das ist natürlich ein sehr schlechter Ausgangsstatus, denn die modernen Krebstherapien fördern durch ihre Nebenwirkungen einen weiteren Verlust von Muskelmasse.

Hinzu kommt, dass Krebs als Erkrankung durch hormonähnliche entzündungsfördernde Botenstoffe, die vom Tumor ausgesendet werden, ebenfalls den Verlust von Muskelmasse fördert. Dies kann in der gefürchteten Kachexie enden, die im Gegensatz zur reinen Sarkopenie durch starken Gewichtsverlust und Muskelabbau und oft auch Verlust der Fettreserven charakterisiert ist und sich allein durch Ernährungsmaßnahmen nicht mehr vollständig aufhalten lässt [679]. Dabei hat der Verlust von Muskulatur einen großen Einfluss auf die Lebenserwartung, selbst wenn ein Patient nominell noch übergewichtig ist und damit scheinbar „genug Reserven" hat [680].

Die Ursache der Kachexie ist - wie gesagt - eine chronische, den ganzen Körper betreffende („systemische") Entzündungslage, die im Falle von Krebs von Tumorzellen ausgeht (auch andere chronische Erkrankungen wie Tuberkulose oder Morbus Chron können zu einem kachektischen Zustand führen) [681]. Durch die hohen Level von entzündungsfördernden Botenstoffen wird auch der Appetit beeinträchtigt (ähnlich wie bei einem akuten grippalen Infekt), was den Abbau von Körpersubstanz zusätzlich fördert - ein Teufelskreis entsteht, aus dem es ab einem gewissen Punkt auch kein Entkommen mehr gibt [679]. Zusätzlich entsteht durch die systemische Entzündungslage eine Insulinresistenz, ähnlich wie bei Typ 2-Diabetes, so dass die Muskulatur weniger gut im Stande ist, den Blutzucker aufzunehmen und in Energie umzuwandeln (zur Erinnerung: Insulin wirkt wie ein Schlüssel, der das Tor zur Zelle für Zuckermoleküle aufschließt, →4.1.1). Die Fähigkeit der Muskulatur, Ketonkörper und Fettsäuren zur Energieerzeugung zu verwenden, scheint aber selbst unter Kachexie nicht sehr beeinträchtigt zu sein, was man bei der Ernährung von kachektischen Patienten durch mehr Fett und weniger Kohlenhydrate berücksichtigen sollte [134,682-684]. Es gibt z. B. ein paar Hinweise aus klinischen Studien [454] und Tierversuchen [685,686], dass eine ketogene Ernährung den Verlust von Muskelmasse bei Kachexie abschwächt, wenngleich dies nicht in allen Tierstudien der Fall war [687,688], was darauf hindeutet, dass die Biologie des einzelnen Tumors eine Rolle spielt. Neben der Ernährungstherapie (bei der auch entzündungshemmende Omega-3-Fettsäuren zum Einsatz kommen sollten, →4.2.2) könnte auch Krafttraining eine Rolle spielen, um dem Muskelabbau bei Kachexie entgegenzuwirken [689]. Eindeutig bewiesen wurde diese Hypothese - ähnlich wie bei der ketogenen Ernährung - aber leider noch nicht, weil entsprechende große und qualitativ gute Studien fehlen [690].

Aber von der Theorie her macht dieser Ansatz definitiv Sinn und kann auf keinen Fall schaden.

Zusammenfasend lässt sich festhalten:

- Es gibt grundsätzlich zwei Arten von Muskelfasertypen: Langsame Typ-I-Fasern und schnelle Typ-II-Fasern
- Die langsamen Muskelfasern sind optimal an Ausdauerbelastungen angepasst und werden entsprechend durch Ausdauertraining trainiert.
- Die schnellen Muskelfasern sind optimal an Schnelligkeits- und Kraftbelastungen angepasst und werden entsprechend durch Schnellkraft- und Krafttraining trainiert. Sie tragen am meisten zum Muskelwachstum bei.
- Im Alter nehmen vor allem die schnellen Typ-II-Fasern ab; hier sollte man gezielt mit Krafttraining entgegenwirken.
- Bei Kachexie kommt es zum fortschreitenden Abbau der Muskulatur, die sich ab einem bestimmten Punkt nicht mehr aufhalten lässt; hier sollte so früh wie möglich mit einer Therapie aus protein- und fettreicher Ernährung, der Gabe von Omega-3-Fettsäuren und Krafttraining begonnen werden.

10.3 Sport als Medizin

Wenn es ein Medikament gäbe, das die Auswirkungen von Sport auf unseren Körper, Geist und unsere Seele auch nur annähernd imitieren könnte - es würde wohl einen Großteil der anderen Medikamente überflüssig machen. Körperliche Aktivität und gezieltes Training verlängern nachweislich die Lebenserwartung bei gleichzeitiger Erhöhung der Lebensqualität - und zwar in jedem Alter. Da evolutionär gesehen aber körperliche Aktivität der Normalzustand für uns Menschen ist, kann man auch sagen, dass körperliche Inaktivität unsere normale Lebenserwartung verkürzt und uns die natürlich gegebene Lebensqualität raubt. Es existiert eine klare Dosis-Effekt-Beziehung zwischen körperlicher Aktivität und körperlicher Gesundheit, die in Abbildung 35 dargestellt ist. Demnach bringen schon geringe Volumen körperlicher Aktivität verhältnismäßig große gesundheitliche Vorteile, während körperlich sehr aktive Menschen prozentual nur noch wenig von noch mehr Aktivität profitieren.

Insbesondere zwei motorische Grundfähigkeiten spielen bei der Stärkung der Gesundheit und der Verlangsamung des Alterungsprozesses eine herausragende Rolle:

- Die **Ausdauer**, auch **aerobe** oder **kardiorespiratorische Fitness** genannt. Sie hängt maßgeblich von der Funktion des Herz-Kreislaufsystems, der Lungen und der Skelettmuskulatur sowie dem koordinierten Zusammenspiel dieser Organe ab.
- Die **Kraft**, die v.a. von der Muskelmasse und Muskelfaserverteilung der beanspruchten Muskeln abhängt.

Durch Training dieser Grundfähigkeiten erhöht man genau die körperlichen Reserven, die während dem Alterungsprozess unweigerlich aufgebraucht werden. Tatsächlich ist es so, dass die aerobe Fitness zusammen mit der Muskelmasse/Kraft in jedem Alter eine bessere Vorhersage über das Sterberisiko erlaubt als jeder andere Lebensstil- und Gesundheitsmarker inklusive Ernährungsgewohnheiten, Tabakkonsum, Diabetes oder Krebs. Warum das so ist, wollen wir uns im Folgenden etwas genauer ansehen.

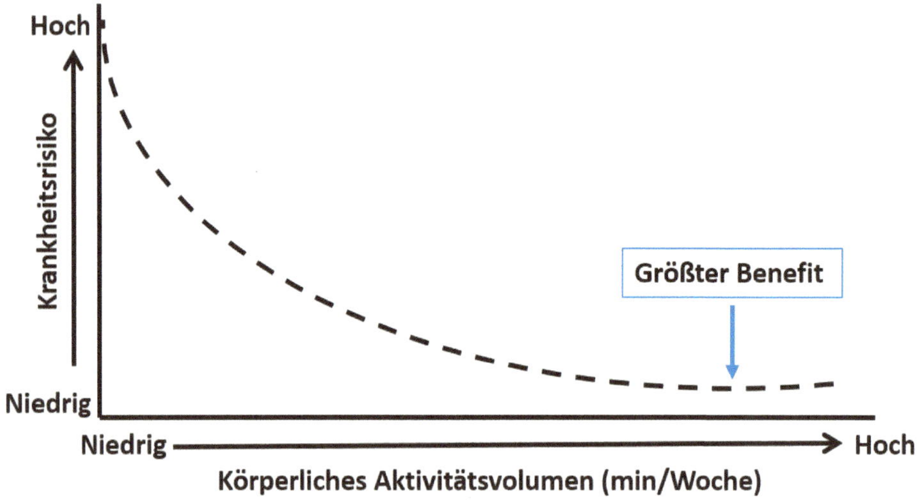

Abbildung 35: Dosis-Effekt-Beziehung zwischen körperlicher Aktivität und Gesundheit. Adaptiert von Franklin et al. [691], Originalkurve von Arem et al. [692].

10.3.1 Aerobe Fitness

Die aerobe bzw. kardiorespiratorische Fitness bezieht sich auf das Potential des Körpers, Sauerstoff aus der Atemluft aufzunehmen und diesen effektiv für die Energiegewinnung in den Mitochondrien der beanspruchten Muskulatur zu nutzen. In der Praxis lässt sich die aerobe Fitness durch eine Zahl ausdrücken, die man VO_2max nennt. Die VO_2max ist die maximale Sauerstoffaufnahme, die man erreicht, wenn man große Muskelgruppen über kurze Zeit (maximal 10-15 min) mit maximaler Intensität aktiviert [693]. Die VO_2max sagt aus, wieviel Milliliter (ml) O_2 pro kg Körpergewicht und pro Minute aus der Atemluft aufgenommen und von den Mitochondrien in der arbeitenden Muskulatur zur aeroben Energieerzeugung extrahiert werden kann [694]. Sie erstreckt sich von Werten zwischen 70 und 85 ml/kg/min bei Hochleistungs-Ausdauersportlern [695] bis zu 20 ml/kg/min und weniger bei alten Menschen [696]. Unterhalb einer VO_2max von 20 ml/kg/min wird es kritisch, denn ein großer Teil des Sauerstoffs wird dann schon dazu verbraucht, um nur die Grundfunktionen des Organismus aufrechtzuerhalten, so dass für Alltagsaktivitäten kaum noch Reserven vorhanden sind. Das erklärt warum in einer kanadischen Studie an alten Menschen jede Verringerung der VO_2max um 1 ml/kg/min das Risiko, später pflegebedürftig zu werden, um 14% erhöhte, und zwar unabhängig von Alter, Geschlecht oder einer Grunderkrankung [696].

Die VO_2max hängt v.a. davon ab, wieviel Blut das Herz pro Minute pumpen kann und wie viele rote Blutkörperchen im Blut vorhanden sind, um den Sauerstoff zu transportieren (also dem Hämoglobingehalt, siehe auch Abbildung 31 in Kapitel 9.2) [697]. Gemessen wird die VO_2max idealerweise bei einem sogenannten Stufentest auf dem Laufband oder Fahrrad-Ergometer, bei dem die Belastung stufenweise bis zur vollständigen Ausbelastung erhöht wird, während über eine Atemmaske der O_2- und CO_2-Gehalt und das Volumen der ausgeatmeten Luft gemessen werden [694]. Alternativ können viele Pulsuhren und Fitnesstracker inzwischen eine indirekte Schätzung der VO_2max durch Messung der Herzfrequenz und ihrer Variabilität liefern, ohne dass man sich dabei anstrengen muss.

Ab einem Alter von ca. 25 Jahren nimmt die VO_2max durch normale Alterungsprozesse pro Dekade um ungefähr 7% (bei Frauen) bis 10% (bei Männern) ab, sofern man nicht mit einem entsprechendem Training dagegen hält [693]. Weil gut trainierte Sportler bei viel höheren Ausgangswerten der VO_2max starten als gleichaltrige unfitte Personen, macht sich bei ihnen die altersbedingte Abnahme der VO_2max erst wesentlich später bemerkbar; so kann ein fitter 70-jähriger leicht das gleiche Fitnessniveau wie ein unfitter 50-jähriger aufweisen. Eine hohe VO_2max stellt somit eine Leistungsreserve dar, die im Alter vor Herz-Kreislauferkrankungen, Immobilität und Pflegebedürftigkeit schützt [693]. Bei Krebspatienten, die eine Chemotherapie erhalten, ergibt sich eine nochmals verschärfte Situation, da die giftigen Substanzen die Herz-Kreislauf-Funktion beeinträchtigen und somit deren biologische Alterung beschleunigen. In einer Studie aus Heidelberg fand man heraus, dass eine Chemotherapie die VO_2max von Brustkrebspatientinnen, die ohnehin schon schlechte Ausgangswerte hatten, nochmals verringerte, so dass vier Wochen nach Abschluss der Chemotherapie die aerobe Fitness mit einer VO_2max von 15.5±4.8 ml/kg/min nur noch 63% des für diese Altersgruppe zu erwartenden Niveaus betrug [698].

Die Bedeutung der VO_2max liegt darin, dass sie einer der Parameter mit der stärksten Vorhersagekraft für die verbleibende Lebenserwartung ist, stärker sogar als Tabakkonsum, Bluthochdruck, Übergewicht, Diabetes und Krebs [699–701]. Eine gute aerobe Fitness kann sogar die negativen Effekte von Übergewicht kompensieren [702]. Laut der bisher größten Studie zum Einfluss der VO_2max auf das Sterberisiko mit 750.000 Teilnehmern gilt in jeder Altersklasse: eine unfitte Person, deren VO_2max nur im Bereich des unteren Fünftels liegt, hat verglichen mit einer topfitten Person, deren VO_2max zu den obersten 2% gehört, ein um 300% erhöhtes Sterberisiko, während ein Raucher gegenüber einem Nichtraucher, ein Diabetiker gegenüber einem Nicht-Diabetiker oder ein Krebskranker gegenüber einem nicht an Krebs erkrankten ein „nur" um 30-40% erhöhtes Sterberisiko besitzt [701]. Der absolute Unterschied in der Lebenserwartung zwischen den topfitten und unfitten Individuen beträgt laut dieser Studie 6 Jahre für Männer und knapp 7 Jahre für Frauen. Auch wenn sich die Lebensgewohnheiten von topfitten und unfitten Menschen sehr wahrscheinlich in vielen Aspekten unterscheiden, die in dieser Studie nicht berücksichtigt werden konnten (z. B. Ernährungsgewohnheiten), ist der relative Einfluss der VO_2max gegenüber anderen Risikofaktoren trotzdem beeindruckend und unterstreicht die enorme Bedeutung der aeroben Fitness für die allgemeine Gesundheit.

Wie lässt sich nun die VO_2max verbessern? Untrainierte erreichen Verbesserungen schon mit jeder körperlichen Tätigkeit, die das Herz-Kreislaufsystem beansprucht, seien es tägliche Spaziergänge [703,704], ein Krafttraining [705] oder regelmäßiges Fußballspielen [706]. Um die VO_2max ab einem gewissen Niveau weiter zu verbessern, gibt es prinzipiell zwei Strategien:

- Langes, moderates Ausdauertraining
- Kurzes, intensives Intervalltraining

So ergab eine Studie aus dem Jahr 1974 ähnliche Verbesserungen der VO_2max durch ein Lauftraining mit entweder

- 1×15 min pro Woche bei einer Herzfrequenz von 190 Schlägen/min,
- 3×60 min pro Woche bei einer Herzfrequenz von 150 Schlägen/min oder
- 5×120 min pro Woche bei einer Herzfrequenz von 110 Schlägen/min [707].

Als eine der effektivsten Methoden, um die VO_2max zu verbessern, gilt mittlerweile das sogenannte hochintensive Intervalltraining (HIIT), bei dem mehrere kurze Belastungen mit submaximaler bis maximaler Intensität (die sogenannten „Intervalle") mit Erholungspausen abgewechselt werden. Eine Vielzahl von Studien hat bestätigt, dass schon ein kurzes Intervalltraining mit einer Gesamtdauer von weniger als 5 min und Intervallen von weniger als 30s Dauer die VO_2max innerhalb von ein paar Wochen effektiv verbessert, und zwar ähnlich gut wie ein langes moderates Ausdauertraining [708,709]. Noch bessere Effekte erzielt man mit längeren Intervalltrainingseinheiten von mehr als 15 min Gesamtdauer und Intervalllängen von >2 min, insbesondere wenn man als Sportler schon ein höheres Ausgangsniveau besitzt [709,710]. Als Faustegel kann man hier empfehlen, 4-6 Intervalle zwischen 3 und 5 min Dauer auf einem Fahrrad- oder Ruderergometer bzw. einem Laufband oder auf der Laufbahn mit dem maximalen Tempo, das man über diese Dauer halten kann, zurückzulegen. Die Pause nach jedem Intervall sollte dabei ungefähr die gleiche Dauer wie das Intervall selbst haben und eine ausreichende Erholung bieten, so dass das nächste Intervall ohne Geschwindigkeitseinbruch beendet werden kann.

Die positiven Effekte eines regelmäßigen Ausdauertrainings beschränken sich aber nicht nur auf eine Verbesserung der VO_2max, sondern beinhalten noch viele weitere Aspekte [695,705,711,712]:

- Figurverbesserung
- Günstige hormonelle Auswirkungen (z. B. Senkung des Insulinspiegels)
- Stärkung des Immunsystems
- Verbesserung von Stoffwechsel und Energiebereitstellung (Fettverbrennung ↑, Insulinsensitivität ↑)
- Verbesserung des Schutzes gegenüber freien Radikalen (ROS)
- Verbesserung der Blutversorgung der Muskulatur
- Verbesserung anderer Herz-Kreislaufparameter neben VO_2max (z. B. Blutdruck)

- Verbesserung des Wirkungsgrads der Fortbewegung
- Verbesserung des Vitamin D Spiegels (bei Sport im Freien)
- Verstärkung der Sehnen, Bänder, Faszien, und Gelenkstrukturen (v.a. bei Lauftraining)
- Erhöhung der Knochendichte (nur bei Lauftraining)
- Vergrößerung des Muskelquerschnitts (bei Untrainierten und Sportarten wie Radfahren oder Rudern)
- Verlängerung der Telomere, die über die Lebensdauer einer Zelle bestimmen
- Leistungs- und Lebensqualitätssteigerung
- Günstige Auswirkungen auf Gehirnstoffwechsel und Psyche

Zusammengenommen erklären diese Auswirkungen warum Ausdauertraining das Leben verlängern und effektiv vor chronischen Krankheiten schützen kann [645,693]. Abschließend sollte noch erwähnt werden, dass die in Abbildung 35 dargestellte Dosis-Effekt-Kurve insbesondere für das Ausdauertraining gilt. Dort ist bereits angedeutet, dass sich bei Trainingsumfängen, die das Optimum überschreiten, das gesundheitliche Risiko wieder leicht erhöht, was insbesondere einem höheren Risiko für Herz-Kreislauferkrankungen und Beschwerden am Bewegungsapparat durch Abnutzungserscheinungen geschuldet ist. Dazu noch drei Anmerkungen:

- Für körperliche Bewegung mit niedriger Intensität gilt stets: Mehr ist besser! Hier liegt das Optimum bei sehr hohen Bewegungsumfängen, welche die meisten Menschen im Alltag kaum erreichen werden. Zu diesen Aktivitäten gehören Wandern, Spazieren gehen, Golf spielen, Radfahren, Gartenarbeit, Haushalt, Tanzen und lockeres Schwimmen [713].
- Wer wenig Zeit zum Training hat, sollte diese in intensives Ausdauertraining investieren, zum Beispiel in Form von HIIT oder Spielsportarten, bei denen der Puls stark ansteigt, wie Basketball oder Fußball.
- Wer viel Zeit zum Trainieren hat, sollte in das gezielte Training der Grundlagenausdauer bei moderater Intensität investieren. Das ist eine Intensität, bei der man sich noch unterhalten kann wenn es sein muss bzw. man durch die Nase ein- und ausatmen kann.
- Ob hohe Umfänge intensiver Ausdauerbelastungen noch Vorteile bringen oder die Lebenserwartung eher verringern ist noch umstritten. Manche plädieren dafür, intensives Training auf maximal 150 min/Woche zu beschränken [713]. Ich persönlich würde das nicht pauschalisieren, insbesondere wenn der Körper sich durch systematisches Training über viele Jahre an hohe Umfänge intensiven Trainings anpassen konnte. Eine Studie an ehemaligen Tour-de-France-Fahrern legt zumindest nahe, dass intensives Ausdauertraining und die Teilnahme an brutalen Rennen wie der Tour-de-France keinen nachteiligen Effekt auf die Lebenserwartung haben, denn die Radfahrer lebten durchschnittlich 11% länger als die Normalbevölkerung (81,5 gegenüber 73,5 Jahre) [714]. Man kann zwar einwenden, dass Menschen, die die „Tour der Leiden" erfolgreich absolvieren, schon von Natur aus mit guter Gesundheit und Robustheit ausgestattet sein müssen. Allerdings würde ohne ein körperliches Training auch die beste Gesundheit im Alter schnell degenerieren, so dass

man vielleicht folgendes schlussfolgern kann: die pauschale Hypothese, intensives Ausdauertraining schade der Lebenserwartung, ist angesichts dieser Studie (und anderer ähnlicher Untersuchungen) eher unwahrscheinlich. Vorausgesetzt natürlich, der Körper wird über längere Zeit an ein solches Training gewöhnt, so dass das Risiko für Verletzungen und Verschleiß minimiert werden.

10.3.2 Kraft und Krafttraining

Neben der aeroben Fitness lässt auch die Muskelmasse und Muskelkraft Vorhersagen über die Lebenserwartung zu, denn Muskeln und Kraft sind ebenfalls wichtige Komponenten der körperlichen Gesundheit. Die muskuläre Kraft als motorische Grundfähigkeit lässt sich durch verschiedene Tests messen, wovon der Handgriffkraft-Test mit einem Dynamometer ein sehr einfacher, aber aufschlussreicher Test ist, der häufig in Studien zur Anwendung kommt (Abbildung 36). So konnte in einer Studie an 2239 Männern gezeigt werden, dass bei sonst gleichen Charakteristiken diejenigen mit einer hohen Griffkraft im mittleren Lebensalter im Schnitt 2,2 Jahre länger lebten als Männer mit geringer Griffkraft [715]. Ein gutes Kraftniveau brachte damit vergleichbar viele zusätzliche Lebensjahre, wie Sport zu treiben, nicht zu rauchen, keine chronische Krankheit zu haben oder eine langlebige Mutter besessen zu haben [715]. Die gleiche Arbeitsgruppe hatte zuvor schon gezeigt, dass eine schlechte Handgriffkraft auch das Risiko für Gebrechlichkeit im Alter erhöht [716]. Eine Auswertung von 42 Studien bestätigte, dass eine höhere Griffkraft mit einem geringeren Sterberisiko und geringerem Risiko für Herz-Kreislauferkrankungen assoziiert war, allerdings nicht mit einem geringeren Krebsrisiko [717]. Mit der Kraft hängt auch die Muskelmasse eng zusammen, die auch als wichtige Proteinreserve für längere Krankheitsperioden dient (und evolutionär gesehen auch für Hungerperioden). Zudem ist die Muskulatur auch eine Quelle von hormonähnlichen Botenstoffen, sogenannten **Myokinen**, die systemische entzündungshemmende Effekte hervorrufen [718,719]. Dazu passt, dass bei älteren Menschen [720], aber insbesondere auch bei Krebspatienten [587,721,722], weniger Muskelmasse mit einer höheren Sterblichkeit assoziiert ist.

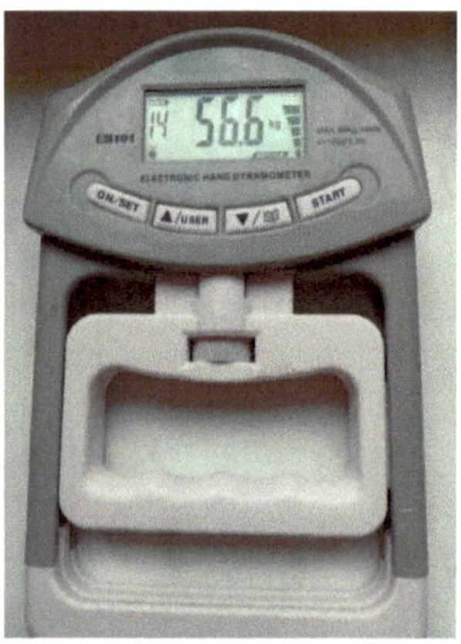

Abbildung 36: Ein Dynamometer zur Messung der Griffkraft

Krafttraining ist die wichtigste Trainingsmethode zur Vergrößerung und Funktionsverbesserung von schnellen Typ-II-Muskelfasern, die während dem Alterungsprozess weitaus mehr in Mitleidenschaft gezogen werden als langsame Typ-I-Fasern (→10.2.2). Der Verlust von Typ-II-Muskelfasern steht in direktem Zusammenhang mit dem Risiko zu stürzen und sich dabei die Hüfte zu brechen [723]. Ein Hüftbruch im Alter kann jedoch schnell zum Tod führen, denn allein innerhalb der ersten 90 Tage nach einer Hüftfraktur beträgt das Sterberisiko für Frauen 16%, für Männer sogar 25% [724]. Ein gezieltes Krafttraining ist die beste Möglichkeit, sich vor diesem schnellen und unerwarteten Todesrisiko zu schützen. Darüber hinaus existieren viele weitere positive Auswirkungen eines gezielten Krafttrainings, welche in jedem Alter wesentlich zur Stärkung der Gesundheit und Lebensqualität beitragen. Dazu zählen [725,726]:

- Kraftzuwachs
- Vergrößerung des Muskelquerschnitts
- Leistungsfähige Beweglichkeit
- Steigerung der Schnelligkeit
- Erhöhung der Knochendichte
- Erhöhung des Ruheenergieverbrauchs
- Verstärkung der Sehnen, Bänder, Faszien, und Gelenkstrukturen
- Erhöhte Gelenkstabilisierung
- Verbesserte Haltung
- Verbesserte Schutzfunktionen
- Verbesserte Versorgung der Gelenkstrukturen
- Effektivere Rehabilitation nach Verletzungen und Erkrankungen
- Figurverbesserung (Körperfett ↓)
- Verbesserung des Stoffwechsels (Insulinsensitivität ↑)
- Verbesserung der Blutversorgung der Muskulatur
- Verbesserung einiger Herz-Kreislaufparameter
- Günstige hormonelle Auswirkungen
- Leistungs- und Lebensqualitätssteigerung bei alten Menschen
- Leistungs- und Lebensqualitätssteigerung bei Krebspatienten
- Verbesserte Körperentwicklung und Leistungsfähigkeit beim Kind und Jugendlichen
- Günstige Auswirkungen auf Gehirnstoffwechsel und Psyche

Ein gut strukturiertes Krafttraining berücksichtigt die individuellen Stärken und Schwächen sowie die konkreten Ziele, die man durch das Training erreichen will. Dabei können Übungen mit dem eigenen Körpergewicht, Trainingsmaschinen, Zugbänder und freie Gewichte (Kurz- und Langhanteln) zum Einsatz kommen. Neulingen auf diesem Gebiet würde ich zunächst empfehlen, sich einen Trainingsplan von einem erfahrenen Trainer schreiben zu lassen, bis sie ein Gespür für die korrekte Übungsausführung, die korrekte Wahl der Trainingswiderstände und die Wirkung einer Trainingseinheit auf ihren Körper bekommen. Grundsätzlich - sowohl aus trainingsmethodischer Sicht als auch zum Aufrechterhalten der Motivation - sollte man die Trainingsreize durch Variation der Übungen und Widerstände stetig verändern.
Im Krafttraining unterscheidet man für eine bestimmte Übung zwischen Sätzen und Wiederholungen. Ein Satz besteht dabei aus einer bestimmten Anzahl von Wiederholungen, wobei eine Wiederholung das Bewegen eines Widerstands (Hantel, Zugband, eigener Körper etc.) von der Ausgangsposition der Übung in die Endposition und zurück zur Ausgangsposition beschreibt. Bei der Kniebeuge zählt z. B. das Ab-

senken in die Hocke und das anschließende Aufstehen als eine Wiederholung. Die Widerstände für die Wiederholungen in einem Satz werden häufig als Prozentsatz eines Gewichtes gemessen, das man mit der jeweiligen Übung maximal einmal bewältigen kann: das sogenannte One Repetition Maximum (übersetzt: ein-Wiederholungsmaximum) oder 1RM. Wenn man zum Beispiel bei einer freien tiefen Kniebeuge maximal 100kg einmal beugen kann, so wären 80% des 1RM genau 80kg. Andere Verschreibungen für Gewichte können auch als xRM angegeben werden, wobei x dann die maximale Anzahl Wiederholungen für die betreffende Übung mit dem Gewicht ist. So könnte ein Sportler, der bei der Übung Bankdrücken ein 1RM von 100kg hat, zum Beispiel ein 10RM von 80kg haben, also mit 80kg maximal 10 Wiederholungen schaffen. Bei der Trainingsplanung werden dann üblicherweise RM-Zielbereiche für die verschiedenen Sätze einer Übung angegeben, also z. B. 2 Sätze Kniebeuge mit 8-10RM, gefolgt von 3 Sätzen mit 4-6RM).

Die besten Resultate für die Steigerung der Maximalkraft erhält man im Bereich von 1-6RM, während der Bereich 8-12RM optimal das Muskelwachstum stimuliert. Leichtere Widerstände (z. B. 12-15RM) haben geringere Auswirkungen auf die Maximalkraft, trainieren aber sehr gut die lokale muskuläre Ausdauer (Abbildung 37).

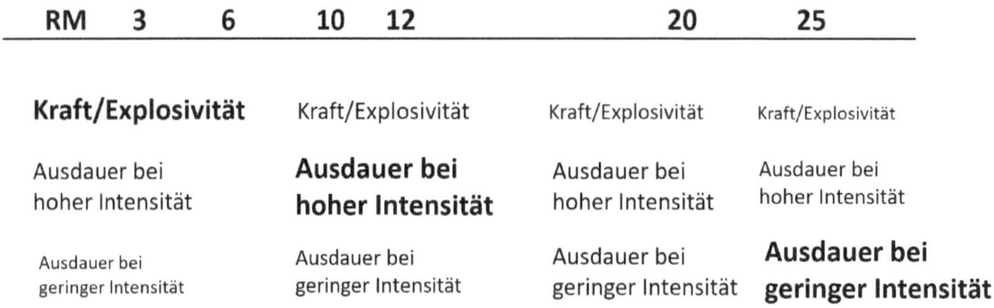

Abbildung 37: Das theoretische Repetition Maximum (RM) Kontinuum. Verschiedene RM-Bereiche bewirken unterschiedlich starke Anpassungen hinsichtlich Maximalkraft/Explosivität, Ausdauer bei hohen Intensitäten und Ausdauer bei niedrigen Intensitäten. Abbildung übernommen aus Fleck SJ & Kraemer WJ: Designing Resistance Training Programs, 3. Auflage [666]

Es spricht vieles dafür, dass ein Krafttraining mit hohen Intensitäten zwischen 5RM und 12RM am effektivsten die oben gelisteten Vorteile herbeiführt. Wiederholungszahlen von mehr als 15-20 können zwar nach Verletzungen oder als kurze Eingewöhnungsphase nach einer langen Trainingspause Sinn machen, aber liefern im Allgemeinen nicht den optimalen Reiz für die Verbesserung der Maximalkraft, von der so viele positive Effekte abhängen. Vielmehr lohnt es sich, ein Krafttraining mit hoher Intensität zu gestalten und die niedrigen Intensitäten mit einem Ausdauertraining abzudecken. Diese Kombination ist für ein lebenslanges körperliches Training ideal. Für die allgemeine Gesunderhaltung empfiehlt es sich, pro Woche zwischen 60 und 120 Minuten dem Krafttraining zu widmen, was sich sehr gut in 1-3 Trainingseinheiten unterbringen lässt [713]. Dabei sollten folgende Übungskategorien integriert werden, die ein hohes Übertragungspotential in den Alltag besitzen, so dass man allgemein leistungsfähiger und vor Verletzungen geschützt ist:

- Übungen zur Verbesserung der **Griffkraft**: Lastheben, Kreuzheben, Klimmzüge, langes Hängen an der Klimmzugstange, Kettlebell-Übungen, Klettern und Bouldern
- Funktionelles Training der **Hüft- und Beinmuskulatur**: Lastheben, Kreuzheben, Kniebeuge (vorne und hinten), Ausfallschritte, Treppensteiger (Step-ups) mit Gewicht, Beckenlift (Abbildung 38)
- Training der **Rumpfmuskulatur**: Crunches, Sit-ups, Beinheben (Toes-to-bar), seitliches Rumpfaufrichten, Hyperextensionen, Planke frontal/seitlich (als Halteübung) (Abbildung 39)
- Zug- und Druckübungen für eine starke **Oberkörpermuskulatur**: Latziehen, Langhantelrudern, Klimmzüge, Bankdrücken, Liegestütze, Über-Kopf-Drücken (Abbildung 40)

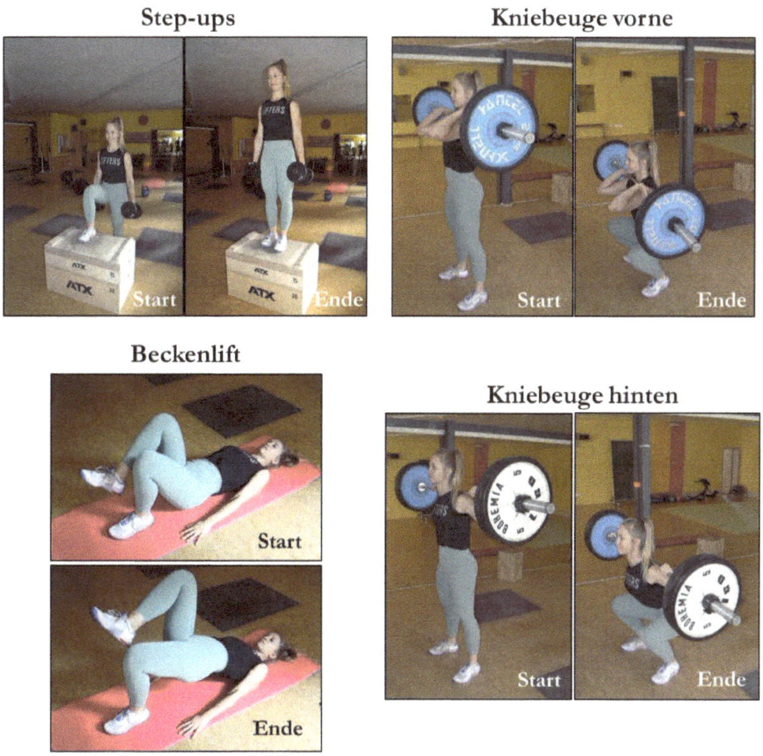

Abbildung 38: Einige Übungen zur Verbesserung der Beinkraft. Die Bilder zeigen den Start und das Ende einer Wiederholung der jeweiligen Übung.

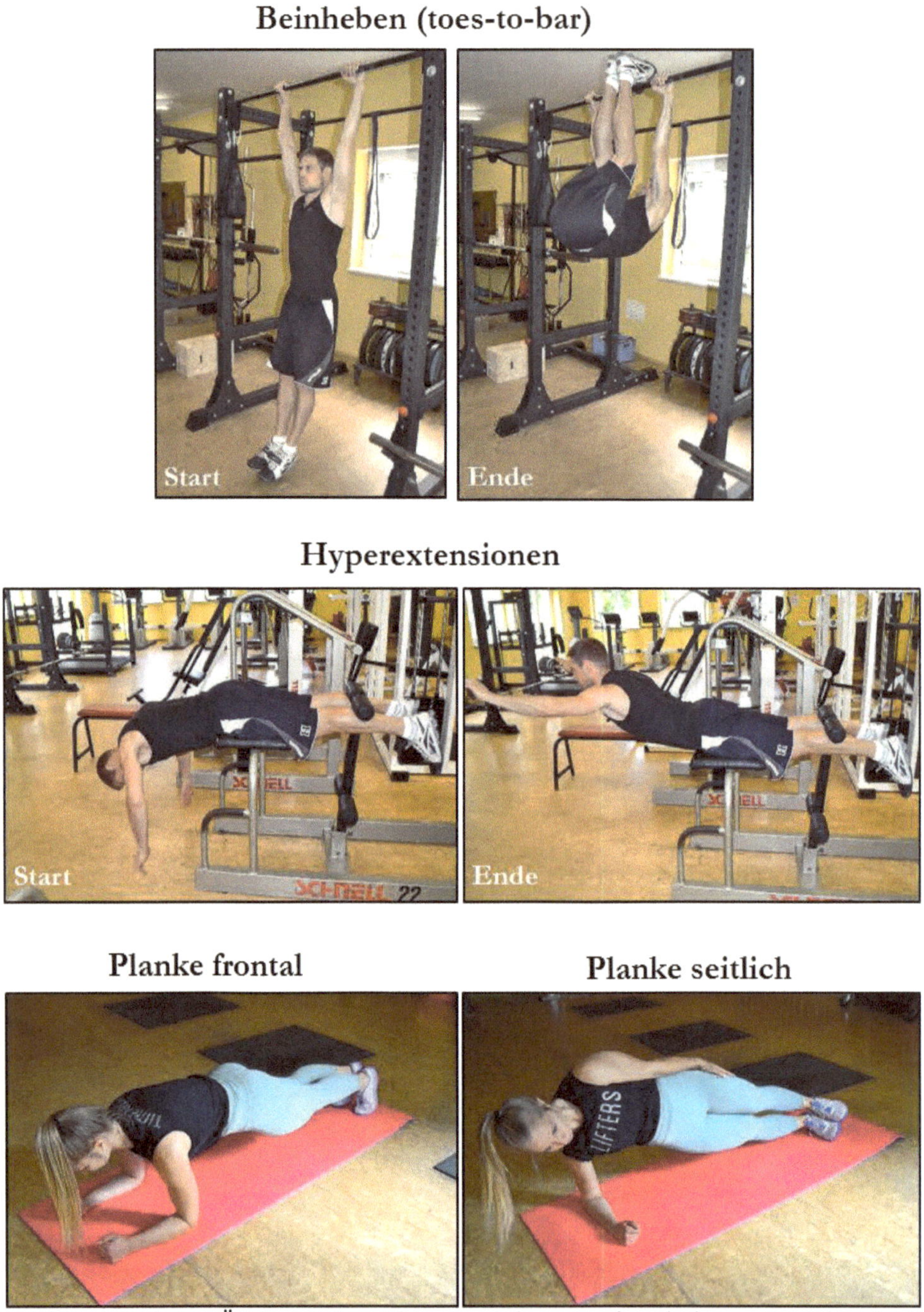

Abbildung 39: Einige Übungen zur Verbesserung der Rumpfmuskulatur (Bauch und unterer Rücken). Die Übung „Planke" ist eine statische Übung und wird typischerweise 30-60s gehalten.

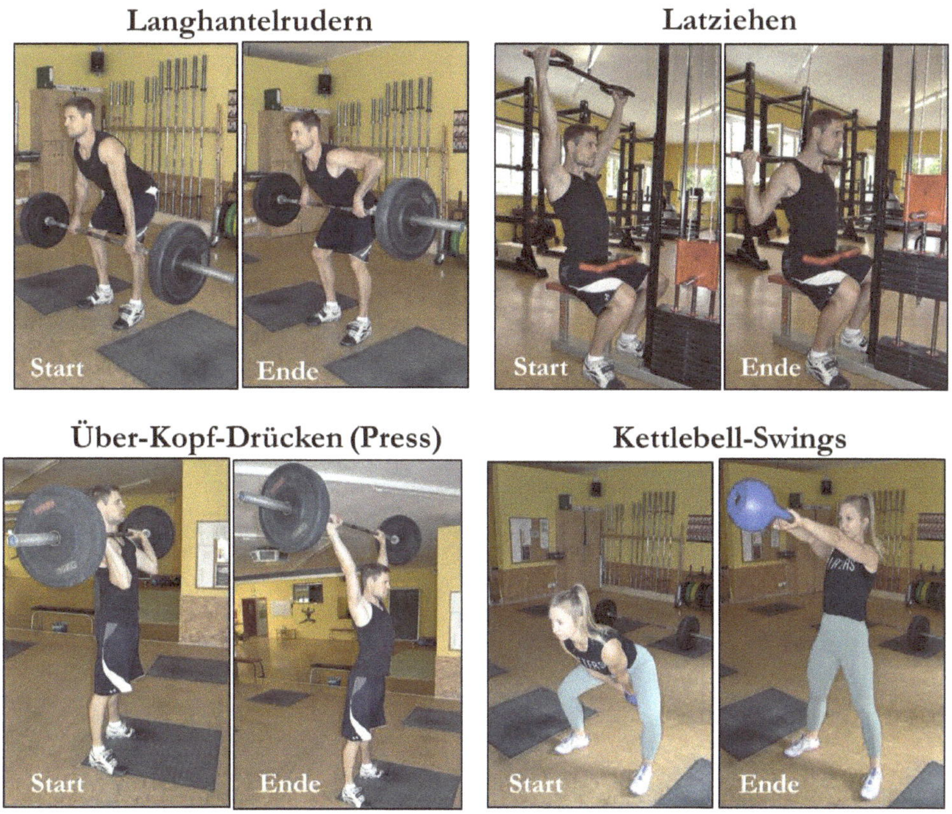

Abbildung 40: Einige Übungen zur Verbesserung der Oberkörpermuskulatur (Arme, Schultern und oberer Rücken)

10.3.3 Sport und Krebs

Eine Vielzahl von Studien legt nahe, dass körperliche Aktivität eine wichtige Rolle für die Krebsvorsorge und Therapie spielt. Man schätzt, dass das Risiko, an Brust-, Darm-, Endometrium-, Hals-Nasen-Ohren-, Leber-, Lungen-, Magen-, Nieren-, Speiseröhren- und Bauchspeicheldrüsenkrebs zu erkranken, durch körperliche Aktivität um bis zu 30% reduziert wird [727,728]. Unter anderem sind dafür die folgenden Effekte verantwortlich:

- Verbesserung der Insulinsensitivität, damit geringere Spiegel des Wachstumsfaktors Insulin und des Blutzuckers
- Regelmäßige Ausschüttung von Botenstoffen (Myokinen) aus der Muskulatur, die entzündungs- und tumorhemmende Eigenschaften besitzen
- Anpassung an den akuten Trainingsstress durch langfristige Verbesserung der körpereigenen antioxidativen Substanzen (z. B. Glutathion)
- Mögliche Verbesserung der Immunüberwachung, um Tumorzellen frühzeitig zu beseitigen (sofern nicht übermäßig hart und/oder lange trainiert wird)

Neben dieser wichtigen Rolle bei der Verhinderung von Krebserkrankungen können die genannten Trainingseffekte theoretisch auch zur Therapieunterstützung bei einer Krebserkrankung beitragen. Wenn man sich die Ergebnisse von Versuchen an tumortragenden Ratten und Mäusen ansieht, zeigt sich eindeutig, dass körperliche Aktivität das Tumorwachstum hemmt [729]. Wie immer sind die Ergebnisse klinischer Studien bei Krebspatienten leider nicht so eindeutig, da wir es hier immer mit einer wesentlich höheren Komplexität zu tun haben (Tiere werden unter kontrollierten Bedingungen im Labor gehalten, Patienten leben in einem dynamischen Umfeld). Insgesamt sprechen die Studien dafür, dass körperliche Aktivität das Risiko eines Wiederauftretens der Krankheit nach Therapie verkleinert und die Überlebenschancen erhöht, insbesondere in frühen Stadien sowie bei Brust- und Darmkrebs [730–732]. Auch hier ist der Nutzen dieser Lebensstilintervention umso größer, je früher im Krankheitsverlauf damit begonnen wird.

Eine Erklärung dieser Ergebnisse besteht in der möglichen Wirkungsverstärkung der Therapie. Sport erhöht z. B. die Sauerstoffkonzentration im Tumorgewebe akut und chronisch, indem die Bildung neuer Blutgefäße im Tumor angeregt wird. Dadurch wird gleichzeitig die Zufuhr von Medikamenten ins Tumorgewebe erleichtert, so dass die Wirkung einer Chemotherapie verstärkt wird. Eine höhere Sauerstoffkonzentration im Tumorgewebe impliziert, dass mehr ROS durch ionisierende Strahlung erzeugt werden können, so dass die Wirkung einer Strahlentherapie verstärkt wird. Und auch Immunzellen können ihre Aufgaben in einer sauerstoffreichen Umgebung besser erfüllen, so dass die Wirkung von Immuntherapien verstärkt wird [733]. Ein weiterer wichtiger Faktor scheinen die bei körperlichem Training von der Muskulatur ausgeschütteten Botenstoffe (Myokine) zu sein, die zum Teil direkte tumorhemmende Eigenschaften besitzen und damit die Wirkung von Krebstherapien verstärken [734]. Und schließlich kann man durch körperliches Training gut der Erschöpfung entgegenwirken, die häufig eine Folge von Krebstherapien ist [727,735].

Im Folgenden möchte ich noch einige Empfehlungen zur Trainingspraxis im Rahmen einer Krebserkrankung geben. Viele dieser Empfehlungen sind angelehnt an das Buch „Sport und körperliche Aktivität in der Onkologie“ von den Autoren Baumann, Jäger und Bloch [727], das ich für Patienten und Therapeuten gleichermaßen empfehlen kann.

- **Für die Prävention einer Krebserkrankung** gelten die in den Abschnitten 10.1 sowie 10.3.1 und 10.3.2 ausgesprochenen Empfehlungen, die im Grunde lauten: So viel leichte bis moderate Bewegung wie möglich, ergänzt durch zwei bis drei kürzere, intensive Trainingseinheiten pro Woche (davon mindestens zweimal Krafttraining) und/oder Spielsporteinheiten
- **Bei bestehender Krebserkrankung** sollten Patienten im Rahmen ihrer Möglichkeiten genauso trainieren wie Gesunde, insbesondere was die Trainingsintensität betrifft, die ausreichend hoch sein sollte. Generell ist ein Ausdauertraining täglich möglich, ein Krafttraining hingegen sollte auf zwei bis drei Einheiten pro Woche beschränkt werden.
- **Während einer Therapie** sollte von intensivem und gleichzeitig langem Training oder langen Ausdauerwettkämpfen (z. B. Marathon) abgesehen werden,

da solche Belastungen über mehrere Tage das Immunsystem schwächen [736]. Krafttraining sollte auf 60 min beschränkt werden, um eine Unterdrückung des Immunsystems zu vermeiden [737]. Das Ausdauertraining während einer Therapie sollte mindestens zwei- bis dreimal pro Woche stattfinden und 15-45 min bei 50-80% der maximalen Herzfrequenz umfassen. Bei leistungsschwachen Patienten ist ein tägliches Trainng mit geringer Intensität (z. B. zügiges Gehen) oder Intervalltraining angeraten.

- Das Krafttraining sollte, wie in Abschnitt 10.3.2 beschrieben, Übungen zur Verbesserung der Griffkraft, der Hüft- und Beinmuskulatur, der Rumpfmuskulatur und der Oberkörpermuskulatur beinhalten [737]. Bei zwei bis drei Einheiten pro Woche sollten 6-10 verschiedene Übungen pro Einheit als Ganzkörpertraining durchgeführt werden, wobei große Muskelgruppen zuerst trainiert werden. Komplexe Übungen und freie Gewichte sind gegenüber isolierten Übungen und Trainingsmaschinen zu bevorzugen. Pro Übung zwei bis vier Sätze à fünf bis zwölf Wiederholungen (je nach Zielsetzung) mit 60-85% des 1RM. Pausen zwischen den Sätzen sollten zwischen 60 und 180 Sekunden betragen.
- Bevor ein Krafttraining bei Krebserkrankung begonnen wird, bitte vorher Knochenmetastasen und Bruchgefahr ausschließen. Bei Thrombozytopenie (Zahl der Thrombozyten <150.000/µl im Blut) kann trotzdem trainiert werden, sofern die Zahl der Thrombozyten >20.000/µl beträgt; bei >50.000/ µl ist auch intensives Krafttraining möglich. Nach einer OP sollten vier bis sechs Wochen vergehen, bevor Narbengewebe beansprucht wird.
- Ausdauertraining ist kontraindiziert bei akuter Blutung und Thrombozytenabfall unter 10.000 pro Mikroliter (µl) Blut, bei einem Hämoglobinwert unter 8 g/dl, bei Fieber, akuten Infekten, Kreislaufbeschwerden und Übelkeit sowie an Tagen, an denen der Patient Chemotherapie bekommt, die das Herz und/oder die Nieren schädigen kann.

11 Gelebte Spiritualität

11.1 Warum Spiritualität in der Medizin?

Medizin soll zur Heilung führen. Ein wirklich guter Arzt muss zwei Bedingungen erfüllen: Medizinische Kenntnisse (Wissen über die Ursachen von Krankheiten) und die Fähigkeit, in die Seele des Patienten schauen zu können. Echte Heilung ist nur möglich, wenn Arzt und Patient sich auf Seelenebene begegnen.
Der Patient muss Heilung wirklich wollen, und das bedeutet sich vollkommen zu öffnen. Das ist ja schon der Beginn der Heilung. Dann treffen sich Heilungswissen des Arztes und Heilungswille des Patienten. Der Arzt ist letztlich Schamane, wir würden sagen Druide oder Heiler. Der Name ist sekundär. Und noch etwas: Ein Arzt ohne Berufung zum Arzt ist kein Arzt.
Traugott Ickeroth, Liveticker 30.12.2022

Was ist Spiritualität? Der Wissenschaftler Prof. Dr. Dr. Harald Walach (→12.8) definiert Spiritualität als ein „explizites Bezogensein auf eine über das eigene Ich und seine Ziele hinausreichende Wirklichkeit" [738]. Etwas einfacher ausgedrückt wollen wir Spiritualität definieren als die Überzeugung, dass die Wirklichkeit noch Facetten jenseits von denen hat, die wir mit unseren fünf Sinnen wahrnehmen oder erfahren können, und dass auch diese Facetten für das eigene Leben relevant sind. Manche Menschen schaffen es durch gewisse Praktiken oder spontan, Teile dieser nicht über die fünf Sinne zugänglichen Facetten zu erfahren, was man dann eine spirituelle Erfahrung nennt. Spirituelle Menschen können, müssen aber nicht gleichzeitig religiös sein. Eine Religion ist eine bestimmte Form, die Menschen einer spirituellen Erfahrung geben und die dabei von der Wiederholung und Weitererzählung dieser spirituellen Erfahrung sowie kulturellen Aspekten beeinflusst wird [738].

Während mehr als 99,9% der menschlichen Existenz waren Medizin und Spiritualität bzw. Religion untrennbar miteinander verbunden. Ob Medizinmänner, Schamanen, Druiden, Heiler, Mönche, Kräuterhexen oder Medici, sie alle begriffen den Menschen, wie ich es bereits in Kapitel 3.3 beschrieben habe, als Körper-Geist-Seele-Einheit, welche naturgemäß in Kooperation mit den anderen Körper-Geist-Seele-Einheiten ihrer Umwelt lebt, von denen nur die materiellen Körper direkt über die fünf Sinne wahrnehmbar sind. Krankheiten entstanden, wenn diese integrale Einheit aus dem Körper und den immateriellen Seele-Geist-Anteilen an einer oder mehreren Stellen dauerhaft gestört war, was traditionelle Medizinsysteme oft auf sogenannte Blockaden zurückführen. Diese Blockaden können ihren Ursprung auf der körperlichen, geistigen oder seelischen Ebene haben - letztendlich wären durch die enge Verbindung (→Abbildung 9) immer alle drei Ebenen betroffen [65].

Noch zu Renaissance-Zeiten bezeugen medizinische Texte die Wichtigkeit einer ganzheitlichen Behandlung des Menschen, welche die Interaktion zwischen Seele und Körper berücksichtigen sollte [739]. Dies änderte sich im 17. Jahrhundert, als der französische Philosoph René Descartes für eine striktere Trennung zwischen Körper/Materie und Geist/Seele plädierte, die ihre Entsprechung in gleichzeitigen Erfolgen der abstrakten Naturwissenschaft fand, welche ohne spirituelle Annahmen zunehmend in der Lage war, Beobachtungen der Materie rein mathematisch (also abstrakt) zu beschreiben. Obwohl die Physik alles Lebendige in der Natur ausblenden musste, um es rein mathematisch beschreiben zu können, hielt diese Herangehensweise nach und nach auch Einzug in die Biologie und Medizin, also tragischerweise genau die Disziplinen, die sich mit dem Lebendigen befassen. Der Mensch wurde gewissermaßen als eine Maschine, die im Grunde aus lauter leblosen Einzelteilen (Atomen und Molekülen) besteht, aufgefasst und zu erklären versucht. Dieses Auseinandernehmen eines Lebewesens in die kleinsten materiellen Teile nennt man Reduktionismus und es ist die Grundlage für die Gen- und Molekül-Besessenheit in der heutigen Schulmedizin. Goethe hat das beinahe schon sarkastisch in seinem Faust I zum Ausdruck gebracht, als Mephistopheles in der Schülerszene sagt:

Wer will was Lebendig's erkennen und beschreiben,
sucht erst den Geist herauszutreiben,
dann hat er die Teile in seiner Hand,
fehlt leider! nur das geistige Band.

Das Fehlen des „geistigen Bandes" in der Medizin wird heute von vielen Patienten, aber auch einigen weiterdenkenden Naturwissenschaftlern, Ärzten, Therapeuten und Philosophen beklagt. Zu ihnen gehört z. B. der Naturphilosoph Jochen Kirchhoff, der die Situation folgendermaßen beschreibt [740]:

Die sog. abstrakte Naturwissenschaft, als eine Wissenschaft des Toten, gilt nach wie vor als Königsdisziplin und Vorbild von Wissenschaft überhaupt. Dazu gehört auch das, was Carl Friedrich von Weizsäcker als „methodischen Atheismus" bezeichnet hat [...] Der Einzelne darf „glauben, was er will", aber als Wissenschaftler muss er stramm atheistisch und auch materialistisch arbeiten, reduktionistisch ohnehin: Übergreifende seelische und geistige Erklärungs- und Wirkprinzipien, die das Weltall erfüllen (dafür sprechen viele Indizien) sind mehr oder weniger tabu, sind nicht zugelassen im wissenschaftlichen Diskurs. Das gilt als Privatmeinung ohne wissenschaftliche Relevanz, die den Einzelnen, der damit an die Öffentlichkeit tritt, eher verdächtig macht [...]
Zum methodischen Atheismus gehört daher notwendig der methodische Rund-um- Materialismus (= alles ist letztlich materiell), der alle wissenschaftlichen Weltzugänge in ein enges ideologisches Korsett presst und – notwendig – zu grotesken Verzerrungen führt, die mit der Wirklichkeit nichts zu tun haben.

Dieser „methodische Atheismus", wie es Carl Friedrich von Weizsäcker genannt hat, wird auch den Ärzten in ihrer Ausbildung antrainiert: „Wenn Ärzte gebeten werden, im Untersuchungszimmer, vor einer Operation oder am Krankenhausbett mit einem Patienten zu beten, fühlen sich die meisten völlig außerhalb ihres ‚professionellen' Gebiets" ([63], S.30). Das ist schade, denn unter Umständen wird so verhindert, dass sich Patient und Arzt auf gleicher Augenhöhe begegnen. Gerade Krebspatienten bedienen sich häufig verschiedener spiritueller Praktiken wie Gebeten, Meditation, Lesen der Bibel, Gesprächen mit Gott, Sprechen mit den Ahnen etc. [741]. Eine Medizin, die diese Bedürfnisse der Patienten anerkennt, wird heute als „ganzheitlich", „integral" oder „holistisch" bezeichnet [64,742]. Studien belegen, dass spirituelle bzw. religiöse Praktiken den Menschen dabei helfen, Krankheiten vorzubeugen, von Krankheiten zu genesen und sogar länger zu leben [63]. Es lohnt sich also, sich näher mit dieser Thematik zu befassen. Ein guter Startpunkt dafür sind die dokumentierten Fälle „spontaner" Krebsrückbildungen und deren Zusammenhang mit einer spirituellen Neuausrichtung der Patienten.

11.2 Spontane Remissionen

Der Körper ist kein Tempel
Diese Sicht ist alt
Tempel können zerstört werden
Mein Körper ist ein Wald

Absztrakkt
(aus dem Song „Ich eröffne das Feuer")

Dass Krebs keine Krankheit ist, die immer zur Zerstörung des Körpers führt, wurde bereits in Kapitel 3.2 erläutert. Vielmehr scheint es ein Potential im Menschen zu geben, das Krebswachstum anzuhalten und sogar umzukehren, den Körper also wie einen Wald nach einem Brand zu regenerieren. Wissenschaftlichen Untersuchungen zufolge hängen solche Selbstheilungsprozesse bei bereits fortgeschrittenen Tumoren meistens mit einer spirituellen Neuausrichtung des Patienten zusammen. Für ihre Doktorarbeit befragte die Forscherin Kelly A. Turner 20 Krebspatienten, die eine schulmedizinisch nicht erklärbare vollständige Remission (Rückgang) ihres Tumors erfahren hatten, sowie 50 spirituell arbeitende Heiler zu ihren Ansichten über die Ursachen solcher Remissionen [65]. Unter den Befragten ergaben sich weitgehende Übereinstimmungen bezüglich dreier Meinungen:

- Um Krebs rückgängig zu machen, müssen die Bedingungen, unter denen sich Krebs wohlfühlt, verändert werden.
- Krankheit ist ein Zustand von Blockaden oder Stauungen im Körper-Geist-Seele-System, während Gesundheit ein Zustand von Bewegung und Fluss ist.
- Es existiert eine Körper-Geist-Seele-Wechselwirkung, und alle drei dieser Ebenen werden von Energie durchdrungen. Dabei existiert auch eine Hierarchie mit der Seele an oberster Stelle, gefolgt vom geistigen/emotionalen Aspekt und zuletzt dem materiellen Körper.

Nachfolgend identifizierte Kelly A. Turner neun Faktoren, die von den Patienten und Heilern am häufigsten in ursächlichen Zusammenhang mit Spontanremissionen gebracht wurden. Diese bespricht Turner ausführlich in ihrem Buch, das in Deutsch unter dem Titel „9 Wege in ein krebsfreies Leben" erschien [743]:

- Die Ernährung radikal umstellen
- Der eigenen Intuition vertrauen, um Therapieentscheidungen zu treffen
- Kräuter und Nahrungsergänzungsmittel nehmen
- Die Verantwortung über die eigene Gesundheit übernehmen
- Unterdrückte Emotionen loslassen
- Positive Emotionen verstärken
- Soziale Unterstützung zulassen
- Vertiefung der Spiritualität
- Starke Gründe für das Leben haben

Um diese neun Punkte umzusetzen, nahmen die Patienten ihre Erkrankung offenbar als letzten Weckruf wahr, endlich etwas in ihrem Leben zu verändern. Die im Anschluss erfolgte körperliche Heilung ging dann einher mit einer seelisch-geistigen Heilung. Laut einer anderen Studie bringt dies so viel neue Lebenskraft mit sich, dass 90% der Patienten mit Spontanremissionen ihre Erkrankung im Nachhinein als Geschenk auffassten [62]. Das hat sicher insbesondere sehr viel mit dem letzten oben aufgelisteten Punkt zu tun, nämlich den Sinn des eigenen Lebens zu erkennen und somit starke Gründe für das Leben zu haben. Es besteht ein Unterschied zwischen „nicht sterben wollen" und „aus tiefster Seele für eine Sache leben wollen". Aber ist dies eine Wahl, die wir im Ernstfall bewusst für uns treffen können?

Ich denke schon, dass wir immer die Wahl haben, wie wir mit einer Lebenskrise umgehen wollen. Wir können sie im Positiven liebevoll annehmen und als Chance für eine Neuausrichtung begreifen oder sie im Negativen verdrängen, dagegen ankämpfen oder anderen die Verantwortung dafür zuschieben. Der Zukunftsforscher Dr. Kingsley L. Dennis (→12.9) beschreibt es allgemein als die Wahl, unser Leben entweder in Liebe oder in Angst zu leben [744]. Wählen wir Liebe, so bedingt das Mitgefühl, Empathie, Dankbarkeit, Vergebung und Annahme; wählen wir Angst, so werden wir anfällig gegenüber äußerer Kontrolle, Manipulation, Sorgen und Selbstbemitleidung. Liebe ist deshalb immer eine Wahl, weil sie unserer Seele entspringt, die bis zum Tod mit unserem Körper verbunden bleibt. Wir müssen nur lernen, auf ihre Stimme (ihre Informationen bzw. Intuition) zu hören. Die Möglichkeit der Wahl macht die wahre Freiheit unseres Menschseins aus und macht uns tatsächlich zum Schöpfer unseres eigenen Lebens. Dazu eine kurze Geschichte:

Ein alter Indianer sitzt mit seinem Sohn am Lagerfeuer und spricht:
"Mein Sohn, in jedem von uns tobt ***ein Kampf zwischen zwei Wölfen.***
Der eine Wolf ist böse. *Er kämpft mit Angst, Neid, Eifersucht, Gier, Arroganz, Selbstmitleid, Lügen, Überheblichkeit, Egoismus und Missgunst.*
Der andere Wolf ist gut. *Er kämpft mit Liebe, Freude, Frieden, Hoffnung, Gelassenheit, Güte, Mitgefühl, Großzügigkeit, Dankbarkeit, Vertrauen und Wahrheit."*
*Der Sohn fragt: "****Und welcher der beiden Wölfe gewinnt?****"*
Der alte Indianer schweigt eine Weile.
*Dann sagt er: "****Der, den du fütterst.****"*

Der tiefere Sinn einer Krebserkrankung könnte demnach darin bestehen, endlich zu erkennen, welchen der beiden Wölfe in unserem Inneren wir unser Leben lang gefüttert haben und uns von nun an um den guten Wolf zu kümmern. Krebs sollte als Weckruf begriffen werden, um in der persönlichen Evolution als Mensch voranzukommen und spirituell zu wachsen [745]. Das wäre die Voraussetzung für die bestmögliche Selbstheilung des Körpers. Fast immer impliziert das eine Neuausrichtung des bisherigen Lebensstils. Während die biomedizinische Forschung getreu ihrem materialistischen Verständnis aktuell daran arbeitet, die Mikroumgebung von Tumorzellen durch künstliches Gewebematerial und bestimmte Moleküle so zu verändern, dass sich die Tumormasse zurückbildet [59,61], wäre somit aus ganzheitlicher Sicht die spirituelle Neuausrichtung des Lebens eine enorm wichtige, vom Patienten selbst gesteuerte Ressource, um den Heilungsprozess zu maximieren. Dies geht einher mit Selbstverantwortung, Selbstliebe und einer Abkehr von der künstlich von außen erzeugten Angst [746].

11.3 Die Seele-Geist-Körper Beziehung

Die Wissenschaft ist erst jetzt allmählich dabei, die Beziehungen zwischen dem Geist und dem Körper zu ergründen. Ausdrücke des Geistes, wie Angstzustände, Depressionen, Erinnerungsvermögen oder die Qualität der Gedanken (positiv/negativ) hängen zum Beispiel von der Funktion der Mitochondrien in Gehirn- und Nervenzellen ab [83]; umgekehrt können negative Gedanken und Stress die Mitochondrien energetisch erschöpfen und schädigen [747]. Dass menschliche Gedanken generell einen Einfluss auf Materie ausüben können, ist schon länger belegt [748]. Es gibt zum Beispiel Hinweise, dass Achtsamkeitstraining die ersten Phasen der Wundheilung verbessern kann [749]. Dies zeigt, dass Geist und Körper in enger Wechselbeziehung stehen. Doch was ist mit der Seele? Wird sie ebenfalls von unseren Gedanken beeinflusst? Leider schrecken die meisten Wissenschaftler, beeinflusst durch ein materialistisches Menschen- und Naturverständnis, vor solchen Fragen zurück. Wir sollten uns aber trotzdem mit diesen Fragen beschäftigen, um die Entstehung chronischer Krankheiten aus einer ganzheitlichen Perspektive zu verstehen.

Zunächst aber die Kernfrage: Was ist die Seele eigentlich? Ich glaube, eine genaue Definition entzieht sich unserer Kenntnis, und rein logisch lässt sich die Seele nicht begreifen. Am ehesten noch intuitiv als unser Lebensfunken, diese unbändige Kraft, (über-)leben zu wollen, sowie als Quelle von Liebe und Empathie, die uns Menschen ausmacht. Laut dem Mönch und Philosophen Giordano Bruno (*1548, † 1600) ist die Seele „von Natur göttlichen Wesens und keine Dienerin, sondern Herrscherin der körperlichen Materie" (Seite 140 in [750]). Wenn dem so ist, stärkt und unterstützt die Seele somit auch die Selbstheilungskräfte, die unser Körper bis zum Tod besitzt, vorausgesetzt ihr selbst geht es gut und Informationen können ungehindert von ihr in die geistige und körperliche Ebene fließen. Der Begriff der „Information", genauer gesagt der „Bio-Information" (griechisch bios=Leben) spielt meiner Meinung nach eine Schlüsselrolle zum Verständnis der Seele, wie ich schon in Kapitel 3.3 angedeutet habe. Die Seele als Bio-Informationsquelle bringt demnach etwas Lebendiges in Form bzw. Gestalt. Darauf geht auch der Philosoph Jochen Kirchhoff ein, wenn er über die Seele schreibt ([85], Seite 55):

Einer alten, wohl auf Aristoteles zurückgehenden Überlieferung folgend, können wir die Individualität des Einzelnen, das, was ihn zu dem macht, was er wirklich ist, was er fühlt, will und denkt, als Seele bezeichnen. Die so gefasste Seele ist zugleich die individuelle Form des Körpers…Diese individuelle Form ist offenbar auch das Formprinzip oder die Formkraft des Körpers. Das Formprinzip bzw. die Formkraft lässt den Körper aus der ersten befruchteten Eizelle entstehen; die Seele ist die Quellkraft der Embryogenese, der Morphogenese überhaupt, die sich vielleicht vermittelnder Felder, „morphogenetischer Felder", … bedient.

Ich denke, diese Betrachtung macht es gut verständlich, wie eine längerfristige „Blockade" der Seele ihre Formkraft schwächt und so die Fähigkeit des Körpers zur Selbstorganisation und damit auch Selbstregulation beeinträchtigt. In Folge entsteht aus einer gesunden Ordnung Unordnung und Chaos. In der Tat sind Tumorzellen und Tumorgewebe im Vergleich mit gesunden Zellen und gesundem Gewebe durch mehr Unordnung und Chaos charakterisiert. Beispielsweise ist, bedingt durch genetische Mutationen in einer Tumorzelle, die Koordination der Gene untereinander gestört, so dass die Genaktivierungsmuster umso unkoordinierter werden, je aggressiver eine Tumorzelle ist [751]. Und von Tumoren ist bekannt, dass deren Blutgefäße ein „Kuddelmuddel" von Verbindungen darstellen, so dass manche Tumorareale sogar so sauerstoffarm sind, dass sie nur noch tote Zellen enthalten (sog. nekrotische Areale). Anders ausgedrückt: Ohne die richtigen, für Ordnung sorgenden Informationen machen die Zellen das, was sie früher als Einzeller getan haben – Fressen und Fortpflanzen auf Kosten ihres Wirts.

Wie aber entstehen Blockaden auf der Seele? Die Antwort findet sich in vielen Weisheitstraditionen der Erde überliefert und sollte insbesondere jedem Christen aus der Bibel bekannt sein. Darin erklärt Jesus seinen Jüngern die Entstehung von seelischen Blockaden folgendermaßen:

Begreift auch ihr nicht? Seht ihr nicht ein, daß das, was von außen in den Menschen hineinkommt, ihn nicht unrein machen kann? Denn es gelangt ja nicht in sein Herz, sondern in den Magen, und wird wieder ausgeschieden...Weiter sagte er: Was aus dem Menschen herauskommt, das macht ihn unrein. Denn von innen, aus dem Herzen der Menschen, kommen die bösen Gedanken, Unzucht, Diebstahl, Mord, Ehebruch, Habgier, Hinterlist, Ausschweifung, Neid, Verleumdung, Hochmut und Unvernunft. All dieses Böse kommt von innen und macht den Menschen unrein (Markus 7, 18-23) [752].

Jesus erklärt hier perfekt, wie Krankheiten entstehen [8]. Das Herz als Sinnbild für die Seele ist der Quell der Krankheit und wird durch negative Gedanken und negatives Verhalten gegenüber unseren Mitmenschen unrein, sprich blockiert. Das bedeutet, seelische Blockaden entstehen jedes Mal, wenn wir andere Menschen in Gedanken, Worten oder Taten schaden, verletzen oder kränken. Das gilt aber auch für uns selbst: Wir fügen uns selbst seelische Blockaden zu, wenn wir uns selbst nicht lieben und wertschätzen, sondern unter Druck setzen, schlecht machen oder sogar verachten. Gemäß dem zweitwichtigsten Gebot, das von Jesus überliefert wurde („Du sollst deinen Nächsten lieben wie dich selbst", Mt 22:39) ist Selbstliebe sogar die Voraussetzung für einen liebevollen Umgang mit den Mitmenschen. Dies rückt unsere Haltung gegenüber uns selbst in den Fokus der Betrachtung, auf die wir in den folgenden zwei Abschnitten näher eingehen wollen.

11.4 Das Leiden der Seele in der modernen Zeit

Im Käfig geborene Vögel meinen Fliegen wäre abnormal

E1F & Illstar
(aus dem Song „Abnormal")

„Was ist nur in uns gefahren?" fragt Kingsley L. Dennis in seinem 2019 erschienenen Buch *Healing the Wounded Mind* [744]. Er bezieht sich damit auf eine Art kollektive Psychose, die - vergleichbar einer ansteckenden Krankheit - die Gehirne der Menschen befallen hat. Aufgrund dieser Psychose bewegen sich die meisten Menschen innerhalb der modernen Gesellschaft heutzutage in einem Hamsterrad zwischen Geldverdienen, Konsum und Unterhaltung. Wie unter Hypnose verbringen sie den Hauptteil ihrer Zeit mit Tätigkeiten, die sie zwar für nützlich oder sinnvoll halten, die in Wahrheit aber nur bestimmten Systemen wie z. B. großen Firmen nützen, welche kein Interesse daran haben, dass die Menschen gesünder und glücklicher werden. Diese Tätigkeiten verfolgen viele Menschen zudem in einer egoistischen, teilweise narzisstischen und nicht auf das Gemeinwohl ausgerichteten Grundhaltung, ohne sich über die weiteren Konsequenzen für ihre Mitmenschen, Mutter Erde und vor allem die Nachwelt Gedanken zu machen. Das Verhalten der Massen wird dabei maßgeblich von medialer Propaganda und Werbung gelenkt, die von einigen wenigen Eliten (mächtigen Personen) geschickt dazu genutzt werden, die Menschen in ihrem Hamsterrad zu halten und vom System nicht gewünschte Kooperationen zu unterbinden. Zu den Propaganda-Strategien gehören vor allem die permanent bewusst negativ gehaltenen Nachrichten über Kriege, Terrorismus, Klimakatastrophen, Energie- und Wasserknappheit oder die neueste Pandemie, die tief in unserem Unterbewusstsein existentielle Ängste schüren. Kingsley's Buch, das im Jahr vor der Corona-Krise erschien, beschreibt sehr gut, wie bereitwillig viele Menschen ihre Freiheiten aufgeben und ihre Gesundheit aufs Spiel setzen, wenn ihnen dadurch ein Schutz vor diesen Bedrohungen versprochen wird und sie weiterhin Konsum und Unterhaltung genießen können - eine Beobachtung, die spätestens während der Corona-Krise eigentlich für jeden offensichtlich hätte werden müssen. Kingsley bringt das Kernproblem dieses Verhaltens auf den Punkt: „Permanenter Konsum leert unsere Taschen, kann aber unsere Seele nicht füllen" [744].

Statt die Seele zu „füllen", zu „heilen" oder zu „stärken" (all diese Ausdrücke können nur sinnbildlich verstanden werden), wird sie durch die Ängste, Unzufriedenheit und negative Gedanken, die uns der moderne Lebensstil beschert, „verletzt", „vernarbt" oder „blockiert" - der Schweizer Psychoanalytiker Carl Gustav Jung sprach auch vom „Seelenverlust" als Problem der modernen Welt [744]. Die Folge ist ein Nachlassen der Lebensfreude und das steigende Risiko, chronisch krank zu werden. Die Grundlagen dafür werden teilweise schon früh gelegt: In der Schule wird unseren Kindern beigebracht, dass der Mensch rein materiell (im Grunde physikalisch-chemisch) beschrieben werden kann und außerhalb von ihm eine Umwelt existiert, in der sich der Stärkere durchsetzt. Das Ausbildungsziel besteht darin, später optimal in solche Berufe zu passen, die genau auf diesem Weltbild als Grundannahme aufbauen. Auf die existentiellen Probleme des Lebens werden die Kinder aber nicht vorbereitet. Weder lernen sie, wie sie ihre wahre Persönlichkeit entwickeln können, noch wie sie Lebenskrisen meistern, Zufriedenheit erlangen und ihre eigene Seele in Schutz nehmen können. Entsprechend bringt unser System Menschen hervor, die nicht gemäß ihrer wahren Natur oder ihrem wahren Selbst leben, sondern eher wie biologische Maschinen, die durch jahrelange Schulbildung, mediale Propaganda und Werbung auf eine bestimmte Art programmiert wurden. Diese Menschen verlieren leicht ihren eigentlichen Lebenssinn aus den Augen. Die Folge ist eine Unzufriedenheit, die die Menschen tief in ihrem Inneren spüren, selbst wenn sie es beruflich und finanziell sehr weit bringen.

In der Tat werden existentielle Fragen wie „Warum bin ich hier?" oder „Was ist das Ziel meines Lebens?" heute von den wenigsten Menschen gestellt. Nach einer Theorie des dänischen Arztes Søren Ventegodt resultieren daraus innere Konflikte, denn das eigentliche Selbst (die Seele mit ihren Informationen) ist ja noch vorhanden und wird nur vom aufgespielten Ego unterdrückt. Das Wort „Konflikt" kommt vom lateinischen Wort „confligere", was „kämpfen" bedeutet. Das heißt, der Mensch befindet sich permanent unterbewusst in einem inneren Kampf, da er stetig gegen seine innere Berufung handelt. Dadurch wird langfristig der gesamte Organismus geschwächt [753]. In einem Fallbericht schildert Ventegodt, wie bei einer Brustkrebspatientin ein Tumor kleiner wurde, nachdem sie ihren Lebenssinn neu entdeckte [64]. Auch wenn das zunächst unglaubwürdig klingen mag, so passt dieser Bericht doch zu den vielen dokumentierten Fällen spontaner Tumorverkleinerungen bei Krebspatienten, die – wie wir in Abschnitt 11.2 gesehen haben, fast immer mit einer starken spirituellen Neuausrichtung verbunden sind.

Ich möchte Sie hiermit ermutigen, auch in diesen angsterfüllten und hektischen Zeiten immer wieder einmal inne zu halten und ihre Beziehung zu sich selbst, zu ihren Mitmenschen und zu Organisationen und Institutionen wie den Medien, der Politik oder großen Firmen zu hinterfragen, egal ob Sie aktuell gesund oder krank sind. Falls Sie eine Krebsdiagnose erhalten haben, halte ich dies sogar für essentiell, um eine Heilung zu erreichen, und stimme hier Menschen überein, die selbst eine „hoffnungslose" Krebserkrankung geheilt haben oder mit solchen Menschen arbeiten [746]. Mit „Heilung" meine ich nicht unbedingt eine Spontanremission, auch wenn ich mir sicher bin, dass das Potential dafür in jedem von uns steckt, denn schließlich sind die dokumentierten Fälle ganz normale Menschen gewesen; unter Heilung soll hier ganz allgemein eine langfristige Stagnation des Tumorwachstums begriffen werden, die dem Patienten eine gute Lebensqualität bei normaler Lebenserwartung ermöglicht und in den allermeisten Fällen durch eine wirksame Krebstherapie erzielt wird. Leider gefährdet die moderne Gesellschaft eine dauerhafte Heilung von Krebs durch Mechanismen, von denen ich einige hier nur kurz angeschnitten habe. Wichtig wäre es, diesen Mechanismen auszuweichen und sich dauerhaft mehr mit seinem inneren Selbst, sprich seiner Seele, zu beschäftigen. Die folgenden Anregungen mögen dazu beitragen:

- Überdenken Sie Ihren Konsum von Medien, vor allem der Nachrichten, die größtenteils unbegründete Ängste schüren. Was das Heilfasten oder eine Ernährungsumstellung für den Körper ist, ist das Medienfasten oder die Beschäftigung mit alternativen positiven Medien für Seele und Geist.
- Suchen Sie nach Ihrem Lebenssinn! Diese Suche kann an sich ein ganzes Leben beanspruchen, aber wie sagt man so schön: der Weg ist das Ziel. Dieser Weg ist explizit ein spiritueller Weg. Lassen Sie sich deshalb nicht zu sehr von materiellem Konsum ablenken, aber gönnen Sie sich gerne auch die Dinge, die Ihrer Seele wirklich eine Freude bereiten.
- Setzen Sie sich Zwischenziele auf Ihrem Weg und verfolgen Sie diese fokussiert! Nehmen Sie dabei dankend die Hilfe von anderen Menschen in Anspruch, die Sie auf Ihrem Weg begleiten.
- Versuchen Sie nach und nach, jede vermeidbare Form von Fremdbestimmung Ihres Lebens abzustreifen und streben Sie nach eigener Souveränität. Das bedeutet insbesondere, Eigenverantwortung für sich selbst, aber auch die Menschen, die Ihnen lieb sind, zu übernehmen.
- Lassen Sie sich nicht gegen andere Menschen aufbringen oder von außen dazu beeinflussen, negative Gedanken gegenüber anderen Menschen zu entwickeln. Spaltung war und ist immer noch ein beliebtes Mittel, das von elitären Kreisen genutzt wird, um das Verhalten der Menschen so zu steuern, dass es ihren eigenen Interessen dient. Wie war es möglich, dass in der Corona-Krise Freundschaften und Familienverhältnisse durch die von Politikern und Medien forcierte Spaltung in „geimpft" versus „ungeimpft" zerbrechen konnten? Letztendlich leiden immer beide Parteien, die sich spalten lassen. Ihr Interesse sollte auf einem harmonischen Miteinander liegen.

- Das Bild des Menschen als Körper-Geist-Seele-Einheit bedingt, dass wir in ständiger Verbindung zu anderen Körper-Geist-Seele-Einheiten stehen, zu denen neben unseren Mitmenschen auch die ebenfalls beseelten Tiere, Pflanzen und vielleicht sogar der Kosmos als Ganzes gehören. Auch deshalb sollten Sie versuchen, mit anderen Menschen gut auszukommen und diese zu akzeptieren, wie sie sind. Zeit in der Natur zu verbringen kann helfen, die tiefen Verbindungen, die zwischen allen Lebewesen bestehen, intensiver zu spüren.
- Gehen Sie aber egoistischen und narzisstischen Menschen aus dem Weg. Leider wird Egoismus und Narzissmus in der modernen Gesellschaft nicht nur toleriert, sondern bis zu einem gewissen Grade auch gefördert. Versuchen Sie sich stattdessen mit Menschen zu umgeben, die Ihnen gut tun. Mir ist bewusst, dass dies innerhalb der Familie oder dem Arbeitsumfeld nur bedingt möglich ist. Oftmals helfen hier aber die Praktiken der Dankbarkeit und Vergebung, die im nächsten Abschnitt vorgestellt werden. Dadurch kann die eigene Seele in Schutz genommen werden und Sie können gelassener mit solchen Personen umgehen.

11.5 Die psycho-soziale Umwelt

Der Mensch als ein Ganzes ist ja nicht nur die oft genannte Körper-Seele-Geist-Einheit, sondern zugleich und immer diese Körper-Seele-Geist-Einheit im engen, unlösbaren Verbund mit anderen gleichartigen Einheiten (über Familie, Gesellschaft, Kultur, Epoche u.ä.) und mit anderen Lebewesen überhaupt, mit der Erde, ja dem Kosmos überhaupt. Ich-Selbst-Sein ist Im-Leib-Sein, Im-Geist-Sein und In-Gemeinschaft-Sein. Das berühmte Wort, dass der Mensch ein „Zoon politikon" sei (wie immer man das übersetzt, z. B. als ein „auf Gemeinschaft/Gesellschaft bezogenes Lebewesen") deutet dies ja an.

Jochen Kirchhoff ([85], Seite 92):

So wie die direkte Mikroumgebung einer Zelle über deren Gesundheit oder Entartung entscheiden kann (→3.2), so entscheidet auf einer höheren Ebene auch unsere soziale und natürliche Umwelt darüber, ob es uns im Ganzen - also als Körper-Geist-Seele-Einheit - gut geht oder nicht. Und das wiederum wirkt, wie schon in Abbildung 10 gezeigt, hinab in die tieferen Ebenen unserer Gewebe und Zellen. Befinden wir uns zum Beispiel in einem sozialen Umfeld, in dem wir oft gekränkt und verletzt werden oder andere kränken und verletzen, so nimmt unsere Seele, ob wir uns dessen bewusst sind oder nicht, dabei Schaden bzw. es entstehen Blockaden.

Den Großteil unserer Evolution, den wir als Jäger-und-Sammler in der Natur verbrachten, war die Gemeinschaft für unser Überleben entscheidend, und umgekehrt unsere Existenz für die Gemeinschaft von enormer Wichtigkeit. Deshalb sind wir auch heute noch ein auf Gemeinschaft bezogenes Wesen, ob wir es wahrhaben wollen oder nicht. Der grönländische Schamane Angaangaq beschreibt zum Beispiel eindrucksvoll, dass die traditionelle Eskimo-Gesellschaft, die seit Jahrtausenden unter härtesten Bedingungen lebt, deshalb so stark ist, weil ihre Kinder in einer Atmosphäre grenzenloser Liebe aufwachsen, von der sie ihr Leben lang zehren [754]. Erinnern Sie sich: Der erste medizinische Bericht über einen Eskimo, der an Krebs erkrankte, wurde als Einzelfall im Jahr 1952 veröffentlicht [94].

Soziale Isolation ist ein Risikofaktor für höhere Sterblichkeit, der in seinem Einfluss vergleichbar oder sogar stärker ist als Rauchen [755]. Dabei ist die Qualität der sozialen Kontakte wahrscheinlich wichtiger als die Quantität. Studien zeigen z. B., dass die Zahl der Freunde und Verwandten, zu denen Krebspatienten eine gefühlsmäßig enge Beziehung pflegen, mit einem geringeren Sterberisiko assoziiert ist [756–758]. Warum das so ist, hat u.a. damit zu tun, dass das Gefühl einer verlässlichen sozialen Unterstützung zu mehr Zufriedenheit und als Konsequenz zu niedrigeren Entzündungsparametern im Blut führt [759]. Aus der Psychoneuroimmunologie ist bekannt, dass Zufriedenheit und positive Gedanken eine positive Wirkung auf das Immunsystem haben und chronischen Entzündungen entgegenwirken [760,761]. Und nicht zuletzt verhindern Zufriedenheit und positive Gedanken die Entstehung seelischer Blockaden bzw. schaffen die Voraussetzung dafür, diese wieder abbauen zu können [8].

Gemäß dem Motto „geteiltes Leid ist halbes Leid" können einfühlsame Gespräche mit vertrauenswürdigen Personen, die vielleicht sogar durch eine ähnliche Leidensgeschichte ein hohes Maß an Empathie aufbringen, zu einer seelischen Entlastung beitragen. Das wird durch eine Studie aus dem Jahr 1989 bekräftigt, in der sich eine Gruppe von metastasierten Brustkrebspatientinnen zusätzlich zu ihrer palliativen Standardbehandlung ein Jahr lang einmal pro Woche traf, um ihre seelischen Belastungen im Gespräch miteinander abzubauen; im Vergleich zu einer Kontrollgruppe ohne diese zusätzlichen Gespräche gab es nach einem Jahr deutlich weniger Schmerzen, Ängste und Depressionen, und die Frauen überlebten im Schnitt doppelt so lange, manche sogar mehr als zehn Jahre, während in der Kontrollgruppe die maximale Überlebenszeit bei vier Jahren lag [762].

Und auch die Arzt-Patienten-Beziehung beeinflusst den Verlauf einer Erkrankung. In einer anderen Studie erhielt eine Gruppe von metastasierten Lungenkrebspatienten zusätzlich zu ihrer Standardbehandlung mehrere Treffen mit Palliativmedizinern. Im Vergleich zu einer ähnlichen Gruppe, die nur Standardtherapie erhielt, hatte die Gruppe mit früher palliativer Versorgung eine bessere Lebensqualität, weniger depressive Symptome und lebte im Schnitt 2 Monate länger, obwohl sie am Lebensende weniger aggressive Therapien erhalten hatte [763]. Die Ärztin Marlen Schröder und ihr Ehemann, der Sozialwissenschaftler Prof. Dr. Hartmut Schröder, haben anhand dieser Studie die Bedeutung der Arzt-Patienten-Kommunikation hervorgehoben [764]. Ihrer Überzeugung nach hat eine optimale Arzt-Patienten-Kommunikation selbst therapeutische Effekte, und zwar nicht nur auf psychischer, sondern auch auf der körperlichen Ebene. Die Voraussetzung dafür ist die enge Kooperation zwischen Arzt und Patient: der Arzt liefert die Therapie, der Patient lässt sich darauf ein und unterstützt so gut er kann durch die Besinnung auf die eigenen Ressourcen. Denn letztlich ist es immer der Patient selbst, der sich heilt. Von Kindern wissen wir, wie wichtig symbolische Handlungen und eine empathische Kommunikation sind, um Schmerzen zu lindern oder Krankheiten gut zu überstehen. Bei Erwachsenen ist es eigentlich nicht viel anders. Auf der anderen Seite kann eine negative Kommunikation zwischen Arzt und Patient dem Heilungsprozess entgegenwirken. Beispiele sind Sätze wie „Sie werden nie wieder normal gehen können" oder „Sie haben sowieso nur noch 6 Monate zu leben". Wenn ein Patient so etwas glaubt oder wenig Selbstwertgefühl besitzt, werden dadurch sogenannte Nocebo-Effekte ausgelöst (lateinisch nocere=schaden), die tatsächlich gesundheitsschädigend wirken. Auch wenn es solchen Ärzten nicht bewusst sein mag - solche Aussagen sind vergleichbar mit Voodoo-Flüchen, die mit hoher Wahrscheinlichkeit bei ihrem Opfer auch zu dem gewünschten bzw. prognostizierten Ergebnis führen [765]. Treffen Sie auf einen solchen Arzt, lassen Sie sich nicht verunsichern und besinnen Sie sich auf Ihre eigenen Ressourcen (und wechseln Sie wenn möglich zu einem einfühlsameren Arzt).

Zu guter Letzt möchte ich zwei wichtige Grundhaltungen des Menschen ansprechen, die ebenfalls einen maßgeblichen Einfluss auf seine eigene Gesundheit haben: Dankbarkeit und Vergebung. Dass diese für das Wohlbefinden des Individuums in der Gemeinschaft eine Schlüsselrolle spielen, wird nicht nur von den Religionen und spirituellen Traditionen vermittelt, sondern ist mittlerweile auch wissenschaftlich sehr gut abgesichert. Darum wollen wir uns hier etwas genauer damit befassen.

11.5.1 Dankbarkeit

Die Dankbarkeit ist der Zucker, mit dem man sich aus sauren Zitronen süße Limonade machen kann. Wann immer man unzufrieden wird, sollte man stutzig werden und sich daran erinnern: Unzufriedenheit ist Undankbarkeit.

Viktor Philippi
Gesund werden mit System, S. 48 [8]

Dankbarkeit bezeichnet sowohl einen gefühlsmäßigen Zustand als auch eine Charaktereigenschaft bzw. Tugend [766,767]. Das Gefühl von Dankbarkeit entsteht, wenn ein Mensch etwas Nützliches oder gut Gemeintes von einem anderen Menschen erhält und setzt ein gewisses Maß an Empathie voraus. Durch dieses Gefühl werden soziale Beziehungen gefestigt und die Motivation gefördert, das Nehmen auch irgendwann durch ein Geben auszugleichen. Insofern könnte man sagen, dass Dankbarkeit als Reaktion darauf, etwas von anderen zu bekommen, seit Urzeiten ein für das Überleben des Menschen nützliches Gefühl war, weil es zur Stabilität der sozialen Bindungen einer menschlichen Gemeinschaft beigetragen hat. Daneben können wir davon ausgehen, dass bei naturverbundenen Gemeinschaften Dankbarkeit auch als stark ausgeprägte Charaktereigenschaft gelebt wurde. Der Überlebenstrainer und Wildnispädagoge Bastian Barucker beschreibt diesen Aspekt der Dankbarkeit durch seine Erfahrung,

...dass Kinder, die in der Natur eine Zeit lang leben und Wärme, Essen, Wasser und vieles mehr von ihr geschenkt bekommen, eine sehr starke Dankbarkeit und Wertschätzung der Natur gegenüber entwickeln. Damit meine ich nicht die von Pädagogen initiierte Einsicht, dass die Natur doch ganz wichtig sei, sondern ich erlebe Kinder, die von sich heraus „Danke" sagen...Mancher Dankeskreis in meinem Camp lässt mich weinen und Gänsehaut bekommen, weil es mich berührt, zu spüren, dass diese Kinder die Chance hatten, Naturverbundenheit zu erfahren und dass daraus Wertschätzung entsteht...([100], S.88-89)

Kinder, die solche Erfahrungen machen dürfen, haben eine hohe Wahrscheinlichkeit, sich selbst Dankbarkeit als Tugend anzueignen, von der sie ihr Leben lang zehren können. Als Tugend ermöglicht die Dankbarkeit eine positive Einstellung gegenüber dem Leben, durch die auch die kleinen Dinge, die jemandem von außerhalb zufallen, gewürdigt und geschätzt werden, selbst wenn sie auf den ersten Blick belanglos oder sogar negativ erscheinen mögen. Diese Art von Dankbarkeit ist die Grundlage für Zufriedenheit, Hoffnung und Lebensfreude, selbst wenn ein Mensch schon unter Krankheitssymptomen leidet.

Beide Formen von Dankbarkeit - das Gefühl und die Tugend - sind eng mit lebenslanger Gesundheit verknüpft. Dankbarkeit stärkt die Gesundheit auf allen vier Ebenen (der körperlichen, sozialen, mentalen und spirituellen Ebene, →2.3) [766,767]. Dadurch steigt das subjektive Wohlbefinden, was uns laut Studien 4-10 zusätzliche Lebensjahre bescheren kann [768]. Es lohnt sich also, bewusst an seiner Dankbarkeit zu arbeiten - die Frage ist aber, wie? Denn Dankbarkeit ist gerade in modernen Gesellschaften keine Selbstverständlichkeit mehr. Als vorübergehender Zustand verfliegt das Gefühl von Dankbarkeit im Allgemeinen schnell, und einer Ausprägung als Tugend wirkt das permanente Überangebot von Konsumgütern und Vergnügungen entgegen, das alles Materielle wie eine Selbstverständlichkeit erscheinen lässt. Noch schlimmer als Materialismus und Neid verhindern Narzissmus und Zynismus die Ausprägung von Dankbarkeit [769]. Erschwert wird das gewohnheitsmäßige Verspüren von Dankbarkeit außerdem durch den Verlust moralischer Wertvorstellungen, das Natur-Defizit-Syndrom, und die Entwurzelung von Heimat und Brauchtum, die für die moderne Zeit charakteristisch sind [766]. Wie das obige Zitat von Bastian Barucker zeigt, ist es vielversprechend, schon bei Kindern mit der Schulung von Dankbarkeit zu beginnen, insbesondere dann, wenn die Natur als Lehrmeisterin agieren darf. Bei Erwachsenen sind es oft schmerzhafte Ereignisse und Krankheiten, die - häufig verbunden mit einer spirituellen Neuausrichtung des Lebens - auch die Dankbarkeit als neues Denkmuster installieren können. Allerdings ist eine solche Umprogrammierung der alten Denkmuster vor allem im Angesicht einer schweren Erkrankung wie Krebs harte Arbeit, die nur durch Achtsamkeit und Disziplin erreicht werden kann. In Studien, in denen die Effekte von Dankbarkeit untersucht werden sollen, erhalten die Teilnehmer in der Interventionsgruppe dazu typischerweise die Anweisung, sich auf die Geschenke, die sie in ihrem Leben empfangen haben, zu konzentrieren. Das können einfache alltägliche Freuden, gewisse Menschen im persönlichen Umfeld, persönliche Stärken und Talente, die Schönheit der Natur oder wohlwollende Gesten von anderen Menschen sein. Dann werden die Teilnehmer aufgefordert, diese Dinge täglich, meist vor dem Schlafengehen, zu rekapitulieren und zu würdigen [766]. Solche oder ähnliche Dankbarkeitsübungen haben bei Krebspatienten viele positive Effekte auf die Lebensqualität und krebsassoziierte Ängste gezeigt [770–772].

Vor allem wenn Sie dazu neigen, oft unzufrieden mit Ihrem Leben, den Mitmenschen, dem Arbeitsplatz oder sich selbst zu sein, sollten Sie unbedingt damit anfangen, bewusst mehr Dankbarkeit in Ihr Leben zu integrieren. Denn Unzufriedenheit ist Undankbarkeit. Sie können zum Beispiel damit anfangen, sich abends für die schönen Dinge des Tages zu bedanken, oder bei ihrem Körper dafür, dass er - vielleicht trotz der einen oder anderen Wehwehchen - immer noch so belastbar ist und im Großen und Ganzen funktioniert. Sie können sich vor dem Essen dafür bedanken, dass Sie gute Lebensmittel zur Verfügung haben, vor allem wenn Sie schon damit begonnen haben, mehr auf die Qualität ihrer Ernährung zu achten. Ein paar weitere praktische Vorschläge werde ich am Ende von Abschnitt 11.6 aufzählen.

11.5.2 Vergebung

Besser ein trockenes Stück Brot und Ruhe dabei / als ein Haus voll Braten und dabei Streit

König Salomo, Spr 17,1 [752]

Schließ ohne Zögern Frieden mit deinem Gegner, solange du mit ihm noch auf dem Weg zum Gericht bist

Mt 5,25 [752]

Kaum etwas kann uns mehr belasten und die Lebensfreude rauben, als Streit mit uns nahestehenden Menschen, z. B. innerhalb der Familie. Zwar gehören Meinungsverschiedenheiten und Streitereien zum Leben als Mensch in einer Gemeinschaft dazu, doch normalerweise auch die anschließende Versöhnung. Wenn der Streit aber zum Dauerzustand wird, besteht die große Gefahr eines Burnouts, man könnte auch sagen eines Ausbrennens der Seele. Und selbst bei bester Ernährung wird dann mit hoher Wahrscheinlichkeit eine körperliche Krankheit folgen. Dauerstreit mit nahestehenden Menschen ist deshalb so schlimm, weil man den Konflikten oft nicht aus dem Weg gehen kann. Und auch wenn man zum Beispiel die Trennung von einem Partner, mit dem man eine toxische Beziehung hatte, geschafft hat, sitzen die Wunden tief und beschäftigen uns dauerhaft mit negativen Gedanken. In dieser Situation hilft nur Vergebung. Vergebung ist das bewusste und freiwillige Aufgeben von negativen Gefühlen einer anderen Person gegenüber, von der man gekränkt, verletzt, gedemütigt oder anderweitig geschädigt wurde. Wenn Dankbarkeit vielen Menschen schon schwerfällt - anderen zu vergeben erscheint umso schwerer, wenn nicht unmöglich. Aber es ist umso wichtiger, denn der, der nicht vergeben möchte oder kann, schadet sich nur selbst und wird nicht selten dadurch krank. Man kennt die Redensarten und ihre Bezüge zu Erkrankungen wie „ich habe die Nase voll" (Nasennebenhöhlen), „ich bin richtig sauer" (Magen), oder „der ist aber verbittert" (Leber und Galle). Solange die negativen Gedanken an das Verletztwordensein in uns kreisen, marodieren sie unsere Gesundheit auf allen Ebenen. Nur indem wir vergeben, können wir diese negativen Gedanken abgeben und zur Ruhe kommen. Man könnte einwenden, dass Vergeltung ein besserer Weg wäre, um mit dem Täter gleich zu ziehen und damit seine Würde zu bewahren. Aber Vergeltung bewirkt nur, dass man sich selbst noch weiter schadet, indem man nun bewusst zum Täter gegenüber dem anderen und damit auch zum Täter gegenüber sich selbst wird, indem man weitere negative Gedanken anhäuft. Durch Vergebung zeigt man wahre persönliche Stärke; das Pochen auf Vergeltung ist dagegen ein Zeichen persönlicher Schwäche. Weiter könnte man einwenden, dass es Taten gibt, für die man einfach nicht vergeben sollte, geschweige denn kann (z. B. Vergewaltigung). Aber hier ist es wichtig zu erwähnen, dass Vergebung weder Vergessen noch Gutheißen bedeutet, und dass man dazu dem Täter nicht persönlich vergeben muss; es genügt seiner Seele zu vergeben [8]. Das kann ein sehr langwieriger Prozess sein, aber er muss begonnen werden, um selbst von den seelischen Schmerzen und Verletzungen loszukommen, aus denen sonst Blockaden entstehen können, die zu schweren körperlichen Symptomen führen. Egal in welcher Lebenslage - die bewusste Vergebung gegenüber anderen und sich selbst bringt neue Hoffnung, die zu einer Stärkung der spirituellen und mentalen Dimensionen der Gesundheit beiträgt [773,774]. Es ist bezeichnend, dass die meisten Krebspatienten am Ende ihres Lebens einen innigen Wunsch nach Vergebung und Versöhnung verspüren [775]; besser also, man beginnt diesen Prozess lange bevor es überhaupt zur Entstehung von Krebs oder einer anderen schlimmen Krankheit kommt.

Die Bibel als Weisheitsbuch bezeugt die Wichtigkeit von Vergebung für die eigene Gesundheit; im Neuen Testament wird Vergebung sogar zur christlichen Pflicht erklärt. Als Petrus zum Beispiel fragt: „wie oft muss ich meinem Bruder vergeben, wenn er sich gegen mich versündigt? Siebenmal?", antwortet Jesus: „Nicht siebenmal, sondern siebenundsiebzigmal" (Mt 18,21-22). Diese und viele ähnliche Passagen können am besten als Aufruf zu bedingungsloser Vergebung interpretiert werden [11]. Viele Menschen knüpfen Vergebung aber an Bedingungen, zum Beispiel diese, dass sich der Täter zuvor entschuldigt oder um Vergebung bittet. Dass das nicht zielführend ist, deuten die Ergebnisse einer Studie an, in der die Haltung von älteren Menschen, nur unter gewissen Bedingungen zu vergeben, sogar mit einem erhöhten Sterberisiko assoziiert war [776]. Das Problem an einer solchen Haltung ist, dass es dann eben sehr lange dauern kann bis die Bedingungen eintreten bzw. dass diese niemals eintreten werden, z. B. wenn der Täter verstirbt; so lange aber bleibt das Opfer ein Täter gegenüber sich selbst, da es sich durch seine fehlende Bereitschaft zur Vergebung selbst mit den Verletzungen und Kränkungen, die im Unterbewusstsein wühlen und zu negativen Gedanken und Emotionen führen, herumplagen muss.

Der erste Schritt zur Vergebung ist immer eine bewusste Entscheidung, das Thema abgeben zu wollen. Dazu sollten Sie sich durchringen, egal wie heftig die Verletzungen, Kränkungen oder Demütigungen waren. Denken Sie daran, dass Sie es selbst sind, die von diesem Prozess profitieren. Je nach Schwere der Verletzungen sollte man sich für Vergebungsarbeit bewusst Zeit nehmen, zum Beispiel im Rahmen einer Meditation. Und in der Regel benötigt dies häufige Wiederholungen, solange bis man der Person theoretisch wieder gegenübertreten könnte, ohne dass negative Gedanken oder Emotionen hochkommen. Dann hat man es geschafft und kann sehr stolz auf sich sein.

Ich persönlich habe in den letzten Jahren sehr gute Erfahrungen mit Vergebungsarbeit machen dürfen, vor allem wenn ich mich von anderen gekränkt oder sonst wie angegriffen gefühlt habe oder das Gefühl hatte, jemand anderen verletzt zu haben. Dabei habe ich fast nie ein klärendes Gespräch gebraucht, sondern im Stillen eine Kerze angezündet, an die betreffende Person gedacht und bewusst vergeben bzw. um Vergebung gebeten. Fast immer hat sich die Situation im Anschluss entspannt. Oftmals genügt es inzwischen auch, die akute Wut erstmal durch Sport abzubauen und währenddessen zu vergeben - auch dann hat sich für mich die Situation häufig schon komplett entspannt.

Als nächstes wollen wir uns eine Methode ansehen, die Dankbarkeit und Vergebung mit energetischem Heilen kombiniert und damit schon vielen Menschen geholfen hat, ihre Gesundheit zu verbessern.

11.6 *Die Bioinformationstherapie nach Viktor Philippi*

Die Bioinformationstherapie wurde von Viktor Philippi (*1952) begründet, der sie seit 1996 in Kursen lehrt [88]. Sie fasst den Menschen ebenfalls als Körper-Geist-Seele-Einheit auf. Das Kernstück der Bioinformationstherapie ist die Bioenergetische Motivation (kurz Biomotivation, früher Bioenergetische Biomeditation genannt), die speziell zur Auflösung seelischer Blockaden entwickelt wurde. Die meisten Menschen, die zur Biomotivation kommen, sind chronisch krank und haben eine lange Odyssee von konventionellen und alternativen Therapieversuchen hinter sich.

Die Seele steht im Mittelpunkt der Bioenergetischen Motivation, denn laut Viktor Philippi liegt die Ursache von chronischer Krankheit immer auf der seelischen Ebene. Die Seele wird als Träger aller Informationen über den materiellen Aufbau des Körpers inklusive der Gene gesehen. Solange diese Informationen ungehindert fließen können, herrscht auf der körperlichen Ebene Gesundheit. Die Informationen aus der Seele werden innerhalb des Körpers auf bestimmten Informationswegen weitergegeben, die damit der lebenswichtigen Kommunikation zwischen allen Zellen und Organen dienen. Laut Philippi können negative Informationen, wie zum Beispiel angstmachende Nachrichten, innere Unruhe und negative Gedanken, Blockaden auf der seelischen Ebene erzeugen. Die einmal gesetzten negativen Informationen werden durch dauerhafte Ängste, Ärger, Kränkungen und Verletzungen genährt und können zu ernsthaften Blockaden heranwachsen, die den Informationsfluss von der Seele zum Körpers behindern [8]. Das kann den Beginn einer chronischen Krankheit darstellen. Das Hauptziel der Biomotivation besteht darin, diese Blockaden wieder aufzulösen. Laut Philippi geschieht das innerhalb der Biomotivation durch eine Art universelle Energie (Bioenergie), die er respektvoll als Gotteskraft bezeichnet und die durch den Behandler - den sogenannten Biosens - zum Klienten übertragen wird. Weitere Erklärungen liefert Philippi in dem Interview in Abschnitt 12.10.

Eine physikalische Erklärung für die postulierte Bioenergie gibt es bis jetzt zwar noch nicht, aber Erklärungsansätze dazu werden erforscht. Zudem kann ihr Effekt auf das menschliche Energiefeld durch eine physikalische Messtechnik namens *Gas Discharge Visualization*, die auf der Kirlian- oder Koronaentladungsfotografie beruht [777–779], sichtbar gemacht werden.

Seit 2009 werden von einem Team ehrenamtlich tätiger Ärzte, Psychologen und anderer Therapeuten jährliche Studien an Probanden durchgeführt, um die Effekte der Biomeditation zu messen und zu dokumentieren. Hervorzuheben ist, dass es eine Ärztegesellschaft gibt, deren Ziel die medizinisch-wissenschaftliche Erforschung der Philippi-Methode und die Schaffung von entsprechenden Weiterbildungsangeboten ist (die Internationale Ärztegesellschaft für Bioinformationstherapie e.V.). In der ersten wissenschaftlich begutachteten Fachpublikation zur Biomotivation, an der auch ich beteiligt war, konnten wir zeigen, dass diese Methode bei Angststörungen, Burnout und Depressionen zu deutlichen und langfristig anhaltenden Verbesserungen führt [137].

Während einer Biomotivations-Sitzung liegt der Klient entspannt auf einer Liege und lässt seinen Gedanken freien Lauf, während der Biosens auf bestimmten Positionen des Körpers seine Hände auflegt, um die Bioenergie zu übertragen. Währenddessen läuft eine CD mit speziell für die Biomotivation komponierter Musik, die optional mit von Viktor Philippi gesprochenen Texten überlagert ist. Die Texte sollen den Klienten bei der Meditation unterstützen, indem sie Anregungen zu einer bestimmten Denkweise geben, die von Philippi als „Gesundes Denken" bezeichnet wird. Das Gesunde Denken ist untrennbar mit der Biomotivation verbunden und soll im Zuge einer Sitzung vermittelt und gefestigt werden. Es besteht aus den drei Tugenden Dankbarkeit, Vergebung und Annahme. Laut Philippi ist Dankbarkeit die Voraussetzung, einen Zugang zur Seele zu schaffen, um diese dann durch Vergebung von Blockaden zu befreien. Dadurch ergibt sich die Annahme von Situationen, die zuvor als belastend empfunden wurden, und man kann damit Frieden schließen: „Dankbarkeit öffnet die Seele, Vergebung befreit die Seele, Annahme bringt der Seele Frieden." Die Auffassung von Frieden als „Seelenfrieden" ist hier, ebenso wie in der Bibel, eng mit der Gesundheit verknüpft (das hebräische Wort „schālōm" wird in der Bibel meist mit „Friede" übersetzt und bezieht sich dabei sinngemäß auf den „inneren Frieden", das „Wohlbefinden" oder „Heil" und somit allgemein auf die mentalen, sozialen und spirituellen Dimensionen von Gesundheit [11]). Damit wird Annahme, die durch den Prozess der Vergebung erlangt wird, gleichzeitig abgegrenzt von Begriffen wie Akzeptanz oder Toleranz, die sich lediglich auf der Ebene des Geistes abspielen. Die Annahme, die durch den Vergebungsprozess erreicht wird, kann bei Krebspatienten zum Beispiel bedeuten, dass die Tatsache der eigenen Sterblichkeit liebevoll angenommen wird und man so die Wahl trifft, die verbleibende Lebenszeit für ein bedeutungsvolles Leben zu nutzen [780].

Das Gesunde Denken soll auch alleine verinnerlicht und zur Gewohnheit gemacht werden, indem man sich zu Hause mit einer CD zur Meditation hinlegt und den Texten folgt. Im Folgenden möchte ich einige Textpassagen von verschiedenen Meditations-CDs zitieren, die als Anregung gedacht sind, sich bewusst mit der Dankbarkeit und Vergebung auseinanderzusetzen. Ich werde die Zitate nach Themen gliedern und kurz kommentieren; die Kommentare sind gleichzeitig als Anregungen gedacht, wie man seine spirituelle Gesundheit im Alltag stärken kann.

<u>Zum Thema Dankbarkeit:</u>

- **„Gott sei Dank so und nicht schlimmer!"**
  Das ist das Mantra, das man sich immer ins Gedächtnis rufen sollte, wenn die eigene Unzufriedenheit einen herunterzieht. Erstens ist der Satz wahr, denn egal wie bescheiden die Situation, in der man steckt, gerade ist, es könnte immer eine Situation eintreten, die noch schlimmer wäre. Zweitens enthält dieser Satz schon eine ausgesprochene Dankbarkeit, und zwar an den lieben Gott. Wirklich bewusst gedacht oder ausgesprochen, hilft ein „Gott sei Dank so und nicht schlimmer!", um die eigene Unzufriedenheit aufzulösen.

- **„Dankbarkeit könnt Ihr immer vor dem Einschlafen machen. Das ist ein schönes Ritual, das ich schon ab meinem 14. Lebensjahr mache. Ich bedan-**

ke mich immer bei Allen für Alles. Besonders bei denen, die mir wehgetan haben, mich enttäuscht haben, verletzt haben, sage ich immer zuerst ‚Gott sei Dank so und nicht schlimmer'" [781].
Bedanken Sie sich beim Zubettgehen für den vergangenen Tag und machen Sie sich nochmal alles Positive bewusst. Machen Sie das zu einem Ritual, ähnlich wie Zähneputzen. Wir verwenden tagsüber so viel Zeit für körperliche Hygiene, doch kaum ein paar Minuten für die seelisch-geistige Hygiene. Deshalb: Bedanken Sie sich auch tagsüber immer wieder, wenn etwas gut läuft. Nichts ist selbstverständlich! Beginnen Sie auch jeden Tag in Dankbarkeit. War die Nacht gut, sagen Sie innerlich „Danke für diese gute/ erholsame Nacht"; war sie nicht so gut, können Sie etwas sagen wie „Gott sei Dank habe ich zumindest etwas geschlafen und erwarte nun gespannt den Tag! Ich freue mich schon auf eine bessere Nacht heute Abend."

- **„Ihr sollt Euch auch bei Euch selbst bedanken. Dafür, dass Ihr so seid wie Ihr seid. Einfach Danke sagen, dass Du so bist wie Du bist. Ohne Vorwürfe ohne Kritik - einfach so. Und so hat man sich ein Stückchen anerkannt"** [781].
Sich selbst dankend anzuerkennen, mit allen Fehlern und Macken, hat nichts mit Narzissmus zu tun. Vielen Menschen fällt es schwer, sich selbst so anzunehmen wie sie sind. Dabei ist das gerade die Voraussetzung für eine harmonische Beziehung zu den Mitmenschen. Denn die eigene Unzufriedenheit mit sich selbst wird sehr oft auf andere projiziert.

- **„Dankbarkeit im Leben zu integrieren und umzusetzen, braucht Zeit. Je mehr Ihr euren Kopf bewusst mit Dankbarkeit beschäftigt, umso mehr bewusste Freude und Liebe werdet Ihr empfangen. Dann habt Ihr weniger Sorgen und Ängste im Leben"** [781].
Ich kann hier nur zustimmen und Sie ermutigen, am besten heute noch einfach öfters mal „Danke!" zu sagen. Ähnlich einer Ernährungsumstellung oder mehr körperlicher Aktivität sollten Sie versuchen, in Zukunft dauerhaft in mehr Dankbarkeit zu leben. Ob Sie dafür jetzt häufiger meditieren oder sich andere Dankbarkeits-Rituale angewöhnen ist erstmal egal - machen Sie es so, wie es am besten in Ihren Alltag passt, aber machen Sie es!

<u>Zum Thema Vergebung:</u>

- **„Du sollst an deinen Nächsten [der dich gekränkt oder verletzt hat] denken und in deinem Herzen sagen: ‚Ich vergebe dir dafür! Ich kann die Gründe nicht verstehen, warum du so gehandelt hast. Ich werde auch die Frage nicht stellen, warum du mir das angetan hast. Ich lasse einfach alle Fragen der Welt dort stehen, wo sie stehen und sage einfach: Ich vergebe dir'. Und wenn du noch nicht vergeben kannst, dann sage wenigstens: ‚Ich vergebe dir im Namen deiner Seele'"** [782].
Hier haben Sie nochmal den Hinweis, dass Sie - falls Sie einer gewissen Person (noch) nicht vergeben können, Sie deren Seele vergeben sollen. Die Seele

eines Menschen ist niemals böse oder schlecht, sondern leidet ebenfalls unter den schlechten Gedanken und Taten eines Menschen, der anderen Böses antut. Vielleicht hilft es Ihnen bei der Vergebungsarbeit, daran zu denken, dass auch Sie schon viele andere Menschen verletzt haben. In der Bibel gibt es dazu den schönen Spruch von Jesus „Warum siehst du den Splitter im Auge deines Bruders, aber den Balken in deinem Auge bemerkst du nicht?" (Mt 7,3).

Wenn Sie an Krebs oder einer anderen Krankheit leiden:

- **„Wir sollen uns abgewöhnen, gegen die Krankheit zu kämpfen. Krankheit ist ein intelligentes Wesen in uns... Deswegen sollt ihr dieses intelligente Wesen auch intelligent behandeln. Und wie mache ich das? Indem ich aufhöre, dieses Wesen zu ernähren. Weil, wenn ich kämpfe, dann gebe ich meiner Krankheit, ob Krebs oder einer anderen, nur gute Nahrung...Undankbarkeit, das ist die beste und schönste Delikatesse für jede Krankheit, besonders für so eine wie Krebs. Die Hauptnahrung ist die Lebenskraft und den Nachtisch, die Delikatesse, serviert jeder für seine Krankheit persönlich selbst auf einem goldenen Tablett"** [783]. Hier nochmal die Erinnerung, dass Sie niemals gegen ihre Krankheit kämpfen sollen. Das bedeutet keineswegs untätig zu sein. Im Gegenteil, Sie müssen aktiv daran arbeiten, ihre Gesundheit zu stärken, damit die Krankheit dadurch schwächer wird. So wie man die Zuckerabhängigkeit von Krebs auf der körperlichen Ebene gleichzeitig als seine Schwachstelle ausnutzen kann, so sollte man auf der spirituellen Ebene die Abhängigkeit der Erkrankung von Unzufriedenheit (=Undankbarkeit), Sorgen und Ängsten ebenfalls als deren Schwachstelle sehen, die es auszunutzen gilt. Das bedeutet, Sie sollten aktiv an Ihren Denkmustern arbeiten! Auch für die Prävention von Krankheiten ist das essentiell, da so die Samen, die man immer wieder durch negative Gedanken sät, schlechte Chancen haben, aufzugehen und sich zu vollständigen Krankheitsbildern zu entwickeln. Das beste Mittel gegen Unzufriedenheit ist bewusste Dankbarkeit. Und ich empfehle Ihnen aufzuhören, Nachrichten zu sehen oder zu lesen! Denn dadurch werden viele unnötigen Ängste und Sorgen geschürt. Die wirklich wichtigen Ereignisse spielen sich sowieso in Ihrem Umfeld ab und hier können Sie diese aktiv zum Positiven mitgestalten.

- **„Wenn man mit der eigenen Gesundheit unzufrieden ist, dann macht man die eigene Gesundheit kaputt** [783]**."** Falls Sie an einer Erkrankung leiden oder häufig krank werden, jammern Sie nicht! Lernen Sie, sich zufrieden zu stellen, wozu eine bewusst gelebte Dankbarkeit sehr hilfreich ist. Falls Unzufriedenheit aufsteigt, denken Sie an den Satz „Gott sei Dank so und nicht schlimmer!"

- **„Wenn Du nicht beginnst, Dich um Dich zu kümmern, wer wird sich dann um Dich kümmern? So einfach ist das im Leben. Entweder Du nimmst die Lebenszügel in Deine Hand oder Du lässt Dich weiter von der Krankheit in alle möglichen Richtungen lenken und fremdsteuern... Nicht nur passiv**

hinlegen, meditieren und erwarten, wann werde ich endlich mal frei von Lasten, frei von Krankheiten. Aktiv soll man beginnen, der eigenen Seele Kraft zu geben, die eigene Gesundheit in Schutz zu nehmen und zu aktivieren. Das einzige, was hier helfen kann, ist die Selbstliebe. Das heißt, nicht die, die aus guten Menschen Egoisten macht, wie z. B. narzisstische Liebe. Diese Liebe, die ich hier anspreche hat mit Narzissmus nichts zu tun. Das ist die Art der Liebe, die uns heilt. Das ist die Art der Liebe, die allen fehlt, die Jesus so formuliert hat: ‚Ein neues Gebot gebe ich Euch: Liebt Einander!'" [784].

Damit ist eigentlich alles gesagt - werden Sie aktiv und tun Sie etwas für Ihre Gesundheit! Während Viktor Philippi hier die spirituelle Dimension der Gesundheit anspricht, sollten Sie alle Ebenen der Gesundheit täglich aktiv stärken (zur Erinnerung: Gesundheit erstreckt sich über vier Ebenen, nämlich die körperliche, soziale, mentale und spirituelle Ebene, →2.3). In diesem Buch finden Sie eine Fülle von Vorschlägen dazu. Sie müssen es nur umsetzen. Dafür wünsche ich Ihnen die nötige Disziplin, den Fleiß und Erfolg - Sie werden sehen, wie sich Ihr Leben dadurch zum Positiven wendet.

Teil III: Interviews und Erfahrungsberichte

12 Interviews mit Wissenschaftlern und Therapeuten

Die folgenden Interviews führte ich mit befreundeten Wissenschaftlern und Ärzten, um manche Themen zu vertiefen und individuelle Sichtweisen bestimmter Zusammenhänge anzubieten, die nicht unbedingt immer untereinander oder mit meinen Ansichten übereinstimmen, was sie gerade deshalb so interessant macht.

12.1 Interview mit Priv.-Doz. Dr. med. Reinhart A. Sweeney, Chefarzt der Strahlentherapie Schweinfurt

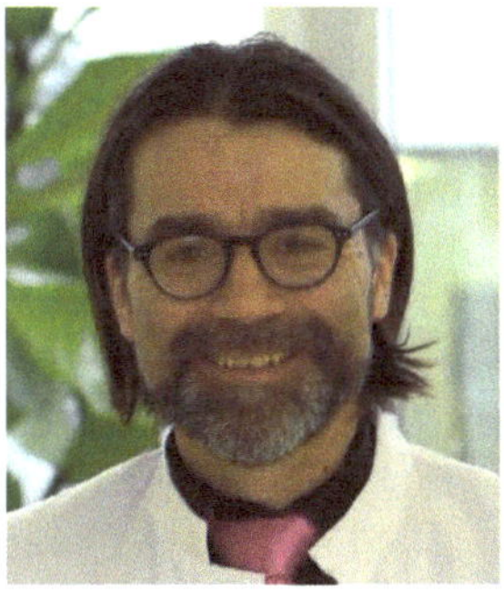

Nach einer wunderbaren Kindheit und Jugend, meistens auf einem Bauernhof in Kanada oder am Salzburger Mozarteum, studierte Reinhart A. Sweeney Biologie an der University of Western Ontario in Kanada. Dann erfüllte er sich seinen Traum eines Medizinstudiums an der Universität Innsbruck. Dort promovierte er im Fach Strahlentherapie, erlangte den Facharzt für Strahlentherapie und Radioonkologie und habilitierte im Jahre 2006. Nach 5 Jahren als Oberarzt am Universitätsklinikum Würzburg, wo er auch den Autor dieses Buches kennenlernte, leitete er mehrere Abteilungen, zuletzt seit 2012 die Strahlentherapie in Schweinfurt, Deutschland. Dort behandelt er ca. 1000 Patienten pro Jahr, die meisten mit Krebserkrankungen. Komplementäre Therapien werden dort selbstverständlich in Therapie und Nachsorge eingebunden und auch in Form formeller Studien und Publikationen der Allgemeinheit zur Verfügung gestellt.

Lieber Reinhart, in der Onkologie sind Strahlen-, Chemo- und zielgerichtete Therapien zusammen mit Operationen die Stützpfeiler der Krebsbehandlung. Wie wichtig ist dabei die Strahlentherapie gegenüber den anderen Verfahren?

Nur die Strahlentherapie und die Operation können für sich alleine schon in vielen Fällen einen bösartigen bzw. soliden Tumor heilen. In ca. der Hälfte aller Krebstherapien ist die Strahlentherapie beteiligt. In vielen Fällen ist die Kombination der Therapiemöglichkeiten am effektivsten (zum Beispiel zuerst den Großteil des Tumors möglichst schonend operieren, dann die kleinen Reste nachbestrahlen und auch eine Chemo-Immuntherapie zur Sterilisation einer etwaigen mikroskopischen Aussaat einsetzen). Der Einsatz und die Reihenfolge aller Therapien sind je nach Situation durchaus ganz unterschiedlich. In den letzten Jahrzehnten hat sich in der Technik/Methodik der einzelnen Therapien enorm viel getan, so dass diese heutzutage viel schonender und gleichzeitig effektiver eingesetzt werden können.

Gibt es aus Deiner Sicht bzw. Erfahrung einen zusätzlichen Nutzen von komplementären Verfahren, die die aktive Mitarbeit des Patienten fordern?

Die obigen Verfahren, so effektiv wie sie sein können, wirken am besten, wenn ein Patient die Therapien als Hilfe akzeptiert. Wenn jemand vor einer Therapie Angst

hat und sie eigentlich innerlich ablehnt, dann wird sie wahrscheinlich weniger gut wirken. Somit ist die Mitarbeit der Patienten immer enorm wichtig.
Wenn die Patienten auch noch weitere Maßnahmen ergreifen um zum Beispiel ihr Immunsystem und ihre Psyche zu stärken, bekommt die Therapie weitere Dimensionen. Diese sind leider, zumindest am Menschen, noch nicht ausreichend untersucht, so dass kaum „belastbare" Zahlen (aus randomisierten Studien) existieren, wie viel Einfluss das eigentlich hat. Die Gründe hierfür sind eindeutig; solche Studien sind teuer und es fehlen der politische Wille und somit auch die Finanzierung dafür, da es keine zahlungskräftige Industrie als Lobby dahinter gibt. Somit müssen wir auf gesunden Menschenverstand, die Evolution und die Erfahrung derer zurückgreifen, die sich mit Tierversuchen und Anwendung am Menschen beschäftigen. Solche Erfahrungen gibt es viele und schon lange; viele davon werden in diesem Buch ausführlich diskutiert.

Viele wissen nicht, dass Strahlentherapie auch bei sogenannten „gutartigen" Erkrankungen angewandt werden kann. Kannst Du kurz die wichtigsten Indikationen nennen und wo der Unterschied zur Bestrahlung bösartiger Tumore liegt?

Röntgenstrahlen wurden Anfang des 20. Jahrhunderts, also bald nach ihrer Entdeckung, recht unkritisch und somit auch an jungen Menschen für viele „Probleme" verwendet. Hierunter zählen durchaus auch Akne-Behandlung, Warzen, unerwünschte Haare an Beinen und Achseln, Sterilisierung usw.... Die Liste ist sehr lang, darunter waren auch chronisch entzündliche Prozesse wie Arthrosen zu finden. Durch den völlig unkritischen Einsatz kam es zu vielen Strahlenschäden, die die Methode in den 1950ern so weit in Verruf brachte, dass auch heutzutage in Amerika Röntgenstrahlung ausschließlich bei bösartigen Tumoren angewendet wird. In Europa jedoch hat man erkannt, dass ein kritischer Einsatz der Methode mit sehr niedriger Dosis chronische Entzündungen dauerhaft und gefahrlos unterbrechen kann.
Nichtsdestotrotz empfehle ich allen diesen Patienten zuerst eine Ernährungsumstellung ähnlich den Vorgaben dieses Buches. Die meisten kommen dann nicht mehr zurück, um sich letztendlich doch bestrahlen zu lassen.
Ich bin überzeugt dass ein gesunder Lebenswandel die meisten dieser „Symptome eines Problems" verhindern bzw. zumindest um Jahrzehnte hinauszögern kann.

Welchen Stellenwert haben Erkenntnisse der evolutionären Medizin und der Evolutionsgeschichte des Menschen in der Onkologie bzw. unter Deinen Fachkollegen?

Gar keinen.
Die Evolution ist nicht Bestandteil der medizinischen Ausbildung. Das heißt, Ärzte haben in der Regel diesbezüglich Schulwissen.
In einem Fach, in dem mantramäßig die Halbwertszeit des Wissens mit ca. 3-5 Jahren gepredigt wird, herrscht „volle Kraft voraus!"-Mentalität. Immer besser, höher, weiter. Fortbildung und Konzentration nur auf die neuesten Daten. Das Argument mit der Halbwertszeit des Wissens impliziert ja, dass das gesamte ältere Wissen schlechter oder falsch war.

Es bedürfte hier einer grundlegenden Systemreform; anzuerkennen, dass auch aus (medizinischer) Vorgeschichte viel zu lernen ist.

Was sind Deine besten Ratschläge an Krebspatienten, die sich einer Strahlentherapie unterziehen, was sie zusätzlich tun können, um ihre Heilung zu unterstützen?

Ich sage den Patienten oft: „Wir machen nur ca. 50%, Sie machen die anderen 50%."
Je nachdem in welcher Phase der Bewältigung sich Patienten befinden, sind Anregungen und Empfehlungen nicht immer einfach. Auch ist es immer einfach, Empfehlungen zu geben, wenn man nicht selbst in der Situation ist. Aber sofern jemand den Punkt erreicht hat, Ratschlägen gegenüber offen zu sein, würde ich die Lektüre dieses Buches empfehlen. Es steht hier tatsächlich unglaublich viel Wertvolles, und das auch noch begründet mit Literatur, also ist das ja keine „persönliche Meinung" sondern, soweit möglich, auch wissenschaftlich fundiert.
Zusammengefasst kann man sagen: versuchen Sie in ihr Inneres zu gelangen; Unwichtigem oder Ärgerlichem im Leben möglichst keine Energie geben; viel an die frische Luft; in Bewegung bleiben; möglichst wenig Kohlenhydrate essen. Diesen letzten Punkt finde auch ich enorm wichtig, da ich über die letzten zehn Jahre, in denen wir wissenschaftliche Untersuchungen dazu durchführten, oft gesehen habe, wie es Patienten unter eine Bestrahlung (mit/und ohne Chemotherapie) sogar besser ging. Nicht nur subjektiv, sondern objektiv. Das kannte ich so aus meinen vorigen 20 Berufsjahren nicht. Da war man als Onkologe immer froh, wenn sich die Patienten halbwegs stabil hielten unter Therapie. Aber es sollte idealerweise eine Kombination von Aktivitäten sein, nicht nur die Ernährung ist die Antwort, sondern eben auch Bewegung bis zur körperlichen Belastung (so möglich), Vitamine und Spurenelemente, aber auch für das seelische Wohl sorgen; Gespräche mit Familie und Freunden, Glaube und Nähe zur Natur und Tieren. Das sind alles ganz elementare Ansätze, die in der heutigen Zeit leider zu kurz kommen oder komplett fehlen.
Sehr oft sehe ich Patienten nach vielen Jahren wieder, die mir erzählen, wie sie aus der schwierigen Diagnose und Zeit gewachsen sind. In ihrem Leben „aufgeräumt" haben, und in den Jahren seit der Diagnose „mehr lebten als in aller Zeit davor".

In der Klinik betreibst Du ja auch Kammern für die milde hyperbare Sauerstofftherapie. Bei welchen Patienten werden diese eingesetzt und wie sind Deine Erfahrungen damit?

Die Druck-Kammern habe ich zur Intensivierung der Bestrahlungsdosis und Reduktion der Spät-Nebenwirkungen angeschafft. Das Prinzip ist ein sehr altes. Es gibt kein Geld damit zu verdienen, die Kassen zahlen es in der Regel nicht. Vielleicht ist das ein Grund, warum Schweinfurt auch in diesem Aspekt einzigartig ist. Wir haben sie nun seit einigen Jahren in Betrieb. Ungefähr 200 Patienten wurden behandelt, davon jedoch nur ca. die Hälfte Patienten in Verbindung zur Strahlentherapie, die andere Hälfte mit den unterschiedlichsten Problemen, meist jedoch „Long-Covid"- oder „Post-Vaccine"-Syndrom. Es gab keine einzige Nebenwirkung, aber die allermeisten berichteten eine subjektiv und objektiv teils beeindruckende Besserung ihrer Symptomatik. Im Sinne unserer ärztlichen Vorgabe „primum non nocere", die für mich als Radioonkologe ja sonst unerreichbar ist, da jede Bestrahlung eine Körperverletzung darstellt, macht mir diese Therapie umso mehr Freude.

Was sind Deine 5-10 besten Tipps für ein langes, gesundes Leben?

Ein Neugeborenes wird als perfektes Wesen geboren mit dem Potential gut 150 Jahre alt zu werden. Sehr bald jedoch beginnen die Auswirkungen der „Umwelt“ (die jedoch fast ausschließlich menschlichen Ursprungs sind), uns krank zu machen und unsere Lebenszeit zu verkürzen - beim einen mehr, bei der anderen weniger schnell.
Ideal wäre, von Geburt an möglichst naturnah zu leben: Mit Stillen, dann natürlicher Ernährung mit Fastenzeiten, möglichst viel in und mit der Natur aufwachsen. Alles Technische auf das Notwendigste reduzieren. Familie und Freunde lieben und schätzen; viel lachen. Ärger und Dauerstress minimieren. Auf den gesunden Menschenverstand achten. Zucker und Weizenprodukte sowie raffinierte Nahrung meiden. Selbstbestimmt leben und Schulden möglischts vermeiden…
Heutzutage allesamt schwierige Unterfangen, aber „die Menge macht das Gift“ und jeder kann überraschend viel im eigenen Umkreis bewegen. Den Lesern wünsche ich hierfür viel Kraft, Freude und Mut.

12.2 *Interview mit Dr. Thomas N. Seyfried, Biologe und Krebsstoffwechselforscher*

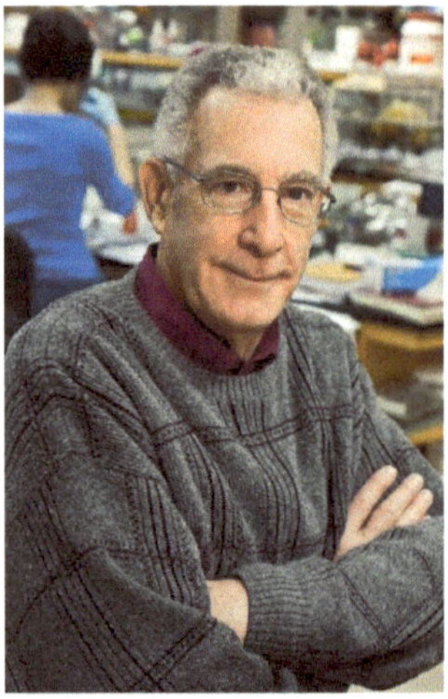

Thomas N. Seyfried ist Professor für Biologie am Boston College im US Bundesstaat Massachusetts; er promovierte 1976 in Genetik und Biochemie an der Illinois Universität in der Stadt Urbana. Sein Studium absolvierte er an der New England Universität, wo er vor kurzem den angesehenen Alumni Achievement Award verliehen bekam. Er besitzt auch einen Masterabschluss in Genetik von der Illinois Universität in der Stadt Normal im Zentrum von Illionois. Thomas Seyfried diente während dem Vietnamkrieg in der ersten Kavallerie-Division der US Army, wo er mehrfach mit Medaillen und Empfehlungsschreiben ausgezeichnet wurde. Er war wissenschaftlicher Mitarbeiter in der Abteilung für Neurologie an der medizinischen Fakultät der Yale Universität, wo er sich auch zum Assistenzprofessor habilitierte. Andere Auszeichnungen und Ehrungen wurden ihm von verschiedensten Organisationen verliehen, darunter die American Oil Chemists Society, das National Institute of Health, die amerikanische Gesellschaft für Neurochemie und der speziellen Interessengruppe für ketogene Diäten der amerikanischen Epilepsiegesellschaft. Dr. Seyfried war früher Vorsitzender des wissenschaftlichen Beirats der nationalen Tay-Sachs and Allied Diseases Association. Für sein Lebenswerk wurde er von der Akademie für komplementäre und integrative Medizin und der internationalen Dose Response Society ausgezeichnet, und für seine Krebsforschungen erhielt er den Wissenschaftspreis des American College of Nutrition. Derzeit gehört er mehreren Redaktionsleitungen an, unter anderem für die Fachzeitschriften *Nutrition & Metabolism*, *Neurochemical Research*, dem *Journal of Lipid Research*, und *ASN Neuro*, wo er der Chefredakteur ist. Dr. Seyfried hat mehr als 200 wissenschaftliche Publikationen veröffentlicht und ist Autor des Buches *Cancer as a Metabolic Disease: On the Origin, Management, and Prevention of*

Cancer (Wiley Press). Sein Buch wurde vor Kurzem ins Chinesische übersetzt und eine türkische Übersetzung ist in Arbeit. Er hat seine Forschung in vielen Podcasts und Radiointerviews beschrieben, und seine Arbeit bildet die Grundlage für den Dokumentarfilm *The Cancer Revolution*. Eine komplette Auflistung der wissenschaftlichen Publikationen von Dr. Seyfried kann in der medizinischen Literaturdatenbank PubMed aufgerufen werden (https://pubmed.ncbi.nlm.nih.gov).

Lieber Tom, vor 100 Jahren veröffentlichte Otto Warburg seine bahnbrechenden Forschungsergebnisse zum Tumorstoffwechsel, nach denen generell alle aggressiven Tumore durch eine hohe Aufnahme von Glukose bei gleichzeitig vermehrter Freisetzung von Laktat gekennzeichnet sind. Wann und warum hast Du ein Interesse an Warburg's Arbeiten entwickelt?

Das war, als ich begann, Forschungen zur therapeutischen Wirkung von Kalorienrestriktion und kalorienbeschränkter ketogener Diäten bei Mäusen mit Hirntumoren durchzuführen. Wir fanden heraus, dass die therapeutischen Effekte dieser Behandlungen direkt mit einer Senkung des Blutzuckerspiegels und einer Erhöhung der Ketonkörper zusammenhingen. Warburg lieferte die Hinweise, dass alle Krebszellen die aerobe Fermentation von Glukose erhöhen, da ihre Fähigkeit der oxidativen Phosphorylierung (=Zellatmung) vermindert ist. Wir fanden auch heraus, dass alle häufigen Krebsarten durch Abnormitäten in der Anzahl, Struktur und Funktion ihrer Mitochondrien gekennzeichnet sind. Somit haben wir Warburg's Schlussfolgerungen bestätigt. Warburg hatte absolut Recht, als er Krebs als eine Störung der mitochondrialen Funktion definierte. Wir berichtigen aktuell ein paar Fehldeutungen, die im Zusammenhang mit Warburg's Ergebnissen verbreitet wurden und sammeln neue Informationen, die Warburg damals nicht zur Verfügung standen, die aber die Neuformulierung der Theorie von Krebs als mitochondriale Stoffwechselerkrankung ermöglichen.

Kannst Du ein paar dieser Fehldeutungen von Warburg's Ergebnissen benennen und kurz erklären?

Hier sind die Fehlinterpretationen, die Warburg in Bezug auf die ATP-Erzeugung in Krebszellen gemacht hat, und die Richtigstellungen dazu.

1. Warburg verwendete die Milchsäureproduktion als Maß für die ATP-Menge, die in Krebszellen durch Glykolyse erzeugt wird. Er nahm an, dass 1 mol Laktat äquivalent zu der Produktion von 1 mol ATP wäre. Er wusste nicht, dass viele Krebszellen große Mengen der Pyruvatkinase M2 (PKM2)-Isoform exprimieren, welche nicht wie die PKM1-Isoform im letzten Schritt der Glykolyse durch die Umwandlung von Phosphoenolpyruvat in Pyruvat ATP erzeugt (sie verursacht einen Rückstau in der Glykolyse, so dass deren Zwischenprodukte zur Nukleinsäure-, Phospholipid- und Aminosäure-Synthese abgezweigt werden). Krebszellen produzieren deshalb eine erhebliche Mange Laktat, unabhängig von der ATP-Synthese. Es ist insbesondere schwierig, das in der Glykolyse produzierte ATP in Krebszellen zu messen, die eine Mischung aus den PKM2 & PKM1 Isoformen haben. Also lag Warburg falsch, als er die Laktatproduktion als Maß für die ATP Synthese in der Glykolyse benutzte.

2. Warburg nahm auch an, dass der Sauerstoffverbrauch von Tumorzellen komplett mit der ATP Synthese durch oxidative Phosphorylierung korrelieren würde. Er rechnete aus, dass pro 1 mol verbrauchtem Sauerstoff 7 mol ATP durch oxidative Phosphorylierung erzeugt würden. Obwohl in normalen Zellen und Geweben der Sauerstoffverbrauch gut mit der ATP Erzeugung korreliert, zeigen neuere Daten aus mehreren Studien, dass in Krebszellen der Sauerstoffverbrauch nur teilweise mit einer ATP Erzeugung durch oxidative Phosphorylierung korreliert. Der größte Teil des verbrauchten Sauerstoffs in Krebszellen entfällt auf die Produktion von ROS und andere sauerstoffverbrauchenden Reaktionen, die unabhängig von der oxidativen Phosphorylierung sind. Darum lag Warburg falsch, als er den Sauerstoffverbrauch von Krebszellen als Maß für das durch oxidative Phosphorylierung erzeugte ATP benutzte.

3. Schließlich wusste Warburg nichts von der Möglichkeit, ATP aus Glutamin zu erzeugen, was innerhalb der Glutaminolyse auf Stufe des Succinyl-Coenzym A durch mitochondriale Substratebenenphosphorylierung passiert (Anmerkung: Succinyl-Coenzym A entsteht im katabolen Stoffwechselweg der Glutaminolyse aus α-Ketoglutarat, siehe Abbildung 14). Die Erzeugung von ATP durch Glutaminolyse kann eine unzureichende ATP-Produktion sowohl durch Zellatmung als auch durch Glykolyse kompensieren. Sowohl Warburg als auch sein Hauptkritiker Sidney Weinhouse wussten nicht über Glutaminfermentation als wichtige Quelle von ATP in Krebszellen Bescheid. Daraus folgt, dass die Argumente zwischen Warburg und Weinhouse, die sich auf Berechnungen der ATP Synthese durch den Meyerhof-Quotient bezogen, belanglos sind.

Warburg lag vollkommen richtig, indem er Krebs als Störung des mitochondrialen Energiestoffwechsels definierte, die eine kompensatorische Fermentation zur ATP-Gewinnung notwendig macht. Er fehldeutete nur die Laktatproduktion und den Sauerstoffverbrauch als zuverlässige Maße für die ATP-Produktion durch Glykolyse bzw. oxidative Phosphorylierung. Da zur damaligen Zeit kaum Daten zur Möglichkeit der ATP-Synthese durch mitochondriale Substratebenenphosphorylierung vorlagen, wusste Warburg nichts von dieser zweiten Möglichkeit der Fermentation, die ohne Sauerstoff, oxidative Phosphorylierung und Glykolyse ATP erzeugen kann. Warburg lag dahingehend richtig, dass er behauptete, aerobe Fermentation (=Fermentation trotz normaler Sauerstoffversorgung) würde eine unzureichende oxidative Phosphorylierung kompensieren.

In modernen Gesellschaften ist Krebs zu einer Art Pandemie ausgeartet. Welches sind die wichtigsten Risikofaktoren für die Krebsentstehung? Ist Fleisch ein Risikofaktor?

Ernährung und Lebensstil sind die wichtigsten Risikofaktoren für die Krebsentstehung. Der Verzehr hochverarbeiteter kohlenhydratreicher Lebensmittel bei gleichzeitigem Fehlen eines angemessenen täglichen körperlichen Trainings sind die hauptsächlichen Risikofaktoren für die meisten chronischen Krankheiten inklusive Krebs, Herz-Kreislauf-Erkrankungen, Typ 2-Diabetes, Übergewicht, Demenz und anderen. Übergewicht hat das Rauchen als wichtigen Risikofaktor für Krebs nun abgelöst.

Der Verzehr von natürlichem Fleisch ist kein Risikofaktor für Krebs. Unsere steinzeitlichen Vorfahren ernährten sich hauptsächlich von Fleisch, wie Du ja auch in diesem Buch beschrieben hast. Krebs ist unter indigenen Stämmen extrem selten, solange sie ihrem ursprünglichen Lebensstil folgen. Ohne Fleischkonsum in unserer evolutionären Vergangenheit würden wir heute nicht als menschliche Spezies existieren. Fleisch enthält kaum Kohlenhydrate. Von unserer Biologie her sind wir hervorragend an Fleischkonsum angepasst.

Kannst Du kurz beschreiben, was die wesentlichen Veränderungen sind, die während dem Übergang einer normalen Zelle in eine Krebszelle passieren?

Jede chronische Verletzung unserer Gewebe, die eine Schädigung der oxidativen Phosphorylierung in den Mitochondrien zur Folge hat, kann eine normale in eine Krebszelle verwandeln. Zu diesen Verletzungen zählen chronische Entzündungen, zeitweilige Hypoxie, Aussetzung gegenüber Karzinogenen oder Strahlung, Infektion mit onkogenen Viren, seltene vererbte Mutationen und der Alterungsprozess. Die Funktion der Mitochondrien kontrolliert die Zelldifferenzierung und den Zellzyklus. Die schrittweise Ersetzung der ATP-Erzeugung mittels oxidativer Phosphorylierung durch ATP-Erzeugung mittels Fermentation führt zu einer Entdifferenzierung und zur Fehlregulation des Zellwachstums. Eine Fehlregulation des Zellwachstums entspricht der offiziellen Definition von Krebs.

Gibt es Deiner Erfahrung nach einen relativen Unterschied zwischen Glukose und Glutamin hinsichtlich der Wichigkeit für Tuorzellen und falls ja, von welchen Faktoren hängt dieser ab?

Beide Substrate sind notwendig und hinreichend für die Lebensfähigkeit und das Wachstum der meisten, wenn nicht sogar aller Tumorzellen. Kohlenstoff aus Glukose befeuert die Glykolyse und den Pentosephosphatweg zur Erzeugung von Biomasse, während Glutamin die Glutaminolyse antreibt und Stickstoff für die Sythese von DNA, RNA und Proteinen liefert. Beide Substrate unterstützen auch die Erzeugung von ATP durch Substratebenenphosphorylierung (=Fermentation) im Zytoplasma bzw. den Mitochondrien. Wir haben bis heute weder eine Tumorzelle finden können, die im Stande war, längerfristig ohne Glukose oder Glutamin zu überleben, noch konnten wir eine Zuckerverbindung, Fettsäure oder Aminosäure finden, die einer Tumorzelle das Überleben ohne Glukose und Glutamin ermöglicht hat.

Kannst Du kurz das von Dir empfohlene Behandlungsprotokoll für Krebspatienten vorstellen?

Wir verwenden die therapeutische Press-Pulse-Strategie, um die Verfügbarkeit von Glukose und Glutamin für Tumorzellen einzuschränken. Tumorzellen können in Abwesenheit von Glukose und Glutamin weder Fettsäuren noch Ketonkörper für ihr Überleben nutzen. Daraus folgt im Rahmen der mitochondrialen Stoffwechseltheorie, dass die einfachste Strategie um Krebs in den Griff zu bekommen in einer Einschränkung der Verfügbarkeit von Glukose und Glutamin mit gleichzeitigem Wechsel in einen ketogenen Zustand besteht.

Was sind Deiner Meinung nach die wichtigsten Gründe dafür, dass es Therapien, die beim Stoffwechsel ansetzen, noch nicht in die klinische Anwendung geschafft haben und von vielen Onkologen sogar abgelehnt werden?

Die meisten Onkologen unterstützen solche Stoffwechseltherapien nicht, weil sie große Wissenslücken über die Biologie von Krebs besitzen und unbedingt den Status Quo aufrechterhalten wollen.

Ich habe auch gehört, wie Du darüber gesprochen hast, dass der menschliche Körper ein enormes Potential zur Selbstheilung besitzt und dass Gebete diesen Prozess noch verbessern können. Kannst Du das genauer erklären?

Der menschliche Körper kann sich selbst heilen, wenn er die Möglichkeit dazu bekommt. Die Einschränkung der Nahrung hat bei den meisten Säugetieren heilsame Effekte. Menschen scheinen die einzigen Säugetiere zu sein, die einfach weiter essen, wenn sie krank oder verletzt sind. Es ist lange bekannt, dass Fasten, während dem nur Wasser getrunken wird, sehr heilsame Effekte hat. Beten liefert die Kraft, ein solches Fasten diszipliniert durchzuhalten.

Ich erinnere mich voll Freude zurück an unsere gemeinsame Kneipentour 2017 in Tampa, Florida, wo wir Bier, Wein oder andere Getränke hatten (die genauen Details weiß ich nicht mehr...). Scheinbar teilen wir beide die Ansicht, dass für jemand, der gesund ist, keine Notwendigkeit besteht, übermäßig streng bei der Ernährung oder anderen Lebensstilfaktoren aufzupassen, und dass sozialer Austausch sehr wichtig ist. Was sind Deine 5-10 besten Ratschläge für ein langes gesundes Leben?

Das hier sind nur Anregungen:
1. Arbeite solange Du kannst und solange Dir die Arbeit Spaß macht.
2. Pflege Deine sozialen Kontake.
3. Achte auf Dein Körpergewicht, so dass der BMI innerhalb des Normalbereichs bleibt.
4. Trainiere täglich, um eine gute Herz-Kreislauffunktion zu erhalten.
5. Am wichtigsten: Versuche den Konsum von hochverarbeiteten kohlenhydratreichen Nahrungsmitteln zu vermeiden!

12.3 *Interview mit Prof. Dr. rer. hum. biol. Ulrike Kämmerer, Molekularbiologin*

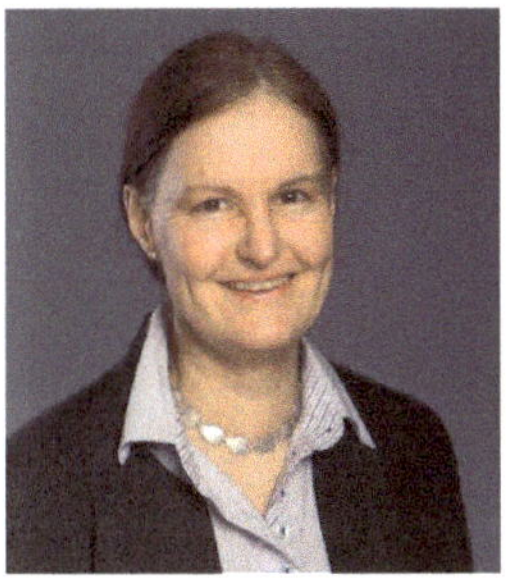

Prof. Dr. rer. hum. biol. Ulrike Kämmerer arbeitet als Biologin in der Frauenklinik am Universitätsklinikum Würzburg. Sie beschäftigt sich schon seit Jahren mit dem Thema Krebs und Ernährung. Ihr Spezialgebiet ist die ketogene Ernährung bei Krebspatienten. In der Corona-Krise bemühte sie sich um eine rationale und wissenschaftsbasierte Auseinandersetzung mit dem Thema. Sie ist Buchautorin und Referentin und schult auch Ärzte.
Ihr Buch „Krebszellen lieben Zucker - Patienten brauchen Fett" [684] liefert Fakten und Hintergründe, die zeigen, warum die ketogene Ernährung bei Krebs und anderen Krankheiten hilfreich sein kann.

Liebe Uli, Du bist in Deutschland eine Pionierin der ketogenen Ernährung bei Krebs. Wann und warum hast Du angefangen, Dich für dieses Thema zu interessieren?

Das war 2007. Wir sind da über ein Projekt zum Tumorzellstoffwechsel darauf gekommen, dass der Fastenstoffwechsel sehr hilfreich sein könnte und dann habe ich eine Publikation von Thomas Seyfried gelesen [785]. Ich konnte den damaligen Chef auch überzeugen, eine ketogene Diät mal mit ein paar austherapierten Patienten zu versuchen und mit Melanie sogar eine klinische Ärztin dafür gewinnen. Das haben wir dann auch publiziert (Anmerkung: Melanie Schmidt et al. [786]) und da gab es darüber hinaus noch viele mehr, die das ausprobieren wollten. So ging das dann los.

Welches sind die wichtigsten Erkenntnisse, die Du aus deinen Forschungen zu diesem Thema erhalten hast?

Fachlich eine sehr spannende und basal hilfreiche Stoffwechselumstellung, „back to the roots" unseres eigentlichen viel gesünderen Stoffwechsels. Und politisch, dass sofort alles was nicht opportun oder Mainstream ist (hier: DGE-Ernährung, Fett ist schlecht, Ketose tötet Menschen) massiv mit eigenen „Eminenzen" und Fanatikern bekämpft wird. Und dass es dafür dann auch keine öffentlichen Fördermittel gibt, weil neu und nicht gewünscht. War eine gute Vorbereitung auf „Corona", da haben die gleichen Mechanismen wieder gegriffen....

Hältst Du eine ketogene Ernährung auch für Gesunde für sinnvoll? Würde es Sinn machen, sich als gesunder Mensch phasenweise oder dauerhaft ketogen zu ernähren?

Unbedingt, das ist wie Heilfasten nur länger durchhaltbar und eine tolle Sache, gerade um Kraft zu tanken, das Gehirn wieder zu „boostern" oder einfach nur um alle Wehwehchen besser in den Griff zu bekommen.

Und wie ist es bei Krebspatienten? Wie lange bzw. in welchen Phasen würdest Du hier eine ketogene Ernährung empfehlen?

Also die beste Erfahrung haben die Patienten gemacht, wenn sie mit der Ketose vor der belastenden Chemo/Bestrahlung angefangen haben, oder dann in längeren Therapiepausen. Und bei sehr aggressiven Tumoren dann einfach so lange, wie man gut damit zurechtkommt. Inzwischen kann man sogar auch in einer sehr fortgeschrittenen Phase noch anfangen, es gibt sogar ketogene Infusionslösungen über das sogenannte „Individuelle Compounding", so dass eine parenterale Ernährung damit auch möglich ist.

Wie genau können Krebspatienten von einer ketogenen Ernährung profitieren?

Die Ketose verbessert, das haben wir auch in Studien gesehen und gemessen, deutlich die Muskelkraft; das merken die Patienten auch deutlich und als wichtigste Wirkung reduziert eine ketogene Diät die Fatique (=chronische Erschöpfung) und verbessert das Schlafverhalten (das haben tatsächlich viele Patienten als allererstes gemerkt: „endlich konnte ich mal wieder durchschlafen"). Auch die Stimmung hellt sich deutlich unter Ketose auf, alles Punkte die ja für Krebspatienten enorm wichtig sind. Dann ist die Ketose noch entzündungshemmend, auch das verbessert die Genesung deutlich.

In Deiner Doktorarbeit und vor allem während der Corona-Krise hast Du Dich ausführlich mit Viren auseinandergesetzt. Bestimmte Viren gelten auch als Verursacher von Krebserkrankungen, indem sie die Mitochondrien schädigen können. Gleichzeitig gab es schon immer Skeptiker, die die Existenz von Viren bezweifeln. Liegt das an einem Problem der Definition, was Viren überhaupt sind, oder sind die „Beweise" für die Existenz von Viren tatsächlich so schwach?

Ich habe vor allem in meiner Diplomarbeit mit onkogenen Viren im Sicherheitslabor gearbeitet. Das krebsauslösende Moment hat nicht unbedingt was mit Mitochondrien zu tun, die Viren können auch selber Onkogene, also Wachstumsgene für Zellen mitbringen oder sich an unglücklichen Stellen ins Genom integrieren (Retroviren) und damit Gene, welche das Tumorwachstum hemmen, stören. Aber virusausgelöste Tumoren sind dennoch zum Glück sehr selten. In der Doktorarbeit ging's dann eher um Viren, die Herzmuskelerkrankungen auslösen und ob Spuren von diesen Viren auch noch nach langer Zeit im chronischen Stadium nachweisbar sind. Wir haben mit der damals noch ganz neuen Technik der RT-PCR nach Genspuren von verschiedensten Viren und Bakterien in winzigen Herzgewebeproben gesucht. Warum Leute die Existenz von Viren bezweifeln kann ich nicht wirklich nachvollziehen, die gehören ja einfach zur Natur dazu, wie auch Bakterien und Pilze usw. Aber evtl. liegt das daran, dass man die eben nicht sieht (Bakterien ja eigentlich auch nicht), es gibt ja auch genügend Leute, die bezweifeln, dass es Atome gibt oder ähnliches, was wir halt nicht „begreifen" und direkt sehen können. An der Definition kann es nicht liegen, die ist wissenschaftlich klar und die Beweise sind auch mehr als genug vorhanden.

Was sind allgemein Deine 5-10 besten Tipps für ein langes, gesundes Leben?

Es gibt einen sehr guten Text: „Desiderata" (als Text unten abgedruckt, diese Version ist meiner Meinung nach die beste). Da steht eigentlich alles drin, was man braucht. Den habe ich seit ewiger Zeit im Büro und zu Hause hängen….

Dann aber noch: Natur, Sonne, gutes (ketogenes oder zumindest low carb) Essen, Freunde, Musik und Sport.

***** Desiderata – Lebensregel aus der Old Saint Paul`s Kirche von Baltimore *****

Geh deinen Weg ruhig - mitten in Lärm und Hast -, und wisse, welchen Frieden die Stille schenken kann.

Steh mit allen auf gutem Fuß, wenn es geht, aber gib dich selber dabei nicht auf.

Sag deine Wahrheit immer ruhig und klar und höre die anderen auch an, selbst die langweilig Stumpfen - auch sie haben ihre Geschichte.

Laute und zänkische Menschen meide. Sie sind eine Plage für dein Gemüt.

Wenn du dich selbst mit anderen vergleichen willst, wisse, dass Eitelkeit und Bitterkeit auf dich warten, denn es wird immer größere und geringere Leute geben als dich.

Freue dich an deinen Erfolgen und an deinen Plänen. Strebe wohl danach weiterzukommen, doch bleibe bescheiden: Das ist ein guter Besitz im wechselnden Glück des Lebens.

Übe dich in Vorsicht bei deinen Geschäften: Die Welt ist voll von Tricks und Betrug. Aber werde dadurch nicht blind für das, was dir an Tugend begegnet.

Es gibt so viele, die sich um Gutes bemühen, und im Leben um dich her verbirgt sich viel Heldentum.

Sei du selbst! Vor allem: heuchle keine Zuneigung, wo du sie nicht spürst; doch denke auch nicht verächtlich von der Liebe, wo sie sich wieder regt.

Sie erfährt so viel Entzauberung, erträgt so viel Dürre und wächst doch voller Ausdauer immer neu wie das Gras.

Nimm den Ratschluss der Jahre mit Freundlichkeit an, und gib deine Jugend mit Anmut zurück, wenn sie endet.

Pflege die Kräfte deines Gemütes, damit es dich schützen kann, wenn Unglück dich trifft; aber erschöpfe dich nicht durch dunkle Vorahnungen. Viele Ängste entstehen nur aus Erschöpfung und Verlassenheit.

Erwarte eine heilsame Selbstbeherrschung von dir. Im Übrigen aber sei freundlich und sanft zu dir selber. Du bist ein Kind der Schöpfung, nicht weniger als die Bäume und Sterne es sind. Du hast ein Recht darauf, hier zu sein.

Und ob du es merkst oder nicht, ohne Zweifel entfaltet die Schöpfung sich so, wie sie es soll. Lebe darum in Frieden mit Gott, wie immer du ihn jetzt für dich begreifst; und was auch immer deine Mühen und Träume sind in der verwirrenden Unruhe des Lebens, halte Frieden mit deiner eigenen Seele.

Mit all ihrem Trug, ihrer Plackerei und ihren zerronnenen Träumen: die Welt ist immer noch schön!

Lebe sorgfältig. Versuche glücklich zu sein.

12.4 Interview mit Prof. Dr. Jörg Spitz, Facharzt für Nuklearmedizin, Präventionsmedizin und Ernährungsmedizin

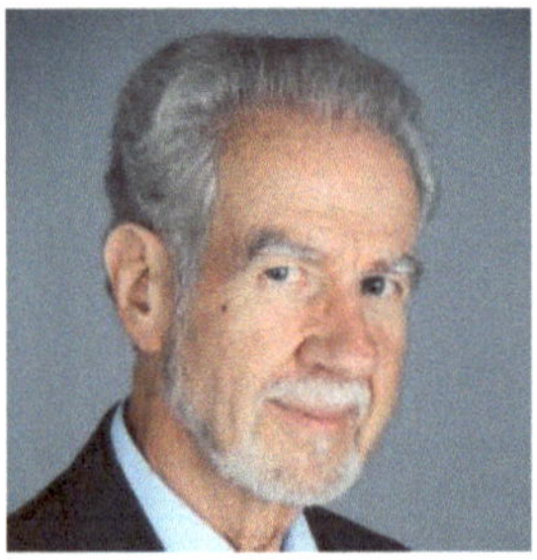

Prof. Dr. Jörg Spitz gründete 2008 die „Deutsche Stiftung für Gesundheitsinformation und Prävention" und 2014 die „Akademie für menschliche Medizin und evolutionäre Gesundheit". Nach seiner Habilitation arbeitete er unter anderem als Chefarzt für Nuklearmedizin am Städtischen Klinikum Wiesbaden und als Professor für Nuklearmedizin an der Universität Mainz. Prof. Dr. Spitz wurde im Juli 2015 zum Präsident der Gesellschaft für Biologische Krebsabwehr e.V. berufen.
Seit 2004 richtet er aufgrund seines Verständnisses für molekulare Zusammenhänge, gerade auch bei chronischen Erkrankungen wie z. B. Krebs, sein Interesse zunehmend auf die Entwicklung praktikabler, ganzheitlicher Konzepte der Gesundheitsvorsorge. Seit einigen Jahren widmet er sich ausschließlich der Erarbeitung von Präventionskonzepten und deren Umsetzung in der Praxis. Ferner organisierte er die bundesweiten Kongresse „Vitamin D Update 2011" und „Vitamin D Update 2013" sowie seit 2014 mehrere „Kongresse für Menschliche Medizin".

Lieber Jörg, Du hast die Akademie für Menschliche Medizin gegründet. Ist das normale Medizinsystem etwa nicht menschlich?

Nachdem ich aus Altersgründen meine erste, schulmedizinisch/nuklearmedizinische Karriere als Chefarzt an einem großen städtischen Klinikum beendet hatte, habe ich mich intensiv mit dem Konzept einer ganzheitlichen Medizin auseinandergesetzt. Je tiefer ich in die Datenbanken eingestiegen bin, umso deutlicher wurden die Unzulänglichkeiten des derzeitigen Systems, welches die Krankheiten extensiv und intensiv behandelt, jedoch nicht heilen kann. Da eine solche Vorgehensweise extrem kostenintensiv ist, sind für die wesentliche persönliche Interaktion zwischen Therapeuten und Patienten weder Zeit noch Geld im erforderlichen Maße vorhanden. Damit drohte seinerzeit das System unmenschlich zu werden. Die letzten Jahre haben dann gezeigt, dass das System in der Tat inzwischen unmenschlich geworden ist.

Dein Modell des Natur-Defizit-Syndroms umfasst mehrere Faktoren, die uns im Vergleich zur Steinzeit abhandengekommen sind, sowie mehrere Faktoren, die in unserer heutigen Umwelt - evolutionäre gesehen - völlig neu für uns als Menschen sind. Kannst du dein Modell kurz etwas genauer erklären?

Bereits etliche Jahre bevor die Forschung die Epigenetik als grundlegendes Konzept der Interaktion zwischen Umwelt und Mensch entdeckt hat, bin ich bei meinen Untersuchungen auf immer mehr (positive und negative) Faktoren gestoßen, die die Gesundheit der Menschen beeinflussen. Bei den positiven Faktoren handelt es sich überwiegend um evolutionäre, d.h. aus der Entwicklungsgeschichte des Menschen sich ergebende, natürliche Faktoren der Planetin Erde: das Sonnenlicht, die Schwerkraft, der Wechsel von Tag und Nacht und Mikronährstoffe in der Nahrung, um nur einige Beispiele zu nennen.

Die negativen Einflussfaktoren stammen überwiegend als Nebeneffekte aus der vom Menschen neu geschaffenen technischen Umwelt. Die lange Liste beginnt mit der Freisetzung von Schwermetallen über die Produktion von Herbiziden und Pestiziden bis hin zu neuen elektromagnetischen Wellen (zum Beispiel Mobilfunk mit 5G), mit denen unser Körper nicht umgehen kann, weil sie zur Zeit seiner Evolution nicht existierten.

Häufig vergessen wird die Bedeutung der sozialen Umwelt, die mit Beginn der Zivilisation ebenfalls massiv von uns verändert wurde. An vorderster Stelle ist der Verlust von Sozialkontakten, auch zwischen den Generationen zu nennen, der vor allem durch die Aufteilung der Gesellschaft in Ghettos bedingt ist: vom Kindergarten-Ghetto zum Schulghetto, von dort zum Arbeits-Ghetto und schließlich die Altenheim-Ghettos. Diese Fehlentwicklung geht einher mit der Reduktion der meisten Familien auf Minigemeinschaften mit 2-4 Personen, die im Vergleich zu größeren Gemeinschaften extrem stressanfällig sind.

Das Zusammenwirken dieser sich nicht addierenden, sondern potenzierenden Faktoren führt zu einer Beeinträchtigung der komplexen Steuerungsfunktion des nichtlinearen Systems Mensch und damit zur Schädigung vielfältiger Zellfunktionen, die sich meist erst nach längerer Zeit als Symptome manifestieren, die von der Schulmedizin einzelnen Krankheitsbildern zugeordnet werden - angefangen bei den Herz-Kreislauf-Erkrankungen über die Tumorerkrankungen bis hin zu den „Geisteskrankheiten". Es handelt sich jedoch nicht um einzelne Krankheiten sondern „lediglich" um Systemschäden, die je nach betroffenem Organ unterschiedliche Symptome hervorrufen.

Entsprechend besteht die Therapie dieser "Krankheiten" recht einheitlich in der erneuten Etablierung eines artgerechten Lebensstils, in einer möglichst artgerechten Lebenswelt auf unserer Planetin. Bei der Beeinflussung der Lebenswelt handelt es sich um eine sogenannte „Verhältnis-Prävention", die im Gegensatz zur Verhaltensprävention extrem effizient ist.

Vitamin-D-Mangel ist ja schon lange ein Problem, auf das du hinweist. Wie wichtig ist Vitamin D in der Vorbeugung von Krebs und was empfiehlst du, um einen möglichst optimalen Spiegel zu erreichen?

In der Tat ist Vitamin D als Produkt des Sonnenlichtes auf der Haut einer der vielfältigen evolutionären Faktoren, die das menschliche System benötigt, um eine regelrechte Funktion zu ermöglichen. Dieser Zusammenhang wird verständlich, wenn man weiß, dass Vitamin D in Wirklichkeit ein Hormon ist, welches von allen Zellen für die epigenetische Steuerung von rund 2000 Genen benötigt wird. Zu den damit verbundenen Funktionen gehört unter anderem die ständige Reparatur unserer Gene in allen Zellen, die täglich millionenfachen Schädigungen durch freie Radikale im Stoffwechsel ausgesetzt sind.
Wenn die Zellen ihre Gene nicht mehr reparieren können, kommt es sekundär zu Gen-Veränderungen und damit zur Entartung von Zellen. Das Endergebnis dieses Vorgangs wird von der Schulmedizin als Krebs bezeichnet, verläuft jedoch - wie dargelegt - genau umgekehrt zur Lehrmeinung des letzten Jahrhunderts. Daraus resultiert, dass die möglichst vollständige Vorhaltung der positiven epigenetischen Faktoren die Voraussetzung für die Verhinderung nahezu aller nicht chronisch nicht übertragbaren Erkrankungen (NCD) und damit auch der Krebserkrankungen ist.
Da unser Lebensstil eine regelmäßige Sonnenexposition zur Aufrechterhaltung eines Vitamin-D-Spiegels von 40-60 ng/ml benötigt, schafft die große Mehrheit der Bevölkerung in Deutschland dieses Ziel nicht. Alternativ bietet sich die Nutzung einer künstlichen UV B-Strahlungsquelle (Höhen-Sonne) oder der Besuch eines Solariums an. Am weitesten verbreitet ist jedoch die Zufuhr von pharmakologisch hergestelltem Vitamin D in einer Dosis von rund 4000 IE pro Tag. Wegen ihrer höheren Effizienz ist diese tägliche Zufuhr einer Intervallgabe höherer Konzentrationen vorzuziehen.

Hat sich in Deutschland der Vitamin-D-Status der Bevölkerung in den letzten zwei Jahrzehnten durch Aufklärung wie zum Beispiel deine Bücher verbessert? Falls nicht, woran hapert es?

In der Tat zeigen unsere Untersuchungen, die auf 2 Millionen Vitamin-D-Messungen im Blut innerhalb der letzten zehn Jahre beruhen, dass die Aufklärung der Bevölkerung zielführend gewesen ist: der mittlere Vitamin-D-Spiegel der Bevölkerung im Alter von über 60 Jahren hat sich um rund 40 % verbessert (von einem Mittelwert von 20 auf 40 ng/ml). Leider betrifft dieser Erfolg nicht unsere Kinder, die im Mittel unverändert einen Spiegel von 20 ng/ml aufweisen. Die Diskrepanz beruht auf gesellschaftlichen Aspekten: ältere Leute (mit zunehmend gesundheitlichen Problemen) sind offener für neue Perspektiven und an Hilfsmitteln zur Verbesserung ihrer Gesundheit interessiert. Die jüngeren Generationen haben dafür noch kein Ohr (und häufig auch kein Geld). Dies gilt leider auch für die Eltern unserer Kinder, die häufig von den Problemen ihrer Kinder keine Ahnung haben, da weder die Medien noch die betreuenden Ärzte diese essenziellen Informationen vermitteln.

In der Steinzeit hat der Mensch offenbar alle wichtigen Mikronährstoffe aus seiner Ernährung bezogen. Kann die Ernährung allein heutzutage unseren Bedarf an

allen Mikronährstoffen noch decken oder gibt es spezielle Mikronährstoffe, die man sicherheitshalber besser substituieren sollte?

In der Tat ist es heute so gut wie unmöglich, sich mit den Nahrungsmitteln, die in den üblichen Supermärkten angeboten werden, ausreichend mit Mikronährstoffen zu versorgen. Daher ist es sinnvoll - ähnlich der Supplementation mit Vitamin D - den Körper auch mit einem Spektrum von Mikronährstoffen (möglichst als Konzentrat aus verschiedenen Obst- und Gemüsesorten) zu versorgen. Das kostet natürlich Geld, sozusagen als Investition in die eigene Gesundheit, hat jedoch zur Folge, dass nicht nur den Krankheiten im Alter vorgebeugt wird, sondern auch lebenslang die Lebensqualität erheblich besser ist.

Wie erklärst du, dass so viele Menschen offenbar ihr Gespür bzw. die Motivation für eine artgerechte Lebensweise verloren haben?

Auch dieses Defizit ist eine Konsequenz der Unkultur, die unsere Gesellschaft entwickelt hat. Die öffentlichen Medien und leider auch unser Schulsystem vermitteln nicht das Grundwissen, welches die Menschen benötigen, um ihren Lebensstil artgerecht zu gestalten. Hinzu kommt jedoch noch die schon erwähnte technisch veränderte Umwelt, die - selbst bei vorhandenem Wissen - ein artgerechtes Verhalten erheblich erschwert. Daraus resultiert als klare Konsequenz meine Forderung nach einer neuen Gesundheitskultur und in diesem Zusammenhang nach einer Gesundheits-Lobby, die stark genug ist, in der Gesellschaft die längst wissenschaftlich erarbeiteten gesundheitlichen Aspekte einer artgerechten Lebensweise zu etablieren.

Was sind Deine 5-10 besten Tipps für ein langes, gesundes Leben?

Angesichts der vielfältigen Faktoren, die das System Mensch für einen artgerechten Betrieb benötigt, ist es für die Motivation wichtig, praktikable Ersatz-Maßnahmen für die verloren gegangenen Faktoren zu entwickeln. Dazu zählen an erster Stelle das pharmakologisch einfach herzustellende und preiswerte Vitamin D sowie die Mikronährstoffe aus Obst und Gemüse. Der Dritte im Bund sind die zum Glück inzwischen ebenfalls problemlos (und sogar für Veganer) verfügbaren Omega-3-Öle, die früher ausschließlich aus den Fischen der Weltmeere kamen, deren Existenz ohnehin bedroht ist.

Der vierte Faktor im Bunde ist die körperliche Aktivität, die zur Produktion von Botenstoffen im System führt, deren Wirkungen zumindest vergleichbar mit Vitamin D sind. Hier hört allerdings die Praktikabilität häufig auf, da der Arbeitsplatz meist keinerlei Bewegungsmöglichkeit mehr bietet, der abendliche Besuch eines Fitnesszentrums allerdings alles andere als attraktiv ist. Hier wird es darauf ankommen, dass eine neu entwickelte Gesundheitskultur dem Bedürfnis des Menschen zur (täglichen!) Bewegung Rechnung trägt.

Weiter geht es mit der Schadstoffvermeidung durch die Fokussierung auf den Verzehr biologisch hergestellter Lebensmittel, wozu auch die Beendigung der Massentierhaltung gehört. Ein weiterer, hochaktueller Aspekt ist die Vermeidung von Elektrosmog, der durch die Verbreitung neu entwickelter elektromagnetischer Felder entsteht (zum Beispiel 5G), an die unser Körper evolutionär nicht adaptiert ist (im Gegensatz zum Beispiel zum Strahlenspektrum der Sonne, welches in hohem Maße vom Körper für die Aufrechterhaltung seiner Gesundheit genutzt wird).

Als weiterer Gesundheits-Faktor soll noch die Entwicklung neuer Sozialstrukturen erwähnt werden. Diese Forderung gilt für den Aufbau neuer Intergenerationen-Gemeinschaften (von der Wiege bis zur Bahre), die Geburt und Tod nicht länger als medizinische Probleme, sondern als natürliche Bestandteile einer artgerechten Gesellschaft ansehen.

Letzteres gilt auch für das Thema der Spiritualität, die im Gegenzug zum Aufbau der Zivilisation in den Köpfen (und den Herzen) der Menschen verloren ging bzw. gezielt verdrängt wurde. In dem Maße, wie es uns gelingen wird, die Spiritualität im Alltag der Menschen wieder zu integrieren, werden sich zahlreiche soziale Probleme wesentlich besser lösen lassen.

Alles in allem eine mächtige Herausforderung, die sich jedoch relativiert, wenn wir an ein weiteres Phänomen denken: die Schwarmintelligenz, die uns als Menschen gegeben ist.

12.5 Interview mit Dr. med. Dirk Lemke, Ernährungs-, Präventions- und Orthomolekularmediziner

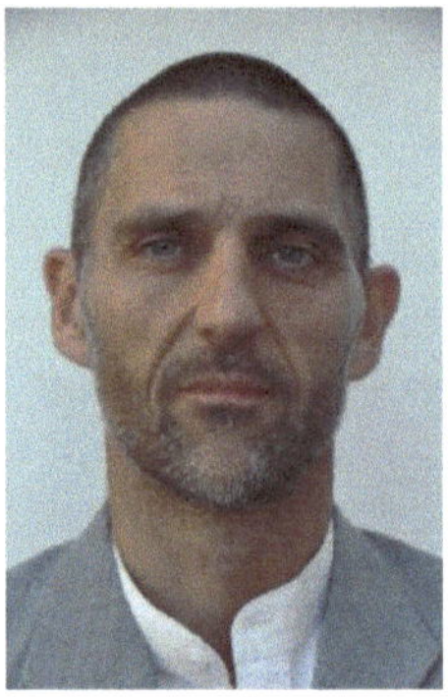

Dr. Dirk Lemke (von seinen Freunden „Bill" genannt) promovierte unter der Leitung von Prof. Jörg Spitz über die Bedeutung von Lebensstilfaktoren für die Sekundärprävention der Multiplen Sklerose. Dr. Lemke leitet seit 2020 die Praxis Schweiger mit Niederlassung in Bensheim. Tätigkeitsschwerpunkte sind neben der Behandlung autoimmuner Erkrankungen mit dem Coimbra-Protokoll die funktionelle Medizin, eine integrative Schmerztherapie nach Liebscher und Bracht, die Prävention und Behandlung kardiovaskulärer Erkrankungen und des metabolischen Syndroms sowie Chelatausleitungen nach metalltoxikologischen Schwerpunkten. Darüber hinaus ist er regelmäßiger Gastredner der Akademie für menschliche Medizin und Ausbilder im Coimbra-Protokoll.

Hallo Bill, Dein Schwerpunkt liegt ja mittlerweile auf der Behandlung von Autoimmunerkrankungen. Welche Rolle spielt Deiner Meinung nach eine Vitamin-D-Resistenz bei deren Entwicklung und Behandlung?

Nach vielen Jahren der Therapie in dem Bereich sind wir Behandler unwiderruflich zu dem Schluss gelangt, dass die Blockade des Vitamin D Rezeptors, resultierend in einer Vitamin D Resistenz, mitursächlich für das Entstehen der meisten Autoimmunerkrankungen ist. Somit sollte diese Tatsache in jedweden Behandlungsprotokollen unmittelbare Berücksichtigung finden. Eine Vitamin D Resistenz unberücksichtigt zu lassen, raubt dem Organismus eine wichtige Säule seiner Regulationsfähigkeit.

Wir hatten ja zusammen mit Prof. Jörg Spitz die Hypothese aufgestellt, dass eine Vitamin D Resistenz auch ursächlich an der Krebsentstehung beteiligt sein könnte. Denkst Du, dass auch Krebspatienten von einer Hochdosis-Vitamin-D-Therapie profitieren könnten?

Unbedingt. Allerdings haben wir keinen onkologischen Schwerpunkt in der Praxis. Demnach waren wir bisher nicht in der Situation diese Hypothese zu testen. Ich kann daher nur alle onkologisch tätigen Therapeuten motivieren, Vitamin D nicht ausschließlich über den 25OHD-Spiegel einzustellen, sondern zusätzlich über das PTH (Anmerkung: Parathormon) und den Behandlungsverlauf genauestens zu beobachten. Und wie bereits innerhalb der ersten Frage erläutert, sollte insbesondere im Rahmen einer onkologischen Auseinandersetzung, die uns innewohnende Regulationsfähigkeit maximal unterstützt beziehungsweise ermöglicht werden.

Was hältst Du von der Supplementierung mit Fischöl?

Notwendig aber gnadenlos überbewertet. Und unbedingt sollte man von dem Omega 3/6-Verhältnis als therapeutisches Ziel Abstand nehmen bzw. abrücken. Es ist meiner Meinung nach nicht möglich die negativen Folgen einer übermäßigen Omega-6-Zufuhr durch Omega 3 zu kompensieren. Überschüssiges Omega 6 oxidiert, nachdem die Kapazität unserer Leber hinsichtlich Umwandlung in gesättigte Fette ausgeschöpft ist und unsere antioxidativen Kapazitäten aufgebraucht sind. Die sich seit Generationen zunehmend im Fett ablagernden Omega-6-Fette sind eine inflammatorische Zeitbombe.
Daran kann auch eine vermehrte Zufuhr von Omega 3 nichts ändern, da auch Omega-3-Fette sehr instabil sind und folgerichtig selbst gefährdet sind, einer Oxidation zum Opfer zu fallen. Deswegen ist das Verhältnis irrelevant. Die Strategie sollte also zu Gunsten einer limitierten Zufuhr von Omega-6-Fetten optimiert werden. Und unabhängig von der Omega-6-Aufnahme ist eine Omega-3-Basisversorgung anzustreben, diese allerdings auch nur unter Vorbehalt. Ich persönlich bin nämlich Anhänger der Theorie, dass viele der protektiven Wirkungen der Omega-3-Fette vermutlich eher den Furanfetten im Fisch zuzuschreiben sein könnten.

Für wie wichtig hältst du einen Verzicht auf Gluten bei der Vorbeugung und Behandlung von chronischen nicht übertragbaren Krankheiten?

Sehr relevante Frage. Lass uns zunächst einmal differenzieren zwischen den beiden vermeintlich wichtigsten Pathomechanismen einer glutenhaltigen Ernährung:

Da wäre zunächst der einmalig hohe Kohlenhydratanteil aller glutenhaltigen Getreide zu nennen. Glutenaufnahme ist naturgegeben mit einer Kohlenhydratmast assoziiert. Wie von uns allen permanent gepredigt, ist die Kohlenhydratmast durch die Stoffwechselwirkungen des Insulins auf so gut wie alle Gewebe und dem direkten Schädigungsmechanismus hoher Mengen an Glukose hauptverantwortlich für das Entstehen von chronischen Erkrankungen. Somit sind wir alle gut beraten, den Anteil glutenhaltiger Getreide möglichst gering zu halten.

Jenseits dessen ist es durchaus gerechtfertigt, Glutenproteine, insbesondere die Gliadinfraktion, als die natürliche biologische Waffe einer Pflanze zu verstehen, die sich gegen ihre Fressfeinde zur Wehr setzen muss. Es sind innerhalb der Protein- Aminosäurestruktur dieser Moleküle mehrere Domänen identifiziert, von denen eine unmittelbare Toxizität für unseren Darm - Stichwort „Leaky Gut" - und via Immunsystem für unseren Gesamtorganismus inklusive unseres Gehirns ausgeht. Glutensensible Menschen spüren diese Einflüsse unmittelbar und sind gut beraten, Gluten weitestgehend zu meiden.
Erschwerend kommt hinzu, dass die schädigende Wirkung der Getreide, insbesondere des Weizens, jenseits ihrer natürlichen Evolution, durch Züchtung potentiell zugenommen hat. Hier sind vor allem ein höherer Glutenanteil oder eine verbesserte Schädlingsresistenz, beispielsweise durch einen höheren Anteil an Trypsininhibitoren, zu nennen.

Zusammenfassend halte ich zumindest eine starke Reduktion des Glutens im täglichen Speiseplan für dringend angeraten. Und bei jedem Verzicht gilt: Ist die Vermeidung mit sehr hohem Stress verbunden, ist dieser wahrscheinlich mindestens ebenbürtig bezüglich seines Schädigungspotenzials. Also wenn Ausnahmen im Rahmen von Feiern oder Versorgungsengpässen notwendig seien sollten, dann bitte, bitte nicht mit einem schlechtem Gewissen.

Du hast Dich auch viel mit dem Thema Salz in der Ernährung beschäftigt. Was wäre da Deine Empfehlung allgemein und speziell bei einer ketogenen oder carnivoren Ernährung?

Salz nimmt innerhalb unseres menschlichen Organismus eine Schlüsselrolle ein. Paradoxerweise propagieren moderne Salzempfehlungen eine unter den Völkern dieser Erde äußerst ungewöhnlich niedrige Salzmenge als optimal. Diese niedrigen Mengen münden unweigerlich in eine Körperverletzung.

Die Niere kann bei Salzmangel nur durch unsere Stresshormone Adrenalin, Noradrenalin und Aldosteron dazu befähigt werden, das dringend benötigte Salz zurückzuhalten. Laut der Studien sind bei Salzmangel folgerichtig diese Hormone um bis zu 400% erhöht. Und wem das als Schädigungspotential noch nicht ausreicht, der sei daran erinnert, dass unsere Knochen den größten Natriumspeicher innerhalb unseres Organismus darstellen.
Die bei Salzmangel zu beobachtende rapide Entleerung dieses Speichers mündet unweigerlich in einer Osteoporose. Unabhängig von der Ernährung sind wir im Allgemeinen mit 8-12 Gramm Kochsalz - bevorzugt aus der Quelle der heimischen Biosteinsalze - gut aufgestellt. Das sind mindestens 30 Priesen Salz an Tag. Zu beachten ist, dass innerhalb der ketogenen und der carnivoren Diät, wie auch allen anderen kohlenhydratarmen Ernährungsformen, der Salzverzehr zumindest bei Einführung eine Schlüsselrolle spielt. Ein Mangel dieser Elektrolyte kann zu sehr unangenehmer Minderbelastung, Schwindel oder Müdigkeit führen und hat schon so manchen Beginner von der so gewünschten Ernährungsumstellung wieder abrücken lassen.

Wenn Du nur eine Therapie zur Verfügung hättest, welche würdest Du bei Autoimmunerkrankungen anwenden?

Gemessen an Machbarkeit, Kosten und Nutzen ganz klar die Vitamin-D-Hochdosistherapie.

Was sind Deine 5-10 besten Tipps für ein langes, gesundes Leben?

Sei nett und freundlich zu Dir selbst. Wir müssen uns selbst so viel verzeihen und eingestehen und verstehen, dass Fehler so menschlich sind.

Lächeln! Insbesondere andere so häufig wie möglich anlächeln. So schaffst Du Dir eine Echokammer der besser gelaunten Menschen. Lächeln ist so ansteckend.

Wenn dir das Lächeln immer schwerer fällt, brauchst du eine Medienpause ☺

Sei großzügig und spendabel. Das schützt vor Geiz und Gier, welche wiederum alles Schöne in Dir und anderen ersticken.

Sei so viel wie möglich an der frischen Luft. Dort, und nur dort badest du in Infrarotstrahlung. Deine Mitochondrien werden es Dir danken.

Verbinde Spiel und Sport, das nährt das Kind in dir.

Und letztlich, da alle über Schlaf reden: Schlaftracker sollten nur dann zum Einsatz kommen, wenn gewährleistet ist, dass du wirklich gut schläfst. Und niemals, wenn du Kinder hast. Alles andere hat im Rahmen des Nocebo Effektes verheerende seelische und gesundheitliche Folgen.

12.6 *Interview mit Daniel Bukac, Sportwissenschaftler*

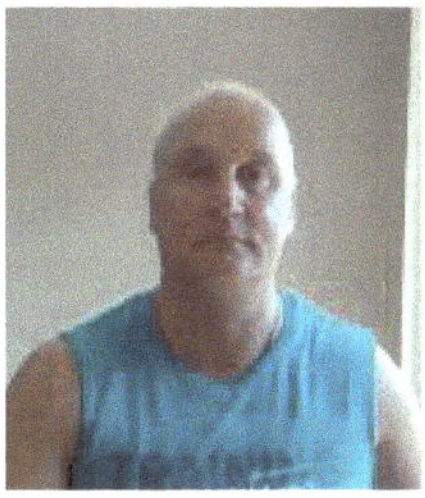

Daniel Bukac, Jahrgang 1976, arbeitet als wissenschaftlicher Mitarbeiter am Sportinstitut der Universität Heidelberg. Sein Themengebiet umfasst in der Lehre die Theorie und Praxis des Sports und in der Forschung vornehmlich das Krafttraining in allen Aspekten. Daneben unterrichtet er an zwei Physiotherapieschulen Biomechanik und Trainingslehre. Neben der Lehrtätigkeit begleitet er seit über 20 Jahren Menschen mit unterschiedlichen Erkrankungen (Multipler Sklerose, Krebs, Osteoporose, Diabetes, etc.) in der der Trainingspraxis.

Hallo Daniel, dein Schwerpunkt als Sportwissenschaftler liegt im Bereich des Krafttrainings. Worin liegt denn die besondere Wichtigkeit eines Krafttrainings im Vergleich zu anderen Sportarten? Wären Ausdauertraining oder Spielsportarten nicht auch eine gute Alternative, um etwas für seine Gesundheit zu tun?

Ich würde Krafttraining nicht als Sportart betrachten, sondern als Trainingsmaßnahme. Eine Sportart ist durch gewisse Regeln strukturiert. Gewichtheben, Powerlifting und Bodybuilding/Figurverbesserung sind Sportarten, die Krafttraining als Maßnahme zur Erreichung der Ziele nutzen. Aber Krafttraining kann auch für viele andere Sportarten, oder breiter betrachtet, in nahezu allen Lebensumständen sinnvoll sein. Krafttraining kann für sich alleine gestellt sowohl akut als auch langfristig viele Auswirkungen haben. Ausdauertraining oder Spielsportarten können für das jeweilige Individuum zu einem bestimmten Zeitpunkt sinnvoller sein als Krafttraining. Wenn ich schon 4x pro Woche ein lastintensives Krafttraining und kein Ausdauertraining/Spielsportarten durchführe, dann ist eine zusätzliche Trainingseinheit im Krafttraining für ein gesundes Leben wahrscheinlich nicht so sinnvoll, wie eine Trainingseinheit Ausdauertraining zu integrieren. Krafttraining ist meiner Meinung nach für die meisten Individuen im Schnitt genauso sinnvoll wie Ausdauertraining. Das Kraftausdauertraining, das ein Teil des Krafttrainings ist, kann viele der positiven Auswirkungen eines Ausdauertrainings erzielen.
Spielsportarten werden von den meisten Menschen als erlebnisreicher und mit mehr Freude verbunden erlebt. Das können Kraft- und Ausdauertraining in der Weise nicht erfüllen. Es gilt für jeden individuell die richtige Mischung an körperlicher Aktivität zu finden, die optimal ist. Das kann sich auch von Woche zu Woche ändern. Deshalb ist es nicht so sinnvoll zu sagen, dass das eine oder andere besser ist. Ist aber nur sehr wenig Zeit und Engagement für Bewegung in der Woche vorhanden (z. B. 30min pro Woche), würde ich in dieser Zeit Krafttraining betreiben.

Profitieren auch die anderen motorischen Fähigkeiten, also Ausdauer, Schnelligkeit, Beweglichkeit und Koordination, von einem Krafttraining?

Die fünf motorischen Fähigkeiten sind Voraussetzungen für Bewegung und relativ unabhängig voneinander. Jede motorische Leistung wird in gewissem Maße von den motorischen Fähigkeiten: Kraft, Ausdauer, Koordination und Beweglichkeit geprägt. Die Schnelligkeit ist meiner Meinung nach eher das Ziel als die Voraussetzung motorischer Leistungen. Sie ist sehr stark abhängig von der Kraftfähigkeit. Die motorische Kraft, die Fähigkeit Kraft zu produzieren, die vornehmlich durch ein Krafttraining gesteigert wird, ist wie gesagt Voraussetzung für alle körperlichen Leistungen. Ein Krafttraining kann - richtig ausgeführt und dosiert - sowohl akut als auch langfristig Einfluß auf motorische Leistungen haben, die einen größeren Zusammenhang mit anderen Fähigkeiten haben. Die Gleichgewichtsfähigkeit beim Stand auf einem Bein, als eher koordinative Fertigkeit, hängt beispielsweise in großem Maße davon ab, den Körperschwerpunkt über dem Standfuß zu halten. Dazu sind Rückmeldungen von verschiedenen Sensoren im Körper zu sammeln, zu verarbeiten und darauf Muskeln zu aktivieren, die diese Aufgabe erfüllen (Körperschwerpunkt über Standfläche). Wenn man ein hohes Kraftniveau in der Hüft- und Fußmuskulatur hat, dann kann diese Aufgabe präziser, schneller und länger erfüllt werden.

Würdest du generell jedem Menschen ein Krafttraining empfehlen oder gibt es Kontraindikationen?

Ja, generell für jeden. Als Ausgleichstraining für Schwerarbeiter oder als Gesundheitstraining für Kranke oder als Leistungstraining für Ambitionierte. Krafttraining kann vielseitig gestaltet werden. Prinzipiell gibt es meiner Meinung nach keine absoluten Kontraindikationen, sondern nur Kontraindikation, die sich auf bestimmte zeitliche Abschnitte beziehen. In bestimmten Situationen oder Krankheitsphasen braucht der Körper viel Energie für andere Systeme (z. B. Immunsystem bei Infektionserkrankungen). Da kann es sinnvoll sein, an dem Tag oder in der Zeit kein Krafttraining durchzuführen.

Viele Menschen haben Motivationsprobleme, was Krafttraining betrifft. Hast du Tipps, wie sich Leute besser zum Krafttraining motivieren können?

Du, Rainer, erörterst in deinem Buch die körperliche Aktivität unserer Vorfahren. Unsere Körper sind gemacht u.a. für langes Gehen und schweres Heben. Geben wir dem Körper nicht das, was er braucht bzw. wird er nicht so genutzt wie von Mutter Natur gedacht, verkümmert er und wird krank. Krafttraining kann in kurzer Zeit mit relativ wenig Mühe viel ausgleichen. So einfach kann die Logik sein, die eine intrinsische Motivation fördern kann.

Leider wird durch wenig körperliche Bewegung der innere Schweinehund, der uns vor mehr Bewegung hindert, immer stärker. Zum Glück wirkt schon ein bisschen Krafttraining relativ viel. Wer als durchschnittlicher deutscher 60-Jähriger, der bisher nicht planmäßig trainiert, sich einmal pro Woche vornimmt beispielsweise je 20 langsame Kniebeugen (Spannungsdauer 1min) zu machen wird schon Veränderungen in der körperlichen Leistungsfähigkeit erzielen. Das also schon mit einmaligem Training pro Woche. Natürlich ist es sinnvoll, weitere Übungen zu integrieren. Ein guter minimalistischer Wochenplan wäre, jeden Tag vor dem Mittagessen oder 30 min nach dem Frühstück oder Nachmittagskaffee eine Übung 1min lang mit 20 Wiederholungen durchzuführen. Montag (Kniebeugen), Dienstag (Tischliegestütze), Mittwoch (Wadenheben), Donnerstag (Armkreisen rückwärts), Freitag (Ausfallschritte nach hinten), Samstag (Bauchcrunches) und Sonntag (Hüftbrücken). Man könnte auch alle Übungen einfach an einem Tag machen. Oder natürlich besser: alle jeden Tag. Aber einmal pro Woche pro Übung ist schon gut.

Für manche Menschen ist es sinnvoll, nicht in Trainingseinheiten à 5-90min zu denken, sondern Krafttraining/Spannungsreize in den Alltag zu integrieren und damit die notwendige Reizsetzung für die Gesunderhaltung des Körpers und die Leistungsfähigkeit in puncto Kraft aufrecht zu erhalten bzw. zu steigern. Das kann so aussehen, dass jedes Mal, wenn man in ein Zimmer geht, man eine Kniebeuge macht oder einmal mit den Schultern kreist. Jedes Mal, wenn man Treppen steigt zwei auf einmal nimmt. Jedes Mal, wenn man telefoniert, auf einem Bein steht oder für jedes Gramm Schokolade, das man verzehrt, eine Kniebeuge durchführt.

Aber am wichtigsten ist es, dass Kraftreizsetzungen, ob als Trainingseinheit oder in den Alltag integriert, zur Gewohnheit werden und regelmäßig täglich oder zumindest wöchentlich durchgeführt werden.

Welche Übungen und Trainingsprinzipien (z. B. Wiederholungszahlen) würdest du speziell für Krebspatienten empfehlen?

Krebspatienten sind wegen der Behandlung, aber auch wegen der Krankheit sehr oft in einer katabolen Stoffwechsellage. D.h. sie bauen ständig etwas mehr Muskeln ab, als auf. Da sie wahrscheinlich nach einem Krafttrainingsreiz, der muskelaufbauend wirkt, schneller als normal wieder in eine negative Muskelproteinbilanz (mehr Abbau pro Tag) kommen, ist die Trainingshäufigkeit pro Woche ein wichtiger Trainingsparameter. Bei ihnen schlage ich vor, deshalb jede Muskelgruppe 3-6x pro Woche mit einem Ganzkörperprogramm zu trainieren oder 3x pro Woche den Unterkörper und 3x pro Woche den Oberkörper zu trainieren. Die Intensitäten sollten variieren. Aber anstrengend sollte das Training schon sein. Lieber kurz, oft und anstrengend als lang, selten und nicht anstrengend trainieren, ist die richtige Devise.
Wichtig ist auch, dass man hier mit Krafttraining eher nicht Reha- oder Stabiübungen meint, sondern normales Krafttraining mit dem eigenen Körpergewicht, an Geräten oder mit Hanteln bzw. auch mit Gummibändern, die fest genug sind. Der muskelaufbauende Effekt ist einfach größer mit gezielter Reizsetzung.
Ein guter Kompromiss ist, dass man pro Übung 3 Sätze durchführt mit einer Last, die man gerade so gut bewältigen kann. Im ersten Satz 20 Wiederholungen (WH), im zweiten Satz 10 WH und im dritten 5 WH mit Anstrengungsgrad „anstrengend" pro Satz (ca. 8 von 10 auf einer Anstrengungs-Skala). In etwa so, dass man noch maximal 2-4 Wiederholungen machen könnte: Die Übungsausführung sollte bei den meisten Übungen langsam kontrolliert erfolgen. Je nach Zustand können aber auch schnellkräftige Übungen integriert werden. Zwischen den Trainingssätzen gut ausruhen, mit 2-4 min Pause.
Ca. 6-8 Übungen sollten pro Trainingseinheit durchgeführt werden. Also z. B. beim Ganzkörpertraining: Beinpresse, Latzug, Brustpresse, Kniebeugemaschine, Bauchmaschine, Wadenmaschine. Oder am Unterkörpertag beispielsweise Kniebeugen Multipresse, Kniebeugemaschine, Abduktionsmaschine, Kniestreckermaschine, Wadenmaschine, Beinpresse. Oder beim abwechselnden Training am Oberkörpertag: Latzug, Standdrücken an der Multipresse, Rudern sitzend am Kabelzug, Brustpresse, Hyperextensions mit Hüfteinsatz, Crunches am Boden mit Zusatzgewicht. Wenn man ein Beginner ist, sollte man sich einen Trainer suchen, der die Übungen korrekt zeigt.

Du betreust auch Patienten mit Multipler Sklerose beim Krafttraining. Welche Übungen und Trainingsprinzipien setzt du da ein?

Da MS-Patienten sehr unterschiedlich sind bezüglich Ihrer körperlichen Leistungsfähigkeit ist das im Rahmen eines Interviews wie hier schwierig zu sagen.
Die Kraft in der Hüfte und in den Beinen ist insgesamt für die Trainingstherapie bei metabolischen und vielen neuronalen Patienten zu priorisieren. Besonders MS-Patienten haben oft keine guten Beinmuskeln. Man sollte als Patient wissen, wo die eigenen Schwächen liegen und gezielt daran arbeiten. Schlürft man beispielsweise am Boden mit einem Fuß, gilt es zunächst die Kraft und dann die Kraftausdauer in den Hüft- und Kniebeugern sowie in den Fußhebern zu steigern. Das ist bei MS-Patienten oft schwierig und langwierig da durch die geringere Belastbarkeit oft keine gute Trainingsreizsetzung erfolgen kann. Aber jeder noch so kleine Adaptationsreiz zählt. Die Übungsauswahl und die Trainingsparameter sind sehr unterschiedlich. Ich habe Patienten, die können 60min Joggen und Klimmzüge und Patienten, die nicht

mal eine Sekunde stehen können. Jeder sollte an seinem Leistungsstand abgeholt werden und das Training sollte kontinuierlich (auch bei Rückschlägen) erfolgen. Dann sollte auch hier die Trainingsintensität hoch sein. Hier gilt auch: lieber kurz, oft und knackig trainieren als lang, selten und gemächlich.

Welches sind deine Top-3 Krafttrainingsübungen, die du jedem Trainierenden ans Herz legen würdest?

Für jeden genug Fitten: Ausfallschritte, Liegestütze und Klimmzüge

Und was sind deine 5-10 besten Tipps für ein langes, gesundes Leben?

- Heiter durch das Leben gehen
- Jeden Tag mindestens 30 min draußen sein
- Jeden Tag durch körperliche Aktivität ein bisschen schwitzen
- Auf genügend Proteinzufuhr achten
- Das Lächeln, das du aussendest, und die Freude, die du bringst, kommen kurz- oder langfristig zu dir zurück
- Viel Spazieren oder Wandern
- Mindestens 1x pro Woche Krafttraining

12.7 Interview mit Dr. Colin E. Champ, Strahlentherapeut und Arzt für ganzheitliche Medizin

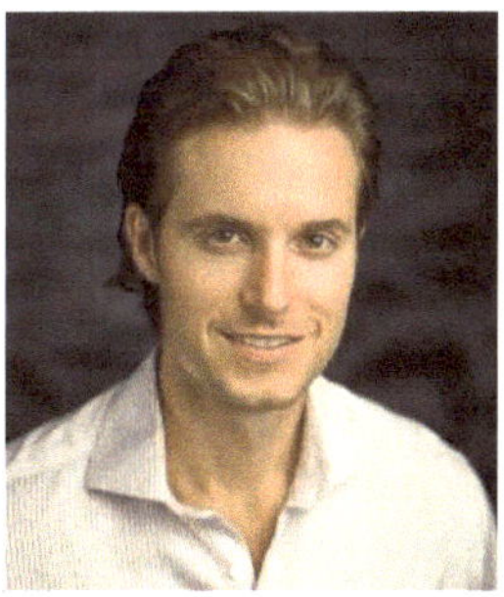

Dr. Champ ist Facharzt für Strahlentherapie und Privatdozent in der Abteilung für Strahlentherapie im Drexel University College of Medicine, das zu einer privaten Universität in Philadelphia im US-Bundesstaat Pennsylvania gehört. Zuvor war er als Dozent am Duke University Medical Center angestellt. Dr. Champ entwarf, gründete und führt ein Trainingszentrum für Krebspatienten im Rahmen des Allegheny Gesundheitsnetzwerkes in Pittsburgh, Pennsylvania. Er ist auch ein Vertreter des amerikanischen Gremiums für integrative und ganzheitliche Medizin sowie ein durch die nationale Strength and Conditioning Association zertifizierter Fitness- und Krafttrainer. Dr. Champ ist in einer Praxis tätig, wo er sich auf die Behandlung von Brustkrebs und Lymphomen spezialisiert hat, und er wurde von seinen Kollegen als einer der „besten Ärzte in Amerika" gewählt. Seine Forschung beschäftigt sich sowohl mit Strahlentherapie als auch mit der Wechselwirkung von Ernährung und Sport in der Krebsvorsorge und Krebstherapie.

Dr. Champ besitzt einen Bachelor-Abschluss in Chemietechnik, der ihm vom Massachusetts Institute of Technology verliehen wurde. Sein Medizinstudium und die Facharztausbildung fanden am Jefferson Medical College der Thomas Jefferson Universität statt. Er hat mehr als 70 Studien in Fachzeitschriften veröffentlicht, schrieb drei Bücher über Ernährung und Sport und hat zahlreiche Beiträge zu anderen Büchern verfasst.

Hi Colin, wir haben uns zuerst 2012 auf dem Ancestral Health Symposium in Boston kennengelernt, wo sich die meisten Vorträge um "Paleolithische Ernährung und Lebensstil" drehten. Damals hattest du auch einen eigenen Podcast, der sich

mit diesen Themen beschäftigte. Was denkst du heute über die Idee einer Paläoernährung und eines „Paläo-Lebensstils"?

Hi Rainer. Auch wenn unterschiedliche Menschen "Paläo" unterschiedlich definieren, glaube ich immer noch, dass es ein guter Ansatz ist, um unsere Gesundheit zu erhalten. Ich würde sogar behaupten, dass dieser Ansatz umso wichtiger wird, je mehr sich die Technologien verkomplizieren und in unser Leben einmischen und je mehr die Wissenschaftswelt einige der einfachsten Dinge, denen wir im täglichen Leben begegnen, verkompliziert.

In deinem Buch "Leonardo's Legacy: The Science and Philosophy of Diet and Cancer Through the Ages" rekapitulierst du die frühen Experimente mit Mäusen, welche zeigten, dass entweder Kalorien- oder Kohlenhydratbeschränkung das Tumorwachstum hemmen können. Was sagen uns diese Experimente übertragen auf den Menschen? Sollten Patienten Kalorien oder Kohlenhydrate oder beides einschränken?

Von Mäusen auf Menschen zu übertragen ist eine hoffnungslose Angelegenheit, vor allem wenn es mit Nahrungsmitteln zu tun hat. Der Stoffwechsel, die Nahrung, die Art und sogar der Zeitpunkt der Nahrungsaufnahme (Mäuse sind nachtaktiv!) machen es sehr kompliziert, aber dennoch liefern die Mechanismen, die angeregt oder abgeschächt werden, einige Erkenntnisse. Insulin, und die Wichtigkeit, dieses Hormon niedrig bzw. im Normbereich zu halten, erwies sich als wichtiges Ziel, wenn es um den Einfluss der Ernährung auf Krebs geht. Das liegt teilweise an den Effekten, die von Insulin ins Zellinnere ausgehen. Studien belegen dies seit mehr als einem Jahrhundert, es ist also ein sehr starkes Signal. Zusätzlich wurde gezeigt, dass die Wichtigkeit einer Aktivierung von AMPK (Anmerkung: ein Enzym, das den Energiestatus der Zelle misst und bei ATP-Mangel aktiviert wird) entscheidend ist. Gleichzeitig hat eine Studie nach der anderen die Wichtigkeit einer optimalen Körperzusammensetzung gezeigt - das bedeutet, mehr Muskel- und weniger Fettmasse zu besitzen. Aufgrund dieser Kombination bin ich zurückhaltend, was den Fokus auf die Kalorienzahl betrifft und lege diesen stattdessen auf die Kohlenhydrate, so dass ich die oben genannten Signalwege aktiviere, während ich gleichzeitig ausreichend Nährstoffe aufnehme, um aktiv zu sein und meine Körperzusammensetzung zu optimieren.

Wenn dich ein Patient fragt "Darf ich während meiner Therapie Alkohol trinken?", was ist deine allgemeine Antwort?

Ja, aber versuchen Sie es auf ein Glas am Tag zu beschränken, und ich würde zu trockenem Rotwein raten, vor allem solche Sorten, die reich an Polyphenolen sind.

Du trainierst auch Krebspatienten im Krafttraining. Folgst du irgendwelchen offiziellen Empfehlungen der Krebsgesellschaften oder verschreibst du andere Trainingsprogramme?

Grundsätzlich folgen wir den Empfehlungen der National Strength and Conditioning Association (NSCA). Das liegt daran, dass wir unsere Patienten als professionelle Sportler sehen (wobei in unserem Fall wahrscheinlich mehr auf dem Spiel steht…) Ihre Sportart ist allerdings das Leben an sich, und wir trainieren sie mit dem Ziel, die besten darin zu sein - die größte Muskelmasse, die stärksten Knochen, den niedrigsten Fettgehalt zu haben, während sie sich schmerzfrei bewegen und soviel Kraft wie möglich besitzen. Das wirkt den Nebenwirkungen der Krebstherapie entgegen und maximiert die Chance auf Heilung. Heutzutage reden viele über Bewegung und Training. Aber das sind im Allgemeinen vage Begriffe. Wir betreiben Krafttraining mit dem Ziel, die oben genannten Variablen zu verbessern, und der Reiz auf den Körper muss dazu viel intensiver sein als sich bloß zu bewegen oder zu trainieren.

Wie würdest die Wichtigkeit von Kraft- gegenüber Ausdauertraining für Krebspatienten einschätzen?

Ich denke das größte Problem, von dem Krebspatienten, insbesondere solche mit Brustkrebs, betroffen sind, ist der Verlust von funktioneller Kapazität (d.h. Schwäche, schlechte Koordination und Fallrisiko) und schlechte Körperzusammensetzung (d.h. zu wenig Musklulatur und zuviel Körperfett). Das beste Mittel, um Körperfett zu verlieren oder es gar nicht erst anzusetzen, ist eine adäquate Ernährung mit hoher Nährstoffdichte. Es gibt aber nur einen Weg, Muskeln aufzubauen und die Knochendichte zu erhöhen, und das ist Krafttraining. Die gute Neuigkeit ist, dass diese Art von Training auch die körperliche Leistung und Funktion verbessert, so dass wir gleich mehrere Kästchen abhaken können. Ein angepasstes Krafttrainingsprogramm kann Methoden beinhalten, die die Herzfrequenz hochjagen und Intensität reinbringen, so dass man viele der aeroben Benefits eines Ausdauertrainings erreicht, ohne das Risiko von Muskelmasseverlust oder Verletzungen einzugehen.

Hast du Vorschläge, wie man die Motivation von Krebspatienten für intensives Training verbessern könnte?

Absolut: wir trainieren, um dem Körper einen Reiz zu geben, dass er sich anpassen muss. Nehmen wir zum Beispiel die Knochen. Wenn eine Kraft auf den Knochen stark genug ist, sorgt sie dafür, dass ruhende Osteoblasten (Anmerkung: knochenaufbauende Zellen) geweckt werden und zu der entsprechenden Stelle wandern, um dort zur Sicherheit die Knochendichte zu vergrößern. Ohne diese Kraft wird sich die Knochendichte nicht erhöhen. Mit anderen Worten bieten Spazierengehen, Joggen und leichtes Krafttraining keinen ausreichenden Reiz, um die Knochendichte zu erhöhen, und das Gleiche gilt allgemein auch dafür, Muskeln aufzubauen und stärker zu werden. Das beste daran ist, dass während sich diese Veränderungen einstellen, sich auch die mentale Gesundheit verbessert - die meisten Menschen fühlen sich im Allgemeinen besser wenn sie stärker und dünner sind und Dinge tun können, die sie früher nicht tun konnten. Zu guter Letzt werden wir alle alt, verlieren Muskelmasse und erhöhen unser Risiko, hinzufallen und eine Hüfte zu brechen. Der einzige Weg, das zu verhindern, ist durch intensives Krafttraining entgegenzuwirken. Ohne ausreichende Intensität geht uns dieser Nutzen verloren.

Was wären Deine 5-10 besten Tipps für ein langes, gesundes Leben?

1. Schlafe acht Stunden und halte jeden Tag ungefähr dieselbe Bettgeh- und Aufstehzeit ein.
2. Beende den Kontakt zu stressigen, negativen und toxischen Personen.
3. Limitiere Brot, Nudeln, Reis, Zucker und Getreide.
4. Stemme schwere Gewichte.
5. Tu Dinge, die du zwar jetzt nicht tun willst, die dir auf lange Sicht aber helfen.
6. Gib dem modernen Drang nach Bequemlichkeit nicht nach.
7. Ignoriere die Nachrichten und sozialen Medien.
8. Trainiere für das Leben.
9. Iss keine Lebensmittel, die dich noch hungriger machen.
10. Unterschätze nicht die Bedeutung der dich umgebenden Gemeinschaft.

12.8 *Interview mit Prof. Dr. Dr. Harald Walach, klinischer Psychologe und Philosoph*

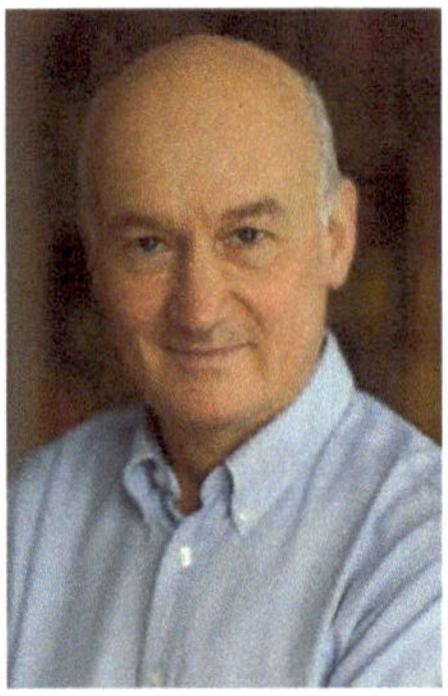

Professor Harald Walach ist klinischer Psychologe (Diplom 1985, Promotion 1992, Habilitation 1998) und Philosoph (Promotion Wissenschaftstheorie und Wissenschaftsgeschichte 1995). Er ist Professorial Research Fellow am Next Society Institute an der Kazimieras Simonavicius University in Vilnius, Litauen und ist Leiter und Gründer des Change Health Science Instituts in Berlin. Davor lehrte er an der Medizinischen Universität Poznan (Polen), an der Europa-Universität Viadrina und war Forschungsprofessor an der Universität Northampton in England. Sein Forschungsschwerpunkt ist neben der Evaluation komplementärmedizinischer Verfahren die Frage nach der Schnittstelle zwischen Bewusstsein und Gesundheit. Er hat über 200 begutachtete Forschungsarbeiten publiziert und über 100 Buchkapitel und 16 Bücher geschrieben.

Hallo Harald, du hast während deiner wissenschaftlichen Laufbahn sehr viel zu alternativen und komplementären Methoden in der Medizin geforscht. Was unterscheidet alternative und komplementäre Medizin von der sogenannten Schulmedizin?

Man kann das auf drei Ebenen sehen:
Da ist zum einen die simple Tatsache, dass Methoden der Komplementärmedizin in aller Regel nicht im Rahmen der medizinischen Universitätsausbildung gelehrt werden, weil sie in der Universität nicht vorkommen, in den Unikliniken nicht verwendet werden und daher nicht beforscht werden. Fragt man dann nach dem Grund dafür, erhält man meistens eine Antwort, die unbefriedigend, weil zirkulär ist: Weil Komplementärmedizin zu wenig nachgewiesene Wirksamkeit habe. Das ist die zweite Ebene: Komplementärmedizin hat keine große Lobby in der modernen Medizin und wird daher nicht intensiv beforscht. Warum? Damit kommen wir zum wichtigsten Punkt: Weil die meisten komplementärmedizinischen Verfahren ein grundlegend anderes Menschen- und Krankheitsbild haben als die moderne Medizin. Unsere moderne Medizin des Westens leitet sich der Sache nach ab von der Notfall-, Seuchen-

und Kriegsunfallmedizin der früheren Jahrhunderte. Diese wurde vor allem durch die Vorstellung, der menschliche Körper sei eine Maschine, befruchtet. Komplementärmedizinische Verfahren entstammen entweder einer noch älteren Erfahrungstradition, wie beispielsweise die Anwendung von Heilpflanzen oder chiropraktische Maßnahmen. Oder sie entstammen völlig anderen Denk- und Anwendungstraditionen, wie etwa die Homöopathie, die eine rein empirische Methode aus einer Zeit ist, als noch wenig wirksame Medikamente existierten und Bakterien noch unbekannt waren. Manche komplementärmedizinische Maßnahmen kommen direkt aus einem anderen medizinischen Kulturkreis, wie die Ayurveda-Medizin, die auf eine mehrtausendjährige Tradition in Indien zurückblickt und ein eigenes Medizinsystem darstellt, ganz ähnlich wie die traditionellen Medizinen Tibets oder Chinas. Dort sind völlig andere Menschenbilder und Vorstellungen von Krankheitsentstehung am Werk.

Wie wichtig ist die eigene Mitarbeit des Patienten bei der Therapie einer chronischen Erkrankung wie Krebs?

Ich habe vor einer Weile den Begriff „Agenten statt Patienten" geprägt. Denn ich bin der Meinung, dass unser gegenwärtiges medizinisches Modell, das den Menschen als passiven Empfänger von Heilhandlungen sieht - das Lateinische „pati" heißt erleiden und liegt dem Wort „passiv" und „Patient" zu Grunde - allenfalls für akute Krankheiten gut funktioniert. Bei allen chronischen Erkrankungen, und Krebs ist eine solche chronische Erkrankung, steht der Lebensstil im Vordergrund. Das ist nicht nur die Ernährung, sondern der gesamte Habitus eines Menschen, welchen gewohnten Bahnen er in seinem Leben folgt. Was er tut und unterlässt. Wie er mit seinen Impulsen umgeht, ob er seiner inneren Natur folgt; ob er mit seinen engen Angehörigen in Harmonie oder Streit lebt. Welche Werte er in seinem Leben obenan setzt. Ob er einen Beruf und eine Arbeitsstelle hat, die ihn erfüllt. Ob er sich in seinem Beruf und seiner näheren Umgebung wertgeschätzt fühlt und ob er ein Beziehungsgeflecht aufrechterhalten kann, das ihn trägt. Und schließlich, wie seine Beziehung zu seiner tieferen oder höheren Natur ist: Ob er sich eingebettet empfindet in einen gesamthaften, sinnvollen Lebensraum, in dem er eine wichtige Funktion ausfüllt. All das steht hinter dem Begriff „Lebensstil" und moderne Lebensstil-Erkrankungen wie Krebs sind im Grunde ein kollektiver Ausdruck dafür, dass diese unsere Art des Lebens an irgendeiner Stelle einen Bruch erlitten hat. Das kann in einem Einzelfall durchaus auch ein massiver externer Eingriff sein, wie etwa, wenn ein Chirurg, der intensiv unter Röntgenbestrahlung operieren musste, einen Krebs bekommt. Da mag eine klare äußere Ursache maßgeblich sein, aber in aller Regel sind es viele Faktoren, die zusammenspielen. Und nur wenn sich ein Mensch nicht als Opfer seiner Umwelt, seiner Genetik oder der bösen Welt sieht, sondern Verantwortung für sein Leben und Gesundheit übernimmt, kann Heilung geschehen. Insofern ist Mitarbeit Ausdruck dieser Verantwortung. Verantwortung übernehmen heißt nicht, sich schuldig fühlen, sondern bedeutet zu verstehen, dass ich selber einen Beitrag leisten kann und meine Heilung nicht nur den Fachleuten delegieren darf. Der Beitrag kann im Einzelfall sehr unterschiedlich sein und wird davon abhängen, wie jemand seine eigene Situation intuitiv einschätzt. Beim einen wird es vielleicht eine Ernährungsumstellung sein, bei einer anderen Person ist es möglicherweise eine klärende Aussprache in engen Beziehungen oder ein Wechsel der Arbeitsstelle oder die Erfüllung eines lange gehegten Wunsches.

Die Schulmedizin und die Naturwissenschaften versuchen den Menschen rein materialistisch zu erklären, quasi komplett aus den Gesetzen der Physik und Chemie beschreibbar. Gleichzeitig steigen chronische nicht übertragbare Krankheiten in nie dagewesenem Ausmaß an. Siehst du da einen Zusammenhang?

Ich halte das materialistische Welt- und Menschenbild zur Erklärung von Krankheit und menschlicher Zusammenhänge für grundlegend verfehlt, weil verkürzt. In diesem Denken wird eine im materiellen Bereich sehr erfolgreiche Denkhaltung auf die gesamte Welt angewandt. Wir Menschen sind aber nicht nur biologische Automaten. Man kann für den Akutfall den Menschen durchaus verkürzt als Maschine sehen, wenn man etwa eine akute Blutung stillen, einen Schock oder einen Beinbruch behandeln muss. Aber man muss sich darüber im Klaren sein, dass dies eine Abstraktion ist. Sobald ich verstehen will, was am Grunde einer Problematik liegt, muss ich die Sinnstrukturen und die tieferen Zusammenhänge miteinbeziehen. Wenn ich die Blutung bei einem Selbstmörder, der sich die Adern aufgeschnitten hat, gestillt habe, dann ist dieser Mensch deswegen noch lange nicht „geheilt", sondern allenfalls vor dem akuten Tod bewahrt worden. Wenn ich weiterhelfen will, dann muss ich als Therapeut in einem nächsten Schritt verstehen, warum jemand so verzweifelt ist, dass er sich das Leben nehmen will und was dagegen getan werden kann. Und dann komme ich unweigerlich an tiefere Strukturen. Da greift eine rein biologisch-naturwissenschaftliche Erklärung zu kurz, wie man am Versagen der biologischen Psychiatrie zur Behandlung der Depression gut erkennen kann. Man kann mit Medikamenten zwar vielleicht in einigen Fällen akute Episoden von Depression lindern, aber nicht grundlegend heilen. Viele Krankheiten stammen daher, dass wir uns unserer tieferen Natur, individuell und kollektiv, nicht bewusst sind. Das Denken in rein naturwissenschaftlich-technologischen Kategorien führt letztlich immer zu Verdinglichung und Ausbeutung, von der Natur, von unseren Körpern und von uns selbst und damit zur Entfremdung. Das wird sich erst ändern lassen, wenn wir verstanden haben, dass wir auch die geistig-spirituellen Dimensionen des Menschseins mitberücksichtigen müssen.

Du hast dich ja auch viel mit Spiritualität und religiöser Mystik beschäftigt. Wie könnte man spirituelle Erfahrungen, die von Menschen ja zweifelsfrei gemacht werden, in das naturwissenschaftliche Weltbild integrieren?

Ich würde mal skeptischer Weise sagen: vermutlich gar nicht. Vermutlich zeigt sich in spirituellen Erfahrungen eine komplett andere Dimension. Um in einer mathematischen Bildersprache zu bleiben: Jede Dimension hat ihre eigene Berechtigung. Man kann die vierte Dimension der Zeit nicht auf die drei Dimensionen des Raumes projizieren oder durch sie ausdrücken, es sei denn in einem dynamischen abstrakten mathematischen Modell. Die spirituelle Dimension ist vermutlich eine oder mehrere weitere Dimensionen. Das kann man versuchen, in abstrakten Modellen zu fassen. Aber wenn man das täte, dann würde sich unser momentanes naturwissenschaftliche Weltbild genauso drastisch ändern, wie sich die Realität ändert, wenn man einer zweidimensionalen Wirklichkeit eine dritte hinzufügt, oder einer dreidimensionalen die vierte Dimension der Zeit. Es gibt solche Versuche, aber sie haben bis jetzt keine Anerkennung und kein Echo gefunden. Aber vielleicht wird es ja demnächst einmal ein neues Modell geben, das genau das macht: unser momentanes naturwissenschaftliches Verständnis um ein paar Dimensionen erweitern. Dann würden spirituelle Erfahrungen und eine transzendente Wirklichkeit vielleicht sogar naturwissenschaftlich ausdrückbar sein. Aber was dann Naturwissenschaften heißt, wird sehr viel weiter sein als das, was wir heute darunter verstehen. Und wir dürfen nicht vergessen: Unsere Naturwissenschaft ist ja kein fertiges Endprodukt, sondern entwickelt sich immer weiter. Wie könnte man denn eine Physik, die nicht weiß, wo 94% der Energie und Materie im Kosmos geblieben ist, als endgültig ansehen? Deren zwei wichtigste Theorien seit ca. 100 Jahren darauf harren, verbunden zu werden und die derzeit schlicht unverbunden nebeneinanderstehen, obwohl sich die klügsten Köpfe darum bemüht haben, das zu ändern? Das sind klare Zeichen dafür, dass das, was wir als unser „modernes naturwissenschaftliches Weltbild" ansehen, alles andere als end-gültig ist. Daher wird es auch wieder verändert werden, ja muss sogar verändert werden. Und spirituelle Erfahrungen und die Dimension des Transzendenten und Heiligen ist so etwas, das hier fehlt. Aber vielleicht ist es ja genau die Aufgabe und die Realität dieses Transzendenten, nie durch formalisierbare Modelle greifbar zu sein, wer weiß, eben weil diese Wirklichkeit „immer schon" über den Bereich des Materiellen hinausreicht.

Sollten Krebspatienten versuchen, einen Zugang zur Spiritualität zu finden? Oder sollte man seine Energie lieber in die Änderung anderer Lebensstilfaktoren wie Ernährung und Sport investieren?

Für mich ist das kein Entweder-Oder. Entweder-Oder-Denken, also Denken in sich ausschließenden Kategorien, ist Teil des Problems, finde ich. Wer einen Zugang zu seiner eigenen Spiritualität findet, findet auch leichter Zugang zur eigenen persönlichen Wirklichkeit, zur Intuition und zu einem tieferen Wissen darüber, was einem gut tut. So kann es sein, dass jemand dann entdeckt, dass es genau der vergiftet betriebene Sport war, der einem Probleme macht, und ein anderer, dass es die Vernachlässigung der Bewegung war, die Mitverursacher einer Krankheit ist. Das gleiche gilt für Ernährung: nur wenn ich einen sicheren inneren Anker habe, kann ich spüren, was mir gut tut und was nicht. Was das eine Ernährungsbuch vorschlägt, mag vielleicht für 999.999 Menschen richtig sein, aber genau für mich nicht. Das gilt es zu erspüren. Und um Zugang zu dieser inneren Quelle von Sicherheit und Intuition zu erhalten, ist spirituelle Übung - Meditation, Kontemplation, Gebet, was auch immer - ein guter Weg. Und auf diesem Weg entdeckt man dann vielleicht auch die Bedeutung anderer Lebensstilfaktoren, der Ernährung, der gedeihlichen Beziehungsgestaltung, der Achtung auf den Körper. Und umgekehrt kann für manche Menschen, vor allem wenn sie sowieso schon immer Wert auf ihre spirituelle Vertiefung gelegt haben, die Beachtung der bislang vernachlässigten Lebensbereiche - Ernährung, Bewegung, Freizeit, gute Balance - von Bedeutung sein. Das eine tun, das andere nicht lassen, das scheint mir immer eine gute Maxime zu sein.

Was wären Deine 5-10 besten Tipps für ein langes, gesundes Leben?

Meine Tipps gelten vor allem für mich, aber vielleicht finden sie ja auch andere hilfreich:

- Regelmäßig, d.h. täglich, eine Zeit für inneren Rückzug, Meditation und Gebet nehmen. Ich persönlich meditiere jeden Tag eine halbe Stunde, und wenn ich viel zu tun habe, mehr.
- Essen nicht als Gesundheitsübung betrachten. Dazu gehört für mich genussvoll zu essen, aber auch kein überzogenes Ritual draus zu machen, und wenn ich mal über die Stränge gehauen habe und zu viel oder zu üppig gegessen habe, dann auch ausreichend Fastenzeit verstreichen zu lassen, bis ich wieder esse. Idealerweise esse ich dann, wenn ich hungrig bin. Da Essen aber auch eine enorm soziale Komponente hat, esse ich auch gerne mit meiner Frau oder mit anderen.
- Eine gute Balance halten: zwischen Anstrengung und Entspannung, Arbeit und Erholung, Schlaf und Wachsein. Alles was irgendwie zu viel ist, ist von Übel: zu viel Arbeit, zu viel Ferien, zu viel Wachsein, zu viel Schlaf, zu viel Essen, zu viel Wein. Alles was zu wenig ist, ist auch von Übel. Daher schaue ich drauf, dass ich ausreichend lange schlafe. Manchmal lässt es sich nicht vermeiden, dass ich länger arbeiten muss, als ich will, weil ich was fertigmachen will, weil jemand etwas braucht, etc. Dann arbeite ich eben länger, und nehme mir dafür an anderer Stelle wieder Zeit.
- Den Sonntag (oder Shabbes) heilighalten: Ich finde, einen freien Tag muss man sich unbedingt nehmen, besser zwei. Wer seine Arbeit in 5 oder 6 Tagen nicht getan bekommt, macht irgendwas falsch. Entweder nimmt er sich zu viel vor, oder hat den falschen Job, oder beides. Klar gibt es auch hier Ausnahmen, die die Regel bestätigen. Auch ich habe zwischendurch an einem Sonntag gearbeitet, weil es nötig war. Aber dann ist es gut, dies bewusst zu tun, sich dafür zu entscheiden und bei der nächsten Gelegenheit zu kompensieren.
- So viel raus in die Natur wie möglich. Ich persönlich bevorzuge die eher wildere Natur, in den Bergen, im Wald, und mache sowohl im Winter, wenn es geht, eine Woche Skitouren in den Bergen und im Sommer eine Wanderwoche, oder mehrere Wandertage und wandere dazwischen an Wochenenden in der Umgebung ausgiebig. Das ist gleichzeitig mein Reservoir für Bewegung und Sport.
- Genuss muss und darf sein. Am Abend ein, zwei Gläser guten Roten, das lass ich mir nicht nehmen. Nicht in der Fastenzeit, denn:
- „Wenn Rebhuhn, dann Rebhuhn, wenn Fasten, dann Fasten", soll die Heilige Theresia von Avila mal gesagt haben. Man darf und soll durchaus auf den Putz hauen. Auch von Jesus haben sie gesagt, er sei ein Fresser und Säufer. Aber dann auch wieder die Mäßigung. Ich finde zum Beispiel eine moderate Form des intermittierenden Fastens, mit mindestens 12 Stunden, besser 16 Stunden Pause zwischen der letzten Mahlzeit des Vortages und der ersten Mahlzeit des Tages für mich sehr hilfreich. Manchmal treffe ich mich abends mit Leuten und esse üppig und genieße das. Dann fällt eben das Frühstück, manchmal auch das nächste Mittagessen aus, und ich esse dann erst am Nachmittag wieder was.

- Die Muse muss zu ihrem Recht kommen: Sei es, dass ich Musik mache, in der Regel einmal am Tag, oder in ein Konzert oder in die Oper gehe, sei es, dass ich gute Literatur lese. Aber ein Gegengewicht zu den in aller Regel sehr drögen intellektuellen Texten wissenschaftlicher Art ist nötig.
- Informationsmanagement und Kommunikationskultur: Vor allem die Corona-Krise hat mir gezeigt, wie unbrauchbar und unzuverlässig die Medien geworden sind, seit ich gemerkt habe, wieviel Falschmeldungen und flache Propaganda produziert werden. Fernsehen habe ich schon lange aufgehört. Aber auch die Presse habe ich mir weitgehend abgewöhnt und organisiere mir meine Informationen zu Zeitpunkten, zu denen ich sie brauchen kann selber. Ich habe ein Mobiltelefon, das nur für den Notfall da ist und das immer ausgeschaltet ist, weil ich die permanente Ablenkung hasse wie die Pest und weil ich die moderne Meinung, man müsse immer über alles informiert sein, um ein richtiger Mensch zu sein, für einen postmodernen Aberglauben halte. Unser wichtigstes Kapital ist unser Bewusstsein und unsere Aufmerksamkeit und die Zeit, die wir für irgendwas aufwenden. Alle möglichen Kräfte buhlen darum, fluten uns mit Informationen und vermeintlich Wichtigem und die meisten Leute fallen drauf herein und wundern sich dann, dass sie keine Zeit haben.
- Klare Beziehungen: Wir sind soziale Wesen und ich bin froh und dankbar für meine Familie und meinen Freundeskreis, den ich so gut ich kann pflege. Ich habe es mir abgewöhnt irgendwelche Beziehungen zu pflegen, weil ich „muss", weil es nützlich ist, weil es für die Laufbahn förderlich ist, weil die Betreffenden wichtig und bedeutsam sind. Ich treffe mich und besuche Menschen, die ich mag, mit denen mich etwas verbindet und lasse toxische Kontakte hinter mir, sobald ich erkannt habe, dass sie toxisch sind, ohne mich darüber aufzuregen. Überhaupt finde ich das „Sich über irgendwas Ärgern" sinnlose Kraft- und Zeitverschwendung, außer es gibt Anlass dazu, selber was zu ändern oder zu tun.

12.9 Interview mit Dr. Kingsley L. Dennis, Autor und Forscher

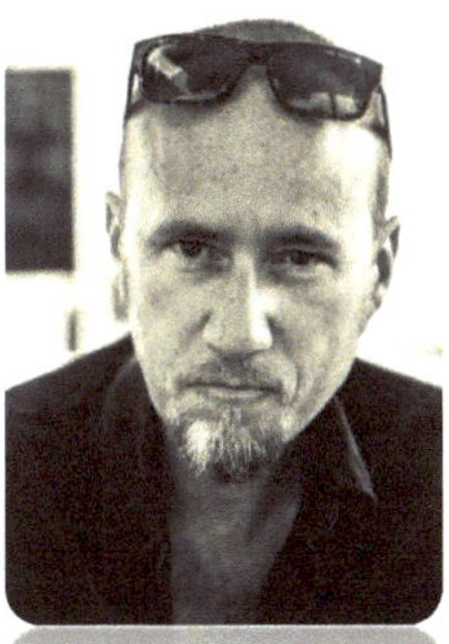

Dr. Kingsley L. Dennis ist hauptberuflich Schriftsteller und Forscher. Er arbeitete früher an der Universität Lancaster (England) in der Abteilung für Soziologie. Kingsley ist Autor zahlreicher Artikel über die gesellschaftliche Zukunft, Technologie, globale Angelegenheiten, Bewusstseinsforschung und Evolution des Bewusstseins. Er hat mehr als 20 Bücher geschrieben, darunter *The Inversion: How we have been Tricked into a False Reality*; *Notes from a Lesser Reality*; *Life in the Continuum*; *Unified - Cosmos, Life, Purpose*; *Hijacking Reality*; *The Modern Seeker*; *Healing the Wounded Mind*; *Bardo Times*; *Struggle for Your Mind*; und *Dawn of the Akashic Age* (mit Ervin Laszlo). Kingsley hat auch verschiedenste Beiträge zu Büchern und Zeitschriften verfasst und war als Redakteur am Laszlo Institute of New Paradigm Research tätig. Er hat einen Verlag namens Beautiful Traitor Books gegründet, in dem er Essays, Science-Fiction, Kinderbücher und Poesie veröffentlicht hat. Mehr Informationen über Kingsley findet man auf seiner Webseite www.kingsleydennis.com.

Lieber Kingsley, dein Buch "Healing the Wounded Mind" liefert eine beeindruckend gute Beschreibung über den derzeitigen Zustand des menschlichen Bewusstseins in modernen Gesellschaften. Spätestens seit der Corona-Krise hätten viele Facetten von dem, was du den „verletzten Geist" nennst, eigentlich für jeden Menschen offenbar werden müssen. Kannst du kurz erklären, was du unter dem „verletzten Geist" verstehst?

Ein "verletzter Geist" ist ein Geist, der sein Gefühl für die Einheit mit der Seele, die der menschlichen Existenz zugrunde liegt, sowie für die Verbundenheit und Heiligkeit aller Dinge verloren hat. Die Moderne hat der westlichen Welt die Sichtweise eingeflößt, dass alles was für uns wichtig ist, außerhalb von uns liegt. Anders ausgedrückt ist es die Sichtweise, wir bestünden einfach nur aus Fleisch, Knochen und anderer Materie, an der man Veränderungen vornehmen und herumbasteln kann. Die geistige Haltung der Moderne gegenüber der Außenwelt ist vor allem eine auf Feindschaft beruhende - so haben wir die meiste Zeit der jüngeren Vergangenheit damit verbracht, die Außenwelt zu erobern, anstatt erstmal zu versuchen, unsere eigene innere Natur zu beherrschen. Diese feindselige Haltung ignoriert die Tatsache, dass in Wirklichkeit alles Leben voneinander abhängig ist. Indem sich unser Geist derart zur Außenwelt hin ausrichtete, wurde er sozusagen zersplittert und dadurch „verletzt". Und diese Verletzung spüren Menschen durch Gefühle wie Befremdung, Getrenntsein, Ängstlichkeit, Unsicherheit, Unruhe und Furcht. Manchmal geht es auch soweit, dass eine Person ein „Opferbewusstsein" annimmt. Insbesondere in den letzten paar Jahren haben Regierungsinstitutionen die soziale Spaltung, das Zusammenbrechen menschlicher Beziehungen, das gegenseitige Misstrauen und fehlende Verbundenheit noch weiter verschlimmert, indem sie die Menschen von oben herab dirigierten und somit weitere Erscheinungen des individuellen/kollektiven „verletzten Geistes" erzeugten.

Wie beeinflusst ein verletzter Geist unsere Gesundheit und unser Wohlbefinden?

Weil der verletzte Geist auf einer Zersplitterung bzw. einer Sichtweise der Aufspaltung beruht, ist das auch die Art, wie er die Welt betrachtet, in der er bzw. wir leben. Wie gesagt ist das eine Sichtweise, die alles externalisiert und alle Dinge als mechanisch betrachtet. Um Gesundheit zu erlangen, werden innerhalb dieser Sichtweise dann Symptome isoliert und behandelt, anstatt einem ganzheitlichen Ansatz zu folgen. Der verletzte Geist projiziert automatisch, und meist unbewusst, unser inneres Gerede - also unsere Ängste, Sorgen und Unsicherheiten - auf die Außenwelt. Aber alles, was wir nach außen projizieren, kann natürlich unter gewissen Umständen unsere scheinbare neue Realität werden. Der verletzte Geist klammert sich auch verzweifelt an das, was ihm vermeintliche Sicherheit gibt, wie zum Beispiel Glaubensätze, kulturelle Bezugspunkte und sozial bedingte Normen und Verhaltensweisen; diese werden dann zu persönlichen Dogmen. Die britische Schriftstellerin Doris Lessing bezeichnete diese Dogmen als „die Gefängnisse, in denen wir freiwillig leben". Und indem sie innerhalb dieser psychologischen Gefängnisse leben, lehnen viele Menschen sowie die Institutionen der modernen Welt die Lehren von Weisheitslehrern, Mystikern, Philosophen oder auch manche Stimmen von kreativen Künstlern ab. Stattdessen bevorzugen sie oberflächliche Unterhaltung und technologische Ablen-

kungen, die vom Konsummarkt zur Verfügung gestellt werden. Nur eine hinreichend große Menge von Menschen mit „verletzten Geistern" kann mittels politischer Propaganda, Werbung für Konsum und sozialer Abrichtung beeinflusst werden. Eine Massenpsychose entsteht nur durch ein kollektives Bewusstsein, das sich von seiner übersinnlichen Quelle entfremdet hat.
Der verwundete Geist schafft es schließlich, den Menschen von seinem inneren, essentiellen Selbst (Anmerkung: man könnte auch sagen von seiner Seele) abzuschneiden. Die Welt aber braucht heile, ganze und ausgeglichene Menschen; denn das, was uns in unserem Innersten fehlt, wird auch immer in der Außenwelt fehlen. Wenn wir nicht mit uns selbst glücklich sind, wird uns die Welt auch nicht wie ein glücklicher Ort vorkommen. Das „Projekt Mensch", wenn wir es als solches bezeichnen wollen, wird nie abgeschlossen werden - es ist eine ewige Suche nach einem neuen Entstehen. Der verletzte Geist versteht nicht, dass eine solche Suche nach einem neuen Entstehen im Sinne einer Einpassung des Selbst in das Leben an sich nötig ist, denn er fußt ja letztendlich darauf, dass alles als zerteilt wahrgenommen wird.

Kann man einen verletzten Geist auch wieder heilen?

Es besteht immer eine Chance und eine Möglichkeit für Heilung und Verbesserung. Das gehört zur Widerstands- und Anpassungsfähigkeit der menschlichen Spezies. Zum größten Teil ist es eine Frage der Wahrnehmung. Der moderne Lebensstil versucht jede Wahrnehmung von Mysterien auszulöschen oder zumindest zu verdrängen. Dabei sind es genau diese Mysterien, die unser Leben reich an Wundern und Ehrfurcht machen. Sie zu beseitigen versuchen, ist ein Akt von großer Dummheit und Hochmut. Wir müssen dem Geheimnisvollen und Mysteriösen einen Platz geben, damit sie wachsen und uns verzaubern können. Es ist der Sinn für das Geheimnisvolle, der uns neugierig bleiben lässt und Neugierde ist eine der Kräfte, die uns antreibt und motiviert. Im Wesentlichen muss der verletzte Geist an die Erhabenheit des Lebens und die Heiligkeit des lebendigen Netzwerks erinnert werden. Der verletzte Geist muss sich auch mit dem Inneren austauschen - ein Kontakt mit der mächtigen und tiefsinnigen inneren Welt (sowie die Herstellung einer Verbindung zwischen der rechten und linken Hirnhälfte). Letztendlich entspricht das der Einbindung von Innen- und Außenwelt in unser Leben. Der verletzte Geist fürchtet sich davor, erkannt und bewusst gemacht zu werden. Wir müssen unser Leben optimieren, indem wir unsere Wahrnehmung und unser Verständnis vergrößern. Wir müssen unsere Innenwelt auf die Bühne der physischen, materiellen Welt bringen. Beide Welten müssen an unserem Leben teilhaben und darin zur Übereinstimmung kommen. Um wirkliche Fortschritte zu machen sollte jeder von uns bereit sein, sich von innen heraus zu verändern und zu verwandeln, und nicht bloß, indem wir unsere Ideen verändern. Wir können unser Leben nicht nur nach gesellschaftlichen Regeln und deren Einwirkungen ausrichten. Wir brauchen einen Lebensunterhalt aus der Quelle, die jenseits aller sozialen Institutionen liegt, ja selbst jenseits des physischen Lebens. Es liegt an jedem einzelnen selbst, genügend Energie für die Selbstwahrnehmung aufzuwenden, um aus dem unbewussten Zustand auszubrechen. Mit ausreichender Bewusstseinskraft können wir uns von diesen Ketten lösen, die uns teilweise von selbst, teilweise durch soziale Konditionierung angelegt wurden und uns davon abhalten, wahre Freiheit gegenüber äußerer Programmierung und Beeinflussung zu erlangen.

Der erste Schritt, um sich von der Psychose des verletzten Geistes zu befreien, ist die Schatten unseres Unterbewusstseins zu erkennen und zu identifizieren, welche als äußere dominante Kräfte in Erscheinung treten. Um den verletzten Geist zu heilen, müssen wir die Existenz der unterdrückenden Kräfte kennen und akzeptieren. So lange die Mehrheit der Menschen glaubt, dass alle Probleme außerhalb von ihnen selbst gelöst werden könnten, werden unsere Gesellschaften weiterhin von widerspenstigen Kräften bestimmt werden. Unsere menschliche Freiheit gegenüber diesen Kräften hängt davon ab, ob Menschen gewillt sind, die Verantwortung über ihr Bewusstsein anzunehmen und diese innere Realität auf die äußere Umgebung zu projizieren. Das ist die große ewige Aufgabe: zu werden, was wir schon immer waren, und anderen durch unser individuelles Auftreten und Verhalten den Weg zu zeigen. Durch unser reflektiertes und bewusstes Auftreten können wir anderen dabei helfen zu sein, was auch *sie* schon immer waren. Wenn wir es schließlich geschafft haben, uns selbst von innen zu heilen, dann, und nur dann, können wir andere und die äußere Welt heilen. Alles geht vom Individuum aus.

Du schreibst häufig, dass die Menschheit als Spezies nun auf einen Kipppunkt in ihrer Evolution zusteuert. Kannst du kurz erklären, worauf du dich da genau beziehst und was die Belege dafür sind?

Der Philosoph Paul Brunton sagte vor mehr als siebzig Jahren: "*Die wahre Tragik unserer Zeit liegt weniger in den nie zuvor dagewesenen äußeren Ereignissen selbst, sondern in der beispiellosen ethischen Armut und spirituellen Gebrechlichkeit, die durch diese in krasser Weise ans Licht gebracht werden.*" Was die „spirituelle Gebrechlichkeit" unsere Zeit betrifft, hat sich diese Situation bis heute nicht geändert; aber die „nie zuvor dagewesenen äußeren Ereignisse" werden zunehmend tragisch, weil sie das Potential besitzen, die Menschheit in verschiedene zukünftige Zeitlinien zu überführen. Aufgrund der rapiden Fortschritte unserer Technologien steuern wir auf einen möglichen Kipppunkt oder sogar Abgrund zu. Während eine aufkeimende multipolare Welt Gestalt annimmt, befinden wir uns an der Schwelle zu einer Reihe von Möglichkeiten, wie zum Beispiel ungleiche Kriege, totalitäre Kontrolle, Ausbau der künstlichen Intelligenz und deren Konsequenzen, Bürgerkrieg, finanzieller und wirtschaftlicher Zusammenbruch, Anarchie, Revolution und mehr. Sind wir nicht gerade Zeugen der äußeren Manifestation eines verletzten Geistes im Einsatz? Die innere Zersplitterung der menschlichen Spezies manifestiert sich innerhalb ihrer physischen Realität. Wir sind sowohl im Innern als auch im Äußeren gespalten, und unsere Technologien spiegeln diesen Zustand wider und verstärken ihn auch noch. Wie in der Parabel von der Person, die ihr Haus auf Sand gebaut hat, errichten wir unsere Zukunft auf einem instabilen Fundament - und dieses Fundament sind wir. Wir sind als Spezies nicht reif genug für die technologischen Möglichkeiten, die wir in Reichweite haben. Der Kipppunkt wird somit zwischen mehreren Entwicklungen liegen: unserer inneren Entwicklung bzw. unserem inneren Wachstum im Vergleich zu der Geschwindigkeit des technologischen Fortschritts sowie der Mentalität der kleinen Gruppe von Eliten, die diese Technologien kontrollieren. Wir sind wie Kinder, die im Sandkasten mit geladenen Waffen spielen. Ich denke, die Menschheit wird jetzt gezwungen sein, sich dieser Situation bewusst zu werden, und zwar schnell, denn ansonsten könnten wir uns in eine Zukunft verstricken, in der wir einen hohen Preis für unsere Fehler bezahlen werden.

Was sind deine 5-10 besten Tipps für ein gesundes, langes Leben?

1. Behandle dich gut. Sei nicht hart zu dir selbst und mache dich nicht kaputt. Wir alle haben unsere Fehler - das ist es, was uns als Menschen ausmacht.
2. Lass dich von den Erwartungen anderer nicht unter Druck setzen. Lebe dein Leben nach deiner eigenen Wirklichkeit.
3. Finde Zeit zur Entspannung und einem Rückzug aus dem Alltagstrott. Nimm dir diese Momente für Reflexion, für Stille und die Pflege deiner Persönlichkeit.
4. Nimm die Dinge nicht persönlich. Jede Person überträgt ihren inneren Zustand nach außen, ob sie sich dessen bewusst ist oder nicht. Was andere über dich sagen ist mehr eine Spiegelung ihrer selbst als von dir.
5. Lache! Nimm die Dinge nicht zu ernst. Und lache noch einmal.
6. Bewerte nicht nach irgendwelchen Maßvorgaben! Versuche nicht, die „Kosten" von Dingen im Leben abzuschätzen, denn die wahrhaft bedeutungsvollen Dinge lassen sich nicht quantifizieren.
7. Finde heraus, was dir im Leben ein Gefühl von Bedeutung und Sinn gibt. Es spielt keine Rolle wie groß oder klein diese Dinge sind. Größe ist egal hinsichtlich der Aspekte, die dir ein inneres Gefühl von Bedeutung und Sinn geben.
8. Versuche, etwas zu lieben. Falls es dir schwer fällt, andere Menschen zu lieben, dann fange bei den Pflanzen, Tieren oder irgendetwas anderem an. Übe dich einfach in der Liebe, ohne etwas dafür als Gegenleistung zu erwarten.
9. Wisse, dass *sein* wichtiger ist als *haben*.
10. Wisse tief in dir drin, dass am Ende alles gut sein wird - und zwar wirklich alles - denn nichts was existiert, hat ein Ende.
11. Denke daran, dass wenn du so etwas gefragt wirst wie „Was sind deine 5-10 besten Tipps für ein gesundes, langes Leben?" es auch in Ordnung ist, eine Nummer 11 zu nennen, denn es ist schön, ein bisschen was extra zu geben; es ist okay, die Erwartungen zu übertreffen und etwas mehr zu tun als von dir erwartet wird - denn du bist ein nicht voraussagbares und wunderbar kreatives Wesen, das manchmal gerne etwas die Regeln verbiegt ☺

12.10 Interview mit Viktor Philippi, Psychologe und Bioenergetiker Extrasens (kurz: „Biosens")

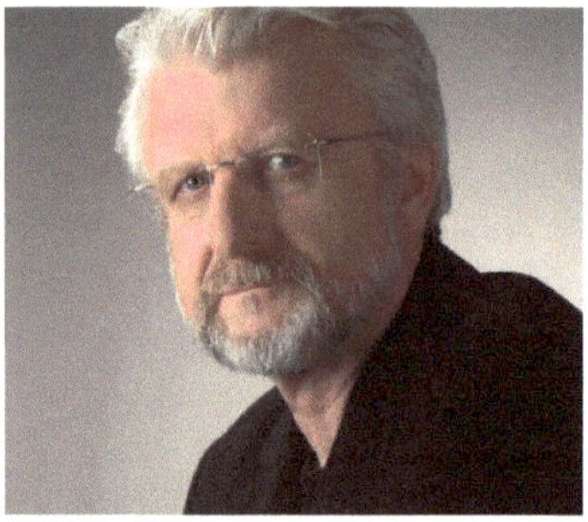

Viktor Philippi wurde 1952 in Kasachstan als Sohn einer deutschstämmigen Familie geboren und schloss dort ein Psychologiestudium erfolgreich ab. 1992 kehrte er nach Deutschland zurück, wo er 1994 die von ihm entwickelte Bioenergetische Meditation einführte. 1996 gründete er die Forschungs- und Lehrakademie für Bioenergetik und Bioinformatik und begann Fachausbildungen zum Bioenergetiker Extrasens anzubieten (Stand April 2023: 4.868 ausgebildete Biosens). 1997 folgte die Gründung des heutigen Europäischen Berufs- und Fachverbands für Biosens e.V. (kurz: „EBB e.V."; Stand April 2023: 1.416 Mitglieder in 13 Ländern). Sein Name wurde 1998 ins „Who is Who" der Bundesrepublik Deutschland eingetragen. Seit 2005 ist er der jährliche Initiator und Organisator des Internationalen Kongresses für Theomedizin, während dem auch immer ärztlich geleitete Studien zur Wirksamkeit der Philippi-Methode bei verschiedenen Krankheitsbildern durchgeführt werden. Ebenfalls 2005 wurde der Verlag Philippi gegründet, in dem neben Büchern auch die CDs für die Biomeditation vertrieben werden. Es folgten 2014 die Gründung der Viktor Philippi Stiftung Gesundheit, 2018 die Einführung der Psychosophie, 2019 die Gründung der Stressabbau-Akademie, 2021 die Einführung von Seelenwellness und Kristalltherapie und 2023 die Begründung der Somapsychosophie (Mediziner befassen sich mit dem Körper und Psychologen mit Geist; die Somapsychosophie jedoch ist die Lehre der Seele).
Viktor Philippi ist Autor von fünf Büchern, hat bisher mehr als 300.000 CDs mit 75 verschiedenen Titeln verkauft (die Begleitmusik wurde eigens zusammengestellt) und entwickelte mehr als 600 Energieprodukte (zu finden auf www.bepshop.de). Mehr Informationen findet man auf www.philippimethode.de.

Lieber Viktor, du hast eine Methode erfunden, die Menschen helfen soll, ihre chronischen Krankheiten in den Griff zu bekommen, indem die Gesundheit gestärkt wird. Was genau unterscheidet die Bioenergetische Motivation von einer normalen Meditation oder anderen Methoden, die auf den ersten Blick ähnlich erscheinen (z. B. Reiki)?

Der Unterschied besteht darin, dass bei anderen Meditationen das Hauptaugenmerk - in verschiedenen Formen - auf der Entspannung liegt. Bei der Bioenergetischen Motivation geht es jedoch darum, krankmachende Energien zu nehmen. Sie befinden sich im Unterbewusstsein, auf der Ebene der Seele. Genau hier werden sie erspürt und aufgelöst.
Die Methode wird im Liegen mit einer speziellen, heilsamen Musik durchgeführt. Von außen betrachtet, sieht das erst mal so ähnlich aus wie Reiki: Auch hier werden die Hände auf den Körper gelegt. Aber das System ist ein ganz anderes: Reiki ist eine

klassisch-esoterische Energiebehandlung, bei der u. a. versucht wird, Krankheiten zu bekämpfen. Die Bioenergetische Motivation hingegen wird schon seit 1994 von Biophysikern erforscht. Dazu wurden zahlreiche Experimente durchgeführt - insbesondere mit den Physikern Prof. Dr. Konstantin Korotkov[1] und Prof. Dr. Fritz-Albert Popp[2] († 2018). Hierbei ging es darum, nachzuweisen, wie die Bioenergetische Motivation die Gesundheit und den Menschen unterstützt.

2005 bildete sich außerdem ein Ärzteteam und gründete die ständig wachsende Internationale Ärztegesellschaft für Bioinformationstherapie e.V. Gemeinsam begann man fortan, Studien zu verschiedenen Krankheitsbildern durchzuführen.[3] Die Ergebnisse zeigten deutlich, wie intensiv die Bioenergetische Motivation - unabhängig vom Krankheitsbild - die Gesundheit unterstützt. So entstand aus der Bioenergetischen Motivation zunächst die Philippi-Methode und schließlich die Somapsychosophie als Leere der Seele.

Schon Platon sagte: „Möchtest du den Körper heilen, musst du zuerst die Seele heilen."

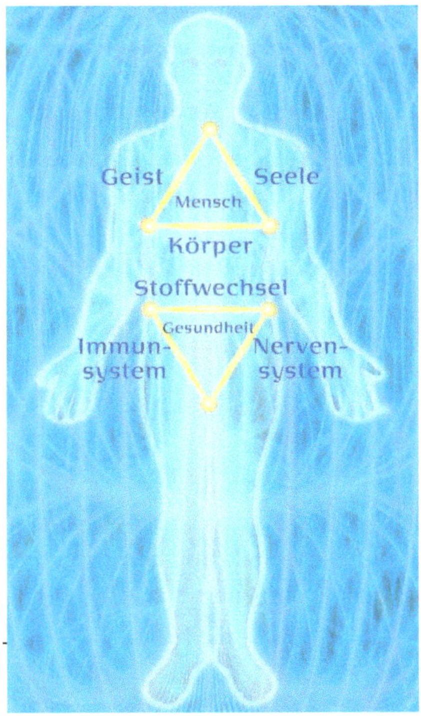

Die Medizin beginnt beim Körper - dort, wo sich die Krankheiten befinden. Die Psychologie arbeitet vor allem mit dem Geist. Die zerstörerischen Ursachen jedoch, aus denen sich schließlich das krankmachende Chaos im Körper entwickelt, befinden sich in der Seele. Die Somapsychosophie setzt deshalb genau hier an und nimmt die zerstörerischen Informationen. Wie kann man eine solche Methode also in die Esoterik einordnen? Sie verfolgt doch eine ganz andere Richtung und eine völlig neue Art der Wissenschaft.

Bei der Bioenergetischen Motivation werden die Hände gezielt auf bestimmte Punkte gelegt, um die Abwehrkräfte (Immunsystem, Stoffwechsel und Nervensystem) zu aktivie-

[1] Professor für Physik an der Technischen Universität in Sankt Petersburg. Er erfand die GDV-Kamera (Gas-Discharge- Visualization), mit der das menschliche Energiefeld sichtbar gemacht werden kann. Darüber hinaus gibt es zahlreiche Publikationen, wie *„The Energy of Consciousness"*, 2014.

[2] Bekannt u. a. durch seine Arbeit am Biophotonic International Institute of Biophysics in Neuss und Publikationen, wie *„Biophotonen - Neue Horizonte in der Medizin: Von den Grundlagen zur Biophotonik"*, 3. vollst. überarb. u. erw. Auflage 2006.

[3] Insbesondere im Rahmen der zwei jährlichen von Viktor Philippi ins Leben gerufenen Kongresse. Ausgewählte Ergebnisse sind unter www.biomez.de zu finden.

ren. Gemeinsam bilden sie das Dreieck der Gesundheit. (Und das Dreieck ist bekanntermaßen die widerstandsfähigste geometrische Form.)
Auch der Mensch selbst besteht aus einem Dreieck: Seele, Geist und Körper. Dieses zweite Dreieck fußt auf dem ersten Dreieck der Abwehrkräfte, bzw. der Gesundheit. Wenn nur eine Seite des Dreiecks „Gesundheit" (Immunsystem, Stoffwechsel oder Nervensystem) nachgibt, klappt das gesamte Dreieck zusammen. Auch das Dreieck „Mensch" verliert dann seine Basis und kann zusammenbrechen.
Bei der Bioenergetischen Meditation wird jedoch nie gegen Krankheiten gekämpft. Man lässt sie da, wo sie sind. Der Fokus liegt stattdessen auf der Aktivierung der Abwehrkräfte und der Stärkung der Gesundheit.

Wie sind deine Erfahrungen mit der Bioenergetischen Motivation speziell bei Krebs?

Bei Krebs sprechen die Studienergebnisse für sich[4]. Sie zeigen die Resultate meiner Schüler. Bei mir sind die Besserungsraten natürlich höher. Allein bei meinen abendlichen Vorträgen mit anschließenden Meditationen kommt es bereits ohne physischen Kontakt im Publikum zu ca. 20 % Spontanheilungen.
Es ist allgemein bekannt, dass Krebs dadurch entsteht, dass die Killerzellen die Krebszellen nicht mehr als „Feinde" erkennen. Indem sie jedoch durch die Bioenergetische Motivation „die passende Brille" bekommen, ändert sich das und sie erfüllen ihre Aufgabe zusammen mit den Abwehrkräften sehr gut.
Mit Unterstützung der von mir, meinem Sohn Oskar und meiner Enkelin Emma entwickelten Gesundheitsprodukte (www.bepshop.de) wird auch der Placebo-Effekt aktiviert. Dann kann der Mensch genesen und seine Gesundheit gedeihen.

Was ist für Krebspatienten aus deiner Sicht am wichtigsten? Mehr Dankbarkeit oder mehr Vergebung?

Beide - Dankbarkeit und Vergebung - können sehr gut die Abwehrkräfte aktivieren. Nur wirken sie unterschiedlich: Die Dankbarkeit öffnet die Seele und führt zu mehr Verständnis. Hat man seine Seele von Herzen geöffnet, kann man sie mit der Verge-

---

[4] Es wurden bislang drei Studien zum Thema „Die Bioenergetische Meditation bei Krebserkrankungen" durchgeführt (2008, 2012/13 und 2013). Alle Studien zeigten eine statistisch signifikante Verbesserung des Allgemeinzustandes (einschließlich krebsbedingter Beschwerden) in 65–80 % der untersuchten Fälle. In der Studie von 2012/13 wurden erstmals auch Teil- und Vollremissionen erfasst. Sie traten bei 10 % der Fälle und auch in fortgeschrittenen Stadien der Erkrankung auf. Mehr Informationen erhalten Sie auf Anfrage von der Internationalen Ärztegesellschaft für Bioinformationstherapie e. V.

bung von vielen schwerwiegenden Lasten befreien. Damit sind die Dinge gemeint, die dazu führen, dass Krankheiten entstehen.
Deshalb sage ich: „Sowohl die Dankbarkeit als auch die Vergebung müssen gelebt werden.“ Nicht nur, wenn man krank ist. Und hier ist auch nicht die allgemein bekannte Dankbarkeit gemeint, wie zum Beispiel für ein Geschenk. Es geht um eine tiefere Form, die innerlich zufriedenstellt. Selbst in schweren Zeiten und besonders bei einer so schlimmen Krankheit soll man deshalb öfter die Sätze wiederholen: „Gott sei Dank bin ich noch da. Ich habe immer eine Chance, gesund zu werden und ich tue alles, was in meiner Macht steht, um meine Gesundheit zu stärken.“
Aus diesem Grund heißt meine Methode nun auch „Bioenergetische Motivation“ (Anmerkung: Früher hieß sie „Bioenergetische Meditation“). Es geht schließlich um eine gesunde Motivation. Sie wird noch intensiver vermitteln, wie man schwere, schlimme Situationen realistisch betrachtet und alles dafür gibt, seine Gesundheit zu unterstützen. Dann grübelt man weniger und fällt auch nicht mehr so oft in ein tiefes Loch.

Wie wichtig siehst du Spiritualität und einen tiefen Glauben als Ressource von chronisch kranken Menschen gegenüber rein körperlichen Maßnahmen wie gesunder Ernährung und mehr Sport?

Spiritualität heißt für mich, mit meiner Willenskraft dafür zu sorgen, dass ich nicht in Selbstmitleid versinke, sondern mich mit dem Gesunden Denken unterstütze. Und die Kraft der Gedanken ist die stärkste. Dazu braucht man keinen starken Glauben – nicht einmal daran, dass die Methode hilft.
Besonders von krebskranken Menschen habe ich schon oft den Satz gehört: „Ich glaube nicht an Gott und ich kann auch nicht an das glauben, was Sie tun.“ Was für manche Menschen „Hokuspokus“ ist, ist nichts anderes als die tiefe Überzeugung, dass die Bioenergetische Motivation Leben retten kann. Sie hat schließlich auch mein Leben gerettet. Und was mir gut geholfen hat, kann auch jedem anderen helfen – sofern er die Methode genauso diszipliniert anwendet, wie ich. Wichtig ist nur, dass ich an meine Sache glaube.
Ich höre auch oft die Frage: „Können Sie mir versprechen, dass Sie mich heilen?“ Ich verspreche niemandem etwas. Aber ich sage immer – ganz besonders, wenn ein Mensch schwer betroffen ist oder eine schwere Krankheit hat –, dass ich alles geben werde, was in meiner Macht steht, um ihm zu helfen. Wenn derjenige dann auch für sich etwas tut, um seine Gesundheit zu unterstützen, wird meine Arbeit noch besser wirken.
Dazu erkläre ich immer das Gesunde Denken, das er für seine Gesundheit anwenden soll.
Gesunde Ernährung und Sport sind immer gut, aber das Gesunde Denken ist viel wichtiger. Nicht umsonst heißt es: „So wie man denkt, so lebt man auch.“

Du selbst warst als Kind schwer krank und die Ärzte gaben dir schlechte Überlebenschancen. Was waren deiner Meinung nach die Hauptgründe, warum du überlebt hast und heute mit 70 Jahren immer noch gesund und leistungsfähig bist?

Ich hatte als Kind einen schlimmen Herzfehler und damals gab es noch keine Herz-OPs. Die Ärzte hatten sich ihre Meinung gebildet und nach der Diagnose wurde eine Prognose gestellt. Ich erfuhr, dass ich mein 18. Lebensjahr wohl nicht erreichen würde, aber ich konnte das nicht glauben. Ich war überzeugt, dass es etwas geben musste, das mir half. Und so begab ich mich schon als Jugendlicher auf die Suche nach meiner Gesundheit. Außerdem hatte ich Rheuma, chronische Müdigkeit, eine ständig verstopfte Nase und chronische Bronchitis - um nur einiges zu nennen.
Wer sucht, der findet. Ich entdeckte schließlich dieses Etwas, das mir half, das ich bis heute weitergebe und das inzwischen sehr vielen anderen Menschen das Leben gerettet hat. Einfach durch die Stärkung der Gesundheit.
Das Geniale ist immer einfach. Und so einfach, wie die Methode ist, so wirkt sie auch.

Was sind deine 5-10 besten Tipps für ein langes, gesundes Leben?

Es gibt 19 Dinge, die mir im Leben sehr gut geholfen haben - nicht nur dabei, mich von schlimmen Krankheiten zu befreien, sondern auch, aus allen Lebenskrisen heil herauszukommen. Ich musste in meinem Leben viel lernen und so lernte ich, es leichter zu gestalten. Heute bin ich ein glücklicher Mensch mit viel Lebensfreude.

1. Sei immer bereit, dich mit dem zufriedenzustellen, was du hast. Das stärkt die Gesundheit.
2. Nichts erwarten - lieber abwarten. Wenn du zu viel erwartest, bist du am Ende sehr enttäuscht. Enttäuschung macht das Leben bitter und schwächt die Gesundheit.
3. Lerne selbst die Verantwortung für deine Gesundheit zu übernehmen. Keiner wird sich so gut darum kümmern wie du. Therapeuten, Ärzte und Heiler bekämpfen Krankheiten. Du aber sollst mehr an deine Gesundheit denken. Dann bist du gesund.
4. Hör auf, gegen Krankheiten zu kämpfen. Es gibt über 100.000 davon und ihnen steht nur eine Gesundheit gegenüber. Wenn Kampf das richtige Mittel wäre, hätte die Menschheit die Krankheiten in all den vergangenen Jahrtausenden doch schon längst besiegt. Die Realität zeigt aber, dass jedes Jahr nur wieder neue Krankheiten hinzukommen.

5. Lerne, deine Gesundheit zu stärken. So werden die Krankheiten geschwächt und mit der Zeit auch verschwinden. In meinem Buch „Gesund werden mit System"[5] beschreibe ich ganz einfach, wie du das erfolgreich für dich umsetzen kannst.
6. Wie tief deine Krise heute auch erscheint - nutze den nächsten Tag als Neubeginn. Und wenn dir eine Lage hoffnungslos erscheint, gibt es immer drei Chancen.
7. Gehe Konflikten aus dem Weg. Greife nicht an und führe auch keine Klärungsgespräche. Gehe lieber in Vergebung.
8. Dein Leben ist deine Sache. Anderen die Schuld daran zu geben, dass du kein gutes Leben hast, wird es nie besser machen.
9. Nutze deine Gegenwart dafür, die vergangenen Fehler zu erkennen und wiedergutzumachen. Dann erschaffst du dir eine gute Zukunft.
10. Gut reden kann jeder. Dinge gut zu machen, muss man lernen.
11. Wenn du am Ende deiner Kräfte bist, mach dir bewusst: Jedes Ende ist ein Neubeginn. Gehe weiter bis zum Ziel.
12. Höre auf, dich zu bestrafen - beginne, dich zu lieben.
13. Wenn du wirklich gesund werden willst, gib niemals auf!
14. Die richtige Entscheidung ist die, die dich aus der Krise herausholt.
15. Höre auf, dich zu sorgen. Beginne, für dich vorzusorgen.
16. Unzufriedenheit und Erwartungen blockieren den Genesungsprozess.
17. Projiziere deine Sorgen und Ängste nicht auf deinen Partner. Er hat genügend eigene.
18. Lerne, dich zu motivieren und dir Mut zuzusprechen.
19. Möchtest du Liebe, sei liebevoll - möchtest du Frieden, sei friedlich.

[5] Erhältlich unter www.bepshop.de

12.11 *Interview mit Dr. med. Julia Günther-Pusch, Fachärztin für Psychosomatische Medizin und Psychotherapie*

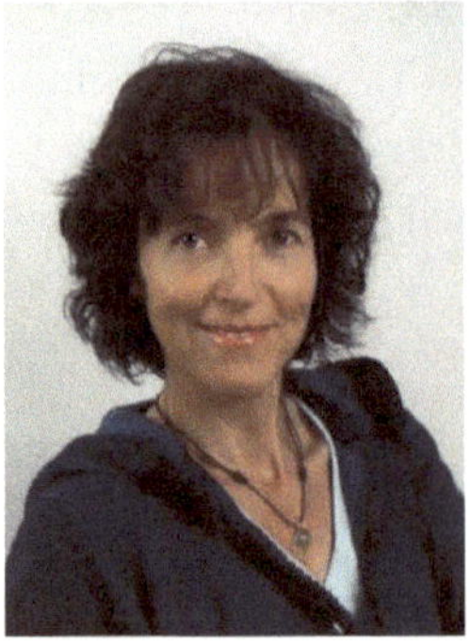

Dr. med. Julia Günther-Pusch ist niedergelassen in eigener Praxis als Fachärztin für Psychosomatische Medizin und Psychotherapie. Neben der Facharztausbildung und -weiterbildung hat sie umfangreiche Weiterbildungen und Seminare, u.a. in den Bereichen Akupunktur, Naturheilverfahren, Regulationsmedizin, Homöopathie, Orthomolekulare Medizin, Umweltmedizin, Psychoneuroimmunologie, komplementäre biologische Krebsmedizin und Bionformationstherapie nach Viktor Philippi absolviert. Ihr Anliegen ist es, insbesondere schwer und chronisch Erkrankten mit einem ganzheitlichen Behandlungskonzept zu helfen, in dem gleichzeitig Seele, Geist und Körper adressiert und die Selbstheilungskräfte und Eigenregulation unterstützt werden.

Liebe Julia, als Fachärztin für Psychosomatik beschäftigst du dich - zumindest dem Namen nach - mit den Beziehungen zwischen Seele (griechisch: Psychi) und Körper (Soma). Wie trennst du aber Seele von Geist und wie interagieren beide deiner Meinung nach mit dem Körper?

Ich habe mich über viele Jahre mit spiritueller Literatur beschäftigt und Vorträge über Quantenphysik gehört, um das Leben selbst und seinen Sinn sowohl im Hinblick auf das große Ganze als auch im Hinblick auf den einzelnen Menschen mit seiner Krankheit besser zu verstehen. Ich habe versucht, Anregungen zu finden, wie ich die Gesundheit der Seele und des Körpers fördern und stärken kann. Die Begriffe Seele und Geist werden in der Literatur mit unterschiedlicher Bedeutung verwendet. Für mich ist das Modell von Seele, Geist und Körper, welches von Viktor Philippi, einem langjährigen Freund und Lehrer, stammt, das klarste und schlüssigste. Er hat mir mit seiner Lehre zu einem vertieften Verständnis der Entstehung von psychischen bzw. psychosomatischen sowie von körperlichen Erkrankungen verholfen. Nach Viktor Philippi gibt es genau genommen keine seelischen Krankheiten. Die Seele selbst kann nicht krank werden. Die Seele, wie Viktor Philippi sie versteht, ist immateriell. Sie ist das Licht des Lebens, sie ist bedingungslose Liebe und Träger aller Informationen über den materiellen Aufbau des Menschen einschließlich seiner Genetik. Die Erbinformation formiert sich nach seiner Aussage anhand der Information, welche die Seele in sich trägt. Ohne Seele gäbe es keine genetische Information, sie trägt den organischen Bauplan in sich und sie ist quasi auch der Motor, welcher das Leben im Menschen am Laufen hält. Ist die Seele geschwächt, ist auch der Mensch geschwächt, weil ihm die Liebe fehlt. An Liebe mangelt es uns aus Sicht von Viktor Philippi ebenso oft, wie es uns an der Gesundheit mangelt. Beides hänge untrennbar miteinander zusammen. Die Seele kann also aus seiner Sicht selbst nicht krank werden, aber sie leidet als Folge von Kränkungen und Verletzungen, die im Laufe des Lebens geschehen und die Seele zunehmend belasten. Damit sind nicht nur die Kränkungen und Verletzungen gemeint, die durch Konflikte mit anderen Menschen entstehen, sondern auch die Verletzungen, die wir uns selber zufügen, indem wir uns entwerten, uns mit negativen Selbstzuschreibungen und mit unserem Perfektionismus unter großen Leistungsdruck setzen. Die negativen Selbstzuschreibungen, die wir alle kennen, und die unter anderem durch Versagens- und Verlustängste sowie die Angst nicht gut genug zu sein getriggert sind, sind bei depressiven und psychosomatisch erkrankten Menschen besonders ausgeprägt. Die Liebe der Seele brennt dadurch zunehmend aus. Die so belastete Seele alarmiert den betreffenden Menschen über körperliche Symptome, etwas für sich zu tun. Es entstehen zunächst die typischen, meistens erst vorübergehend, dann dauerhaft auftretenden Symptome wie Erschöpfung, Unruhe, Ängste, depressive Verstimmungen; dann treten psychosomatische körperliche Symptome auf, und am Ende der Kette manifeste Erkrankungen, die wir Ärzte auf der materiellen Ebene des Körpers durch die verschiedenen Untersuchungsmethoden nachweisen können. Es ist also eine lange Kette von den ersten Symptomen bzw. „Alarmsignalen der Seele" bis zur Entstehung einer materiell fassbaren Erkrankung. Die Rolle des Geistes, der nach Viktor Philippi feinstofflich ist, ist die eines Kommunikators. Er sorgt für den Informationsaustausch, die Kommunikation zwischen der nichtstofflichen Seele und dem materiellen Körper.

Nach Viktor Philippi liegt die Gesundheit des Menschen in seiner Seele und seinem Geist, also seinem spirituellen Aspekt. Hier können wir sie stärken, indem wir die Kränkungen und Verletzungen abbauen und damit die Krankheiten an der Wurzel erreichen und nach und nach auflösen. Das bedeutet, dass der Patient seiner psychosomatischen bzw. somatischen Krankheit nicht hilflos ausgeliefert ist, sondern selber den Schlüssel in der Hand hält, die eigene Gesundheit zu stärken und zu stabilisieren.

Legt man das Modell von Viktor Philippi zugrunde, dann beschäftigen wir uns in der Psychosomatischen Medizin und Psychotherapie überwiegend mit der materiellen Ebene des Körpers und mit dem Geist. Damit können wir zwar schon einiges erreichen, aber wir setzen damit noch nicht an der Wurzel der Erkrankungen an.

Kannst du ein paar therapeutische Methoden nennen, die du in deiner Praxis zur Stärkung des Geistes und zur Stärkung der Seele von Patienten anwendest?

Nach dem Studium begann ich zunächst die Facharztweiterbildung zur Allgemeinmedizin, wo mir sehr schnell bewusst wurde, dass man dem Leiden insbesondere der chronisch kranken Menschen nicht gerecht wird, indem man ihnen lediglich Medikamente verordnet. Ich suchte nach weiteren Möglichkeiten und wechselte in die Facharztweiterbildung für Psychosomatische Medizin und Psychotherapie. Hier ergaben sich weitere Möglichkeiten, den Patienten zu einer besseren Gesundheit zu verhelfen. Aber auch in diesem Fach musste ich feststellen, dass die Möglichkeiten für mein Empfinden zu begrenzt waren. Ich begann, mich bereits parallel zur Facharztausbildung intensiv mit Akupunktur, TCM, Homöopathie, klassischen Naturheilverfahren, Orthomolekularer Medizin, Regulationsmedizin, komplementärer Krebsmedizin und anderem zu beschäftigen. Über die Jahre habe ich viele für die seelische und körperliche Gesundheit des Menschen wichtige Erkenntnisse gewonnen, von denen Du viele auch in diesem Buch beschreibst. Ich finde es übrigens eine super Idee von Dir, dieses gesamte vorhandene Wissen samt den zugehörigen wissenschaftlichen Erkenntnissen dazu in einem Buch aufzubereiten und den Menschen, insbesondere den Ärzten und den Patienten in diesem umfassenden Format zugänglich zu machen. Gerade für Krebspatienten wird es eine große Hilfe sein, sich in kompakter Form einen umfassenden Überblick über wirksame Unterstützungsmöglichkeiten für ihre Gesundheit verschaffen zu können.

Die bedeutsamste Erkenntnis für mich ist, wie wichtig es ist, von der Seele des Menschen auszugehen, so wie Viktor Philippi sie definiert. Hier liegt der Schlüssel zur Heilung. Parallel dazu ist es gut, den Körper zu stärken, ihm zu einer besseren Regulation zu verhelfen. Hier sollte man sich aus meiner Sicht viel öfter daran orientieren, wie es die Natur macht. In den meisten Fällen geht es nicht nur darum, ein Symptom zu beseitigen, sondern dem Menschen zu helfen, seine innere Ordnung von Seele, Geist und Körper wiederzufinden.

In meinem Fachgebiet werden sowohl Patienten mit den klassischen psychischen und psychosomatischen Erkrankungen behandelt, als auch Patienten, die psychisch unter den Folgen ihrer schweren und chronischen körperlichen Erkrankungen leiden und Hilfe bei deren Bewältigung benötigen. Viele schwer bzw. chronisch erkrankte Patienten kommen mit der Diagnose: „Damit müssen Sie leben". Hier ist Hilfe bei der Bewältigung schwerer Erkrankungen sowie extremer, teils existenzieller Krisen gefragt. Ich versuche immer gemeinsam mit den Patienten, nach Wegen zur Besserung und Stabilisierung ihrer Gesundheit zu suchen, auch wenn sie als austherapiert gelten. Mein Ansatz ist es, möglichst parallel Seele, Geist und Körper zu unterstützen.

Für den Körper geht es darum, Belastungen möglichst zu reduzieren, z. B. Stressbelastungen, Elektrosmogbelastung, umwelttoxische Belastungen, Reizüberflutung durch Medienkonsum etc.; weiterhin, nachgewiesene Mangelzustände des Körpers z. B. durch Nahrungsergänzungsmittel auszugleichen, das Immunsystem durch geeignete Maßnahmen zu stärken und wenn nötig einen gesünderen Lebensstil mit geregeltem Schlaf, gesunder Ernährung und Bewegung möglichst in der Natur zu etablieren. Ich orientiere mich dabei an dem, was für den jeweiligen Patienten sinnvoll und vor allem auch umsetzbar ist.

Der Geist wird im Rahmen der psychotherapeutischen Behandlung adressiert. Je nach Krankheitsbild kommen unterschiedliche Verfahren zur Anwendung.

Für die Seele empfehle ich nahezu allen, die Bioenergetische Meditation nach Viktor Philippi durchzuführen und das „Gesunde Denken", ebenfalls nach Viktor Philippi, zu erlernen und sowohl während der Meditation als auch im Alltag umzusetzen.

Viele Patienten, die sich bereits in psychotherapeutischer Behandlung befinden und bei denen ergänzend die körperliche Ebene mit oben genannten Maßnahmen unterstützt wird, geben die Rückmeldung, dass sie dadurch mehr Energie haben und sich insgesamt besser fühlen. Bei zusätzlichem Einsatz der Bioenergetischen Meditation und des Gesunden Denkens kann man oft bereits nach sehr kurzer Zeit ein Strahlen in den Augen der Patienten sehen. Sie fühlen sich wohler, die Ängste gehen zurück und sie entwickeln wieder Hoffnung und den Glauben an ihre Selbstheilungskräfte, was ich für sehr bedeutsam halte. Die Bioenergetische Meditation und das von Viktor Philippi entwickelte Gesunde Denken, welches Du bereits beschrieben hast, eignen sich sehr gut dazu, Patienten in Krisen zu stabilisieren, ihnen Hoffnung zu geben und Unterstützung bei der Aktivierung ihrer Selbstheilungskräfte. Regelmäßig angewendet, bilden sich in vielen Fällen Symptome ganz allmählich zurück, auch bei Krankheiten, die als unheilbar oder chronisch progredient bekannt sind. Die beschriebene komplexe Behandlung von Seele, Geist und Körper führt oft zu wesentlich besseren Verläufen als die klassische Psychotherapie allein. Schon einige Male habe ich es erlebt, dass unerwartet günstige Krankheitsverläufe von chronisch kranken Patienten, deren Glaube und Hoffnung gestärkt wurden und die für sich Wege gefunden haben, Körper, Geist und Seele zu unterstützen, große Verwunderung bei den behandelnden Kollegen ausgelöst haben, bis hin zu Zweifeln an der ursprünglich gestellten Diagnose. Von Viktor Philippi stammt der Satz: „Wenn wir lernen, den Menschen ganzheitlich zu sehen, dann wird die Medizin ihre Grenzen sprengen." Dem kann ich aus meiner Erfahrung zustimmen.

Heutzutage haben sowohl chronisch entzündliche Erkrankungen wie Autoimmunerkrankungen, Diabetes und Krebs als auch psychische Leiden wie Angstzustände, Burnout und Depression Hochkonjunktur. Siehst du zwischen beiden Kategorien einen Zusammenhang?

Ja, ich sehe da einen klaren Zusammenhang. Beide Kategorien können gemeinsame Auslöser haben, beispielsweise in unserer modernen Lebensweise. Hier wären zu nennen oxidativer Stress und Förderung chronisch inflammatorischer Zustände durch Fehlernährung, Nährstoffmängel, Umwelttoxine, übermäßige Aktivierung des Stresssystems durch Reizüberflutung, exzessiven Medienkonsum, künstliche Beleuchtung, Elektrosmog, Schlafmangel, übermäßige Jagd nach materiellen Dingen, weniger soziale Bindungen, anhaltende soziale Konflikte, fehlender Ausgleich durch Bewegung und Regeneration in der Natur. Auch bei Patienten mit Angstzuständen und Depressionen finden sich inflammatorische Zustände und mitochondriale Störungen, so wie bei Patienten mit Autoimmunerkrankungen, Diabetes und Krebs.

Sehr faszinierend, spannend und absolut nachdenkenswert finde ich die Antwort, die Viktor Philippi mir vor ein paar Jahren auf meine Frage zur Bedeutung der Mitochondrien aus seiner Sicht gegeben hat. Er sagte: „Die Mitochondrien sind die Manifestation der Liebe in der Materie". Aus seiner Sicht entstehen die Mitochondrien am Beginn des Lebens aus der Schwingung von Liebe anhand des „Bauplans", dessen Information in der Seele liegt. Hier ist also die Schnittstelle, an der sich aus der Information (der Seele) die Materie formiert, was aus meiner Sicht die Bedeutung der Mitochondrien für das Leben unterstreicht. Die Mitochondrien liefern nach Viktor Philippi die Energie für den Gedeihungsprozess des Lebens und für den Genesungsprozess, die Information für beide liegt in der Seele. Diese Erkenntnis von Viktor Philippi hat mich schon oft zu intensivem Nachdenken angeregt, zumal ich mich seit Jahren auch eingehend mit der Bedeutung der Mitochondrien bei Krebserkrankungen sowie anderen chronischen Krankheiten und Alterungsprozessen befasst habe. Demnach wäre es von zentraler Bedeutung, bei allen Erkrankungen, die mit einer

Schwächung und/oder Schädigung der Mitochondrien einhergehen, alles zu tun, was liebevoll ist und die Liebe in uns und damit unsere Seele stärkt.

Ich bringe meinen Patienten mit Hilfe des Gesunden Denkens bei, eine tiefere Dankbarkeit zu entwickeln, Konflikte mit Hilfe der Vergebung loszulassen und einen liebevolleren inneren Dialog und Umgang mit sich selber sowie mit anderen Menschen zu entwickeln. Und wenn die Mitochondrien die Manifestation der Liebe in der Materie sind, habe ich damit eine große Möglichkeit, die Mitochondrien zu stärken. Dies spiegelt sich meines Erachtens in der Rückmeldung zahlreicher Patienten, dass sie mehr Energie empfinden, seitdem sie die Bioenergetische Meditation durchführen und das Gesunde Denken umsetzen. Der liebevollere Umgang mit sich und anderen führt auch dazu, dass die Seele von Lasten befreit wird. Man erkennt dies an den Augen der Patienten: sie beginnen zu strahlen. Die Patienten entwickeln mehr Freude. Tiefe innere Freude ist das Zeichen, dass die Seele sich wohlfühlt.

Immer wieder hast du ja auch Patienten, die an Krebs erkrankt sind. Wie siehst du in dieser Situation den Stellenwert der seelisch-geistigen Stärkung?

Die Stärkung der Seele steht bei meiner Arbeit an erster Stelle. Ich sehe oft Patienten mit massiven Ängsten und Hoffnungslosigkeit, begleitet von ausgeprägter Schwäche und körperlicher Erschöpfung als Folge von Operationen, Chemotherapien und Bestrahlungen. Von vielen Patienten höre ich auch, dass sie massiv um ihr Leben „kämpfen" und alles dafür auf sich nehmen wollen. Aus meiner Sicht kann die Heilung durch einen „Kampf" nicht gelingen, schon gar nicht, wenn er auch gegen sich selbst gerichtet ist. Für das Gedeihen des Lebens und für die Genesung braucht es die Liebe. Da ist aus meiner Sicht in unserem Medizinsystem noch einiges zu entwickeln.

Wir sollten uns immer wieder bewusst machen, dass unsere Seele eine Schwingung von Liebe ist. Sie ist vollkommen und sie enthält sämtliche für das Funktionieren und die Heilung des Körpers wichtigen Informationen. Da die Seele eine Schwingung von Liebe ist, kann sie dementsprechend durch jegliche Art liebevoller Information gestärkt werden. Liebevolle Information kann ich mir jederzeit selber geben. Ich kann sie mir auch in der Natur holen, indem ich zum Beispiel in den Garten oder in den Wald gehe und mich innerlich mit der Natur verbinde und mich bei ihr bedanke für die vielen schönen Eindrücke. Das ist recht einfach umsetzbar. Schwieriger wird es, wenn ich viele Alltagskonflikte habe. Hier hilft das gesunde Denken nach Viktor Philippi, welches die Dankbarkeit, die Vergebung und die Annahme beinhaltet. Die Pflege der Dankbarkeit hilft, die ständige Unzufriedenheit über viele Alltagsdinge abzubauen. In schwierigen Situationen zu sagen: „Gott sei Dank so und nicht schlimmer" hilft, nicht in inneren Stress zu geraten durch Gedanken wie: „Warum passiert mir das gerade?", „Oh nein, schon wieder diese Schmerzen", „Dem werde ich es zeigen" etc. Durch die Dankbarkeit wird nach Viktor Philippi die Seele geöffnet, sie ist der Kern der Liebe. Wie ich bei deiner Eingangsfrage bereits ausgeführt habe, liegt die Wurzel der Erkrankungen als eine Art Fehlinformation in der Seele, die durch Ärger, Kränkungen, Verletzungen etc. entstanden ist. Um diese Kränkungen und Verletzungen loszulassen, bedarf es der Vergebung. Es geht darum, dass die Patienten bei der Bioenergetischen Meditation nach und nach immer wieder allen Menschen vergeben und um Vergebung bitten. Einen ganz besonderen Stellenwert hat aus meiner Sicht die Selbstvergebung, bei der man die eigene Seele um Vergebung bittet für die Verletzungen, die man sich selbst zugefügt hat durch Selbstentwertungen, negative Gedanken über sich selbst, Ängste nicht gut genug zu sein, Versagensängste und Verlustängste. Durch die Vergebung und die Selbstvergebung kann man nach und nach die Krankheitsverursachenden „Fehlinformationen“ abbauen, auch ohne dass einem jede einzelne dieser Kränkungen und Verletzungen bewusst werden muss. Parallel dazu kann man in den meisten Fällen einen allmählichen Rückgang der verschiedensten Symptome beobachten. Die Vergebung ist der Schlüssel zur Gesundheit. Wenn man auf diese Art und Weise die Dankbarkeit und die Vergebung umsetzt, dann hat man bereits auch die Annahme erreicht. Diese Vorgehensweise führt zu einem liebevolleren Umgang mit anderen und mit sich selbst. Sie stärkt die Seele und die Selbstheilungskräfte.

Was sind deine 5-10 besten Tipps für ein langes, gesundes Leben?

- Die eigene Gesundheit stärken, indem man sich liebevoll um seine eigene Seele kümmert, und eine Psychohygiene pflegt, indem man die Dankbarkeit stärker entwickelt und krankheitsverursachende Blockaden mit Hilfe der Bioenergetischen Meditation und der Vergebung abbaut.
- Mit Hilfe des Gesunden Denkens mehr Frieden und einen liebevolleren Umgang mit den Menschen im sozialen Umfeld sowie im eigenen Inneren entwickeln.
- Sich bewusst machen, dass das Fundament unseres Lebens die Spiritualität umfasst und der Spiritualität Raum im eigenen Leben geben.
- Naturverbunden leben.
- Dem Leben einen Sinn geben.
- Dinge tun, welche Freude bereiten. Es kann auch die Arbeit sein, an der ich Freude habe.
- Soziale Kontakte pflegen.
- Sich mental fit halten, z.B durch eine sinnvolle Arbeit, durch lernen neuer Fertigkeiten, durch Forschergeist, durch Training des Körpers, durch Muskelaufbau/Muskelerhalt.
- Dem Körper Gutes tun durch eine gesunde Ernährung, je nach Alter, Risiken, Krankheiten und körperlicher Verfassung Einsatz von Nahrungsergänzungsmitteln, gezielte Unterstützung der Mitochondrien, regelmäßige Bewegung, Kraft- und Ausdauertraining und so oft wie möglich Aufenthalt in der Natur.

12.12 Interview mit Dr. Heinz Reinwald, Heilpraktiker und Unternehmer

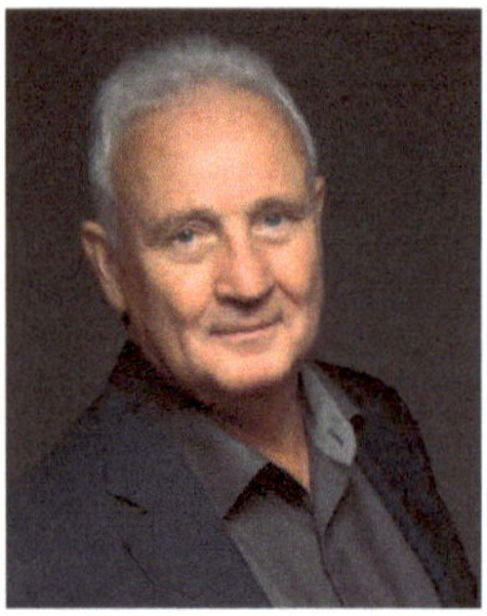

Dr. Reinwald studierte und promovierte an der Friedrich-Alexander-Universität Erlangen-Nürnberg inklusive einem Auslandsstudium in Mexiko und Spanien. Es folgte eine Ausbildung zum Heilpraktiker und die Eröffnung einer eigenen Praxis in Bayreuth, München und Nürnberg. Daneben gründete er die dr. reinwald healthcare gmbh + co kg und dr. reinwald global health ltd, deren Geschäftsführer er bis heute ist. Weiterhin ist er CEO der dr.reinwald academy, die Fort- und Weiterbildungen zu naturheilkundlichen Themen anbietet. Dr. Reinwald ist international mit Vorträgen und Seminaren aktiv.

Seine Schwerpunkte sind: Ganzheitliche Regulationsmedizin mit eigenem Stoffwechselprogramm (ketogene Ernährung und dr. reinwald metabolic regulation®), Mikrostromtherapie, Entgiftung, Milieusanierung, Enderlein-Therapie, Konzept-Ausbildung und Seminare für Therapeuten. Daneben betreibt er Forschung zu folgenden Themen: Paradigmen in der Medizin, Biologische Tumortherapie, Mitochondriopathie, Proteinstoffwechsel, Mykosen und Helminthe, Enderlein Pleomorphismus und Ernährungsmedizin.

Lieber Heinz, als Heilpraktiker hast du dich lange und intensiv mit der Krebserkrankung und ihren Ursachen auseinandergesetzt. Welche Rolle spielen aus deiner Sicht die Mitochondrien bei der Entstehung von Krebs und was folgt daraus für Präventionsstrategien?

Halten wir zunächst fest, dass im Grunde und auf einer fundamentalen Ebene die Entstehung jeder chronischen Krankheit durch Anomalien in der zellulären Energieverwertung beeinflußt wird. Und verantwortlich für diese Zellenergie, d.h. die Produktion von Adenosintriphosphat (ATP), zeigen sich ja bekanntermaßen die von dir angesprochenen Mitochondrien, die leider von der Schulmedizin noch immer als Organellen bezeichnet werden und nicht als das, was sie wirklich sind: nämlich lebendige Symbionten, ein Mikrobenverbund, wie du ja im Buch am Anfang dargestellt hast. Durch die Symbiose verschiedener Mikroben war die eukaryontische Zelle, die sich für höheres Leben verantwortlich zeichnet, plötzlich in der Lage, von der Energiegewinnung durch Gärung in die Energiegewinnung durch Sauerstoff zu wechseln. Das war ein exponentieller Shift mit nachhaltigen Folgen für das Leben auf der Erde. Das ist ein wenig wie der Übergang vom Pferdekarren zum Düsenflugzeug. Die ATP-Gewinnung explodierte von laschen 2 ATP in der anaeroben Gärung zu sensationellen 38 ATP in der aeroben Glykolyse … übersetzt man diese Kraft noch in den Fettstoffwechsel, dann erhält man schnell 100 ATP und mehr. Der explosionsartige Zugewinn an Energie – und die Zellatmung ist ja eine kontrollierte Knallgasexplosion – hat jedoch ihren Preis: es entsteht ein hoher Schadstoffanfall, deshalb muß der Vorgang biochemisch streng überwacht werden, damit nicht zuviele „Abgase" entstehen. Wenn da die erforderlichen Substrate zur Kontrolle der Abläufe fehlen – z. B. Antioxidantien oder Reduktionsäquivalente, wie die Biochemiker sagen – dann ist dicht im Schacht. Kommen dann noch Gifte hinzu, die vorhandene Substrate verbrauchen und zusätzlich oxidative Schäden anrichten, bleibt den bis dato aerob energiegewinnenden Mikroben keine andere Chance, als in ihren alten Energiegewinnungsmodus der Gärung zurückzuschalten, um das eigene Überleben zu sichern.

Denn bei der anaeroben Gärung fallen nahezu keine Schadstoffe an. Und die anaerobe Gärung ist ja ein Stoffwechselweg, den die Zellen nach wie vor beherrschen. Er ist sozusagen physiologisch, weil auch eine gesunde Zelle bei der Teilung zur Vermeidung von Schäden durch freie Radikale, wie sie natürlicherweise bei der aeroben Energiegewinnung entstehen, vorübergehend in diesen archaischen Stoffwechselmodus zurückschaltet.

Was aber nun m. E. die Besonderheit bei Tumorzellen – im Gegensatz zu Blutkrebszellen – ausmacht ist, dass diese Zellen nicht, wie gemeinhin gerne angenommen wird, „übersäuert" sind, ihnen Antioxidantien fehlen und entsprechend anti-oxidativ behandelt werde müßte, sondern dass sie zu alkalisch sind. Denn Tumorzellen weisen neben einem Überschuß an Reduktionsäquivalenten wie reduziertem Glutathion und NADH im Kern und Zytosol noch eine metabolische Alkalose auf, während sie die Tumorperipherie zum eigenen Schutz und für die Expansion ansäuern, d.h. entzündliche Prozesse induzieren. Das aber bedeutet, daß es eine überwiegend oxidative Therapiestrategie erfordert, begleitet von milieusanierenden Maßnahmen.

Vereinfacht zusammengefasst: Die Körperzelle atmet – die Krebszelle gärt, und zwar im alkalischen Milieu mit Säureüberschuß an der Peripherie. Und sie gärt, weil sie eine mitochondriale Schädigung aufweist, hervorgerufen durch die oben dargestellten Prozesse. So weit, so gut. Prävention bedeutet: Vermeidung von Umweltgiften und emotionalen Giften. Nun bin ich aber Enderlein-Anhänger, d.h. ein Verfechter des Pleomorphismus und der Vielgestaltigkeit von Mikroben, dessen Darstellung im Detail dieses kurze Interview hier sprengen würde. Dennoch seien wesentliche Aspekte der „Lösung des Krebsrätsel" im Sinne des Pleomorphismus, wie Enderlein es nennt, hier kurz angesprochen. Nach Prof. Enderlein ist Krebs für den Wirtsorganismus ein durch einen parasitären Pilz namens Mucor racemosus und seine Entwicklungsformen aufgedrängter Gärungs- und Verwesungszustand. Enderlein verwendet den Begriff Parasit im Sinne eines Symbionten analog zu den Mitochondrien, die damit im Grunde mit dem Mucor identisch wären. Und dieser „Parasit" ist eben nicht per se pathologisch, sondern konstitutiv für den menschlichen Organismus, so wie die Mitochondrien ja auch. Der Mucor, übrigens wie sein Pendant, der Aspergillus niger mit seiner Zitronensäure (Zitratzyklus) ist an wesentlichen Stoffwechselprozessen in unserem Körper beteiligt. Zwar hat Warburg bereits vor Jahrzehnten nachgewiesen, daß in jedem Tumorgewebe Milchsäure bis zur zehnfachen Menge des normalen Milchsäuregehaltes des menschlichen Gewebes gebildet wird; was er aber aus der Sicht Enderleins nicht erfaßt hatte, war die wahre Natur der Mitochondrien, und deshalb kritisierte Enderlein ihn bereits in den 1950er Jahren heftig in einem offenen Brief mit den Worten, seine Arbeit sei Ausdruck einer ausgeprägten „Biologielosigkeit". Denn es wäre schließlich die organische Säure des Mucors, die dieser aufgrund der Milieuschädigung und seiner Wuchsaktivität durch Rückzug in die archaische Form der Gärung vermehrt produziert.

Du hast oben kurz die Wichtigkeit der Vermeidung emotionaler Gifte für die Krebsprävention angesprochen. Das führt uns zum Thema Seele. Wie siehst du die Rolle der Psyche bzw. Seele bei Krebs?

Vielleicht sprechen wir in diesem Zusammenhang wirklich erstmal von Emotionen, denn dann haben wir die Chance, auch den einen oder anderen mit ins Boot zu bekommen, der nicht an so etwas wie eine Seele glaubt, weil er noch allzu sehr im materialistischen Paradigma steckt. Und natürlich wäre ich kein ganzheitlicher Therapeut, wenn ich diesen wichtigen Aspekt unseres Menschseins - den ich übrigens auch für Tiere, zumindest die Säuger, reklamieren möchte - nicht berücksichtigen würde. Ich habe im Laufe meiner Praxisjahre viele Tumorpatienten gehabt, bei denen Emotionen, Traumen, seelische Verletzungen, wenn man so mag, mehr als zentral für die Entstehung ihrer Krebserkrankung waren. Dabei stellt sich allerdings die Frage nach der Priorität der Reihenfolge der Behandlung, denn selbst wenn es so ist, halte ich es mit dem alten römischen Leitspruch: Mens sana in corpore sano, „ein gesunder Geist in einem gesunden Körper", da die Auswirkungen zunächst einmal auf der physiologischen Ebene behandelt werden sollten, vor allem wenn der Prozess schon weit fortgeschritten ist und um den Patienten zu stabilisieren. Wenn möglich kann eine Behandlung parallel, in jedem Fall sollte sie aber im Anschluß an die physiologische Tumorbehandlung auch auf der emotionalen Ebene erfolgen.

Als erfahrene Naturheilkundler sollten wir wissen, daß Seele und Geist und damit unser Bewußtsein als oberstes Energieprinzip über der Materie stehen, die ja selbst nichts anderes ist als verdichtete Energie. Schocks und emotional schwere Traumen können deshalb sehr wohl unser ganzes Körpersystem physisch blockieren und regelrecht lahmlegen. So lassen sich auch die Phänomene Spontanerkrankung und Spontanheilung erklären, denn emotionale Vorgänge beeinflussen uns ja auch in die umgekehrte Richtung. Traumen führen häufig dazu, dass der Betroffene etwa zum „schlechten Entgifter" wird, so dass sich die normale Bioakkumulation von Toxinen noch einmal verstärkt und das Terrain im wahrsten Sinne des Wortes schneller vermüllt als es normalerweise der Fall ist. Meiner Meinung nach erklärt das die sogenannten genetischen Polymorphismen, d.h. die Fehlentwicklung von Giftstoff-metabolisierenden Enzymen, die aber mit Genetik nix am Hut haben, sondern erworben sind, ausgelöst durch solche Prozesse wie oben beschrieben ... etwa durch Emotionen wie den Tod eines nahen Verwandten, des geliebten Ehepartners usw.

Ich beschreibe das vielleicht mal an einem konkreten Beispiel aus meiner Praxis: Ein junges Mädchen mit einem malignen Stammhirn-Tumor, bei dem der raumfordernde Druck des Tumorgewebes bereits ihre ganze rechte Seite bis hinein in die Zungenspitze gelähmt hatte, sprach mich auf einem Krebskongress an, ob eine ketogene Ernährung möglicherweise sinnvoll in ihrem Fall sei, auch wenn ihr Hausarzt vehement davon abgeraten hatte. Die Nähe des Tumors zum Ausgang der Hirnnerven war für eine konventionelle Behandlung zu riskant. Ich bejahte natürlich ihre Erfolgsaussichten einer ketogenen bzw. in diesem Fall einer hyperketogenen Ernährung mit therpeutischen Ketosespiegeln >2,5 mmol/l und mehr. Der Erfolg bereits nach 3 Wochen ketogener Ernährung mit Werten bis zu 6,3 mmol/l war so durchschlagend (ich liebte das Mädel für ihre Disziplin), daß sie sich wild entschloß, bei mir in der Praxis die weitere Behandlung durchzuführen. Sie reiste für 14 Tage zu uns nach Nürnberg und wir konnten eine vollständige Remission des Tumors erreichen. Das Mädel strahlte mit ihrem neuen alten Gesicht wie ein Honigkuchenpferd ... Nun aber war es für mich an der Zeit, in die eigentliche Phase der Tumorbehandlung einzutreten, da ich immer zu meinen Patienten sage, daß die eigentliche Krebsbehandlung nach der Tumortherapie kommt: die Entgiftung, und zwar eben nicht nur die physiologischen Gifte, sondern die aus meiner Sicht bei ihr sicherlich auch vorhandenen „Seelengifte". Und in der Tat, meine Kollegin und ich landeten einen Volltreffer. Das Mädchen war mit 5 und 8 Jahren mißbraucht worden. Sie erzählte uns von dieser sie paralisierenden Erfahrung, in der sie weder kämpfen noch fliehen konnte, sonden nur erstarrt als Opfer dalag. Es war erschütternd, aber zugleich für uns klar, dass dieses Trauma im Seelengrund des kleinen Mädchens die Basis für ihre spätere, nach außen sichtbare „Lähmung" im Gesicht war.

Viele deiner Heilpraktiker-Kollegen setzten noch immer auf Vollwert-, pflanzenbasierte oder die sogenannte basische Ernährung. Ist da aus deiner Sicht was dran oder handelt es hierbei um einen Irrtum, der sich über viele Generationen gehalten hat?

Also wenn ich das Wort „Vollwert" schon höre - ein Euphemismus erster Güte - dann stehen mir die Haare zu Berge. Diese Wort-Schönfärberei ist eine Marketingstrategie der kriminell organisierten Big Food und Big Pharma Konzerne, die über 95% des weltweiten Lebensmittelmarktes beherrschen. Damit sollen jene „alternativen" Kreise ins System zurückgeholt und eingelullt werden, die sich bewußter als nur mit Fast Food à la McDonalds, Kartoffelchips und Fertigterrinen ernähren wollen. Alles, was aus Richtung der Deutschen Gesellschaft für Ernährung (DGE) sowie deren Pendants in Österreich oder der Schweiz respektive ihres Tonangebers aus den USA, dem US-Department of Agriculture, kommt, ist mit großer Vorsicht zu genießen. Da müssen sofort alle roten Lampen aufleuchten. Hier sind ganze Heerscharen sogenannter Wissenschaftler damit beschäftigt, uns regelrecht vorzuführen. Das schöne Wort „Vollwert" - und wer fällt darauf nicht rein - soll uns davon ablenken, daß es immer noch darum geht, 50-70% Kohlenhydrate zu essen. Das Ganze dient dem Ziel, am Ende noch mehr Diabetiker und andere Schwerstkranke für den Profit der Pharmakonzerne abzuholen. Es ist unerträglich, daß solche Mogel-Institutionen mit dem Nimbus der Wissenschaftlichkeit unsere Ökotrophologen, d.h. unsere Ernährungswissenschaftler ausbilden oder korrekter ausgedrückt: gezielt fehllenken. Das gleiche geschieht ja in der Medizin. Ich darf dabei auf das Buch von Dr. Colin Champ, den du ja auch interviewt hast, mit dem sehr aussagekräftigen Titel aufmerksam machen: Misguided Medicine.

Etwas anders verhält es sich mit dem Konzept einer „basischen" Ernährungsweise. Es sei jedoch auch hier gleich zu Anfang klargestellt: Es gibt für mich weder die guten Basen und die bösen Säuren noch umgekehrt, die guten Säuren und die bösen Basen, wie das manche Kollegen marktschreierisch für ihre Verkaufsstrategie verkünden. Es gibt nur Fließgleichgewichte energetischer und materieller Stoffwechselprozesse. Nun wissen wir aber, daß Basen endlich im Körper vorhanden sind, während Säuren quasi unendlich in unserem Körper erzeugt werden können. Daher macht es auf jeden Fall Sinn, den Körper auf Dauer durch Ernährung und andere Maßnahmen wie etwa basische Bäder zu unterstützen. Jede Muskelbewegung, jede Aufregung, ob Freude oder Leid, jeder Stress, ob Eu- oder Distress, produziert zunächst einmal Säuren, die ihrerseits eine Pufferung durch Basen als Ausgleich benötigen. Ohne sie, die Säuren, aber kämen wir überhaupt nicht in die Gänge, brächten wir nicht einmal unseren Hintern von der Couch. Ganz zu schweigen von der „Säure des Lebens", wie es ein Kollege von mir mal sehr schön ausgedrückt hat: die Magensäure. Da ist also nichts „Böses", wie einige Fanatiker behaupten.

Das, was also auf den ersten Blick so positiv dasteht, „basisch", kann bei differenzierter Betrachtung auch nach hinten losgehen: solide Tumore sind nämlich überwiegend im alkalischen Milieu zu finden, bei gleichzeitiger Ansäuerung der Tumorperipherie, wo sie die Entzündung zur Proliferation benötigen. Krebs ist eine Redose-Erkrankung. Entsprechend erfordert sie eine vorwiegend oxidative Therapiestrategie mit gezieltem Counterbalancing zur Milieusanierung. Prof. Dr. Seyfried (Anmerkung: →12.2) hat das kongenial auf den Punkt gebracht mit seiner „press-pulse-Strategie".

Wenn wir uns dem Säure-Basen-Geschehen professionell annähern wollen, dann kommen wir um eines der wichtigsten Werke in der medizinischen Literatur zu diesem Thema nicht umhin. Um Prof. Dr. Friedrich Sander's Buch aus den 1950er Jahren: Der Säure-Basenhaushalt des menschlichen Organismus und sein Zusammenspiel mit dem Kochsalzkreislauf und Lebensrhythmus. Es ist ein Schlüsselwerk zum Verständnis dessen, was Säuren tun, wozu wir sie brauchen, und was Basen tun, und wozu wir sie brauchen, insbesondere über die rhythmisch verlaufenden Durchflutungen des Bindegewebes in den sogenannten Basenebben und den Basenfluten. Wie sie die Leber und Nieren bei der Regeneration unterstützen und wie sie unserem größten Speicherorgan, dem Bindegewebe, helfen, sich von den zwischengespeicherten Säureansammlungen zu befreien usw. Sander unterscheidet dabei sehr genau zwischen Säure-Basen-Haushalt, d.h. der vorhandenen Pufferkapazität an Basen, und Säure-Basen-Geschehen, d.h. den Abläufen während diverser Prozesse wie Verdauung, Leberreinigung, Bindegewebsreinigung, Blutpufferung usw. Für jene, die hier tiefer und differenzierter einsteigen wollen sei noch ein zweites, neueres Schlüsselwerk empfohlen, das von John van Limburg Stirum: Moderne Säure-Basen-Medizin: Physiologie - Diagnostik - Therapie. Das letztgenannte Buch geht dabei auch auf die Probleme einer metabolischen Alkalose ein, nicht nur auf die Versorgung mit Basen. Es ergänzt also das Basiswerk von Sander.

Aber lasse mich bitte zum Abschluss noch auf den großen und einseitigen Vorwurf der naturheilkundlichen „Basenszene" gegenüber dem Verzehr von Fleisch eingehen, nämlich auf die Behauptung, Fleisch, würde einer Übersäuerung Vorschub leisten. Eine so formulierte Anklage impliziert nämlich eine ausgesprochen negative Grundhaltung gegenüber diesem für die menschliche Ernährung so wichtigen Lebensmittel: Warum aber sollte speziell Fleisch zur Ansäuerung der Gewebe beitragen? Was ist der genaue biochemische Mechanismus für diese Behauptung? Nun, um dies zu verstehen, müssen wir wissen, dass Fleisch und eben alle anderen Proteine auch, zunächst einmal das Gewebe NICHT ansäuern. Im Gegenteil: was entsteht denn beim Proteinkatabolismus? Und nur um den geht es bei der Verbrennung von (allen) Proteinen im Vergleich etwa zu Kohlenhydraten und Fetten, die nur Kohlenstoffdioxid und Wasser als Abbauprodukte liefern. Bei der Verbrennung, der katabolen Verwertung von Aminosäuren, den Bausteinen von Proteinen, entsteht neben

Energie beim Abbau des Kohlenstoffgerüsts vor allem hochtoxischer Ammoniak als Stickstoffabfall. Als Gas hat es einen pH von 13 und nach seiner Konjugation in wässriger Lösung mit seiner korrespondierenden Säure Ammonium wirkt es immer noch als schwache Base, die über den Harnstoffzyklus entgiftet werden muss. Wir haben es also beim Proteinkatabolismus zunächst mit der Entsorgung einer hohen alkalischen Last zu tun - und es ist hier gleichgültig, um welche Proteinquelle es sind handelt, entscheidend daran ist die Höhe des katabolen Anteils, und der ist bei pflanzlichen Proteinen relativ zum Eiweißanteil sogar noch höher als bei tierischen. Was nun aber im Harnstoffzyklus zur Entgiftung von Ammoniak und zur Wandlung in den ausscheidungs- oder nierenpflichtigen Harnstoff geschieht, ist von entscheidender Bedeutung zum finalen Verständnis dieser Vorgänge: es wird nämlich im gleichen stöchiometrischen Verhältnis zu Ammoniak auch Natriumbicarbonat verbraucht, d.h. pro Molekül Ammoniak ein Molekül Bicarbonat. Natriumbicarbonat aber ist unser wichtigster Blutpuffer zur Säuren-Neutralisierung. Der hohe Verbrauch an Bicarbonat bei hohem Proteinkatabolismus, der ja auch durch Stress, Entzündungen, Immunabwehr etc. angekurbelt wird, führt auf Dauer zu dem, was van Limburg Stirum als Verlustazidose bezeichnet, d.h. dem Verlust an Pufferkapazität durch zu hohen Verbrauch.

Wie können Patienten ihre körpereigene Zellentgiftung unterstützen?

Was man allgemein zur Entgiftung zu Hause regelmäßig tun kann, ist zum Beispiel die Einleitung der Ketose mit ihrem intrinsischen Heilpotential, sei es durch Intervallfasten oder eine ketogene Diät. Die dadurch eingeleitete Autophagie, d.h. die Verwertung des Zellmülls durch körpereigene Stoffwechsel- und Abbaumechanismen, ist übrigens ein Prozess, den man vor der Verleihung des Nobelpreises in naturheilkundlichen Kreisen etwas salopp „Entschlackung“ nannte. Allgemein gilt auch: sind genetische Polymorphismen bekannt, d.h. die Fehlentwicklung von Giftstoff-metabolisierenden Enzymen sowohl in der Phase-I- als auch in der Phase-II-Reaktion, die m. E. so genetisch nicht sind, dann macht es Sinn, solche Fälle gesondert mit speziell diese Phasen ansprechenden Substraten zu unterstützen.

Soviel zur allgemeinen Zellentgiftung. Für eine gezielte Entgiftung ist es wichtig zu unterscheiden, welches Gewebe ich mit meiner Entgiftungsstrategie angehe: Darm, Bindegewebe oder Zellzwischengewebe (auch als Pischinger-Raum bekannt), Blut (hier etwa Plasmareinigungsverfahren) oder Gehirn. Natürlich könnte ich jetzt auch einfach sagen: Intervallfasten, Low-Carb, etc. Und damit, d.h. mit der Ketose, der Autophagie, der Zuckereinsparung usw., würde ich sicher auch einen Großteil der Probleme in der Zelle zumindest präventiv adressieren. Aber wenn die Ver- und Entsorgungswege, Ausscheidungsorgane, Blutbahnen, Zellzwischenraum etc. nicht ausreichend funktionieren, d.h. sie die für die tägliche Entgiftung erforderlichen Milieu-Optima nicht aufweisen - pH-Wert, Redoxpotentiale, das Verhältnis von reduzierenden zu oxidierenden Substanzen, zu nennen wäre hier die Relation von reduziertem zu oxidiertem Glutathion (GSH/GSSH) oder gar eine gewisse Bereitstellung der Kofaktoren für die Entgiftung fehlt etc. etc. - dann ist wieder mal dicht im Schacht. Und genau deshalb ist die Befolgung eines alten Leitspruchs aus der traditionellen chinesischen Medizin (TCM) so wichtig: „Wenn du den Tiger aus dem Haus jagen willst, öffne Fenster und Türen, bevor du ihm auf den Schwanz trittst." Damit ist alles gesagt: für jede Entgiftung der Zelle muß vorher sichergestellt werden, daß Darm, Leber, Nieren und sogar Haut-Lunge als Ausscheidungswege für die flüchtigen Säuren „geöffnet" sind und funktionieren, ganz abgesehen vom oben erwähnten Bindegewebe.

Ich will dazu nur ein kleines, aber feines Beispiel aufzeigen, bei dem diese Milieu-Optima eine entscheidende Rolle spielen: nämlich bei der häufig empfohlenen Verwendung von Koriander bei der Entgiftung des Gehirns. Wegen der Blut-Hirn-Schranke gehört dieses Gewebe zu den schwierigsten, die man sich als Therapeut antun kann. Aber eben sehr zielführend bei vielen neurologischen Erkrankungen, mal ganz unabhängig von der Darm-Hirn-Achse, die hier natürlich besondere Beachtung finden muß. Denn ohne eine ausreichende Darmsanierung, das Öffnen eines der wichtigsten Ausscheidungswege, der Hauptausgang, wie ich gerne sage, braucht man eine Entgiftung überhaupt nicht erst anfangen. Koriander erfreut sich für die Gehirnentgiftung ganz allgemein einer gewissen Beliebtheit. Im Gegensatz zu anderen Stoffen, die wir als natürliche Bindemittel für eine bessere Ausleitung verwenden, ist Koriander aber kein Chelator, d.h. er bindet keine Gifte und erleichtert so auch nicht ihren Abtransport. Koriander hat lediglich eine für die Entgiftung der Zelle wichtige Eigenschaft: die Wirkstoffe der Pflanze öffnen die Ionen-Kanäle und führen, abhängig vom Protonengradienten, d.h. dem pH-Wert des umliegenden Gewebes, zu einer vom Konzentrationsgefälle geleiteten Ausschwemmung von Toxinen aus der Zelle ins Bindegewebe. Ist nun etwa der pH-Wert des Raums zwischen den Zellen zu niedrig, also zu sauer, dann kommt es zu einem umgekehrten Ionenfluß entsprechend eben dem umgekehrten Konzentrationsgefälle und damit zur Einschwemmung von Giftstoffen in die Gehirnzellen. Mit fatalen Folgen. Deshalb gehört der gezielte Einsatz von potenten Entgiftungsmitteln wie Koriander oder chemischen Chelatoren in die Hände erfahrener Therapeuten.

Was sind Deine 5-10 besten Tipps für ein langes, gesundes Leben?

5 oder 10 gleich - oh my god:
(1) Liebe;
(2) positive Grundeinstellung (Optimisten leben länger!);
(3) Spaß an der Arbeit, gilt zumindest für mich;
(4) maßvolles Genießen, aber eben auf jeden Fall genießen ...
(5) Orientierung an der Steinzeit-Diät mit gesunden Lebensmitteln aus regionalem und lokalem Anbau, am besten über Direktvermarktung und ohne sklavisch ständig darauf achten zu müssen - eher entspannt, aber konsequent auf Dauer verfolgen;
(6) regelmäßiges und gezieltes entgiften!!! - Umweltgifte überschwemmen uns;
(7) gesunder Schlaf, mit Beginn mindestens 2 Stunden vor Mitternacht;
(8) Streßmanagement;
(9)physiologisch hinreichend Bewegung, wenn möglich in der Natur - keinen Leistungssport;
(10) regelmäßiges Intervallfasten oder meine ketogene Ernährung (was ich seit Jahrzehnten mache).

12.13 Interview mit B.Sc. Florian Schilling, Heilpraktiker

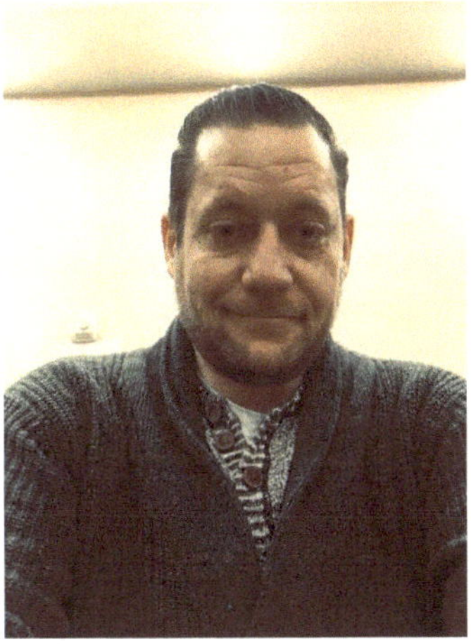

Florian Schilling (*1981) absolvierte zunächst das Studium der Vorklinik Medizin und wechselte dann auf die Ausbildung zum Heilpraktiker - als welcher er von 2006 bis 2018 in Deutschland praktizierte. Klinische Schwerpunkte waren Funktionelle Tumortherapie und Neuroinflammation (CFS/ME). Von 2017-2018 war er als Projektleiter am Bumrungrad Hospital in Bangkok und in dieser Funktion für den Aufbau einer Klinik für Funktionelle Tumortherapie sowie diverser Kliniken für Funktionelle Medizin in Südostasien verantwortlich. 2020 kehrte er als Wissenschaftlicher Leiter der Mitocare GmbH nach Deutschland zurück und übte diese Position bis 2024 aus. Seit Anfang 2025 betreibt er seine eigene Wissensplattform „Transition Tribe", auf der er Ausbildungen in Funktioneller Medizin sowohl für Therapeuten als auch für Laien, Bewusstsein und Spiritualität miteinander verbindet. 2020-2022 absolvierte er ein Studium „Health Sciences" in UK, das er mit einem B.Sc. Honors Degree abschloss. Florian Schilling hat bislang vier Bücher publiziert, die sich alle mit dem Themenkomplex Corona, Long-Covid und Post-Vac beschäftigen („How To Do Corona", „Long-Covid", „Post-Vac" und „Long-Covid/Post-Vac"). Bereits seit 2008 ist er zudem als international nachgefragter und geschätzter Referent tätig.

Lieber Florian, du hast einige Jahre in einer Klinik in Thailand gearbeitet, um dort Krebspatienten mit komplementären Therapieverfahren zu unterstützen. Kannst du kurz zusammenfassen, welches die deiner Erfahrung nach effektivsten komplementären Therapieverfahren sind, welche auch Patienten hierzulande zur Verfügung stehen?

Zwei Ansätze haben sich als besonders erfolgreich erwiesen: Zum einen der Einsatz von metabolischen Inhibitoren in Verbindung mit möglichst spezifischer zytostatischer Therapie - z. B. Inhibitoren wie Deoxyglukose und hochdosiertes Selen sowie Zytostase mittels Hochdosis-Vitamin-C und Insulinpotenzierter Chemotherapie. Zum anderen eine integrative Immuntherapie - hier haben wir regelmäßig gutes Ansprechen auf die Kombination Rapamycin, Checkpointinhibitoren und Stuhltransplantation beobachten können.

Wie wichtig stufst du die Rolle der Ketose bzw. ketogenen Ernährung in der Tumortherapie ein?

Insbesondere bei soliden Tumoren ist eine Stoffwechselmodulation im Sinne einer Ketose aus meiner Sicht Conditio sine qua non. Ob man sie nun interventionell herstellt (metabolische Inhibitoren, Fasten) oder durch anhaltende ketogene Ernährung, oder im Optimalfall einer Kombination aus beidem. Die Resultate unterscheiden sich signifikant vom Vorgehen ohne Ketose. Immer gesetzt den Fall, die Ketose wird professionell umgesetzt - ich bin kein Freund von Hungerkuren bei Krebspatienten. Insbesondere die Proteinzufuhr, sowohl qualitativ als auch quantitativ, sowie die Komposition der verwendeten Fette haben großen Einfluss auf das Ergebnis.

Du bist über die letzten Jahre zu einem sehr spirituellen Menschen geworden. Wie wichtig empfindest du die Ressource „Spiritualität" für die allgemeine Gesundheit und speziell für Krebspatienten? Sollte dies auch Bestandteil jeder Therapie sein?

Definitiv. Der Mensch ist ein spirituelles Wesen, wir sind Bewusstsein, das eine menschliche Erfahrung macht - keine Biomaschine, die zufällig Bewusstsein entwickelt hat. Bewusstsein ist die fundamentalste Größe des Universums, aus ihm ergibt sich die materielle „Realität". Was auf Bewusstseinsebene passiert (oder eben nicht), spiegelt sich früher oder später unweigerlich auf der physischen Ebene. Insbesondere die Aspekte Selbstliebe, Urvertrauen und Akzeptanz haben enormen Einfluss auf Gesundheit sowie Therapieverlauf. Jeder Ansatz, der dies nicht berücksichtigt, ist partiell insuffizient und nicht nachhaltig.

Was sind deine 5-10 besten Tipps für ein gesundes, langes Leben?

1. Basale, artgerechte Lebensführung: Bewegung, Kontakt mit den Elementen, gesundes und ausreichendes Licht, biologische Nahrung
2. Artgerechte Ernährung: Keine prozessierten Lebensmittel, optimalerweise Paläo-Ernährung
3. Pflege deine Mitochondrien
4. Liebe deinen Darm: Pro- und präbiotische Nahrungsmittel bzw. Supplemente sind Pflicht
5. Achte auf gesunden und ausreichenden Schlaf in hoher Qualität
6. Verstehe deinen Körper: Basale Grundkenntnisse in menschlicher Biologie sind unabdingbar, hier muss jeder seine Hausaufgaben machen, um seiner Eigenverantwortung gerecht werden zu können.
7. „Know Thyself": Die Reise nach innen, sich als spirituelles Wesen erkunden und begreifen ist letztlich unser Existenzgrund. Diesem Prozess ist unbedingte Priorität einzuräumen. Körperliche Gesundheit ohne seelisch-geistige Gesundheit ist unmöglich.
8. Trust the process: Am Ende wird alles gut, wir können nie tiefer fallen als in Gottes Hand. Daran sollte man sich regelmäßig erinnern, aus diesem Urvertrauen heraus lassen sich viele Belastungen vermeiden und gleichzeitig großes Wachstum, Stabilität und Gesundheit generieren.

12.14 *Inerview mit Dr. Shawn Baker, Chirurg, Unternehmer und Leistungssportler*

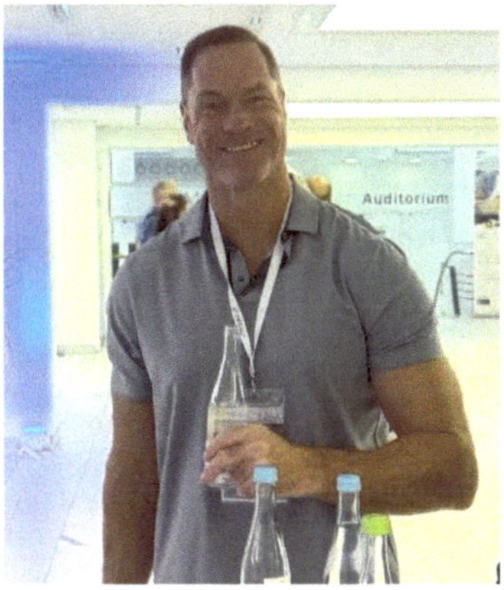

Dr. Shawn Baker ist Arzt, Leistungssportler, Vater von vier Kindern und Mitbegründer des Unterbehmens Revero. Seinen Abschluss in Medizin machte Dr. Baker 2001 an der Texas Tech University. Im Jahr 2006 schloss er seine orthopädisch-chirurgische Facharztausbildung an der University of Texas ab. Während seiner Zeit bei der amerikanischen Luftwaffe war er als Chefarzt für Orthopädie an verschiedenen Stützpunkten tätig. Im Jahr 2010 begannen eigene gesundheitliche Probleme und er beschloss, sich intensiv mit verschiedenen Diäten zu beschäftigen. Im Jahr 2016 entschied er sich für die carnivore Diät und ist dieser seither treu geblieben. Sein Buch „Die Fleischfresser-Diät" ist das weltweit meistverkaufte Buch zur carnivoren Diät.
Als Arzt hat er die Erfahrung gemacht, dass das Gesundheitssystem bei der effektiven Behandlung der immensen Flut chronischer Krankheiten extrem ineffektiv ist. Deshalb beteiligte er sich an der Gründung des Unternehmens Revero, dessen Ziel die Umkehrung chronischer Krankheiten mittels Ernährungstherapie ist.
Dr. Baker stellte als dopingfreier Athlet mehrere sportliche Rekorde auf, darunter amerikanische Rekorde im Kreuzheben (2000 und 2007) sowie Rekorde auf dem Concept 2 Indoor Rudergerät über 1min (AK 40+, 50+), 100m (50+) und 500m.

Hallo Shawn, du bist von allen mir bekannten Personen derjenige, der am längsten einer carnivoren Ernährung folgt. Wie lange bist du zum Zeitpunkt dieses Interviews schon Carnivor und was motiviert dich, dich weiterhin so zu ernähren?

Ich begann 2016, also ist dies mein neuntes Jahr. Ich setze die Diät fort, da sie mir weiterhin ausgezeichnete Gesundheit bietet und meine sportlichen und gesundheitlichen Ziele unterstützt, während ich auf die 60 Jahre zugehe.

Was sind deiner Erfahrung nach die häufigsten Fehler, die bei der Umstellung auf eine carnivore Ernährung Probleme verursachen können?

Häufige Fehler sind, dass man nicht genügend Nahrung zu sich nimmt und nicht ausreichend trinkt. Unregelmäßiger Stuhlgang wird mit Verstopfung verwechselt - man nimmt aber einfach viel mehr von der Nahrung in den Körper auf, so dass weniger ausgeschieden werden muss. Dann ist ein häufiger Fehler, dass man nicht genügend Fett isst - ohne Kohlenhydrate wird Fett aber sehr wichtig. Wenn man sich kein unterstützendes Umfeld schafft, wird man es ebenfalls sehr schwer haben mit der Ernährungsumstellung. Schließlich geben viele Menschen zu schnell auf, denn man sollte dem Körper ausreichend Zeit zur Anpassung geben (1-3 Monate).

Siehst du eine Rolle für die carnivore Diät als unterstützende Maßnahme bei der Krebsbehandlung? Was sind deine persönlichen Erfahrungen mit Krebspatienten, die sich carnivore ernähren?

Ja, sie kann die konventionelle Krebsbehandlung ergänzen, indem sie die Lebenserwartung und Überlebensfähigkeit verbessert und die Nebenwirkungen der Behandlung verringert.

Was sind deine besten Tipps für ein langes und gesundes Leben?

Um die Lebenserwartung zu erhöhen, empfehle ich folgendes:

- Übergewicht vermeiden
- Schlaf optimieren
- Den Blutzuckerspiegel stabil halten
- Sitzende Tätigkeiten minimieren
- Den Körper regelmäßig belasten (Hitze, Kälte usw.) und Krafttraining und Sprints in das Training einbauen
- Weniger häufig essen und späte Mahlzeiten am Abend vermeiden.
- Täglich direktes Sonnenlicht genießen
- Techniken zur Stressbewältigung anwenden (z. B. Zwerchfellatmung)
- Den Kontakt mit negativen Menschen minimieren
- Ein Ziel vor Augen haben
- Lebenslang lernen
- Nicht rauchen, weniger Alkohol trinken
- Nicht mehr fernsehen

Anhang

13 Blutwerte zur Beurteilung des Stoffwechsels

Im Folgenden möchte ich eine Erklärung einiger nützlicher Blutwerte geben, die von allen Laboren ausgewertet werden können und zur Beurteilung des Stoffwechsels aussagekräftig sind. Sie können im Fall einer chronischen Erkrankung als Indikatoren gelten, die sich durch Lebensstilmaßnahmen verbessern lassen. Die erforderlichen Blutproben sollten im nüchternen Zustand, idealerweise nach mindestens 9 Stunden Fasten, abgenommen werden.

- **25(OH)D$_3$**: Dieser Wert, auch Cholecalciferol genannt, gibt Aufschluss über den Vitamin-D-Status und sollte mindestens 40-60 ng/ml (100-150 nmol/l) betragen. Zur Bewertung des Vitamin-D-Stoffwechsels sollte allerdings auch das Parathormon (PTH) und Ca mit einbezogen werden (Abbildung 18).
- **CRP**: Das C-reaktive Protein (CRP) ist ein sogenanntes Akut-Phase-Protein, welches von der Leber bei Infektionen, Entzündungen, Gewebeschäden und Krebswachstum gebildet wird. CRP verbindet sich u.a. mit beschädigten Zellmembranen, toten Zellen, Mirkoorganismen und Pflanzenbestandteilen und aktiviert dadurch - ähnlich wie Immunglobuline - das angeborene Immunsystem. Somit wirkt CRP akut pro-entzündlich und verstärkt die erste Abwehr gegenüber Infektionen. 90% aller jungen, gesunden Menschen haben CRP-Konzentrationen <3 mg/l und bei der Hälfte ist die Konzentration <0,8 mg/l. Bei einer akuten Infektion können die CRP-Konzentrationen allerdings um das Tausendfache ansteigen [787]. Konventionalle Messverfahren können CRP-Konzentrationen <5 mg/l nicht genauer auflösen; deshalb sollte man wenn möglich ein „hochsensibles" CRP (hs-CRP) bestimmen lassen, welches einfach auf einer genaueren Messmethode beruht und auch Hinweise auf stille Entzündungen liefer kann. Misst man CRP-Konzentrationen zwischen 3 und 10 mg/l, ohne dass eine akute Infektion vorliegt, deutet das mit hoher Wahrscheinlichkeit auf eine niedergradige (stille) Entzündung und ein Krankheitsbild im Sinne von Abbildung 5 hin [788,789].
- **Glukose**: Nüchtern gemessene Glukosewerte zwischen 60 und 80 mg/dl zeugen von exzellenter metabolischer Gesundheit, Werte über 120mg/dl deuten auf Diabetes bzw. Vorstufen davon hin. Glukosewerte können durch akute Entzündungen, eiweißreiche Ernährung oder hohes Trainingsvolumen etwas höher liegen (90-110 mg/dl), ohne dass dies mit schlechter Mitochondrienfunktion zusammenhängt. Bei vielen Krebsarten ist die Nüchtern-Glukosekonzentration ein prognostischer Marker: je höher, desto schlechter die allgemeine und krebsspezifische Lebenserwartung [790]. Dies wurde insbesondere deutlich und häufig für Glioblastome, extrem schnell wachsende Hirntumore, gezeigt [791].
- **GPT (ALT), GOT (AST), γ-GT**: Diese Werte gelten klassisch als Leberenzyme, wobei GOT (AST) eigentlich nicht sehr leberspezifisch ist, da es auch in vielen anderen Organen vorkommt (Merkhilfe: „GOT(T) ist überall."). Erhöhte GPT und/oder γ-GT-Werte sind ein Indikator für Leberprobleme, oft ausgelöst durch nicht-alkoholische Fettleber, von der ein großer Teil der Erwachsenen

betroffen ist und die eng mit Insulinresistenz zusammenhängt. Weitere Ursachen für erhöhte Werte der Leberenzyme können Entgiftungsstörungen der Leber sein. Im Falle einer Krebserkrankung deuten erhöhte Leberenzyme auf Metastasen oder eine Hepatitis hin, die als Nebenwirkung durch moderne Immuntherapien mit Antikörpern entstehen kann.

- **HbA1c**: Der HbA1c-Wert repräsentiert den Prozentsatz der verzuckerten roten Blutkörperchen und ist ein Maß für den durchschnittlichen Blutzuckerspiegel der verangenen 8-12 Wochen. Die Beziehung von HbA1c zum mittleren Blutzuckerspiegel ist individuell unterschiedlich und hängt auch von der Höhe des Blutzuckers nach den Mahlzeiten ab. Eine grobe Abschätzung erält man über die Formel [792]: Mittlerer Blutzucker [mg/dl] = 35,6 × HbA1c [%] − 77,3. Eine alternative Möglichkeit, den HbA1c-Wert abzuschätzen, ist die Verwendung eines kontinuierlichen Glukosemonitors, der mittels Sensor im Unterhautgewebe alle 1-5 Minuten den Gewebezucker misst (welcher mit ca. 15 Minuten Verzögerung dem Blutzucker entspricht). Nach ein paar Tagen Messung lässt sich aus den Daten eines solchen Monitors der sogenante Glukose Management Indikator (GMI) bestimmen, welcher einigermaßen gut mit dem HbA1c-Wert übereinstimmt [793].
- **Insulin**: Der Nüchtern-Insulinwert gibt wertvolle Auskunft über die Insulinsensitivität bzw. –resistenz und damit die metabolische Gesundheit, die maßgeblich von der Gesundheit der Mitochondrien bestimmt ist. Er sollte niedrig sein, d.h. nahe am unteren Referenzbereich (≤4µIU/ml).
- **Laktat**: Laktat korreliert mit der Glukosekonzentration und liefert wichtige Hinweise auf die metabolische Gesundheit. Hohe Ruhelaktatwerte (>1mmol/l) sind ein Indikator für vermehrte Glukosefermentation in Zellen und damit ein Hinweis auf Probleme mit den Mitochondrien [39]. Laktat aktiviert in Tumorzellen viele der krebsspezifischen Gene [794], schützt als Antioxidans Tumorzellen gegenüber oxidativen Therapien (z. B. Bestrahlung) und die mit Laktat assoziierten H^+-Ionen fördern die Metastasenbildung [136].
- **LDH**: Die Laktatdehydrogenase (LDH) ist ein Enzym, von dem es fünf Varianten (Isoformen) gibt. Insbesondere die Isoform LDH 5 wandelt Pyruvat, das Endprodukt der Glykolyse, in Laktat um und wird von Krebszellen vermehrt exprimiert (hergestellt). Erhöhte LDH-Spiegel deuten auf verstärkte Glykolyse und damit mitochondriale Schäden hin. LDH gilt als Tumormarker: hohe Spiegel bedeuten eine schlechtere Prognose [795,796].
- **PTH**: Die Konzentration des Parathormons sollte im unteren Drittel des alters- und geschlechtsspezifischen Referenzbereichs liegen (Beispiel: Referenzbereich für 61-jährige Frau: 15-65 pg/ml → optimale PTH-Konzentration 15-31 pg/ml). Ist PTH zu hoch, sollte der Vitamin-D-Status erhöht werden (→4.2.3).
- **Triglyceride**: Die Triglyceride sind zur Beurteilung der Stoffwechselgesundheit besser geeignet als z. B. Cholesterinwerte. Allgemein gilt: Je niedriger die Trigyceride, desto besser die Mitochondrienfunktion und die Insulinsensitivität [797]. Nüchtern gemessene Triglycerid-Konzentrationen sollten <100 mg/dl betragen, optimal sind Werte <70mg/dl.

14 Nahrungsergänzung während der Krebstherapie

Im der folgenden Tabelle 23 möchte ich die teilweise in vorigen Kapiteln genannten Dosierungsempfehlungen für wichtige Mikronährstoffe während einer Krebstherapie nochmals übersichtlich zusammenfassen und durch einige weitere Empfehlungen ergänzen.

Tabelle 23: Dosierungsepfehlung für wichtige Mikronährstoffe während einer Krebstherapie

Mikronährstoff	Wann besonders wichtig?	Dosierungsempfehlung
DHA und EPA (→4.2.2)	Bei Erschöpfung, hohen CRP-Werten (Entzündung) und Kachexie	2-4g EPA+DHA täglich (zu den Mahlzeiten)
Vitamin D (→4.2.3)	Generell zu empfehlen	25(OH)D_3-Wert im Blut messen lassen und dann entsprechend Tabelle **6** Vitamin D_3 substituieren, um auf mind. 40-60 ng/ml zu kommen (zu den Mahlzeiten). Gleichzeitig Parathormon-Wert kontrollieren (sollte <35 pg/ml sein, sonst 25(OH)D_3-Wert weiter steigern)
Magnesium (→4.2.4)	Generell zu empfehlen	6-8mg/kg Körpergewicht oder bis zu 1000 mg über den Tag verteilt; bei Magen-Darm-Beschwerden: Besser Magnesiumtaurat oder -glycinat statt -citrat
Melatonin (→4.2.4)	Während einer Strahlen-, Chemo- oder Immuntherapie, bei Erschöpfung und Kachexie	30-60 min vor dem Schlafen gehen: Beginn mit 1mg, steigern bis auf 20-30mg [271]
L-Carnitin (→4.2.6)	Therapie mit Doxorubicin, Cisplatin, Carboplatin, Oxaliplatin, Cyclophosphamid und Ifosfamid, bei Erschöpfung und Kachexie	2-3× täglich je 1g oral (zu den Mahlzeiten); bei Kachexie auch höhere Dosierungen intravenös [292]
Vitamin C (→4.2.7)	Bei Erschöpfung, Kachexie und Wundheilungsstörungen	1-2g täglich; als Therapieunterstützung ggf. 1-3× wöchentlich Infusionen mit 0,5-1,5g/kg Körpergewicht (Kontraindikationen: Glukose-6-Phosphat-Dehydrogenase-Mangel und Nierenschwäche)
Coenzym Q_{10} (→6.4.2)	Während einer Strahlen-, Chemo- oder Immuntherapie, bei Erschöpfung und Kachexie	1 × täglich 300-600 mg (mit etwas Fett) [486]

15 Literaturverzeichnis

[1] Bray F, Laversanne M, Weiderpass E, et al. The ever-increasing importance of cancer as a leading cause of premature death worldwide. Cancer 2021; 127: 3029–3030. doi:10.1002/cncr.33587

[2] Robert Koch Institut. Krebs in Deutschland für 2017/2018. Berlin; 2021

[3] Güthlin C, Köhler S, Dieckelmann M. Chronisch krank sein in Deutschland: Zahlen, Fakten und Versorgungserfahrungen. Frankfurt am Main: Goethe-Universität, Frankfurt am Main, Institut für Allgemeinmedizin; 2020

[4] Dobzhansky T. Nothing in Biology Makes Sense except in the Light of Evolution. Am Biol Teach 1973; 35: 125–129

[5] Ioannidis JPA. Why most published research findings are false. PLoS Med 2005; 2: e124. doi:10.1371/journal.pmed.0020124

[6] Schoenfeld JD, Ioannidis JPA. Is everything we eat associated with cancer? A systematic cookbook review. Am J Clin Nutr 2013; 97: 127–134. doi:10.3945/ajcn.112.047142.1

[7] Ioannidis JPA. The challenge of reforming nutritional epidemiologic research. JAMA 2018; 320: 969–970. doi:10.1001/jama.2018.11025

[8] Philippi V. Gesund werden mit System. Die Bioinformationstherapie. 1. Aufl. Verlag Philippi; 2012

[9] Deutschlandfunk. „Der Krieg gegen das Coronavirus steht im Vordergrund". 2020; Im Internet: https://www.deutschlandfunk.de/ausnahmezustand-in-frankreich-der-krieg-gegen-das-100.html; Stand: 05.11.2022

[10] Walach H, Loughlin M. Patients and agents – or why we need a different narrative: A philosophical analysis. Philos Ethics, Humanit Med 2018; 13: 13. doi:10.1186/s13010-018-0068-x

[11] Horowski J, Kowalski M. Human Health and Christianity in the Context of the Dilemma of Forgiveness. J Relig Health 2022; 61: 1282–1299. doi:10.1007/s10943-021-01424-1

[12] Eme L, Spang A, Lombard J, et al. Archaea and the origin of eukaryotes. Nat Rev Microbiol 2017; 15: 711–723. doi:10.1038/nrmicro.2017.133

[13] López-García P, Moreira D. The Syntrophy hypothesis for the origin of eukaryotes revisited. Nat Microbiol 2020; 5: 655–667. doi:10.1038/s41564-020-0710-4

[14] Mills DB, Boyle RA, Daines SJ, et al. Eukaryogenesis and oxygen in Earth history. Nat Ecol Evol 2022; 6: 520–532. doi:10.1038/s41559-022-01733-y

[15] Spang A, Stairs CW, Dombrowski N, et al. Proposal of the reverse flow model for the origin of the eukaryotic cell based on comparative analyses of Asgard archaeal metabolism. Nat Microbiol 2019; 4: 1138–1148. doi:10.1038/s41564-019-0406-9

[16] Gould SB, Garg SG, Martin WF. Bacterial vesicle secretion and the evolutionary origin of the Eukaryotic endomembrane system. Trends Microbiol 2016; 24: 525–534. doi:10.1016/j.tim.2016.03.005

[17] Lane N. Bioenergetic constraints on the evolution of complex life. Cold Spring Harb Perspect Biol 2014; 6: a015982. doi:10.1101/cshperspect.a015982

[18] Wallace DC, Fan W, Procaccio V. Mitochondrial energetics and therapeutics. Annu Rev Pathol 2010; 5: 297–348. doi:10.1146/annurev.pathol.4.110807.092314

[19] Lechuga-Vieco AV, Justo-Méndez R, Enríquez JA. Not all mitochondrial DNAs are made equal and the nucleus knows it. IUBMB Life 2021; 73: 511–529. doi:10.1002/iub.2434

[20] Amiri H, Karlberg O, Andersson SGE. Deep origin of plastid/parasite ATP/ADP translocases. J Mol Evol 2003; 56: 137–150. doi:10.1007/s00239-002-2387-0

[21] Roger AJ, Muñoz-Gómez SA, Kamikawa R. The Origin and Diversification of Mitochondria. Curr Biol 2017; 27: R1177–R1192. doi:10.1016/j.cub.2017.09.015

[22] Liberti M V., Locasale JW. The Warburg effect: How does it benefit cancer cells? Trends Biochem Sci 2016; 41: 211–218. doi:10.1016/j.tibs.2015.12.001

[23] Coy J. Der Einfluss der Ernährung auf die Wirksamkeit von Krebstherapien (Teil 1). OM Ernährung 2025; SH36: 4–15

[24] Koltai T. Targeting the ph paradigm at the bedside: A practical approach. Int J Mol Sci 2020; 21: 9221. doi:10.3390/ijms21239221

[25] Ionescu J, Schulte-Uebbing C, Jennrich P. Metabolic hallmarks of tumor cells as target for complementary therapies | Stoffwechselmerkmale der Tumorzellen als Ziel komplementärer Therapien. Dtsch Zeitschrift Onkol 2018; 50: 108–119

[26] Krulwich TA, Sachs G, Padan E. Molecular aspects of bacterial pH sensing and homeostasis. Nat Rev Microbiol 2011; 9: 330–343. doi:10.1038/nrmicro2549

[27] Warburg O, Posener K, Negelein E. Über den Stoffwechsel der Carcinomzelle. Biochem Z 1924; 152: 309–343

[28] Warburg O. Über den Stoffwechsel der Carcinomzelle. Klin Wochenschr 1925; 4: 12–18

[29] Abdel-Haleem AM, Lewis NE, Jamshidi N, et al. The emerging facets of non-cancerous Warburg effect. Front Endocrinol (Lausanne) 2017; 8: 279. doi:10.3389/fendo.2017.00279

[30] Duraj T, Carrión-Navarro J, Seyfried TN, et al. Metabolic therapy and bioenergetic analysis: the missing piece of the puzzle. Mol Metab 2021; 54: 101389. doi:10.1016/j.molmet.2021.101389

[31] Seyfried TN, Chinopoulos C. Can the mitochondrial metabolic theory explain better the origin and management of cancer than can the somatic mutation theory? Metabolites 2021; 11: 572. doi:https://doi.org/10.3390/metabo11090572

[32] Schwab A, Siddiqui A, Vazakidou ME, et al. Polyol pathway links glucose metabolism to the aggressiveness of cancer cells. Cancer Res 2018; 78: 1604–1618. doi:10.1158/0008-5472.CAN-17-2834

[33] Stern R, Shuster S, Neudecker BA, et al. Lactate stimulates fibroblast expression of hyaluronan and CD44: The Warburg effect revisited. Exp Cell Res 2002; 276: 24–31. doi:10.1006/excr.2002.5508

[34] Payen VL, Porporato PE, Baselet B, et al. Metabolic changes associated with tumor metastasis, part 1: Tumor pH, glycolysis and the pentose phosphate pathway. Cell Mol Life Sci 2016; 73: 1333–1348. doi:10.1007/s00018-015-2098-5

[35] Walenta S, Mueller-Klieser WF. Lactate: mirror and motor of tumor malignancy. Semin Radiat Oncol 2004; 14: 267–274. doi:10.1016/j.semradonc.2004.04.004

[36] Stefan VE, Weber DD, Lang R, et al. Overcoming immunosuppression in cancer: how ketogenic diets boost immune checkpoint blockade. Cancer Immunol Immunother 2025; 74: 23. doi:10.1007/s00262-024-03867-3

[37] Jiang J, Huang D, Jiang Y, et al. Lactate Modulates Cellular Metabolism Through Histone Lactylation-Mediated Gene Expression in Non-Small Cell Lung Cancer. Front Oncol 2021; 11: 647559. doi:10.3389/fonc.2021.647559

[38] Gao X, Pang C, Fan Z, et al. Regulation of newly identified lysine lactylation in cancer. Cancer Lett 2024; 587: 216680. doi:10.1016/j.canlet.2024.216680

[39] Broskey NT, Zou K, Dohm GL, et al. Plasma lactate as a marker for metabolic health. Exerc Sport Sci Rev 2020; 48: 119–124. doi:10.1249/JES.0000000000000220

[40] Gallagher EJ, LeRoith D. Obesity and diabetes: The increased risk of cancer and cancer-related mortality. Physiol Rev 2015; 95: 727–748. doi:10.1152/physrev.00030.2014

[41] Yakes FM, Van Houten B. Mitochondrial DNA damage is more extensive and persists longer than nuclear DNA damage in human cells following oxidative stress. Proc Natl Acad Sci U S A 1997; 94: 514–519. doi:10.1073/pnas.94.2.514

[42] Larsen NB, Rasmussen M, Rasmussen LJ. Nuclear and mitochondrial DNA repair: Similar pathways? Mitochondrion 2005; 5: 89–108. doi:10.1016/j.mito.2005.02.002

[43] Schmiedel V. Omega-3 und stille Entzündungen. Erfahrungsheilkunde 2018; 67: 198–204. doi:10.1055/a-0647-0080

[44] Seyfried TN. Cancer as a Metabolic Disease: On the Origin, Management, and Prevention of Cancer. 1. Aufl. Hoboken, New Jersey: John Wiley & Sons; 2012

[45] Seyfried TN, Flores RE, Poff AM, et al. Cancer as a metabolic disease: implications for novel therapeutics. Carcinogenesis 2014; 35: 515–527. doi:10.1093/carcin/bgt480

[46] Shu D, Isozaki Y, Zhang X, et al. Birth and early evolution of metazoans. Gondwana Res 2014; 25: 884–895. doi:10.1016/j.gr.2013.09.001

[47] Soto AM, Sonnenschein C. Emergentism as a default: Cancer as a problem of tissue organization. J Biosci 2005; 30: 103–118. doi:10.1007/BF02705155

[48] Soto AM, Sonnenschein C. The tissue organization field theory of cancer: A testable replacement for the somatic mutation theory. BioEssays 2011; 33: 332–340. doi:10.1002/bies.201100025

[49] Soto AM, Longo G, Montévil M, et al. The biological default state of cell proliferation with variation and motility, a fundamental principle for a theory of organisms. Prog Biophys Mol Biol 2016; 122: 16–23. doi:10.1016/j.pbiomolbio.2016.06.006

[50] Wu A, Zhang Q, Lambert G, et al. Ancient hot and cold genes and chemotherapy resistance emergence. Proc Natl Acad Sci U S A 2015; 112: 10467–10472. doi:10.1073/pnas.1512396112

[51] Bussey KJ, Cisneros LH, Lineweaver CH, et al. Ancestral gene regulatory networks drive cancer. Proc Natl Acad Sci 2017; 114: 6160–6162. doi:10.1073/pnas.1706990114

[52] Vinogradov AE, Anatskaya O V. "Cell dedifferentiation" versus "evolutionary reversal" theories of cancer: The direct contest of transcriptomic features. Int J Cancer 2025; doi:10.1002/ijc.35352

[53] Waldhart AN, Muhire B, Johnson B, et al. Excess dietary carbohydrate affects mitochondrial integrity as observed in brown adipose tissue. Cell Rep 2021; 36: 109488. doi:10.1016/j.celrep.2021.109488

[54] Bussey KJ, Davies PCW. Reverting to single-cell biology: The predictions of the atavism theory of cancer. Prog Biophys Mol Biol 2021; 165: 49–55. doi:10.1016/j.pbiomolbio.2021.08.002

[55] Rosenberg SM, Shee C, Frisch RL, et al. Stress-induced mutation via DNA breaks in Escherichia coli: A molecular mechanism with implications for evolution and medicine. BioEssays 2012; 34: 885–892. doi:10.1002/bies.201200050

[56] Gustafsson I, Sjölund M, Torell E, et al. Bacteria with increased mutation frequency and antibiotic resistance are enriched in the commensal flora of patients with high antibiotic usage. J Antimicrob Chemother 2003; 52: 645–650. doi:10.1093/jac/dkg427

[57] Wang W, Hapach LA, Griggs L, et al. Diabetic hyperglycemia promotes primary tumor progression through glycation-induced tumor extracellular matrix stiffening. Sci Adv 2022; 8: eabo1673. doi:10.1126/sciadv.abo1673

[58] Hendrix MJC, Seftor EA, Seftor REB, et al. Reprogramming metastatic tumour cells with embryonic microenvironments. Nat Rev Cancer 2007; 7: 246–255. doi:10.1038/nrc2108
[59] Ingber DE. Can cancer be reversed by engineering the tumor microenvironment? Semin Cancer Biol 2008; 18: 356–364. doi:10.1016/j.semcancer.2008.03.016
[60] Laszlo E, Biava PM. Information Medicine. 1. Aufl. Rochester, Vermont: Healing Arts Press; 2019
[61] Tripathi A, Kashyap A, Tripathi G, et al. Tumor reversion: a dream or a reality. Biomark Res 2021; 9: 31. doi:10.1186/s40364-021-00280-1
[62] Wagner GB. Cancer recovery and the spirit. J Relig Health 1999; 38: 27–38. doi:10.1023/A:1022911915466
[63] Matthews DA. Glaube macht gesund. Erfahrungen aus der medizinischen Praxis. 1. Aufl. Freiburg im Breisgau: Herder; 2000
[64] Ventegodt S, Morad M, Hyam E, et al. Clinical holistic medicine: induction of spontaneous remission of cancer by recovery of the human character and the purpose of life (the life mission). ScientificWorldJournal 2004; 4: 362–377. doi:10.1100/tsw.2004.94
[65] Turner KA. Spontaneous/Radical Remission of Cancer: Transpersonal Results from a Grounded Theory Study. Int J Transpers Stud 2014; 33: 42–56
[66] Claras J. Cancer – A Pragmatic Switch to Combat Metabolic Syndrome? Oncol Rev 2023; 17: 10573. doi:10.3389/or.2023.10573
[67] Ionescu JG, Novotny J, Stejskal V, et al. Increased levels of transition metals in breast cancer tissue. Neuroendocrinol Lett 2006; 27: 36–39
[68] Gondal MA, Aldakheel RK, Almessiere MA, et al. Determination of heavy metals in cancerous and healthy colon tissues using laser induced breakdown spectroscopy and its cross-validation with ICP-AES method. J Pharm Biomed Anal 2020; 183: 113153. doi:10.1016/j.jpba.2020.113153
[69] Hamer RG. Krebs und alle sog. Krankheiten. 3. Aufl. Alhaurin el Grande, Espana: Amici di Dirk, Ediciones de la Nueva Medicina, S.L.; 2005
[70] Morgan GW, Ward R, Barton M. The contribution of cytotoxic chemotherapy to 5-year survival in adult malignancies. Clin Oncol 2004; 16: 549–560. doi:10.1016/j.clon.2004.06.007
[71] Abel U. Chemotherapy of advanced epithelial cancer - a critical review. Biomed Pharmacother 1992; 46: 439–452. doi:10.1016/0753-3322(92)90002-o
[72] Abel U. Die zytostatische Chemotherapie fortgeschrittener epithelialer Tumoren. Eine kritische Bestandsaufnahme. 1. Aufl. Stuttgart: Hippokrates-Verlag; 1995
[73] Prasad V. Perspective: The precision-oncology illusion. Nature 2016; 537: S63
[74] Seyfried TN. Cancer as a mitochondrial metabolic disease. Front Cell Dev Biol 2015; 3: 43. doi:10.3389/fcell.2015.00043
[75] Sonnenschein C, Soto AM. Somatic mutation theory of carcinogenesis: Why it should be dropped and replaced. Mol Carcinog 2000; 29: 205–211. doi:10.1002/1098-2744(200012)29:4<205::AID-MC1002>3.0.CO;2-W
[76] Soto AM, Sonnenschein C. The somatic mutation theory of cancer: Growing problems with the paradigm? BioEssays 2004; 26: 1097–1107. doi:10.1002/bies.20087
[77] Larsen CS. The agricultural revolution as environmental catastrophe: Implications for health and lifestyle in the Holocene. Quat Int 2006; 150: 12–20. doi:10.1016/j.quaint.2006.01.004
[78] Marciniak S, Bergey CM, Silva AM, et al. An integrative skeletal and paleogenomic analysis of prehistoric stature variation suggests relatively reduced health for early European farmers. Proc Natl Acad Sci U S A 2022; 119: e2106743119. doi:10.1073/pnas.2106743119
[79] Logan AC, Katzman MA, Balanzá-Martínez V. Natural environments, ancestral diets, and microbial ecology: is there a modern "paleo-deficit disorder"? Part I. J Physiol Anthropol 2015; 34: 1. doi:10.1186/s40101-015-0041-y
[80] Logan AC, Katzman MA, Balanzá-Martínez V. Natural environments, ancestral diets, and microbial ecology: is there a modern "paleo-deficit disorder"? Part II. J Physiol Anthropol 2015; 34: 9. doi:10.1186/s40101-014-0040-4
[81] Spitz J, Spitz A. Cancer, nutrition and more: the nature-deficit-effect and the origin of cancer. Anticancer Res 2014; 34: 6181–6182
[82] Kiecolt-Glaser JK, Glaser R. Psychoneuroimmunology and cancer: Fact or fiction? Eur J Cancer 1999; 35: 1603–1607. doi:10.1016/S0959-8049(99)00197-5
[83] Picard M. Energy transduction and the mind - mitochondria connection. Biochem (Lond) 2022; 44: 14–18
[84] Lemke D, Klement RJ, Paul S, et al. Die Paläoernährung und ihr Stellenwert für die Prävention und Behandlung chronischer Krankheiten [The Paleolithic Diet and its significance for the prevention and treatment of chronic diseases]. Aktuel Ernahrungsmed 2016; 41: 437–449
[85] Kirchhoff J. Was die Erde will. Mensch, Kosmos, Tiefenökologie. Klein Jasedow: Drachen Verlag; 2009
[86] Sender R, Fuchs S, Milo R. Revised estimates for the number of human and bacteria cells in the body. PLoS Biol 2016; 14: e1002533. doi:10.1371/journal.pbio.1002533
[87] Hofkirchner W. The Dawn of a Science of Information. In: Burgin M, Hrsg. Emergent Information. A Unified Theory of Information Framework. Singapore: World Scientific Publishing Co Pte Ltd; 2013: 3–34
[88] Philippi V. Wer heilt hat recht oder Die Einführung in die Bioenergetische Meditation. 1. Aufl. Argo; 2011

[89] Klement RJ. Cancer as a global health crisis with deep evolutionary roots. Glob Transitions 2024; 6: 45–65. doi:10.1016/j.glt.2024.01.001
[90] Hrdlička A. Physiological and Medical Observations among the Indians of Southwestern United States and Northern Mexico. Washington: Government Printing Office; 1908
[91] Levin I. Cancer among the American Indians and its bearing upon the ethnological distribution of the disease. Z Krebsforsch 1910; 9: 422–435
[92] Fouché FP. Freedom of Negro Races from Cancer. Br Med J 1923; 1: 1116. doi:10.1136/bmj.1.3261.1116-a
[93] Urquhart JA. The most northerly practice in Canada (first published 1935). CAMJ 1992; 147: 1193–1196
[94] Brown GM, Cronk LB, Boag TJ. The occurrence of cancer in an Eskimo. Cancer 1952; 5: 142–143
[95] Gurven M, Kaplan H. Longevity among hunter-gatherers: a cross-cultural examination. Popul Dev Rev 2007; 33: 321–365
[96] Price W. Nutrition and Physical Degeneration: A Comparison of Primitive and Modern Diets and Their Effects. Oxford, UK: Benediction Classics; 2010
[97] Emerson H, Larimore LD. Diabetes mellitus: A contribution to its epidemiology based chiefly on mortality statistics. Arch Intern Med 1924; 34: 585–630. doi:10.1001/archinte.1924.00120050002001
[98] Friedenwald J, Morrison TH. Diabetes mellitus: incidence and certain etiologic factors. Arch Intern Med 1927; 40: 538–547. doi:10.1001/archinte.1927.00130100142010
[99] Dugani SB, Moorthy MV, Li C, et al. Association of Lipid, Inflammatory, and Metabolic Biomarkers with Age at Onset for Incident Coronary Heart Disease in Women. JAMA Cardiol 2021; 6: 437–447. doi:10.1001/jamacardio.2020.7073
[100] Barucker B. Auf Spurensuche nach Natürlichkeit. 1. Aufl. München: Massel Verlag; 2022
[101] Pressenza International Press Agency. Hopi-Indianerhäuptling White Eagle: „Dieser Moment, den die Menschheit durchlebt, kann als Tür oder als Loch gesehen werden". 2021; Im Internet: https://www.pressenza.com/de/2021/08/hopi-indianerhaeuptling-white-eagle-dieser-moment-den-die-menschheit-durchlebt-kann-als-tuer-oder-als-loch-gesehen-werden/; Stand: 09.11.2022
[102] Röper T. Inside Corona. Die Pandemie, das Netzwerk & die Hintermänner. 3. Aufl. Gelnhausen Hailer, Germany: J.K.Fisher-Verlag; 2022
[103] Taubes G. Good Calories, Bad Calories. 1. Aufl. New York: Anchor Books; 2008
[104] Teicholz N. The Big Fat Surprise. 1. Aufl. New York: Simon & Schuster Paperbacks; 2014
[105] Mialon M, Serodio P, Crosbie E, et al. Conflicts of interest for members of the U.S. 2020 Dietary Guidelines Advisory Committee. Public Health Nutr 2022; doi:10.1017/S1368980022000672
[106] Sacks G, Swinburn BA, Cameron AJ, et al. How food companies influence evidence and opinion - straight from the horse's mouth. Crit Public Health 2017; 1596: 1–4. doi:10.1080/09581596.2017.1371844
[107] Hackethal J. Der Meineid des Hippokrates. Von der Verschwörung der Ärzte zur Selbstbestimmung des Patienten. 4. Aufl. Bergisch Gladbach, Germany: Gustav Lübbe Verlag; 1992
[108] Gøtzsche PC. Tödliche Medizin und organisierte Kriminalität: Wie die Pharmaindustrie das Gesundheitswesen korrumpiert. 1. Aufl. München: riva Verlag; 2019
[109] Reuther G. Heilung Nebensache. 1. Aufl. München: riva Verlag; 2021
[110] Makary MA, Daniel M. Medical error-the third leading cause of death in the US. BMJ 2016; 353: i2139. doi:10.1136/bmj.i2139
[111] Feng Z, Liu L, Zhang C, et al. Chronic restraint stress attenuates p53 function and promotes tumorigenesis. Proc Natl Acad Sci U S A 2012; 109: 7013–7018. doi:10.1073/pnas.1203930109
[112] Zhao L, Xu J, Liang F, et al. Effect of chronic psychological stress on liver metastasis of colon cancer in mice. PLoS One 2015; 10: e0139978. doi:10.1371/journal.pone.0139978
[113] Jang HJ, Boo HJ, Lee HJ, et al. Chronic stress facilitates lung tumorigenesis by promoting exocytosis of IGF2 in lung epithelial cells. Cancer Res 2016; 76: 6607–6619. doi:10.1158/0008-5472.CAN-16-0990
[114] Dai S, Mo Y, Wang Y, et al. Chronic stress promotes cancer development. Front Oncol 2020; 10: 1492. doi:10.3389/fonc.2020.01492
[115] Reynolds BA, Oli MW, Oli MK. Eco-oncology: Applying ecological principles to understand and manage cancer. Ecol Evol 2020; 10: 8538–8553. doi:10.1002/ece3.6590
[116] Bayersiche Landesanstalt für Weinbau und Gartenbau. Rebschutz 2014. 23. Aufl. Veitshöchheim: Vier-Türme-Verlag; 2014
[117] Schroeder U, Himpe B, Pries R, et al. Decline of lactate in tumor tissue after ketogenic diet: in vivo microdialysis study in patients with head and neck cancer. Nutr Cancer 2013; 65: 843–849. doi:10.1080/01635581.2013.804579
[118] Gillies RJ, Ibrahim-Hashim A, Ordway B, et al. Back to basic: Trials and tribulations of alkalizing agents in cancer. Front Oncol 2022; 12: 981718. doi:10.3389/fonc.2022.981718
[119] Ribeiro M de LC, Silva AS, Bailey KM, et al. Buffer therapy for cancer. J Nutr Food Sci 2012; 1: 006. doi:10.4172/2155-9600.s2-006
[120] Pilot C, Mahipal A, Gillies RJ. Buffer therapy → Buffer diet. J Nutr Food Sci 2018; 08: 1000685. doi:10.4172/2155-9600.1000685
[121] Seyfried TN, Yu G, Maroon JC, et al. Press-pulse: a novel therapeutic strategy for the metabolic management of cancer. Nutr Metab (Lond) 2017; 14: 19. doi:10.1186/s12986-017-0178-2

[122] Klement RJ. Fasting, fats, and physics: Combining ketogenic and radiation therapy against cancer. Complement Med Res 2018; 25: 102–113. doi:10.1159/000484045

[123] Klement RJ. The influence of ketogenic therapy on the 5 R's of radiobiology. Int J Radiat Biol 2019; 95: 394–407. doi:10.1080/09553002.2017.1380330

[124] Mukherjee P, Augur ZM, Li M, et al. Therapeutic benefit of combining calorie-restricted ketogenic diet and glutamine targeting in late-stage experimental glioblastoma. Commun Biol 2019; 2: 200. doi:10.1038/s42003-019-0455-x

[125] Bocci G, Kerbel RS. Pharmacokinetics of metronomic chemotherapy: A neglected but crucial aspect. Nat Rev Clin Oncol 2016; 13: 659–673. doi:10.1038/nrclinonc.2016.64

[126] Ayre SG, Garcla y Bellon DP, Garcia Jr DP. Insulin, chemotherapy, and the mechanisms of malignancy: the design and the demise of cancer. Med Hypotheses 2000; 55: 330–334

[127] Lasalvia-Prisco E, Cucchi S, Vázquez J, et al. Insulin-induced enhancement of antitumoral response to methotrexate in breast cancer patients. Cancer Chemother Pharmacol 2004; 53: 220–224. doi:10.1007/s00280-003-0716-7

[128] Damyanov C, Gerasimova D, Maslev I, et al. Low-dose chemotherapy with insulin (insulin potentiation therapy) in combination with hormone therapy for treatment of castration-resistant prostate cancer. ISRN Urol 2012; 2012: 140182. doi:10.5402/2012/140182

[129] Klement RJ, Fink MK. Dietary and pharmacological modification of the insulin/IGF-1 system: exploiting the full repertoire against cancer. Oncogenesis 2016; 5: e193. doi:10.1038/oncsis.2016.2

[130] Valeriote F, van Putten L. Proliferation-dependent cytotoxicity of anticancer agents: a review. Cancer Res 1975; 35: 2619–2630

[131] Lu J, Tan M, Cai Q. The Warburg effect in tumor progression: Mitochondrial oxidative metabolism as an anti-metastasis mechanism. Cancer Lett 2015; 356: 156–164. doi:10.1016/j.canlet.2014.04.001

[132] Guerra F, Guaragnella N, Arbini AA, et al. Mitochondrial dysfunction: A novel potential driver of epithelial-to-mesenchymal transition in cancer. Front Oncol 2017; 7: 295. doi:10.3389/fonc.2017.00295

[133] Lu J. The Warburg metabolism fuels tumor metastasis. Cancer Metastasis Rev 2019; 38: 157–164. doi:10.1007/s10555-019-09794-5

[134] Holm E. Stoffwechsel und Ernährung bei Tumorerkrankungen - Analysen und Empfehlungen. 1. Aufl. Stuttgart: Thieme; 2007

[135] Klement RJ. Restricting carbohydrates to fight head and neck cancer—is this realistic? Cancer Biol Med 2014; 11: 145–161. doi:10.7497/j.issn.2095-3941.2014.03.001

[136] Klement RJ, Sweeney RA. Metabolic factors associated with the prognosis of oligometastatic patients treated with stereotactic body radiotherapy. Cancer Metastasis Rev 2023; 42: 927–940. doi:10.1007/s10555-023-10110-5

[137] Lehnert W, Günther-Pusch J, Klement RJ. Effects of Viktor Philippi's Bioenergetic Meditation on anxiety, burnout and depression: an analysis of four feasibility studies. Complement Med Res 2023; 30: 130–140. doi:10.1159/000528687

[138] Demetrakopoulos GE, Linn B, Amos H. Rapid loss of ATP by tumor cells deprived of glucose: contrast to normal cells. Biochem Biophys Res Commun 1978; 82: 787–794. doi:10.1016/0006-291X(78)90851-3

[139] Shim H, Chun YS, Lewis BC, et al. A unique glucose-dependent apoptotic pathway induced by c-Myc. Proc Natl Acad Sci 1998; 95: 1511–1516

[140] Aykin-Burns N, Ahmad IM, Zhu Y, et al. Increased levels of superoxide and H2O2 mediate the differential susceptibility of cancer cells versus normal cells to glucose deprivation. Biochem J 2009; 418: 29–37. doi:10.1042/BJ20081258

[141] Li Y, Liu L, Tollefsbol TO. Glucose restriction can extend normal cell lifespan and impair precancerous cell growth through epigenetic control of hTERT and p16 expression. FASEB J 2010; 24: 1442–1453. doi:10.1096/fj.09-149328

[142] Priebe A, Tan L, Wahl H, et al. Glucose deprivation activates AMPK and induces cell death through modulation of Akt in ovarian cancer cells. Gynecol Oncol 2011; 122: 389–395

[143] Graham NA, Tahmasian M, Kohli B, et al. Glucose deprivation activates a metabolic and signaling amplification loop leading to cell death. Mol Syst Biol 2012; 8: 589. doi:10.1038/msb.2012.20

[144] Mathews EH, Stander BA, Joubert AM, et al. Tumor cell culture survival following glucose and glutamine deprivation at typical physiological concentrations. Nutrition 2014; 30: 218–227. doi:10.1016/j.nut.2013.07.024

[145] Maestu I, Pastor M, Aparicio J, et al. Pretreatment prognostic factors for survival in small-cell lung cancer: A new prognostic index and validation of three known prognostic indices on 341 patients. Ann Oncol 1997; 8: 547–553

[146] Weiser MA, Cabanillas ME, Konopleva M, et al. Relation between the duration of remission and hyperglycemia during induction chemotherapy for acute lymphocytic leukemia with a hyperfractionated cyclophosphamide, vincristine, doxorubicin, and dexamethasone/methotrexate-cytarabine regimen. Cancer 2004; 100: 1179–1185. doi:10.1002/cncr.20071

[147] McGirt MJ, Chaichana KL, Gathinji M, et al. Persistent outpatient hyperglycemia is independently associated with decreased survival after primary resection of malignant brain astrocytomas.

Neurosurgery 2008; 63: 286–291. doi:10.1227/01.NEU.0000315282.61035.48
[148] Derr RL, Ye X, Islas MU, et al. Association between hyperglycemia and survival in patients with newly diagnosed glioblastoma. J Clin Oncol 2009; 27: 1082–1086. doi:10.1200/JCO.2008.19.1098
[149] Lamkin DM, Spitz DR, Shahzad MMK, et al. Glucose as a Prognostic Factor in Ovarian Carcinoma. Cancer 2009; 115: 1021–1027. doi:10.1002/cncr.24126
[150] Erickson K, Patterson RE, Flatt SW, et al. Clinically defined type 2 Diabetes Mellitus and prognosis in early-stage breast cancer. J Clin Oncol 2011; 29: 54–60. doi:10.1200/JCO.2010.29.3183
[151] Villarreal-Garza C, Shaw-Dulin R, Lara-Medina F, et al. Impact of Diabetes and hyperglycemia on survival in advanced breast cancer patients. Exp Diabetes Res 2012; 2012: 732027. doi:10.1155/2012/732027
[152] Minicozzi P, Berrino F, Sebastiani F, et al. High fasting blood glucose and obesity significantly and independently increase risk of breast cancer death in hormone receptor-positive disease. Eur J Cancer 2013; 49: 3881–3888. doi:10.1016/j.ejca.2013.08.004
[153] Mayer A, Vaupel P, Struss H-G, et al. Strong adverse prognostic impact of hyperglycemic episodes during adjuvant chemoradiotherapy of glioblastoma multiforme. Strahlenther Onkol 2014; 190: 933–938. doi:10.1007/s00066-014-0696-z
[154] Tieu MT, Lovblom LE, McNamara MG, et al. Impact of glycemia on survival of glioblastoma patients treated with radiation and temozolomide. J Neurooncol 2015; 124: 119–126. doi:10.1007/s11060-015-1815-0
[155] Nakagawa T, Lanaspa MA, Millan IS, et al. Fructose contributes to the Warburg effect for cancer growth. Cancer Metab 2020; 8: 16. doi:10.1186/s40170-020-00222-9
[156] Kase ET, Nikolić N, Bakke SS, et al. Remodeling of Oxidative Energy Metabolism by Galactose Improves Glucose Handling and Metabolic Switching in Human Skeletal Muscle Cells. PLoS One 2013; 8: e59972. doi:10.1371/journal.pone.0059972
[157] Li N, He Y, Wang L, et al. D-galactose induces necroptotic cell death in neuroblastoma cell lines. J Cell Biochem 2011; 112: 3834–3844. doi:10.1002/jcb.23314
[158] Xu Q, Liu L, Vu H, et al. Can Galactose Be Converted to Glucose in HepG2 Cells? Improving the in Vitro Mitochondrial Toxicity Assay for the Assessment of Drug Induced Liver Injury. Chem Res Toxicol 2019; 32: 1528–1544. doi:10.1021/acs.chemrestox.9b00033
[159] Lee YM, Lee G, Oh TI, et al. Inhibition of glutamine utilization sensitizes lung cancer cells to apigenin-induced apoptosis resulting from metabolic and oxidative stress. Int J Oncol 2016; 48: 399–408. doi:10.3892/ijo.2015.3243
[160] Klement RJ. Was there a need for high carbohydrate content in Neanderthal diets? Am J Biol Anthropol 2022; 179: 668–677. doi:10.1002/ajpa.24643
[161] Ottoboni A, Ottoboni F. The Modern Nutritional Diseases. 2. Aufl. Fernley, NV: Vincente Books; 2013
[162] Palomer X, Pizarro-Delgado J, Barroso E, et al. Palmitic and oleic acid: The yin and yang of fatty acids in type 2 diabetes mellitus. Trends Endocrinol Metab 2018; 29: 178–190. doi:10.1016/j.tem.2017.11.009
[163] Hudgins LC, Hellerstein M, Seidman C, et al. Human fatty acid synthesis is stimulated by a eucaloric low fat, high carbohydrate diet. J Clin Invest 1996; 97: 2081–2091. doi:10.1172/JCI118645
[164] Tsenkova M, Brauer M, Pozdeev VI, et al. Ketogenic diet suppresses colorectal cancer through the gut microbiome long chain fatty acid stearate. Nat Commun 2025; 16: 1792. doi:10.1038/s41467-025-56678-0
[165] Thomas Brenna J. Efficiency of conversion of a a-linolenic acid to long chain n-3 fatty acids in man. Curr Opin Clin Nutr Metab Care 2002; 5: 127–132
[166] Plourde M, Cunnane SC. Extremely limited synthesis of long chain polyunsaturates in adults: implications for their dietary essentiality and use as supplements. Appl Physiol Nutr Metab 2007; 32: 619–634. doi:10.1139/H07-034
[167] Kuipers RS, Luxwolda MF, Dijck-Brouwer DAJ, et al. Estimated macronutrient and fatty acid intakes from an East African Paleolithic diet. Br J Nutr 2010; 104: 1666–1687. doi:10.1017/S0007114510002679
[168] Bauch A, Lindtner O, Mensink GBM, et al. Dietary intake and sources of long-chain n-3 PUFAs in German adults. Eur J Clin Nutr 2006; 60: 810–812. doi:10.1038/sj.ejcn.1602399
[169] Wu G. Amino Acids. Biochemistry and Nutrition. 2. Aufl. Boca Raton, FL: CRC Press; 2022
[170] Altwegg K, Balsiger H, Bar-Nun A, et al. Prebiotic chemicals-amino acid and phosphorus in the coma of comet 67P/Churyumov-Gerasimenko. Sci Adv 2016; 2: e1600285. doi:10.1126/sciadv.1600285
[171] Glavin DP, Dworkin JP, Aubrey A, et al. Amino acid analyses of Antarctic CM2 meteorites using liquid chromatography-time of flight-mass spectrometry. Meteorit Planet Sci 2006; 41: 889–902. doi:10.1111/j.1945-5100.2006.tb00493.x
[172] Dressman JB, Berardi RR, Dermentzoglou LC, et al. Upper gastrointestinal (GI) pH in young, healthy men and women. Pharm Res 1990; 7: 756–761
[173] Russell TL, Berardi RR, Barnett JL, et al. Upper gastrointestinal pH in seventy-nine healthy, elderly, North American men and women. Pharm Res 1993; 10: 187–196
[174] Beasley DE, Koltz AM, Lambert JE, et al. The evolution of stomach acidity and its relevance to the human microbiome. PLoS One 2015; 10: e0134116. doi:10.1371/journal.pone.0134116
[175] Wu G. Nutritionally nonessential amino acids: A misnomer in nutritional sciences. Adv Nutr 2017; 8: 137–139. doi:10.3945/an.116.012971

[176] Adhikari S, Schop M, de Boer IJM, et al. Protein quality in perspective: A review of protein quality metrics and their applications. Nutrients 2022; 14: 947. doi:10.3390/nu14050947
[177] Klement RJ. The optimal amino acid pattern for humans and its implications for nutrition of cancer patients. Transl Breast Cancer Res 2024; 5: 25. doi:10.21037/tbcr-24-25
[178] Elango R, Ball RO, Pencharz PB. Indicator amino acid oxidation: concept and application. J Nutr 2008; 138: 243–246
[179] Tome D. Criteria and markers for protein quality assessment - a review. Br J Nutr 2012; 108 Suppl: S222-9. doi:10.1017/S0007114512002565
[180] Piper MDW, Soultoukis GA, Blanc E, et al. Matching dietary amino acid balance to the in silico-translated exome optimizes growth and reproduction without cost to lifespan. Cell Metab 2017; 25: 610–621. doi:10.1016/j.cmet.2017.02.005
[181] Gong C, Jiao C, Liang H, et al. Exome-based amino acid optimization: A dietary strategy to satisfy human nutritional demands and enhance muscle strength in breast tumor mice undergoing chemotherapy. J Agric Food Chem 2024; 72: 7089–7099. doi:10.1021/acs.jafc.3c07256
[182] Bandegan A, Courtney-Martin G, Rafii M, et al. Indicator amino acid oxidation protein requirement estimate in endurance-trained men 24 h postexercise exceeds both the EAR and current athlete guidelines. Am J Physiol - Endocrinol Metab 2019; 316: E741–E748. doi:10.1152/ajpendo.00174.2018
[183] Arends J, Bachmann P, Baracos V, et al. ESPEN guidelines on nutrition in cancer patients. Clin Nutr 2017; 36: 11–48. doi:10.1016/j.clnu.2016.07.015
[184] Grech A, Sui Z, Rangan A, et al. Macronutrient (im)balance drives energy intake in an obesogenic food environment: An ecological analysis. Obesity (Silver Spring) 2022; 30: 2156–2166. doi:10.1002/oby.23578
[185] Hall KD, Ayuketah A, Brychta R, et al. Ultra-processed diets cause excess calorie intake and weight gain: An inpatient randomized controlled trial of ad libitum food intake. Cell Metab 2019; 30: 67-77.e3. doi:10.1016/j.cmet.2019.05.008
[186] Lacey JM, Wilmore DW. Is glutamine a conditionally essential amino acid? Nutr Rev 1990; 48: 297–309. doi:10.1016/S0261-5614(99)80017-X
[187] Taylor L, Curthoys NP. Glutamine metabolism: Role in acid-base balance. Biochem Mol Biol Educ 2004; 32: 291–304. doi:10.1002/bmb.2004.494032050388
[188] Cengiz M, Borku Uysal B, Ikitimur H, et al. Effect of oral L-Glutamine supplementation on Covid-19 treatment. Clin Nutr Exp 2020; 33: 24–31. doi:10.1016/j.yclnex.2020.07.003
[189] Wischmeyer PE. Clinical applications of L-glutamine: past, present, and future. Nutr Clin Pract 2003; 18: 377-385. doi:10.1177/0115426503018005377
[190] Amores-Sánchez MI, Medina MÁ. Glutamine, as a precursor of glutathione, and oxidative stress. Mol Genet Metab 1999; 67: 100–105. doi:10.1006/mgme.1999.2857
[191] Theuerkauf B. Chronische Erkrankungen Behandeln und Heilen. 1. Aufl. Thaden: QKD-Verlag; 2022
[192] Theuerkauf B. Silent Inflammation - Chronisch Krank. Basistherapie durch Unterstützung der Körpereigenen Entgiftung. 1. Aufl. Thaden: QKD-Verlag; 2019
[193] Labow BI, Souba WW. Glutamine. World J Surg 2000; 24: 1503–1513. doi:10.1007/s002680010269
[194] Kuhn KS, Muscaritoli M, Wischmeyer P, et al. Glutamine as indispensable nutrient in oncology: Experimental and clinical evidence. Eur J Nutr 2010; 49: 197–210. doi:10.1007/s00394-009-0082-2
[195] Fahr MJ, Kornbluth J, Blossom S, et al. Glutamine enhances immunoregulation of tumor growth. J Parenter Enter Nutr 1994; 18: 471–476. doi:10.1177/0148607194018006471
[196] Ishak Gabra MB, Yang Y, Li H, et al. Dietary glutamine supplementation suppresses epigenetically-activated oncogenic pathways to inhibit melanoma tumour growth. Nat Commun 2020; 11: 3326. doi:10.1038/s41467-020-17181-w
[197] Chinopoulos C, Seyfried TN. Mitochondrial substrate-level phosphorylation as energy source for glioblastoma: review and hypothesis. ASN Neuro 2018; 10: 1759091418818261. doi:10.1177/1759091418818261
[198] Chen Q, Kirk K, Shurubor YI, et al. Rewiring of glutamine metabolism is a bioenergetic adaptation of human cells with mitochondrial DNA Mutations. Cell Metab 2018; 27: 1007-1025.e5. doi:10.1016/j.cmet.2018.03.002
[199] Chinopoulos C. OXPHOS defects due to mtDNA mutations: glutamine to the rescue! Cell Metab 2018; 27: 1165–1167. doi:10.1016/j.cmet.2018.05.010
[200] Kapelner A, Vorsanger M. Starvation of cancer via induced ketogenesis and severe hypoglycemia. Med Hypotheses 2015; 84: 162–168. doi:10.1016/j.mehy.2014.11.002
[201] Klement RJ. Wilhelm Brünings' forgotten contribution to the metabolic treatment of cancer utilizing hypoglycemia and a very low carbohydrate (ketogenic) diet. J Tradit Complement Med 2019; 9: 192–200. doi:10.1016/j.jtcme.2018.06.002
[202] Humbert B, Le Bacquer O, Nguyen P, et al. Protein restriction and dexamethasone as a model of protein hypercatabolism in dogs: Effect of glutamine on leucine turnover. Metabolism 2001; 50: 293–298. doi:10.1053/meta.2001.21018
[203] Lemberg KM, Vornov JJ, Rais R, et al. We're not „don" yet: Optimal dosing and prodrug delivery of 6-diazo-5-oxo-L-norleucine. Mol Cancer Ther 2018; 17: 1824–1832. doi:10.1158/1535-7163.MCT-17-1148

[204] Leone RD, Zhao L, Englert JM, et al. Glutamine blockade induces divergent metabolic programs to overcome tumor immune evasion. Science 2019; 366: 1013–1021. doi:10.1126/science.aav2588
[205] Duraj T, Kalamian M, Zuccoli G, et al. Clinical research framework proposal for ketogenic metabolic therapy in glioblastoma. BMC Med 2024; 22: 578. doi:10.1186/s12916-024-03775-4
[206] Hussein N, Ah-Sing E, Wilkinson P, et al. Long-chain conversion of [13C]linoleic acid and α-linolenic acid in response to marked changes in their dietary intake in men. J Lipid Res 2005; 46: 269–280. doi:10.1194/jlr.M400225-JLR200
[207] Swanson D, Block R, Mousa SA. Omega-3 fatty acids EPA and DHA: Health benefits throughout life. Adv Nutr 2012; 3: 1–7. doi:10.3945/an.111.000893
[208] Tallima H, El Ridi R. Arachidonic acid: Physiological roles and potential health benefits - A review. J Adv Res 2018; 11: 33–41. doi:10.1016/j.jare.2017.11.004
[209] Schmiedel V. ω-3-Fettsäuren - von der Konzeption bis zur Adoleszenz wichtig. Zeitschrift für Orthomolekulare Medizin 2022; 20: 22–26. doi:10.1055/a-1743-1435
[210] Saini RK, Keum YS. Omega-3 and omega-6 polyunsaturated fatty acids: Dietary sources, metabolism, and significance — A review. Life Sci 2018; 203: 255–267. doi:10.1016/j.lfs.2018.04.049
[211] Burns JL, Nakamura MT, Ma DWL. Differentiating the biological effects of linoleic acid from arachidonic acid in health and disease. Prostaglandins Leukot Essent Fat Acids 2018; 135: 1–4. doi:10.1016/j.plefa.2018.05.004
[212] Tallima H, El Ridi R. Arachidonic acid: Physiological roles and potential health benefits - A review. J Adv Res 2018; 11: 33–41. doi:10.1016/j.jare.2017.11.004
[213] Pereira M, Liang J, Edwards-Hicks J, et al. Arachidonic acid inhibition of the NLRP3 inflammasome is a mechanism to explain the anti-inflammatory effects of fasting. Cell Rep 2024; 43: 113700. doi:10.1016/j.celrep.2024.113700
[214] Wang ZJ, Liang CL, Li GM, et al. Neuroprotective effects of arachidonic acid against oxidative stress on rat hippocampal slices. Chem Biol Interact 2006; 163: 207–217. doi:10.1016/j.cbi.2006.08.005
[215] Dixon G, Nolan J, McClenaghan NH, et al. Arachidonic acid, palmitic acid and glucose are important for the modulation of clonal pancreatic β-cell insulin secretion, growth and functional integrity. Clin Sci 2004; 106: 191–199. doi:10.1042/CS20030261
[216] Forsythe CE, Phinney SD, Luz M, et al. Comparison of low fat and low carbohydrate diets on circulating fatty acid composition and markers of inflammation. Lipids 2008; 43: 65–77. doi:10.1007/s11745-007-3132-7
[217] Guyenet SJ, Carlson SE. Increase in adipose tissue linoleic acid of US adults in the last half century. Adv Nutr 2015; 6: 660–664. doi:10.3945/an.115.009944
[218] Mariamenatu AH, Abdu EM. Overconsumption of omega-6 polyunsaturated fatty acids (PUFAs) versus deficiency of omega-3 PUFAs in modern-day diets: The disturbing factor for their "balanced antagonistic metabolic functions" in the human body. J Lipids 2021; 2021: 1–15. doi:10.1155/2021/8848161
[219] Simopoulos AP. An increase in the Omega-6/Omega-3 fatty acid ratio increases the risk for obesity. Nutrients 2016; 8: 1–17. doi:10.3390/nu8030128
[220] Simopoulos AP. Evolutionary aspects of omega-3 fatty acids in the food supply. Prostaglandins Leukot Essent Fat Acids 1999; 60: 421–429. doi:10.1016/S0952-3278(99)80023-4
[221] Angela Liou Y, Innis SM. Dietary linoleic acid has no effect on arachidonic acid, but increases n-6 eicosadienoic acid, and lowers dihomo-γ-linolenic and eicosapentaenoic acid in plasma of adult men. Prostaglandins Leukot Essent Fat Acids 2009; 80: 201–206. doi:10.1016/j.plefa.2009.02.003
[222] Spiteller G, Afzal M. The action of peroxyl radicals, powerful deleterious reagents, explains why neither cholesterol nor saturated fatty acids cause atherogenesis and age-related diseases. Chem Eur J 2014; 20: 14928–14945. doi:10.1002/chem.201404383
[223] Peña-Oyarzun D, Bravo-Sagua R, Diaz-Vega A, et al. Autophagy and oxidative stress in non-communicable diseases: A matter of the inflammatory state? Free Radic Biol Med 2018; 124: 61–78. doi:10.1016/j.freeradbiomed.2018.05.084
[224] Dayton S, Hashimoto S, Dixon W, et al. Composition of lipids in human serum and adipose tissue during prolonged feeding of a diet high in unsaturated fat. J Lipid Res 1966; 7: 103–111. doi:10.1016/s0022-2275(20)39591-2
[225] Zamboni M, Nori N, Brunelli A, et al. How does adipose tissue contribute to inflammageing? Exp Gerontol 2021; 143: 111162. doi:10.1016/j.exger.2020.111162
[226] Strobel C, Jahreis G, Kuhnt K. Survey of n-3 and n-6 polyunsaturated fatty acids in fish and fish products. Lipids Health Dis 2012; 11: 144. doi:10.1186/1476-511X-11-144
[227] Ponnampalam EN, Mann NJ, Sinclair AJ. Effect of feeding systems on omega-3 fatty acids, conjugated linoleic acid and trans fatty acids in Australian beef cuts: Potential impact on human health. Asia Pac J Clin Nutr 2006; 15: 21–29
[228] Enser M, Hallett KG, Hewett B, et al. The polyunsaturated fatty acid composition of beef and lamb liver. Meat Sci 1998; 49: 321–327. doi:10.1016/S0309-1740(97)00143-5
[229] Van Le H, Nguyen DV, Vu Nguyen Q, et al. Fatty acid profiles of muscle, liver, heart and kidney of Australian prime lambs fed different polyunsaturated fatty acids enriched pellets in a feedlot system. Sci

Rep 2019; 9: 1238. doi:10.1038/s41598-018-37956-y
[230] Dugan MER, Vahmani P, Turner TD, et al. Pork as a source of omega-3 (n-3) fatty acids. J Clin Med 2015; 4: 1999–2011. doi:10.3390/jcm4121956
[231] Zlatanos S, Laskaridis K, Feist C, et al. CLA content and fatty acid composition of Greek Feta and hard cheeses. Food Chem 2002; 78: 471–477. doi:10.1016/S0308-8146(02)00159-0
[232] Enig MG. Know your Fats: The Complete Primer for Understandung the Nutrition of Fats, Oils, and Cholesterol. 9. Aufl. Silver Spring, MD: Bethesda Press; 2008
[233] von Schacky C. Omega-3 index and cardiovascular health. Nutrients 2014; 6: 799–814. doi:10.3390/nu6020799
[234] Von Schacky C. HS-Omega-3 index: Clinical value of standardized fatty acid analysis. LaboratoriumsMedizin 2014; 38: 167–177. doi:10.1515/labmed-2014-0007
[235] Schmiedel V. EPA oder DHA - das ist hier die Frage! Zeitschrift für Orthomolekulare Medizin 2021; 19: 7–9. doi:10.1055/a-1484-8037
[236] Crupi R, Cuzzocrea S. Role of EPA in inflammation: mechanisms, effects, and clinical relevance. Biomolecules 2022; 12: 242. doi:10.3390/biom12020242
[237] Matsuoka LY, Wortsman J, Haddad JG, et al. In vivo threshold for cutaneous synthesis of vitamin D3. J Lab Clin Med 1989; 114: 301–305
[238] Gröber U, Spitz J, Reichrath J, et al. Vitamin D: Update 2013. From rickets prophylaxis to general preventive healthcare. Dermatoendocrinol 2013; 5: 331–347. doi:10.4161/derm.26738
[239] Gröber U, Kisters K, Spitz J, et al. Vitamin D in der onkologischen Intervention: Update 2015. Dtsch Zeitschrift Onkol 2015; 47: 173–177
[240] Grant WB, Lahore H, McDonnell SL, et al. Evidence that vitamin d supplementation could reduce risk of influenza and covid-19 infections and deaths. Nutrients 2020; 12: 988. doi:10.3390/nu12040988
[241] Klement RJ, Koebrunner PS, Krage K, et al. Low vitamin D status in a cancer patient population from Franconia, Germany. Complement Med Res 2021; 28: 300–307. doi:10.1159/000511993
[242] Nuszkiewicz J, Woźniak A, Szewczyk-Golec K. Ionizing radiation as a source of oxidative stress—the protective role of melatonin and vitamin d. Int J Mol Sci 2020; 21: 5804. doi:10.3390/ijms21165804
[243] Charoenngam N, Shirvani A, Kalajian TA, et al. The effect of various doses of oral vitamin D3 supplementation on gut microbiota in healthy adults: A randomized, double-blinded, dose-response study. Anticancer Res 2020; 40: 551–556. doi:10.21873/anticanres.13984
[244] Slominski AT, Kim T, Shehabi HZ, et al. In vivo evidence for a novel pathway of vitamin D3 metabolism initiated by P450scc and modified by CYP27B1. FASEB J 2012; 26: 3901–3915. doi:10.1096/fj.12-208975
[245] Slominski AT, Kim TK, Li W, et al. Detection of novel CYP11A1-derived secosteroids in the human epidermis and serum and pig adrenal gland. Sci Rep 2015; 5: 14875. doi:10.1038/srep14875
[246] Lemke D, Klement RJ, Schweiger F, et al. Vitamin D resistance as a possible cause of autoimmune diseases: A hypothesis confirmed by a therapeutic high-dose vitamin D protocol. Front Immunol 2021; 12: 655739. doi:10.3389/fimmu.2021.655739
[247] Koivisto O, Hanel A, Carlberg C. Key vitamin D target genes with functions in the immune system. Nutrients 2020; 12. doi:10.3390/nu12041140
[248] Batchelor AJ, Compston JE. Reduced plasma half-life of radio-labelled 25-hydroxyvitamin D 3 in subjects receiving a high-fibre diet. Br J Nutr 1983; 49: 213–216. doi:10.1079/bjn19830027
[249] Miyauchi Y, Michigami T, Sakaguchi N, et al. Importin 4 is responsible for ligand-independent nuclear translocation of vitamin D receptor. J Biol Chem 2005; 280: 40901–40908. doi:10.1074/jbc.M509347200
[250] Fatemi S, Ryzen E, Flores J, et al. Effect of experimental human magnesium depletion on parathyroid hormone secretion and 1,25-dihydroxyvitamin D metabolism. J Clin Endocrinol Metab 1991; 73: 1067–1072. doi:10.1210/jcem-73-5-1067
[251] Veugelers PJ, Ekwaru JP. A statistical error in the estimation of the recommended dietary allowance for vitamin D. Nutrients 2014; 6: 4472–4475. doi:10.3390/nu6104472
[252] Heaney R, Garland C, Baggerly C, et al. Letter to Veugelers, P.J. and Ekwaru, J.P., A statistical error in the estimation of the recommended dietary allowance for vitamin D. Nutrients 2014, 6, 4472-4475; doi: 10.3390/nu6104472. Nutrients 2015; 7: 1688–1690. doi:10.3390/nu7031688
[253] Heaney RP, Armas LAG. Quantifying the vitamin D economy. Nutr Rev 2015; 73: 51–67. doi:10.1093/nutrit/nuu004
[254] Taylor CL, Patterson KY, Roseland JM, et al. Including food 25-hydroxyvitamin D in intake estimates may reduce the discrepancy between dietary and serum measures of vitamin D status. J Nutr 2014; 144: 654–659. doi:10.3945/jn.113.189811
[255] Garland CF, French CB, Baggerly LL, et al. Vitamin D supplement doses and serum 25-hydroxyvitamin D in the range associated with cancer prevention. Anticancer Res 2011; 31: 607–612
[256] Sommer AP. Mitochondrial cytochrome c oxidase is not the primary acceptor for near infrared light—it is mitochondrial bound water: the principles of low-level light therapy. Ann Transl Med 2019; 7: S13–S13. doi:10.21037/atm.2019.01.43
[257] Karu TI. Mitochondrial signaling in mammalian cells activated by red and near-IR radiation. Photochem Photobiol 2008; 84: 1091–1099. doi:10.1111/j.1751-1097.2008.00394.x

[258] Barolet D, Christiaens F, Hamblin MR. Infrared and skin: Friend or foe. J Photochem Photobiol B Biol 2016; 155: 78–85. doi:10.1016/j.jphotobiol.2015.12.014
[259] Nakashima Y, Ohta S, Wolf AM. Blue light-induced oxidative stress in live skin. Free Radic Biol Med 2017; 108: 300–310. doi:10.1016/j.freeradbiomed.2017.03.010
[260] Heiskanen V, Pfiffner M, Partonen T. Sunlight and health: shifting the focus from vitamin D3 to photobiomodulation by red and near-infrared light. Ageing Res Rev 2020; 61: 101089. doi:10.1016/j.arr.2020.101089
[261] Thorne HC, Jones KH, Peters SP, et al. Daily and seasonal variation in the spectral composition of light exposure in humans. Chronobiol Int 2009; 26: 854–866. doi:10.1080/07420520903044315
[262] Shinhmar H, Hogg C, Neveu M, et al. Weeklong improved colour contrasts sensitivity after single 670 nm exposures associated with enhanced mitochondrial function. Sci Rep 2021; 11: 22872. doi:10.1038/s41598-021-02311-1
[263] Minich DM, Henning M, Darley C, et al. Is Melatonin the "next vitamin D"?: A review of emerging science, clinical uses, safety, and dietary supplements. Nutrients 2022; 14: 3934. doi:10.3390/nu14193934
[264] Vartanian G V., Li BY, Chervenak AP, et al. Melatonin suppression by light in humans is more sensitive than previously reported. J Biol Rhythms 2015; 30: 351–354. doi:10.1177/0748730415585413
[265] Reiter RJ, De Almeida Chuffa LG, Simão VA, et al. Melatonin and vitamin D as potential synergistic adjuvants for cancer therapy (Review). Int J Oncol 2024; 65: 114. doi:10.3892/ijo.2024.5702
[266] Seely D, Wu P, Fritz H, et al. Melatonin as adjuvant cancer care with and without chemotherapy: A systematic review and meta-analysis of randomized trials. Integr Cancer Ther 2012; 11: 293–303. doi:10.1177/1534735411425484
[267] Wang Y, Wang P, Zheng X, et al. Therapeutic strategies of melatonin in cancer patients: A systematic review and meta-analysis. Onco Targets Ther 2018; 11: 7895–7908. doi:10.2147/OTT.S174100
[268] Zimmerman S, Reiter RJ. Melatonin and the optics of the human body. Melatonin Res 2019; 2: 138–160. doi:10.32794/mr11250016
[269] Jelle BP. Solar radiation glazing factors for window panes, glass structures and electrochromic windows in buildings — Measurement and calculation. Sol Energy Mater Sol Cells 2013; 116: 291–323. doi:10.1016/j.solmat.2013.04.032
[270] Xiao P, Ding S, Duan Y, et al. Effect of Light Therapy on Cancer-Related Fatigue: A Systematic Review and Meta-Analysis. J Pain Symptom Manage 2022; 63: e188–e202. doi:10.1016/j.jpainsymman.2021.09.010
[271] Marik PE. Cancer care: The role of repurposed drugs and metabolic interventions in treating cancer. 2. Aufl. Norfolk, VA: Paul Marik Publishing; 2024
[272] Pardo MR, Garicano Vilar E, San Mauro Martín I, et al. Bioavailability of magnesium food supplements: A systematic review. Nutrition 2021; 89: 111294. doi:10.1016/j.nut.2021.111294
[273] Gile J, Ruan G, Abeykoon J, et al. Magnesium: The overlooked electrolyte in blood cancers? Blood Rev 2020; 44: 100676. doi:10.1016/j.blre.2020.100676
[274] Gröber U, Schmidt J, Kisters K. Magnesium in prevention and therapy. Nutrients 2015; 7: 8199–8226. doi:10.3390/nu7095388
[275] Pallauf J, Pietsch M, Rimbach G. Dietary phytate reduces magnesium bioavailability in growing rats. Nutr Res 1998; 18: 1029–1037. doi:10.1016/S0271-5317(98)00085-2
[276] Bohn T, Davidsson L, Walczyk T, et al. Fractional magnesium absorption is significantly lower in human subjects from a meal served with an oxalate-rich vegetable, spinach, as compared with a meal served with kale, a vegetable with a low oxalate content. Br J Nutr 2004; 91: 601–606. doi:10.1079/bjn20031081
[277] Schuchardt JP, Hahn A. Intestinal absorption and factors influencing bioavailability of magnesium- an update. Curr Nutr Food Sci 2017; 13: 260–278. doi:10.2174/1573401313666170427162740
[278] Sabatier M, Grandvuillemin A, Kastenmayer P, et al. Influence of the consumption pattern of magnesium from magnesium-rich mineral water on magnesium bioavailability. Br J Nutr 2011; 106: 331–334. doi:10.1017/S0007114511001139
[279] Gröber U, Werner T, Vormann J, et al. Myth or reality-transdermal magnesium? Nutrients 2017; 9: 813. doi:10.3390/nu9080813
[280] Gröber U. Magnesium and Drugs. Int J Mol Sci 2019; 20: 2094. doi:10.3390/ijms20092094
[281] Uysal N, Kizildag S, Yuce Z, et al. Timeline (Bioavailability) of Magnesium Compounds in Hours: Which Magnesium Compound Works Best? Biol Trace Elem Res 2019; 187: 128–136. doi:10.1007/s12011-018-1351-9
[282] Zhou X, Huang Z, Zhang J, et al. Chronic oral administration of magnesium-L-threonate prevents oxaliplatin-induced memory and emotional deficits by normalization of TNF-α/NF-κB signaling in rats. Neurosci Bull 2020; 37: 55–69. doi:10.1007/s12264-020-00563-x
[283] Biesalski HK. Mikronährstoffe als Motor der Evolution. 1. Aufl. Berlin Heidelberg: Springer-Verlag; 2015
[284] Cunnane SC, Crawford MA. Energetic and nutritional constraints on infant brain development: Implications for brain expansion during human evolution. J Hum Evol 2014; 77: 88–98. doi:10.1016/j.jhevol.2014.05.001
[285] Zeisel SH. Choline: An important nutrient in brain development, liver function and carcinogenesis. J Am Coll Nutr 1992; 11: 473–481. doi:10.1080/07315724.1992.10718251

[286] Virmani A, Binienda Z. Role of carnitine esters in brain neuropathology. Mol Aspects Med 2004; 25: 533–549. doi:10.1016/j.mam.2004.06.003
[287] Platel K, Srinivasan K. Bioavailability of micronutrients from plant foods: An update. Crit Rev Food Sci Nutr 2016; 56: 1608–1619. doi:10.1080/10408398.2013.781011
[288] Ames BN. Low micronutrient intake may accelerate the degenerative diseases of aging through allocation of scarce micronutrient by triage. Proc Natl Acad Sci U S A 2006; 103: 17589–17594. doi:10.1073/pnas.0608757103
[289] Ames BN. Micronutrient deficiencies. A major cause of DNA damage. Ann N Y Acad Sci 1999; 889: 87–106. doi:10.1111/j.1749-6632.1999.tb08727.x
[290] Yao H, Xu H, Qiu S, et al. Choline deficiency-related multi-omics characteristics are susceptible factors for chemotherapy-induced thrombocytopenia. Pharmacol Res 2022; 178: 106155. doi:10.1016/j.phrs.2022.106155
[291] Sayed-Ahmed MM. Role of carnitine in cancer chemotherapy-induced multiple organ toxicity. Saudi Pharm J 2010; 18: 195–206. doi:10.1016/j.jsps.2010.07.008
[292] Gröber U, Holzhauer P, Kisters K, et al. Micronutrients in Oncological Intervention. Nutrients 2016; 8: 163. doi:10.3390/nu8030163
[293] Tang G, Qin J, Dolnikowski GG, et al. Short-term (intestinal) and long-term (postintestinal) conversion of beta-carotene to retinol in adults as assessed by a stable-isotope reference method. Am J Clin Nutr 2003; 78: 259–266. doi:10.1093/ajcn/78.2.259
[294] Dagnelie PC, van Staveren WA, van den Berg H. Vitamin B-12 from algae appears not to be bioavailable. Am J Clin Nutr 1991; 53: 695–697
[295] Institute of Medicine (US). Choline. In: Dietary Reference Intakes for Thiamin, Riboflavin, Niacin, Vitamin B6, Folate, Vitamin B12, Pantothenic Acid, Biotin, and Choline. Washington (DC): National Academies Press (US); 1998
[296] Lindeberg S. Modern Human Physiology with Respect to Evolutionary Adaptions that Relate to Diet in the Past. In: Hublin J-J, Richards MP, Hrsg. The Evolution of Hominin Diets: Integrating Approaches to the Study of Palaeolithic Subsistence. Heidelberg: Springer Science + Business Media B.V.; 2009: 43–57
[297] Urivetzky M, Kessaris D, Smith AD. Ascorbic acid overdosing: A risk factor for calcium oxalate nephrolithiasis. J Urol 1992; 147: 1215–1218. doi:10.1016/S0022-5347(17)37521-3
[298] Knight J, Madduma-Liyanage K, Mobley JA, et al. Ascorbic acid intake and oxalate synthesis. Urolithiasis 2016; 44: 289–297. doi:10.1007/s00240-016-0868-7
[299] Ely JTA. A unity of science, especially among physicists, is urgently needed to end medicine's lethal misdirection. arXiv:physics/0403023v2 2006;
[300] Clemens Z, Tóth C. Vitamin C and disease: insights from the evolutionary perspective. J Evol Health 2016; 1: 13
[301] McClellan WS, Du Bois EF. Clinical calorimetry XLV. Prolonged meat diets with a study on kidney function and ketosis. J Biol Chem 1930; 87: 651–668. doi:10.1016/S0021-9258(18)76842-7
[302] Kc S, Cárcamo JM, Golde DW. Vitamin C enters mitochondria via facilitative glucose transporter 1 (Glut1) and confers mitochondrial protection against oxidative injury. FASEB J 2005; 19: 1657–1667. doi:10.1096/fj.05-4107com
[303] Chen Z, Huang Y, Cao D, et al. Vitamin C intake and cancers: an umbrella review. Front Nutr 2022; 8: 812394. doi:10.3389/fnut.2021.812394
[304] Cameron E, Pauling L. Supplemental ascorbate in the supportive treatment of cancer: Prolongation of survival times in terminal human cancer. Proc Natl Acad Sci U S A 1976; 73: 3685–3689
[305] Levine M, Conry-Cantilena C, Wang Y, et al. Vitamin C pharmacokinetics in healthy volunteers: Evidence for a recommended dietary allowance. Proc Natl Acad Sci U S A 1996; 93: 3704–3709. doi:10.1073/pnas.93.8.3704
[306] Giansanti M, Karimi T, Faraoni I, et al. High-dose vitamin C: Preclinical evidence for tailoring treatment in cancer patients. Cancers (Basel) 2021; 13: 1428. doi:10.3390/cancers13061428
[307] Chen Q, Espey MG, Sun AY, et al. Pharmacologic doses of ascorbate act as a prooxidant and decrease growth of aggressive tumor xenografts in mice. Proc Natl Acad Sci U S A 2008; 105: 11105–11109
[308] Uetaki M, Tabata S, Nakasuka F, et al. Metabolomic alterations in human cancer cells by vitamin C-induced oxidative stress. Sci Rep 2015; 5: 13896. doi:10.1038/srep13896
[309] Ngo B, Van Riper JM, Cantley LC, et al. Targeting cancer vulnerabilities with high-dose vitamin C. Nat Rev Cancer 2019; 19: 271–282. doi:10.1038/s41568-019-0135-7
[310] Vaishampayan P, Lee Y. Redox-active vitamin C suppresses human osteosarcoma growth by triggering intracellular ROS-iron–calcium signaling crosstalk and mitochondrial dysfunction. Redox Biol 2024; 75: 103288. doi:10.1016/j.redox.2024.103288
[311] McCarty MF, Contreras F. Increasing superoxide production and the labile iron pool in tumor cells may sensitize them to extracellular ascorbate. Front Oncol 2014; 4: 249. doi:10.3389/fonc.2014.00249
[312] Schoenfeld JD, Sibenaller ZA, Mapuskar KA, et al. O2·- and H2O2-mediated disruption of Fe metabolism causes the differential susceptibility of NSCLC and GBM cancer cells to pharmacological ascorbate. Cancer Cell 2017; 31: 487-500.e8. doi:10.1016/j.ccell.2017.02.018

[313] Doskey CM, Buranasudja V, Wagner BA, et al. Tumor cells have decreased ability to metabolize H2O2: Implications for pharmacological ascorbate in cancer therapy. Redox Biol 2016; 10: 274–284. doi:10.1016/j.redox.2016.10.010
[314] Ma Y, Chapman J, Levine M, et al. High-dose parenteral ascorbate enhanced chemosensitivity of ovarian cancer and reduced toxicity of chemotherapy. Sci Transl Med 2014; 6: 222ra18. doi:10.1126/scitranslmed.3007154
[315] Du J, Cieslak JA, Welsh JL, et al. Pharmacological ascorbate radiosensitizes pancreatic cancer. Cancer Res 2015; 75: 3314–3326. doi:10.1158/0008-5472.CAN-14-1707
[316] Yun J, Mullarky E, Lu C, et al. Vitamin C selectively kills KRAS and BRAF mutant colorectal cancer cells by targeting GAPDH. Science (80-) 2015;
[317] Mojić M, Pristov JB, Maksimović-Ivanić D, et al. Extracellular iron diminishes anticancer effects of vitamin C: An in vitro study. Sci Rep 2014; 4: 5955. doi:10.1038/srep05955
[318] Campbell EJ, Dachs GU. Current limitations of murine models in oncology for ascorbate research. Front Oncol 2014; 4: 282. doi:10.3389/fonc.2014.00282
[319] Aschauer S, Gouya G, Klickovic U, et al. Effect of systemic high dose vitamin C therapy on forearm blood flow reactivity during endotoxemia in healthy human subjects. Vascul Pharmacol 2014; 61: 25–29. doi:10.1016/j.vph.2014.01.007
[320] Bedhiafi T, Inchakalody VP, Fernandes Q, et al. The potential role of vitamin C in empowering cancer immunotherapy. Biomed Pharmacother 2022; 146: 112553. doi:10.1016/j.biopha.2021.112553
[321] Monti DA, Mitchell E, Bazzan AJ, et al. Phase I evaluation of intravenous ascorbic acid in combination with gemcitabine and erlotinib in patients with metastatic pancreatic cancer. PLoS One 2012; 7: e29794. doi:10.1371/journal.pone.0029794
[322] Welsh JL, Wagner BA, Van'T Erve TJ, et al. Pharmacological ascorbate with gemcitabine for the control of metastatic and node-positive pancreatic cancer (PACMAN): Results from a phase i clinical trial. Cancer Chemother Pharmacol 2013; 71: 765–775. doi:10.1007/s00280-013-2070-8
[323] Bolaman AZ, Turgutkaya A, Küçükdiler HE, et al. Pharmacological dose ascorbic acid administration in relapsed refractory multiple myeloma patients. Leuk Res Reports 2021; 16: 100281. doi:10.1016/j.lrr.2021.100281
[324] Ettinger B, Pak CYC, Citron JT, et al. Potassium-magnesium citrate is an effective prophylaxis against recurrent calcium oxalate nephrolithiasis. J Urol 1997; 158: 2069–2073. doi:10.1016/S0022-5347(01)68155-2
[325] Norton SK. Toxic Superfoods. 1. Aufl. New York, NY: Rodale Books; 2022
[326] Gopi S, Balakrishnan P. Evaluation and clinical comparison studies on liposomal and non-liposomal ascorbic acid (vitamin C) and their enhanced bioavailability. J Liposome Res 2021; 31: 356–364. doi:10.1080/08982104.2020.1820521
[327] Hoffer LJ, Robitaille L, Zakarian R, et al. High-dose intravenous vitamin C combined with cytotoxic chemotherapy in patients with advanced cancer: A phase I-II clinical trial. PLoS One 2015; 10: e0120228. doi:10.1371/journal.pone.0120228
[328] Bedhiafi T, Inchakalody VP, Fernandes Q, et al. The potential role of vitamin C in empowering cancer immunotherapy. Biomed Pharmacother 2022; 146: 112553. doi:10.1016/j.biopha.2021.112553
[329] Less EH, Bergl R, Ball R, et al. Implementing a low-starch biscuit-free diet in zoo gorillas: The impact on behavior. Zoo Biol 2014; 33: 63–73. doi:10.1002/zoo.21116
[330] Less EH, Lukas KE, Bergl R, et al. Implementing a low-starch biscuit-free diet in zoo gorillas: The impact on health. Zoo Biol 2014; 33: 74–80. doi:10.1002/zoo.21115
[331] Ben-Dor M, Barkai R. The importance of large prey animals during the Pleistocene and the implications of their extinction on the use of dietary ethnographic analogies. J Anthropol Archaeol 2020; 59: 101192. doi:10.1016/j.jaa.2020.101192
[332] Ben-Dor M, Barkai R. Supersize does matter: The importance of large prey in Paleolithic subsistence and a method for measuring its significance in zooarchaeological assemblages. In: Human-Elephant Interactions: from Past to Present. Tübingen, Germany: Tübingen University Press; 2021: 323–344
[333] Ben-Dor M, Sirtoli R, Barkai R. The evolution of the human trophic level during the Pleistocene. Yearb Phys Anthropol 2021; 175: 27–56. doi:10.1002/ajpa.24247
[334] Ben-Dor M, Barkai R. Prey size decline as a unifying ecological selecting agent in Pleistocene human evolution. Quaternary 2021; 4: 7. doi:10.3390/quat4010007
[335] Bugir CK, Peres CA, White KS, et al. Prey preferences of modern human hunter-gatherers. Food Webs 2021; 26: e00183. doi:10.1016/j.fooweb.2020.e00183
[336] Cordain L, Miller JB, Eaton SB, et al. Plant-animal subsistence ratios and macronutrient energy estimations in worldwide hunter-gatherer diets. Am J Clin Nutr 2000; 71: 682–692
[337] Ströhle A, Hahn A. Diets of modern hunter-gatherers vary substantially in their carbohydrate content depending on ecoenvironments: Results from an ethnographic analysis. Nutr Res 2011; 31: 429–435. doi:10.1016/j.nutres.2011.05.003
[338] Cordain L. The nutritional characteristics of a contemporary diet based upon Paleolithic food groups. J Am Nutraceutical Assoc 2002; 5: 15–24
[339] Manheimer EW, van Zuuren EJ, Fedorowicz Z, et al. Paleolithic nutrition for metabolic syndrome:

systematic review and meta-analysis. Am J Clin Nutr 2015; 102: 922–932. doi:10.3945/ajcn.115.113613
[340] Sohouli MH, Fatahi S, Lari A, et al. The effect of paleolithic diet on glucose metabolism and lipid profile among patients with metabolic disorders: a systematic review and meta-analysis of randomized controlled trials. Crit Rev Food Sci Nutr 2022; 62: 4551–4562. doi:10.1080/10408398.2021.1876625
[341] Spreadbury I. Comparison with ancestral diets suggests dense acellular carbohydrates promote an inflammatory microbiota , and may be the primary dietary cause of leptin resistance and obesity. Diabetes, Metab Syndr Obes Targets Ther 2012; 5: 175–189
[342] Barone M, Turroni S, Rampelli S, et al. Gut microbiome response to a modern Paleolithic diet in a Western lifestyle context. PLoS One 2019; 14: e0220619. doi:10.1371/journal.pone.0220619
[343] Cordain L, Eaton S, Brand Miller J, et al. The paradoxical nature of hunter-gatherer diets: meat-based, yet non-atherogenic. Eur J Clin Nutr 2002; 56 Suppl 1: S42–S52
[344] Speth JD. The Paleoanthropology and Archaeology of Big-Game Hunting. Protein, Fat, or Politics? 1. Aufl. Springer Science+Business Media, LLC; 2012
[345] Ben-Dor M. Use of animal fat as a symbol of health in traditional societies suggests humans may be well adapted to its consumption. J Evol Health 2015; 1: 10
[346] Lemke D. Ist Salz gesund oder ungesund? Wissenschaftliche Studien. 2020; Im Internet: https://www.youtube.com/watch?v=7bqJhQNAoP0; Stand: 03.11.2022
[347] Melnik BC, Schmitz G. Pasteurized non-fermented cow's milk but not fermented milk is a promoter of mTORC1-driven aging and increased mortality. Ageing Res Rev 2021; 67: 101270. doi:10.1016/j.arr.2021.101270
[348] Mukherjee R, Chakraborty R, Dutta A. Role of fermentation in improving nutritional quality of soybean meal - A review. Asian-Australasian J Anim Sci 2016; 29: 1523–1529. doi:10.5713/ajas.15.0627
[349] Meharg AA. Arsenic in rice - Understanding a new disaster for South-East Asia. Trends Plant Sci 2004; 9: 415–417. doi:10.1016/j.tplants.2004.07.002
[350] Röhling M, Kempf K, Martin S. Kontinuierliches Glukosemonitoring nach Verzehr alltäglicher Lebensmittel und ihre Wirkung auf den postprandialen Glukose- und Insulinspiegel. Aktuel Ernahrungsmed 2021; 46: 307–311. doi:10.1055/a-1502-6044
[351] Norton SK. Lost seasonality and overconsumption of plants: risking oxalate toxicity. J Evol Health 2017; 2: 4. doi:10.15310/2334-3591.1085
[352] Gupta YP. Anti-nutritional and toxic factors in food legumes: a review. Plant Foods Hum Nutr 1987; 37: 201–228. doi:10.1007/BF01091786
[353] Pusztai A, Ewen SWB, Grant G, et al. Antinutritive effects of wheat-germ agglutinin and other N-acetylglucosamine-specific lectins. Br J Nutr 1993; 70: 313–321. doi:10.1079/bjn19930124
[354] Cordain L. Cereal Grains: Humanity's Double-Edged Sword. In: Simopoulos AP, Hrsg. World Review of Nutrition and Dietetics. Basel: Karger; 1999: 19–73
[355] Cuadrado C, Oboh H., Pedrosa M., et al. Anti-nutritional constituents of six underutilized legumes grown in Nigeria. J Chromatogr A 2002; 823: 307–312. doi:10.1016/s0021-9673(98)00542-1
[356] Kumar S, Verma AK, Das M, et al. Clinical complications of kidney bean (Phaseolus vulgaris L.) consumption. Nutrition 2013; 29: 821–827. doi:10.1016/j.nut.2012.11.010
[357] Gibson RS, Raboy V, King JC. Implications of phytate in plant-based foods for iron and zinc bioavailability, setting dietary requirements, and formulating programs and policies. Nutr Rev 2018; 76: 793–804. doi:10.1093/nutrit/nuy028
[358] Hollon J, Puppa EL, Greenwald B, et al. Effect of gliadin on permeability of intestinal biopsy explants from celiac disease patients and patients with non-celiac gluten sensitivity. Nutrients 2015; 7: 1565–1576. doi:10.3390/nu7031565
[359] Fasano A. Intestinal permeability and its regulation by zonulin: diagnostic and therapeutic implications. Clin Gastroenterol Hepatol 2012; 10: 1096–1100. doi:10.1016/j.cgh.2012.08.012
[360] Fasano A. Zonulin, regulation of tight junctions, and autoimmune diseases. Ann N Y Acad Sci 2012; 1258: 25–33. doi:10.1111/j.1749-6632.2012.06538.x
[361] Fasano A. Zonulin and its regulation of intestinal barrier function: The biological door to inflammation, autoimmunity, and cancer. Physiol Rev 2011; 91: 151–175
[362] Hollander D. Intestinal permeability, leaky gut, and intestinal disorders. Curr Gastroenterol Rep 1999; 1: 410–416
[363] Fukui H. Gut-liver axis in liver cirrhosis: How to manage leaky gut and endotoxemia. World J Hepatol 2015; 7: 425–442. doi:10.4254/wjh.v7.i3.425
[364] Kelly JR, Kennedy PJ, Cryan JF, et al. Breaking down the barriers: the gut microbiome, intestinal permeability and stress-related psychiatric disorders. Front Cell Neurosci 2015; 9: 392. doi:10.3389/fncel.2015.00392
[365] Bressan P, Kramer P. Bread and other edible agents of mental disease. Front Hum Neurosci 2016; 10: 130. doi:10.3389/fnhum.2016.00130
[366] Saggioro A. Leaky gut, microbiota, and cancer: an incoming hypothesis. J Clin Gastroenterol 2014; 48 Suppl 1: S62–S66. doi:10.1097/MCG.0000000000000255
[367] Holmes RP, Goodman HO, Assimos DG. Contribution of dietary oxalate to urinary oxalate excretion.

Kidney Int 2001; 59: 270–276. doi:10.1046/j.1523-1755.2001.00488.x
[368] Han H, Segal AM, Seifter JL, et al. Nutritional Management of Kidney Stones (Nephrolithiasis). Clin Nutr Res 2015; 4: 137. doi:10.7762/cnr.2015.4.3.137
[369] Balcke P, Zazgornik J, Sunder-Plassmann G, et al. Transient hyperoxaluria after ingestion of chocolate as a high risk factor for calcium oxolate calculi. Nephron 1989; 51: 32–34. doi:10.1159/000185238
[370] Yasawardene P, Jayarajah U, De Zoysa I, et al. Mechanisms of star fruit (Averrhoa carambola) toxicity: A mini-review. Toxicon 2020; 187: 198–202. doi:10.1016/j.toxicon.2020.09.010
[371] Suryavanshi M V, Bhute SS, Jadhav SD, et al. Hyperoxaluria leads to dysbiosis and drives selective enrichment of oxalate metabolizing bacterial species in recurrent kidney stone endures. Sci Rep 2016; 6: 34712. doi:10.1038/srep34712
[372] Castellaro AM, Tonda A, Cejas HH, et al. Oxalate induces breast cancer. BMC Cancer 2015; 15: 761. doi:10.1186/s12885-015-1747-2
[373] Katoh R, Suzuki K, Hemmi A, et al. Nature and significance of calcium oxalate crystals in normal human thyroid gland - A clinicopathological and immunohistochemical study. Virchows Arch A Pathol Anat Histopathol 1993; 422: 301–306. doi:10.1007/BF01608339
[374] An S, Li X, Tang M, et al. The role of acetate in the antagonization of oxalate: A potential causative molecule for heart disease and cancer death. Nat Prod Commun 2020; 15: 1–4. doi:10.1177/1934578X20913697
[375] Agathokleous E, Calabrese EJ. Hormesis: The dose response for the 21st century: The future has arrived. Toxicology 2019; 425: 152249. doi:10.1016/j.tox.2019.152249
[376] Pruimboom L, Muskiet FAJ. Intermittent living; the use of ancient challenges as a vaccine against the deleterious effects of modern life - A hypothesis. Med Hypotheses 2018; 120: 28–42. doi:10.1016/j.mehy.2018.08.002
[377] Massey LK. Food oxalate: factors affecting measurement, biological variation, and bioavailability. J Am Diet Assoc 2007; 107: 1191–1194. doi:10.1016/j.jada.2007.04.007
[378] Layman DK, Anthony TG, Rasmussen BB, et al. Defining meal requirements for protein to optimize metabolic roles of amino acids. Am J Clin Nutr 2015; 101: 1330S-1338S. doi:10.3945/ajcn.114.084053
[379] Mamerow MM, Mettler JA, English KL, et al. Dietary protein distribution positively influences 24-h muscle protein synthesis in healthy adults. J Nutr 2014; 144: 876–880. doi:10.3945/jn.113.185280
[380] Paz S, Rubio C, Frías I, et al. Toxic metals (Al, Cd, Pb and Hg) in the most consumed edible seaweeds in Europe. Chemosphere 2019; 218: 879–884. doi:10.1016/j.chemosphere.2018.11.165
[381] Jaminet P, Jaminet S-C. Perfect Health Diet. 1. Aufl. Stuttgart: Thieme; 2018
[382] Krug R. Zucker, Blut & Brötchen. 1. Aufl. Berlin: Eigenverlag; 2019
[383] Rodríguez JC, Gil-Gómez G, Hegardt FG, et al. Peroxisome proliferator-activated receptor mediates induction of the mitochondrial 3-hydroxy-3-methylglutaryl-CoA synthase gene by fatty acids. J Biol Chem 1994; 269: 18767–18772
[384] Klement RJ. Mimicking caloric restriction: what about macronutrient manipulation? A response to Meynet and Ricci. Trends Mol Med 2014; 20: 471–472. doi:10.1016/j.molmed.2014.07.001
[385] Klein S, Wolfe RR. Carbohydrate restriction regulates the adaptive response to fasting. Am J Physiol 1992; 262: E631–E636
[386] Hyde PN, Lustberg MB, Miller VJ, et al. Pleiotropic effects of nutritional ketosis: Conceptual framework for keto-adaptation as a breast cancer therapy. Cancer Treat Res Commun 2017; 12: 32–39. doi:10.1016/j.ctarc.2017.06.001
[387] Gammeltoft A. The significance of ketone bodies in fat metabolism. Acta Physiol Scand 1949; 19: 280–287. doi:10.1111/j.1748-1716.1949.tb00158.x
[388] Krilowicz BL. Ketone body metabolism in a ground squirrel during hibernation and fasting. Am J Physiol - Regul Integr Comp Physiol 1985; 249: R462-470. doi:10.1152/ajpregu.1985.249.4.R462
[389] Shimozuru M, Nagashima A, Tanaka J, et al. Seasonal changes in the expression of energy metabolism-related genes in white adipose tissue and skeletal muscle in female Japanese black bears. Comp Biochem Physiol Part - B Biochem Mol Biol 2016; 196–197: 38–47. doi:10.1016/j.cbpb.2016.02.001
[390] Cahill GFJ, Veech RL. Ketoacids? Good medicine? Trans Am Clin Climatol Assoc 2003; 114: 149–161
[391] Newman JC, Verdin E. Ketone bodies as signaling metabolites. Trends Endocrinol Metab 2014; 25: 42–52. doi:10.1016/j.tem.2013.09.002
[392] Rojas-Morales P, Tapia E, Pedraza-Chaverri J. β-Hydroxybutyrate: A signaling metabolite in starvation response? Cell Signal 2016; 28: 917–923. doi:10.1016/j.cellsig.2016.04.005
[393] Ruan H Bin, Crawford PA. Ketone bodies as epigenetic modifiers. Curr Opin Clin Nutr Metab Care 2018; 21: 260–266. doi:10.1097/MCO.0000000000000475
[394] Bandera-Merchan B, Boughanem H, Crujeiras AB, et al. Ketotherapy as an epigenetic modifier in cancer. Rev Endocr Metab Disord 2020; 21: 509–519. doi:10.1007/s11154-020-09567-4
[395] Shang S, Wang L, Zhang Y, et al. The beta-hydroxybutyrate suppresses the migration of glioma cells by inhibition of NLRP3 inflammasome. Cell Mol Neurobiol 2018; 38: 1479–1489. doi:10.1007/s10571-018-0617-2
[396] Fredericks M, Ramsey RB. 3-Oxo acid coenzyme A transferase activity in brain and tumors of the nervous

system. J Neurochem 1978; 31: 1529–1531
[397] Tisdale MJ, Brennan RA. Loss of acetoacetate coenzyme A transferase activity in tumours of peripheral tissues. Br J Cancer 1983; 47: 293–297
[398] Skinner R, Trujillo A, Ma X, et al. Ketone bodies inhibit the viability of human neuroblastoma cells. J Pediatr Surg 2009; 44: 212–216
[399] Maurer GD, Brucker DP, Bähr O, et al. Differential utilization of ketone bodies by neurons and glioma cell lines: a rationale for ketogenic diet as experimental glioma therapy. BMC Cancer 2011; 11: 315. doi:10.1186/1471-2407-11-315
[400] Chang HT, Olson LK, Schwartz KA. Ketolytic and glycolytic enzymatic expression profiles in malignant gliomas: implication for ketogenic diet therapy. Nutr Metab (Lond) 2013; 10: 47. doi:10.1186/1743-7075-10-47
[401] Youm YH, Nguyen KY, Grant RW, et al. The ketone metabolite β-hydroxybutyrate blocks NLRP3 inflammasome-mediated inflammatory disease. Nat Med 2015; 21: 263–269. doi:10.1038/nm.3804
[402] Bae HR, Kim DH, Park MH, et al. β-Hydroxybutyrate suppresses inflammasome formation by ameliorating endoplasmic reticulum stress via AMPK activation. Oncotarget 2016; 7: 66444–66454. doi:10.18632/oncotarget.12119
[403] Goldberg EL, Molony RD, Kudo E, et al. Ketogenic diet activates protective γδ T cell responses against influenza virus infection. Sci Immunol 2019; 4: eaav2026. doi:10.1126/sciimmunol.aav2026
[404] Stubbs BJ, Koutnik AP, Goldberg EL, et al. Investigating ketone bodies as immunometabolic countermeasures against respiratory viral infections. Med 2020; 1: 43–65. doi:https://doi.org/10.1016/j.medj.2020.06.008
[405] Sukkar S, Cogorno L, Pisciotta L, et al. Clinical efficacy of eucaloric ketogenic nutrition in the Covid-19 cytokine storm (CSS): a retrospective analysis of mortality and Intensive Care Unit admission. Nutrition 2021; 89: 111236. doi:10.1016/j.nut.2021.111236
[406] Sleiman SF, Henry J, Al-Haddad R, et al. Exercise promotes the expression of brain derived neurotrophic factor (BDNF) through the action of the ketone body β-hydroxybutyrate. Elife 2016; 5: e15092. doi:10.7554/eLife.15092
[407] Kashiwaya Y, Takeshima T, Mori N, et al. D-ß-Hydroxybutyrate protects neurons in models of Alzheimer's and Parkinson's disease. Proc Natl Acad Sci U S A 2000; 97: 5440–5444
[408] Parker B, Walton C, Carr S, et al. β-Hydroxybutyrate elicits favorable mitochondrial changes in skeletal muscle. Int J Mol Sci 2018; 19: 2247. doi:10.3390/ijms19082247
[409] Thomsen HH, Rittig N, Johannsen M, et al. Effects of 3-hydroxybutyrate and free fatty acids on muscle protein kinetics and signaling during LPS-induced inflammation in humans: Anticatabolic impact of ketone bodies. Am J Clin Nutr 2018; 108: 857–867. doi:10.1093/ajcn/nqy170
[410] Koutnik AP, D'Agostino DP, Egan B. Anticatabolic effects of ketone bodies in skeletal muscle. Trends Endocrinol Metab 2019; 30: 227–229. doi:10.1016/j.tem.2019.01.006
[411] Thai PN, Seidlmayer LK, Miller C, et al. Mitochondrial quality control in aging and heart failure: Influence of ketone bodies and Mitofusin-stabilizing peptides. Front Physiol 2019; 10: 382. doi:10.3389/fphys.2019.00382
[412] Paoli A, Rubini A, Volek JS, et al. Beyond weight loss: a review of the therapeutic uses of very-low-carbohydrate (ketogenic) diets. Eur J Clin Nutr 2013; 67: 789–796. doi:10.1038/ejcn.2013.116
[413] Vidali S, Aminzadeh S, Lambert B, et al. Mitochondria: The ketogenic diet - A metabolism-based therapy. Int J Biochem Cell Biol 2015; 63: 55–59. doi:10.1016/j.biocel.2015.01.022
[414] Roberts MN, Wallace MA, Tomilov AA, et al. A Ketogenic Diet Extends Longevity and Healthspan in Adult Mice. Cell Metab 2017; 26: 539–546. doi:10.1016/j.cmet.2017.08.005
[415] Flanagan EW, Most J, Mey JT, et al. Calorie Restriction and Aging in Humans. Annu Rev Nutr 2020; 40: 6. doi:10.1146/annurev-nutr-122319-034601
[416] Champ CE, Klement RJ. Assessing successful completion of calorie restriction studies for the prevention and treatment of cancer. Nutrition 2020; 78: 110829. doi:10.1016/j.nut.2020.110829
[417] Freese J, Klement RJ, Ruiz-Núñez B, et al. The sedentary (r)evolution: Have we lost our metabolic flexibility? [version 2; referees: 2 approved, 1 approved with reservations]. F1000Research 2018; 6: 1787. doi:10.12688/f1000research.12724.1
[418] Wiemer-Kruel A. Ketogene Diäten. Zeitschrift für Epileptol 2013; 26: 160–166. doi:10.1007/s10309-013-0302-x
[419] Aronica L, Volek J, Poff A, et al. Genetic variants for personalised management of very low carbohydrate ketogenic diets. BMJ Nutr Prev Heal 2020; 3: 363–373. doi:10.1136/bmjnph-2020-000167
[420] Voegtlin WL. The Stone Age Diet. 1. Aufl. Vantage Press; 1975
[421] Clemens Z, Tóth C. Paleolithic ketogenic diet (PKD) in chronic diseases: Clinical and research data. J Evol Health 2019; 3: 6. doi:10.15310/2334-3591.1115
[422] Pérez-Guisado J, Muñoz-Serrano A, Alonso-Moraga Á. Spanish Ketogenic Mediterranean diet: a healthy cardiovascular diet for weight loss. Nutr J 2008; 7: 30. doi:10.1186/1475-2891-7-30
[423] Núñez-Sánchez N, Martínez-Marín AL, Polvillo O, et al. Near Infrared Spectroscopy (NIRS) for the determination of the milk fat fatty acid profile of goats. Food Chem 2016; 190: 244–252.

doi:10.1016/j.foodchem.2015.05.083
[424] St-Pierre V, Vandenberghe C, Lowry C-M, et al. Plasma Ketone and Medium Chain Fatty Acid Response in Humans Consuming Different Medium Chain Triglycerides During a Metabolic Study Day. Front Nutr 2019; 6: 46. doi:10.3389/fnut.2019.00046
[425] Altinoz MA, Ozpinar A, Seyfried TN. Caprylic (Octanoic) Acid as a Potential Fatty Acid Chemotherapeutic for Glioblastoma. Prostaglandins Leukot Essent Fat Acids 2020; 159: 102142. doi:10.1016/j.plefa.2020.102142
[426] Jain S, Rai R, Singh D, et al. Octanoic acid a major component of widely consumed medium - chain triglyceride ketogenic diet is detrimental to bone. Sci Rep 2021; 11: 7003. doi:10.1038/s41598-021-86468-9
[427] Jain S, Vohora D. Primary components of MCT ketogenic diet are detrimental to bone loss associated with accelerated aging and age-related neurotoxicity in mice. Bone 2025; 192: 117383. doi:10.1016/j.bone.2024.117383
[428] Fischer T, Och U, Klawon I, et al. Effect of a Sodium and Calcium DL-β-Hydroxybutyrate Salt in Healthy Adults. J Nutr Metab 2018; 2018: 9812806. doi:10.1155/2018/9812806
[429] Klement RJ, Sweeney RA, Gross EC, et al. Problems associated with a highly artificial ketogenic diet: Letter to the Editor Re: van der Louw EJTM, Olieman JF, van den Bemt PMLA, et al. 'Ketogenic diet treatment as adjuvant to standard treatment of glioblastoma multiforme: a feasibility and safety. Ther Adv Med Oncol 2019; 11: 1758835919879268. doi:10.1177/1758835919879268
[430] Heseker H, Heseker B. Die Nährwerttabelle. 8. Aufl. Wiesbaden: Umschau Zeitschriftenverlag; 2023
[431] Urbain P, Bertz H. Monitoring for compliance with a ketogenic diet: what is the best time of day to test for urinary ketosis? Nutr Metab (Lond) 2016; 13: 77. doi:10.1186/s12986-016-0136-4
[432] Porper K, Zach L, Shpatz Y, et al. Dietary-induced ketogenesis: adults are not children. Nutrients 2021; 13: 93. doi:https://doi.org/10.3390/nu13093093
[433] Fan L, Zhu X, Sun S, et al. Ca:Mg ratio, medium-chain fatty acids, and the gut microbiome. Clin Nutr 2022; 41: 2490–2499. doi:10.1016/j.clnu.2022.08.031
[434] Klement RJ, Champ CE, Otto C, et al. Anti-tumor effects of ketogenic diets in mice: A meta-analysis. PLoS One 2016; 11: e0155050. doi:10.1371/journal.pone.0155050
[435] Li J, Zhang H, Dai Z. Cancer treatment with the ketogenic diet: a systematic review and meta-analysis of animal studies. Front Nutr 2021; 8: 594408. doi:10.3389/fnut.2021.594408
[436] Klement RJ. Anti-tumor effects of ketogenic diets and their synergism with other treatments in mice: Bayesian evidence synthesis of 1755 individual mouse survival data. Biomed J 2024; 47: 100609. doi:10.1016/j.bj.2023.100609
[437] Xia S, Lin R, Jin L, et al. Prevention of dietary-fat-fueled ketogenesis attenuates BRAF V600E tumor growth. Cell Metab 2017; 25: 358–373. doi:10.1016/j.cmet.2016.12.010
[438] Tan-Shalaby JL, Carrick J, Edinger K, et al. Modified Atkins diet in advanced malignancies - final results of a safety and feasibility trial within the Veterans Affairs Pittsburgh Healthcare System. Nutr Metab (Lond) 2016; 13: 52. doi:10.1186/s12986-016-0113-y
[439] Zhang J, Jia P-P, Liu Q-L, et al. Low ketolytic enzyme levels in tumors predict ketogenic diet responses in cancer cell lines in vitro and in vivo. J Lipid Res 2018; 59: 625–634. doi:10.1194/jlr.M082040
[440] Qian L, Li Y, Cao Y, et al. Pan-cancer analysis of glycolytic and ketone bodies metabolic genes: Implications for response to ketogenic dietary therapy. Front Oncol 2021; 11: 689068. doi:10.3389/fonc.2021.689068
[441] Bartmann C, Raman SRJ, Flöter J, et al. Beta-hydroxybutyrate (3-OHB) can influence the energetic phenotype of breast cancer cells, but does not impact their proliferation and the response to chemotherapy or radiation. Cancer Metab 2018; 6: 8
[442] Holm E, Heumann B, Jentschura D, et al. Substrate balances across human colon carcinomas during parenteral nutrition – A pilot study. Aktuel Ernahrungsmed 2018; 43: 284–291
[443] Klement RJ. The emerging role of ketogenic diets in cancer treatment. Curr Opin Clin Nutr Metab Care 2019; 22: 129–134. doi:10.1097/MCO.0000000000000540
[444] Somlyai G, Nagy LI, Puskás LG, et al. Deuterium content of the organic compounds in food has an impact on tumor growth in mice. Curr Issues Mol Biol 2023; 45: 66–77. doi:10.3390/cimb45010005
[445] Ferrere G, Tidjani Alou M, Liu P, et al. Ketogenic diet and ketone bodies enhance the anticancer effects of PD1 blockade. JCI Insight 2021; 6: e145207. doi:10.1172/jci.insight.145207
[446] Iyikesici MS. Feasibility study of metabolically supported chemotherapy with weekly carboplatin/paclitaxel combined with ketogenic diet, hyperthermia and hyperbaric oxygen therapy in metastatic non-small cell lung cancer. Int J Hyperth 2019; 36: 446–455. doi:10.1080/02656736.2019.1589584
[447] Klement RJ, Koebrunner PS, Meyer D, et al. Impact of a ketogenic diet intervention during radiotherapy on body composition: IV. Final results of the KETOCOMP study for rectal cancer patients. Clin Nutr 2021; 40: 4674–4684. doi:10.1016/j.clnu.2021.05.015
[448] Dmitrieva-Posocco O, Wong AC, Lundgren P, et al. β-Hydroxybutyrate suppresses colorectal cancer. Nature 2022; 605: 160–165. doi:10.1038/s41586-022-04649-6
[449] Klement RJ, Sweeney RA. Impact of a ketogenic diet intervention during radiotherapy on body composition: V. Final results of the KETOCOMP study for head and neck cancer patients. Strahlenther

Onkol 2022; 198: 981–993. doi:10.1007/s00066-022-01941-2
[450] Klement RJ, Champ CE, Kämmerer U, et al. Impact of a ketogenic diet intervention during radiotherapy on body composition: III—final results of the KETOCOMP study for breast cancer patients. Breast Cancer Res 2020; 22: 94. doi:https://doi.org/10.1186/s13058-020-01331-5
[451] Cohen CW, Fontaine KR, Arend RC, et al. A ketogenic diet reduces central obesity and serum insulin in women with ovarian or endometrial cancer. J Nutr 2018; 148: 1253–1260. doi:10.1093/jn/nxy119
[452] Cohen C, Fontaine K, Arend R, et al. Favorable effects of a ketogenic diet on physical function, perceived energy, and food cravings in women with ovarian or endometrial cancer: A randomized, controlled trial. Nutrients 2018; 10: 1187. doi:10.3390/nu10091187
[453] Ok JH, Lee H, Chung H-Y, et al. The potential use of a ketogenic diet in pancreatobiliary cancer patients after pancreatectomy. Anticancer Res 2018; 38: 6519–6527. doi:10.21873/anticanres.13017
[454] Fearon KC, Borland W, Preston T, et al. Cancer cachexia: influence of systemic ketosis on substrate levels and nitrogen metabolism. Am J Clin Nutr 1988; 47: 42–48
[455] Norwitz NG, Soto-Mota A, Kaplan B, et al. The Lipid Energy Model: Reimagining Lipoprotein Function in the Context of Carbohydrate-Restricted Diets. Metabolites 2022; 12: 460. doi:10.3390/metabo12050460
[456] Norwitz NG, Cromwell WC. Oreo cookie treatment lowers LDL cholesterol more than high-intensity statin therapy in a lean mass hyper-responder on a ketogenic diet: A curious crossover experiment. Metabolites 2024; 14: 73. doi:10.3390/metabo14010073
[457] Budoff M, Manubolu VS, Kinninger A, et al. Carbohydrate Restriction-Induced Elevations in LDL-Cholesterol and Atherosclerosis: The KETO Trial. JACC Adv 2024; 3: 101109. doi:10.1016/j.jacadv.2024.101109
[458] Sacks FM, Campos H. Clinical review 163: Cardiovascular endocrinology: Low-density lipoprotein size and cardiovascular disease: a reappraisal. J Clin Endocrinol Metab 2003; 88: 4525–4532
[459] Dembitzer J, Barkai R, Ben-Dor M, et al. Levantine overkill: 1.5 million years of hunting down the body size distribution. Quat Sci Rev 2022; 276: 107316. doi:10.1016/j.quascirev.2021.107316
[460] Domínguez-Rodrigo M, Pickering TR. The meat of the matter: an evolutionary perspective on human carnivory. Azania 2017; 52: 4–32. doi:10.1080/0067270X.2016.1252066
[461] Aiello LC, Wheeler P. The expensive-tissue hypothesis: The brain and the digestive system in human and primate evolution. Curr Anthropol 1995; 36: 199. doi:10.1086/204350
[462] Saladino P. The Carnivore Code. 1. Aufl. New York: Fundamental Press LLC; 2020
[463] Ruff CB, Trinkaus E, Holliday TW. Body mass and encephalization in Pleistocene Homo. Nature 1997; 387: 173–176. doi:10.1038/387173a0
[464] Villa P, Lenoir M. Hunting and hunting weapons of the Lower and Middle Paleolithic of Europe. In: Hublin J-J, Richards MP, Hrsg. The Evolution of Hominin Diets: Integrating Approaches to the Study of Paleolithic Subsistence. Springer Science+Business Media; 2009: 59–85
[465] Attwell L, Kovarovic K, Kendal JR. Fire in the Plio-Pleistocene: the functions of hominin fire use, and the mechanistic, developmental and evolutionary consequences. J Anthropol Sci 2015; 93: 1–20. doi:10.4436/jass.93006
[466] Vogiatzoglou A, Refsum H, Johnston C, et al. Vitamin B12 status and rate of brain volume loss in community-dwelling elderly. Neurology 2008; 71: 826–832. doi:10.1212/01.wnl.0000325581.26991.f2
[467] Koenig C, Siemoneit A. Das Handbuch der Carnivoren Ernährung. 2. Aufl. Haag i. OB: Carnitarier UG Verlag; 2023
[468] Chen HR, Degrauw T, Kuan CY. (Phospho)creatine: The reserve and merry-go-round of brain energetics. Neural Regen Res 2023; 18: 327–328. doi:10.4103/1673-5374.346470
[469] Campos-Ferraz PL, Gualano B, das Neves W, et al. Exploratory studies of the potential anti-cancer effects of creatine. Amino Acids 2016; doi:10.1007/s00726-016-2180-9
[470] Negro M, Avanzato I, D'Antona G. Creatine in skeletal muscle physiology. In: Nabavi SM, Sanches Silva A, Hrsg. Nonvitamin and Nonmineral Nutritional Supplements. London: Elsevier Inc.; 2018: 59–68
[471] Purchas RW, Rutherfurd SM, Pearce PD, et al. Concentrations in beef and lamb of taurine, carnosine, coenzyme Q 10, and creatine. Meat Sci 2004; 66: 629–637. doi:10.1016/S0309-1740(03)00181-5
[472] Hayes KC, Carey RE, Schmidt SY. Retinal degeneration associated with taurine deficiency in the cat. Science (80-) 1975; 188: 949–951. doi:10.1126/science.1138364
[473] Redmond HP, Stapleton PP, Neary P, et al. Immunonutrition: The role of taurine. Nutrition 1998; 14: 599–604. doi:10.1016/S0899-9007(98)00097-5
[474] Marcinkiewicz J, Kontny E. Taurine and inflammatory diseases. Amino Acids 2014; 46: 7–20. doi:10.1007/s00726-012-1361-4
[475] Hwang DF, Wang LC. Effect of taurine on toxicity of cadmium in rats. Toxicology 2001; 167: 173–180. doi:10.1016/S0300-483X(01)00472-3
[476] Jagadeesan G, Pillai SS. Hepatoprotective effects of taurine against mercury induced toxicity in rats. J Environ Biol 2007; 28: 753–756
[477] Das J, Ghosh J, Manna P, et al. Protective role of taurine against arsenic-induced mitochondria-dependent hepatic apoptosis via the inhibition of PKCδ-JNK pathway. PLoS One 2010; 5: e12602. doi:10.1371/journal.pone.0012602

[478] Zhang X, Tu S, Wang Y, et al. Mechanism of taurine-induced apoptosis in human colon cancer cells. Acta Biochim Biophys Sin (Shanghai) 2014; 46: 261–272. doi:10.1093/abbs/gmu004
[479] Zhang X, Lu H, Wang Y, et al. Taurine induces the apoptosis of breast cancer cells by regulating apoptosis-related proteins of mitochondria. Int J Mol Med 2015; 35: 218–226. doi:10.3892/ijmm.2014.2002
[480] Tu S, Zhang X, Luo D, et al. Effect of taurine on the proliferation and apoptosis of human hepatocellular carcinoma HepG2 cells. Exp Ther Med 2015; 10: 193–200. doi:10.3892/etm.2015.2476
[481] Baliou S, Kyriakopoulos AM, Spandidos DA, et al. Role of taurine, its haloamines and its lncRNA TUG1 in both inflammation and cancer progression. On the road to therapeutics? (Review). Int J Oncol 2020; 57: 631–664. doi:10.3892/ijo.2020.5100
[482] Yousef HN, Aboelwafa HR. The potential protective role of taurine against 5-fluorouracil-induced nephrotoxicity in adult male rats. Exp Toxicol Pathol 2017; 69: 265–274. doi:10.1016/j.etp.2017.01.012
[483] Samadi M, Haghi-Aminjan H, Sattari M, et al. The role of taurine on chemotherapy-induced cardiotoxicity: A systematic review of non-clinical study. Life Sci 2021; 265: 118813. doi:10.1016/j.lfs.2020.118813
[484] Desai TK, Maliakkai J, Kinzie JL, et al. Taurine deficiency after intensive chemotherapy. Am J Clin Nutr 1992; 55: 708–711. doi:10.1093/ajcn/55.3.708
[485] Garrido-Maraver J, Cordero MD, Oropesa-Avila M, et al. Clinical applications of coenzyme Q10. Front Biosci 2014; 19: 619–633. doi:10.2741/4231
[486] Testai L, Martelli A, Flori L, et al. Coenzyme Q10: Clinical Applications beyond Cardiovascular Diseases. Nutrients 2021; 13: 1697. doi:10.3390/nu13051697
[487] Weber C, Bysted A, Hølmer G. Coenzyme Q10 in the diet--daily intake and relative bioavailability. Mol Aspects Med 1997; 18: 251–254. doi:10.1016/S0098-2997(97)00003-4
[488] Ercan P, El SN. Changes in content of coenzyme Q10 in beef muscle, beef liver and beef heart with cooking and in vitro digestion. J Food Compos Anal 2011; 24: 1136–1140. doi:10.1016/j.jfca.2011.05.002
[489] Stipp MC, Acco A. Involvement of cytochrome P450 enzymes in inflammation and cancer: a review. Cancer Chemother Pharmacol 2021; 87: 295–309. doi:10.1007/s00280-020-04181-2
[490] Protogerou C, Leroy F, Hagger MS. Beliefs and experiences of individuals following a zero-carb diet. Behav Sci (Basel) 2021; 11: 161. doi:10.3390/bs11120161
[491] Lennerz BS, Mey JT, Henn OH, et al. Behavioral characteristics and self-reported health status among 2029 adults consuming a "carnivore diet". Curr Dev Nutr 2021; 5: nzab133. doi:10.1093/cdn/nzab133
[492] Baker S. The Carnivore Diet. 1. Aufl. Las Vegas: Victory Belt Publishing Inc; 2020
[493] McClellan WS, Rupp VR, Toscani V. Clinical calorimetry XLVI. Prolonged meat diets with a study of the metabolism of nitrogen, calcium, and phosphorus. J Biol Chem 1930; 87: 669–680. doi:10.1016/S0021-9258(18)76843-9
[494] Yar N, Mukona LT, Nguyen K, et al. Consuming an all-meat ketogenic diet for the long-term management of candida vulvovaginitis and vaginal hidradenitis suppurativa: A 47-month follow-up case report. Cureus 2022; 14: e30510. doi:10.7759/cureus.30510
[495] Norwitz NG, Soto-Mota A. Case report: Carnivore–ketogenic diet for the treatment of inflammatory bowel disease: a case series of 10 patients. Front Nutr 2024; 11: 1467475. doi:10.3389/fnut.2024.1467475
[496] Seyfried TN, Shivane AG, Kalamian M, et al. Ketogenic metabolic therapy, without chemo or radiation, for the long-term management of IDH1 -mutant glioblastoma: an 80-month follow-up case report. Front Nutr 2021; 8: 682243. doi:10.3389/fnut.2021.682243
[497] Klement RJ. Langjährige Remission von Colitis ulcerosa durch eine carnivore Ernährung: Ein Fallbericht. Natura 2024; 29: 18–21
[498] Goedeke S, Murphy T, Rush A, et al. Assessing the nutrient composition of a carnivore diet: A case study model. Nutrients 2025; 17: 140. doi:10.3390/nu17010140
[499] Jappe U. Das Alpha-Gal-Syndrom – eine komplexe Allergie im interdisziplinären Kontext. Aktuel Ernahrungsmed 2023; 48: 195–208. doi:10.1055/a-1870-7328
[500] Schwarz A. Mysteriöser Krankheitsanstieg nach Gates-finanzierten Experimenten mit Gen-Zecken. 2023; Im Internet: https://ansage.org/mysterioeser-krankheitsanstieg-nach-gates-finanzierten-experimenten-mit-gen-zecken/; Stand: 14.08.2023
[501] Mankarious S, Lee M, Fischer S, et al. The half-lives of IgG subclasses and specific antibodies in patients with primary immunodeficiency who are receiving intravenously administered immunoglobulin. J Lab Clin Med 1988; 112: 634–640
[502] Hein R, Köster I, Bollschweiler E, et al. Prevalence of inflammatory bowel disease: estimates for 2010 and trends in Germany from a large insurance-based regional cohort. Scand J Gastroenterol 2014; 49: 1325–1335. doi:10.3109/00365521.2014.962605
[503] Wei SC, Sollano J, Hui YT, et al. Epidemiology, burden of disease, and unmet needs in the treatment of ulcerative colitis in Asia. Expert Rev Gastroenterol Hepatol 2021; 15: 275–289. doi:10.1080/17474124.2021.1840976
[504] Rogler G. Chronic ulcerative colitis and colorectal cancer. Cancer Lett 2014; 345: 235–241. doi:10.1016/j.canlet.2013.07.032
[505] Bokemeyer B, Picker N, Wilke T, et al. Inadequate response, treatment patterns, health care utilization,

and associated costs in patients with ulcerative colitis: Retrospective cohort study based on German claims data. Inflamm Bowel Dis 2022; 28: 1647–1657. doi:10.1093/ibd/izab330
[506] Gonzalez FJ, Nebert DW. Evolution of the P450 gene superfamily: animal-plant „warfare", molecular drive and human genetic differences in drug oxidation. Trends Genet 1990; 6: 182–186. doi:10.1016/0168-9525(90)90174-5
[507] Bock KW. Vertebrate UDP-glucuronosyltransferases: Functional and evolutionary aspects. Biochem Pharmacol 2003; 66: 691–696. doi:10.1016/S0006-2952(03)00296-X
[508] Bock KW. The UDP-glycosyltransferase (UGT) superfamily expressed in humans, insects and plants: Animal-plant arms-race and co-evolution. Biochem Pharmacol 2016; 99: 11–17. doi:10.1016/j.bcp.2015.10.001
[509] Bieger WP. Detoxifikation. Zeitschrift für Orthomolekulare Medizin 2016; 4: 16–22. doi:10.1055/s-0042-122117
[510] Shrestha B, Reed JM, Starks PT, et al. Evolution of a major drug metabolizing enzyme defect in the domestic cat and other Felidae: Phylogenetic timing and the role of hypercarnivory. PLoS One 2011; 6: e18046. doi:10.1371/journal.pone.0018046
[511] Womack CJ, Saunders MJ, Bechtel MK, et al. The influence of a CYP1A2 polymorphism on the ergogenic effects of caffeine. J Int Soc Sports Nutr 2012; 9: 7. doi:10.1186/1550-2783-9-7
[512] Liska DJ. The detoxification enzyme systems. Altern Med Rev 1998; 3: 187–198
[513] Stipp MC, Acco A. Involvement of cytochrome P450 enzymes in inflammation and cancer: a review. Cancer Chemother Pharmacol 2021; 87: 295–309. doi:10.1007/s00280-020-04181-2
[514] Watzl B, Leitzmann C. Bioaktive Substanzen in Lebensmitteln. 3. Aufl. Stuttgart: Hippokrates Verlag; 2005
[515] Park BK, Kitteringham NR, Pirmohamed M, et al. Relevance of induction of human drug-metabolizing enzymes: Pharmacological and toxicological implications. Br J Clin Pharmacol 1996; 41: 477–491. doi:10.1046/j.1365-2125.1996.03482.x
[516] Kang HJ, Lee SY, Lee DY, et al. Main mechanisms for carcinogenic heterocyclic amine reduction in cooked meat by natural materials. Meat Sci 2022; 183: 108663. doi:10.1016/j.meatsci.2021.108663
[517] Khan IA, Khan A, Zou Y, et al. Heterocyclic amines in cooked meat products, shortcomings during evaluation, factors influencing formation, risk assessment and mitigation strategies. Meat Sci 2022; 184: 108693. doi:10.1016/j.meatsci.2021.108693
[518] Sinha R, Rothman N, Brown ED, et al. Pan-fried meat containing high levels of heterocyclic aromatic amines but low levels of polycyclic aromatic hydrocarbons induces cytochrome P4501A2 activity in humans. Cancer Res 1994; 54: 6154–6159
[519] Hukkanen J. Induction of cytochrome P450 enzymes: A view on human in vivo findings. Expert Rev Clin Pharmacol 2012; 5: 569–585. doi:10.1586/ecp.12.39
[520] Roberts-Thomson SJ, McManus ME, Tukey RH, et al. The catalytic activity of four expressed human cytochrome P450s towards benzo[a]pyrene and the isomers of its proximate carcinogen. Biochem Biophys Res Commun 1993; 192: 1373–1379
[521] Patten CJ, Smith TJ, Friesen MJ, et al. Evidence for cytochrome P450 2A6 and 3A4 as major catalysts for N'-nitrosonornicotine α-hydroxylation by human liver microsomes. Carcinogenesis 1997; 18: 1623–1630. doi:10.1093/carcin/18.8.1623
[522] Pöschl G, Seitz HK. Alcohol and cancer. Alcohol Alcohol 2004; 39: 155–165. doi:10.1093/alcalc/agh057
[523] Perocco P, Bronzetti G, Canistro D, et al. Glucoraphanin, the bioprecursor of the widely extolled chemopreventive agent sulforaphane found in broccoli, induces Phase-I xenobiotic metabolizing enzymes and increases free radical generation in rat liver. Mutat Res 2006; 595: 125–136. doi:10.1016/j.mrfmmm.2005.11.007
[524] Singh J, Dubey RK, Atal CK. Piperine-mediated inhibition of glucuronidation activity in isolated epithelial cells of the guinea-pig small intestine: Evidence that piperine lowers the endogeneous UDP-glucuronic acid content. J Pharmacol Exp Ther 1986; 236: 488–493
[525] Debinski HS, Lee CS, Dhillon AP, et al. UDP-glucuronosyltransferase in Gilbert's syndrome. Pathology 1996; 28: 238–241. doi:10.1080/00313029600169064
[526] Bosma PJ, Chowdhury JR, Bakker C, et al. The genetic basis of the reduced expression of bilirubin UDP-glucuronosyltransferase 1 in Gilbert's syndrome. N Engl J Med 1995; 333: 1171–1175. doi:10.1056/nejm199511023331802
[527] Lankisch TO, Schulz C, Zwingers T, et al. Gilbert's syndrome and irinotecan toxicity: Combination with UDP-glucuronosyltransferase 1A7 variants increases risk. Cancer Epidemiol Biomarkers Prev 2008; 17: 695-701. doi:10.1158/1055-9965.EPI-07-2517
[528] Schwertner HA, Vítek L. Gilbert syndrome, UGT1A1*28 allele, and cardiovascular disease risk: Possible protective effects and therapeutic applications of bilirubin. Atherosclerosis 2008; 198: 1–11. doi:10.1016/j.atherosclerosis.2008.01.001
[529] Inoguchi T, Nohara Y, Nojiri C, et al. Association of serum bilirubin levels with risk of cancer development and total death. Sci Rep 2021; 11: 13224. doi:10.1038/s41598-021-92442-2
[530] Runow K-D. Biotransformation: Zellschutz und Entgiftung. Zeitschrift für Orthomolekulare Medizin

2023; 21: 15–22. doi:10.1055/a-2076-6527
[531] Ullmann J. Die Mikroalge Chlorella - Effektive Wirkmechanismen zur Unterstützung der natürlichen Entgiftung. Naturheikunde 2017; 94: 42–44
[532] Mohd Azamai ES, Sulaiman S, Mohd Habib SH, et al. Chlorella vulgaris triggers apoptosis in hepatocarcinogenesis-induced rats. J Zhejiang Univ Sci B 2009; 10: 14–21. doi:10.1631/jzus.B0820168
[533] Kubatka P, Kapinová A, Kružliak P, et al. Antineoplastic effects of Chlorella pyrenoidosa in the breast cancer model. Nutrition 2015; 31: 560–569. doi:10.1016/j.nut.2014.08.010
[534] Lin PY, Tsai CT, Chuang WL, et al. Chlorella sorokiniana induces mitochondrial-mediated apoptosis in human non-small cell lung cancer cells and inhibits xenograft tumor growth in vivo. BMC Complement Altern Med 2017; 17: 88. doi:10.1186/s12906-017-1611-9
[535] Steinberg K-H, Ecke M, Ullmann J. Chlorella - neue Wege der Prävention und Heilung. OM Ernährung 2009; 127: 1–11
[536] Merchant RE, Rice CD, Young HF. Dietary Chlorella pyrenoidosa for patients with malignant glioma: Effects on immunocompetence, quality of life, and survival. Phyther Res 1990; 4: 220–231. doi:10.1002/ptr.2650040605
[537] Noguchi N, Maruyama I, Yamada A. The influence of chlorella and its hot water extract supplementation on quality of life in patients with breast cancer. Evidence-based Complement Altern Med 2014; 2014: 704619. doi:10.1155/2014/704619
[538] Pavelić SK, Medica JS, Gumbarević D, et al. Critical review on zeolite clinoptilolite safety and medical applications in vivo. Front Pharmacol 2018; 9: 1350. doi:10.3389/fphar.2018.01350
[539] Vitale MG, Barbato C, Crispo A, et al. ZeOxaNMulti Trial: A Randomized, Double-Blinded, Placebo-Controlled Trial of Oral PMA-Zeolite to Prevent Chemotherapy-Induced Side Effects, in Particular, Peripheral Neuropathy. Molecules 2020; 25: 2297. doi:10.3390/molecules25102297
[540] Petkov V, Schütz B, Eisenwagen S, et al. PMA-zeolite can modulate inflammation associated markers in irritable bowel disease - an explorative randomized, double blinded, controlled pilot trial. Neuroendocrinol Lett 2021; 42: 1–12
[541] Selvam T, Schwieger W, Dathe W. Histamine-binding capacities of different natural zeolites: a comparative study. Environ Geochem Health 2018; 40: 2657–2665. doi:10.1007/s10653-018-0129-5
[542] Dick RA, Kensler TW. Chemoprotective potential of phase 2 enzyme inducers. Expert Rev Anticancer Ther 2002; 2: 581–592. doi:10.1586/14737140.2.5.581
[543] Jones SB, Brooks JD. Modest induction of phase 2 enzyme activity in the F-344 rat prostate. BMC Cancer 2006; 6: 62. doi:10.1186/1471-2407-6-62
[544] Rhoden A, Friedrich FW, Brandt T, et al. Sulforaphane exposure impairs contractility and mitochondrial function in three-dimensional engineered heart tissue. Redox Biol 2021; 41: 101951. doi:10.1016/j.redox.2021.101951
[545] Delmas D, Xiao J, Vejux A, et al. Silymarin and cancer: A dual strategy in both in chemoprevention and chemosensitivity. Molecules 2020; 25: 2009. doi:10.3390/molecules25092009
[546] Gillessen A, Angelico F, Chen J, et al. Silymarin for Treating Toxic Liver Disease: International Consensus Recommendations. Gastro Hep Adv 2022; 1: 882–893. doi:10.1016/j.gastha.2022.05.006
[547] De Avelar CR, Pereira EM, De Farias Costa PR, et al. Effect of silymarin on biochemical indicators in patients with liver disease: Systematic review with meta-analysis. World J Gastroenterol 2017; 23: 5004–5017. doi:10.3748/wjg.v23.i27.5004
[548] Iqbal M, Sharma SD, Okazaki Y, et al. Dietary supplementation of curcumin enhances antioxidant and phase II metabolizing enzymes in ddY male mice: Possible role in protection against chemical carcinogenesis and toxicity. Pharmacol Toxicol 2003; 92: 33–38. doi:10.1034/j.1600-0773.2003.920106.x
[549] Das L, Vinayak M. Long term effect of curcumin in restoration of tumour suppressor p53 and phase-II antioxidant enzymes via activation of Nrf2 signalling and modulation of inflammation in prevention of cancer. PLoS One 2015; 10: e0124000. doi:10.1371/journal.pone.0124000
[550] de Waure C, Bertola C, Baccarini G, et al. Exploring the Contribution of Curcumin to Cancer Therapy: A Systematic Review of Randomized Controlled Trials. Pharmaceutics 2023; 15: 1275. doi:10.3390/pharmaceutics15041275
[551] Wagner N. Raus aus der Fluorid-Falle! 1. Aufl. Roßdorf: Hans-Nietsch-Verlag; 2020
[552] McCully KS. Communication: Environmental Pollution, Oxidative Stress and Thioretinaco Ozonide: Effects of Glyphosate, Fluoride and Electromagnetic Fields on Mitochondrial Dysfunction in Carcinogenesis, Atherogenesis and Aging. Ann Clin Lab Sci 2020; 50: 408–411
[553] Luke JA. The Effect of Fluoride on the Physiology of the Pineal Gland [PhD thesis]. University of Surrey; 1997
[554] Luke J. Fluoride Deposition in the Aged Human Pineal Gland. Caries Res 2001; 35: 125–128. doi:10.1159/000047443
[555] Kumar R, Kumar A, Sardhara J. Pineal Gland – A Spiritual Third Eye: An Odyssey of Antiquity to Modern Chronomedicine. Indian J Neurosurg 2018; 7: 1–4. doi:10.1055/s-0038-1649524
[556] Sampaio GR, Guizellini GM, da Silva SA, et al. Polycyclic aromatic hydrocarbons in foods: Biological effects, legislation, occurrence, analytical methods, and strategies to reduce their formation. Int J Mol Sci

2021; 22: 6010. doi:10.3390/ijms22116010
[557] Sharma MD, Elanjickal AI, Mankar JS, et al. Assessment of cancer risk of microplastics enriched with polycyclic aromatic hydrocarbons. J Hazard Mater 2020; 398: 122994. doi:10.1016/j.jhazmat.2020.122994
[558] Mahugija JAM, Njale E. Effects of washing on the polycyclic aromatic hydrocarbons (PAHs) contents in smoked fish. Food Control 2018; 93: 139–143. doi:10.1016/j.foodcont.2018.05.050
[559] Branca JJV, Pacini A, Gulisano M, et al. Cadmium-Induced Cytotoxicity: Effects on Mitochondrial Electron Transport Chain. Front Cell Dev Biol 2020; 8: 604377. doi:10.3389/fcell.2020.604377
[560] Balali-Mood M, Naseri K, Tahergorabi Z, et al. Toxic Mechanisms of Five Heavy Metals: Mercury, Lead, Chromium, Cadmium, and Arsenic. Front Pharmacol 2021; 12: 643972. doi:10.3389/fphar.2021.643972
[561] Romanowicz-Makowska H, Forma E, Bryś M, et al. Concentration of cadmium, nickel and aluminium in female breast cancer. Polish J Pathol 2011; 62: 257–261
[562] Chałabis-Mazurek A, Piedra JLV, Muszyński S, et al. The concentration of selected heavy metals in muscles, liver and kidneys of pigs fed standard diets and diets containing 60% of new rye varieties. Animals 2021; 11: 1377. doi:10.3390/ani11051377
[563] Ghidini S, Varrà MO, Husáková L, et al. Occurrence of Toxic Metals and Metalloids in Muscle and Liver of Italian Heavy Pigs and Potential Health Risk Associated with Dietary Exposure. Foods 2022; 11: 2530. doi:10.3390/foods11162530
[564] Krajcovicova-Kudlackova M, Ursínyová M, Mašánová V, et al. Cadmium blood concentrations in relation to nutrition. Cent Eur J Public Health 2006; 14: 126–129. doi:10.21101/cejph.a3385
[565] Ganguly K, Levänen B, Palmberg L, et al. Cadmium in tobacco smokers: A neglected link to lung disease? Eur Respir Rev 2018; 27: 1–8. doi:10.1183/16000617.0122-2017
[566] Pourkhabbaz A, Pourkhabbaz H. Investigation of toxic metals in the tobacco of different Iranian cigarette brands and related health issues. Iran J Basic Med Sci 2012; 15: 636–644
[567] Geier DA, Kern JK, Homme KG, et al. Abnormal Brain Connectivity Spectrum Disorders Following Thimerosal Administration. Dose-Response 2017; 15: 155932581769084. doi:10.1177/1559325817690849
[568] Rego B. The Polonium Brief: A Hidden History of Cancer, Radiation, and the Tobacco Industry. Isis 2009; 100: 453–484
[569] Hardell L, Carlberg M. Health risks from radiofrequency radiation, including 5G, should be assessed by experts with no conflicts of interest. Oncol Lett 2020; 20: 15. doi:10.3892/ol.2020.11876
[570] Panagopoulos DJ. Comparing DNA damage induced by mobile telephony and other types of man-made electromagnetic fields. Mutat Res - Rev Mutat Res 2019; 781: 53–62. doi:10.1016/j.mrrev.2019.03.003
[571] Jagetia GC. Genotoxic effects of electromagnetic field radiations from mobile phones. Environ Res 2022; 212: 113321. doi:10.1016/j.envres.2022.113321
[572] Loos HG. Nervous system manipulation by electromagnetic fields from monitors. United States Patent 2003; Patent No.: US 6506148B2
[573] Dartsch P, Dochow T. Cellular Effects Following Exposure to Wireless DECT Base Radiation and Presentation of a Device for Their Compensation. J Complement Altern Med Res 2017; 3: JOCAMR.33849. doi:10.9734/JOCAMR/2017/33849
[574] Henz D, Schöllhorn WI, Poeggeler B. Mobile Phone Chips Reduce Increases in EEG Brain Activity Induced by Mobile Phone-Emitted Electromagnetic Fields. Front Neurosci 2018; 12: 190. doi:10.3389/fnins.2018.00190
[575] Wolf-Braun B. Geschichte der Naturheilverfahren. In: Kraft K, Stange R, Hrsg. Lehrbuch Naturheilverfahren. Stuttgart: Hippokrates Verlag; 2010: 88–104
[576] Oschman JL. Illnesses in technologically advanced societies due to lack of grounding (earthing). Biomed J 2022; 46: 17–29. doi:10.1016/j.bj.2022.10.004
[577] Abdul-Lateef Mousa H. Prevention and treatment of COVID-19 infection by earthing. Biomed J 2022; 46: 60–69. doi:10.1016/j.bj.2022.08.002
[578] Sokal K, Sokal P. Earthing the human body influences physiologic processes. J Altern Complement Med 2011; 17: 301–308. doi:10.1089/acm.2010.0687
[579] Brown R, Chevalier G. Effects of grounding on body voltage and current in the presence of electromagnetic fields. J Altern Complement Med 2016; 22: 757–759. doi:10.1089/acm.2015.0340
[580] Cifra M, Apollonio F, Liberti M, et al. Possible molecular and cellular mechanisms at the basis of atmospheric electromagnetic field bioeffects. Int J Biometeorol 2021; 65: 59–67. doi:10.1007/s00484-020-01885-1
[581] Sinatra SWT, Sinatra DS, Sinatra SWT, et al. Grounding - The universal anti-inflammatory remedy. Biomed J 2022; 46: 11–16. doi:10.1016/j.bj.2022.12.002
[582] Mistry T, Digby JE, Desai KM, et al. Obesity and prostate cancer: a role for adipokines. Eur Urol 2007; 52: 46–53. doi:10.1016/j.eururo.2007.03.054
[583] Demark-Wahnefried W, Platz E a, Ligibel J a, et al. The role of obesity in cancer survival and recurrence. Cancer Epidemiol Biomarkers Prev 2012; 21: 1244–1259. doi:10.1158/1055-9965.EPI-12-0485
[584] Schwartz B, Yehuda-Shnaidman E. Putative role of adipose tissue in growth and metabolism of colon cancer cells. Front Oncol 2014; 4: 164. doi:10.3389/fonc.2014.00164
[585] Hopkins BD, Goncalves MD, Cantley LC. Obesity and cancer mechanisms: cancer metabolism. J Clin

Oncol 2016; 34: 4277–4283. doi:10.1200/JCO.2016.67.9712
[586] Caan BJ, Feliciano EMC, Kroenke CH. The importance of body composition in explaining the overweight paradox in cancer. Cancer Res 2018; 78: 1906–1913. doi:10.1158/0008-5472.CAN-17-3287
[587] Caan BJ, Cespedes Feliciano EM, Prado CM, et al. Association of muscle and adiposity measured by computed tomography with survival in patients with nonmetastatic breast cancer. JAMA Oncol 2018; 94612: 1–7. doi:10.1001/jamaoncol.2018.0137
[588] Enerbäck S. Human Brown Adipose Tissue. Cell Metab 2010; 11: 248–252. doi:10.1016/j.cmet.2010.03.008
[589] McNeill BT, Suchacki KJ, Stimson RH. Human brown adipose tissue as a therapeutic target: Warming up or cooling down? Eur J Endocrinol 2021; 184: R243–R259. doi:10.1530/EJE-20-1439
[590] Hany TF, Gharehpapagh E, Kamel EM, et al. Brown adipose tissue: A factor to consider in symmetrical tracer uptake in the neck and upper chest region. Eur J Nucl Med 2002; 29: 1393–1398. doi:10.1007/s00259-002-0902-6
[591] Yeung HWD, Grewal RK, Gonen M, et al. Patterns of (18)F-FDG uptake in adipose tissue and muscle: a potential source of false-positives for PET. J Nucl Med 2003; 44: 1789–1796
[592] Betz MJ, Enerbäck S. Targeting thermogenesis in brown fat and muscle to treat obesity and metabolic disease. Nat Rev Endocrinol 2018; 14: 77–87. doi:10.1038/nrendo.2017.132
[593] Virtanen KA, Lidell ME, Orava J, et al. Functional brown adipose tissue in healthy adults. N Engl J Med 2009; 360: 1518–1525. doi:10.1056/NEJMoa0808949
[594] van Marken Lichtenbelt WD, Vanhommerig JW, Smulders NM, et al. Cold-activated brown adipose tissue in healthy men. N Engl J Med 2009; 360: 1500–1508. doi:10.1056/nejmoa0808718
[595] Alcalá M, Calderon-Dominguez M, Serra D, et al. Mechanisms of impaired brown adipose tissue recruitment in obesity. Front Physiol 2019; 10: 94. doi:10.3389/fphys.2019.00094
[596] Yang FT, Stanford KI. Batokines: mediators of inter-tissue communication (a mini-review). Curr Obes Rep 2022; 11: 1–9. doi:10.1007/s13679-021-00465-7
[597] Hanssen MJW, Hoeks J, Brans B, et al. Short-term cold acclimation improves insulin sensitivity in patients with type 2 diabetes mellitus. Nat Med 2015; 21: 863–865. doi:10.1038/nm.3891
[598] Siems WG, van Kuijk FJGM, Maass R, et al. Uric acid and glutathione levels during short-term whole body cold exposure. Free Radic Biol Med 1994; 16: 299–305. doi:10.1016/0891-5849(94)90030-2
[599] Siems WG, Brenke R, Sommerburg O, et al. Improved antioxidative protection in winter swimmers. QJM - Mon J Assoc Physicians 1999; 92: 193–198. doi:10.1093/qjmed/92.4.193
[600] Demori I, Piccinno T, Saverino D, et al. Effects of winter sea bathing on psychoneuroendocrinoimmunological parameters. Explore 2021; 17: 122–126. doi:10.1016/j.explore.2020.02.004
[601] Leeder J, Gissane C, Van Someren K, et al. Cold water immersion and recovery from strenuous exercise: A meta-analysis. Br J Sports Med 2012; 46: 233–240. doi:10.1136/bjsports-2011-090061
[602] Schoenfeld BJ. Does exercise-induced muscle damage play a role in skeletal muscle hypertrophy? J Strength Cond Res 2012; 26: 1441–1453. doi:10.1519/JSC.0b013e31824f207e
[603] Huang AC, Jiang CM, Lee CC, et al. The pro-inflammatory and anti-inflammatory effects of human peripheral mononuclear cells against the human leukemia cells in middle age with habitual morning swimming. Sci Res Essays 2011; 6: 406–416
[604] Seki T, Yang Y, Sun X, et al. Brown-fat-mediated tumour suppression by cold-altered global metabolism. Nature 2022; 608: 421–428. doi:10.1038/s41586-022-05030-3
[605] Smith RM, Hanna JM. Skinfolds and resting heat loss in cold air and water: temperature equivalence. J Appl Physiol 1975; 39: 93–102. doi:10.1152/jappl.1975.39.1.93
[606] Tipton MJ, Stubbs DA, Elliott DH. Human initial responses to immersion in cold water at three temperatures and after hyperventilation. J Appl Physiol 1991; 70: 317–322. doi:10.1152/jappl.1991.70.1.317
[607] Tipton MJ, Collier N, Massey H, et al. Cold water immersion: kill or cure? Exp Physiol 2017; 102: 1335–1355. doi:10.1113/EP086283
[608] Goode RC, Duffin J, Miller R, et al. Sudden cold water immersion. Respir Physiol 1975; 23: 301–310. doi:10.1016/0034-5687(75)90080-8
[609] Romu T, Vavruch C, Dahlqvist-Leinhard O, et al. A randomized trial of cold-exposure on energy expenditure and supraclavicular brown adipose tissue volume in humans. Metabolism 2016; 65: 926–934. doi:10.1016/j.metabol.2016.03.012
[610] Kinoshita T, Nagata S, Baba R, et al. Cold-water face immersion per se elicits cardiac parasympathetic activity. Circ J 2006; 70: 773–776. doi:10.1253/circj.70.773
[611] Al Haddad H, Laursen PB, Ahmaidi S, et al. Influence of cold water face immersion on post-exercise parasympathetic reactivation. Eur J Appl Physiol 2010; 108: 599–606. doi:10.1007/s00421-009-1253-9
[612] Zhou Y, Ling D, Wang L, et al. Dietary „Beigeing" Fat Contains More Phosphatidylserine and Enhances Mitochondrial Function while Counteracting Obesity. Research 2024; doi:10.34133/research.0492
[613] Bertout JA, Patel SA, Simon MC. The impact of O2 availability on human cancer. Nat Rev Cancer 2008; 8: 967–975. doi:10.1038/nrc2540
[614] Richardson RB, Harper M. Mitochondrial stress controls the radiosensitivity of the oxygen effect: Implications for radiotherapy. Oncotarget 2016; 7: 21469–21483. doi:10.18632/oncotarget.7412

[615] Conley SJ, Gheordunescu E, Kakarala P, et al. Antiangiogenic agents increase breast cancer stem cells via the generation of tumor hypoxia. Proc Natl Acad Sci U S A 2012; 109: 2784–2789. doi:10.1073/pnas.1018866109
[616] Conley SJ, Wicha MS. Antiangiogenic agents. Cell Cycle 2012; 11: 1265–1266. doi:10.4161/cc.19890
[617] MacLaughlin KJ, Barton GP, Braun RK, et al. Hyperbaric air mobilizes stem cells in humans; a new perspective on the hormetic dose curve. Front Neurol 2023; 14: 1192793. doi:10.3389/fneur.2023.1192793
[618] Harch PG, McCullough V. The Oxygen Revolution. 3. Aufl. Hatherleigh Press; 2016
[619] Ishihara A. Mild hyperbaric oxygen: mechanisms and effects. J Physiol Sci 2019; 69: 573–580. doi:10.1007/s12576-019-00678-5
[620] Fu Q, Duan R, Sun Y, et al. Hyperbaric oxygen therapy for healthy aging: From mechanisms to therapeutics. Redox Biol 2022; 53: 102352. doi:10.1016/j.redox.2022.102352
[621] Dennog C, Hartmann A, Frey G, et al. Detection of DNA damage after hyperbaric oxygen (HBO) therapy. Mutagenesis 1996; 11: 605–609. doi:10.1093/mutage/11.6.605
[622] Rothfuß A, Dennog C, Speit G. Adaptive protection against the induction of oxidative DNA damage after hyperbaric oxygen treatment. Carcinogenesis 1998; 19: 1913–1917. doi:10.1093/carcin/19.11.1913
[623] Cannellotto M, Yasells García A, Landa MS. Hyperoxia: Effective mechanism of hyperbaric treatment at mild-pressure. Int J Mol Sci 2024; 25: 777. doi:10.3390/ijms25020777
[624] Nisa BU, Nakanishi R, Tanaka M, et al. Mild hyperbaric oxygen exposure enhances peripheral circulatory natural killer cells in healthy young women. Life 2023; 13: 408. doi:10.3390/life13020408
[625] Huntington ND, Cursons J, Rautela J. The cancer-natural killer cell immunity cycle. Nat Rev Cancer 2020; 20: 437–454. doi:10.1038/s41568-020-0272-z
[626] Qu C, Xu M, Lorenzo S, et al. Effects of mild hyperbaric oxygen therapy on timing sequence recovery of muscle fatigue in chinese university male athletes. J Exerc Sci Fit 2024; 22: 305–315. doi:10.1016/j.jesf.2024.04.005
[627] Chen SY, Tsuneyama K, Yen MH, et al. Hyperbaric oxygen suppressed tumor progression through the improvement of tumor hypoxia and induction of tumor apoptosis in A549-cell-transferred lung cancer. Sci Rep 2021; 11: 12033. doi:10.1038/s41598-021-91454-2
[628] Zhang L, Ke J, Min S, et al. Hyperbaric Oxygen Therapy represses the Warburg effect and epithelial–mesenchymal transition in hypoxic NSCLC cells via the HIF-1α/PFKP axis. Front Oncol 2021; 11: 691762. doi:10.3389/fonc.2021.691762
[629] Sattler UG a, Mueller-Klieser W. The anti-oxidant capacity of tumour glycolysis. Int J Radiat Biol 2009; 85: 963–971. doi:10.3109/09553000903258889
[630] Stępień K, Ostrowski RP, Matyja E. Hyperbaric oxygen as an adjunctive therapy in treatment of malignancies, including brain tumours. Med Oncol 2016; 33: 101. doi:10.1007/s12032-016-0814-0
[631] Liu X, Ye N, Liu S, et al. Hyperbaric oxygen boosts PD-1 antibody delivery and T cell infiltration for augmented immune responses against solid tumors. Adv Sci 2021; 8: 2100233. doi:10.1002/advs.202100233
[632] Poff AM, Ari C, Seyfried TN, et al. The ketogenic diet and hyperbaric oxygen therapy prolong survival in mice with systemic metastatic cancer. PLoS One 2013; 8: e65522. doi:10.1371/journal.pone.0065522
[633] Poff AM, Ward N, Seyfried TN, et al. Non-toxic metabolic management of metastatic cancer in VM mice: Novel combination of ketogenic diet, ketone supplementation, and hyperbaric oxygen therapy. PLoS One 2015; 10: e0127407. doi:10.1371/journal.pone.0127407
[634] Klement RJ, Eckert JM, Sweeney RA. Anti-cancer effects of hyperbaric oxygen therapy in mice: A meta-analysis. Oncologie 2024; 26: 941–955. doi:10.1515/oncologie-2024-0263
[635] Bennett MH, Feldmeier J, Smee R, et al. Hyperbaric oxygenation for tumour sensitisation to radiotherapy. Cochrane database Syst Rev 2018; 4: CD005007. doi:10.1002/14651858.CD005007.pub4
[636] Alpuim Costa D, Sampaio-Alves M, Netto E, et al. Hyperbaric oxygen therapy as a complementary treatment in glioblastoma—a scoping review. Front Neurol 2022; 13: 886603. doi:10.3389/fneur.2022.886603
[637] Iyikesici MS. Survival Outcomes of Metabolically Supported Chemotherapy Combined with Ketogenic Diet, Hyperthermia, and Hyperbaric Oxygen Therapy in Advanced Gastric Cancer. Niger J Clin Pract 2020; 23: 734–740. doi:10.4103/njcp.njcp_509_18
[638] Iyikesici MS. Long-term survival outcomes of metabolically supported chemotherapy with gemcitabine-based or FOLFIRINOX regimen combined with ketogenic diet, hyperthermia, and hyperbaric oxygen therapy in metastatic pancreatic cancer. Complement Med Res 2020; 27: 31–39. doi:10.1159/000502135
[639] İyikesici MS, Slocum AK, Slocum A, et al. Efficacy of metabolically supported chemotherapy combined with ketogenic diet, hyperthermia, and hyperbaric oxygen therapy for stage IV triple-negative breast cancer. Cureus 2017; 9: e1445. doi:10.7759/cureus.1445
[640] İyikesici MS, Slocum AK, Winters N, et al. Metabolically supported chemotherapy for managing end-stage breast cancer: A complete and durable response. Cureus 2021; 13: e14686. doi:10.7759/cureus.14686
[641] Oscarsson N, Arnell P, Lodding P, et al. Hyperbaric oxygen treatment in radiation-induced cystitis and proctitis: A prospective cohort study on patient-perceived quality of recovery. Int J Radiat Oncol Biol Phys 2013; 87: 670–675. doi:10.1016/j.ijrobp.2013.07.039

[642] Geldof NI, van Hulst RA, Ridderikhof ML, et al. Hyperbaric oxygen treatment for late radiation-induced tissue toxicity in treated gynaecological cancer patients: a systematic review. Radiat Oncol 2022; 17: 164. doi:10.1186/s13014-022-02067-6
[643] Meier EL, Mink van der Molen DR, Lansdorp CA, et al. Hyperbaric oxygen therapy for local late radiation toxicity in breast cancer patients: A systematic review. Breast 2023; 67: 46–54. doi:10.1016/j.breast.2022.12.009
[644] Newton RU, Galvão DA. Exercise in prevention and management of cancer. Curr Treat Options Oncol 2008; 9: 135–146. doi:10.1007/s11864-008-0065-1
[645] Erikssen G. Physical fitness and changes in mortality: The survival of the fittest. Sport Med 2001; 31: 571–576. doi:10.2165/00007256-200131080-00001
[646] Lieberman DE. Is Exercise Really Medicine? An Evolutionary Perspective. Curr Sports Med Rep 2015; 14: 313–319. doi:10.1249/JSR.0000000000000168
[647] Wood BM, Harris JA, Raichlen DA, et al. Gendered movement ecology and landscape use in Hadza hunter-gatherers. Nat Hum Behav 2021; 5: 436–446. doi:10.1038/s41562-020-01002-7
[648] Raichlen DA, Lieberman DE. The evolution of human step counts and its association with the risk of chronic disease. Curr Biol 2022; 32: R1206–R1214. doi:10.1016/j.cub.2022.09.030
[649] Champ CE, Ohri N, Klement RJ, et al. Assessing changes in the activity levels of breast cancer patients during radiation therapy. Clin Breast Cancer 2017; 18: e1–e6. doi:10.1016/j.clbc.2017.08.009
[650] Hora M, Pontzer H, Struška M, et al. Comparing walking and running in persistence hunting. J Hum Evol 2022; 172: 103247. doi:10.1016/j.jhevol.2022.103247
[651] Bartram LE, Kroll EM, Bunn HT. Variability in camp structure and bone food refuse patterning at Kua San hunter-gatherer camps. In: Kroll EM, Price TD, Hrsg. The Interpretation of Archaeological Spatial Patterning. Interdisciplinary Contributions to Archaeology. Boston, MA: Springer; 1991: 77–148
[652] Liebenberg L. Persistence hunting by modern hunter-gatherers. Curr Anthropol 2006; 47: 1017–1025. doi:10.1086/508695
[653] Bramble DM, Lieberman DE. Endurance running and the evolution of Homo. Nature 2004; 432: 345–352. doi:10.1038/nature03052
[654] Pellegrini AD, Smith PK. Physical activity play: The nature and function of a neglected aspect of play. Child Dev 1998; 69: 577–598. doi:10.1111/j.1467-8624.1998.tb06226.x
[655] Raichlen DA, Pontzer H, Zderic TW, et al. Sitting, squatting, and the evolutionary biology of human inactivity. Proc Natl Acad Sci U S A 2020; 117: 7115–7121. doi:10.1073/pnas.1911868117
[656] O'Keefe JH, Vogel R, Lavie CJ, et al. Exercise like a hunter-gatherer: A prescription for organic physical fitness. Prog Cardiovasc Dis 2011; 53: 471–479. doi:10.1016/j.pcad.2011.03.009
[657] O'Keefe EL, Lavie CJ. A hunter-gatherer exercise prescription to optimize health and well-being in the modern world. J Sci Sport Exerc 2021; 3: 147–157. doi:10.1007/s42978-020-00091-0
[658] Berman MG, Jonides J, Kaplan S. The cognitive benefits of interacting with nature. Psychol Sci 2008; 19: 1207–1212. doi:10.1111/j.1467-9280.2008.02225.x
[659] Li Q, Morimoto K, Nakadai A, et al. Forest bathing enhances human natural killer activity and expression of anti-cancer proteins. Int J Immunopathol Pharmacol 2007; 20: 3–8. doi:10.1177/03946320070200s202
[660] Tsao T-M, Tsai M-J, Hwang J-S, et al. Health effects of a forest environment on natural killer cells in humans: An observational pilot study. Oncotarget 2018; 9: 16501–16511. doi:10.18632/oncotarget.24741
[661] Wen Y, Yan Q, Pan Y, et al. Medical empirical research on forest bathing (Shinrin-yoku): A systematic review. Environ Health Prev Med 2019; 24: 70. doi:10.1186/s12199-019-0822-8
[662] Subirana-Malaret M, Miró A, Camacho A, et al. A multi-country study assessing the mechanisms of natural elements and sociodemographics behind the impact of forest bathing on well-being. Forests 2023; 14: 904. doi:10.3390/f14050904
[663] Bolli GB, de Feo P, de Cosmo S, et al. Demonstration of a dawn phenomenon in normal human volunteers. Diabetes 1984; 33: 1150–1153. doi:10.2337/diab.33.12.1150
[664] Schleidt WM, Shalter MD. Co-evolution of humans and canids. Evol Cogn 2003; 9: 57–72
[665] Brunner S, Brunner F, Schmid A, et al. Effects of aging on type II muscle fibers: A systematic review of the literature. J Aging Phys Act 2007; 15: 336–348
[666] Fleck SJ, Kraemer WJ. Designing Resistance Training Programs. 3. Aufl. Champaign, IL: Human Kinetics; 2004
[667] Vigh-Larsen JF, Ørtenblad N, Spriet LL, et al. Muscle glycogen metabolism and high-intensity exercise performance: a narrative review. Sport Med 2021; 51: 1855–1874. doi:10.1007/s40279-021-01475-0
[668] Wackerhage H, Vechetti IJ, Baumert P, et al. Does a hypertrophying muscle fibre reprogramme its metabolism similar to a cancer cell? Sport Med 2022; 52: 2569–2578. doi:10.1007/s40279-022-01676-1
[669] Jensen J, Rustad PI, Kolnes AJ, et al. The role of skeletal muscle glycogen breakdown for regulation of insulin sensitivity by exercise. Front Physiol 2011; 2: 112. doi:10.3389/fphys.2011.00112
[670] Bakker EA, Lee D chul, Sui X, et al. Association of resistance exercise, independent of and combined with aerobic exercise, with the incidence of metabolic syndrome. Mayo Clin Proc 2017; 92: 1214–1222. doi:10.1016/j.mayocp.2017.02.018
[671] Nilwik R, Snijders T, Leenders M, et al. The decline in skeletal muscle mass with aging is mainly

attributed to a reduction in type II muscle fiber size. Exp Gerontol 2013; 48: 492–498. doi:10.1016/j.exger.2013.02.012
[672] Dowling P, Gargan S, Swandulla D, et al. Fiber-type shifting in sarcopenia of old age: Proteomic profiling of the contractile apparatus of skeletal muscles. Int J Mol Sci 2023; 24: 2415. doi:10.3390/ijms24032415
[673] Naruse M, Trappe S, Trappe TA. Human skeletal muscle-specific atrophy with aging: a comprehensive review. J Appl Physiol 2023; 134: 900–914. doi:10.1152/japplphysiol.00768.2022
[674] Trombetti A, Reid KF, Hars M, et al. Age-associated declines in muscle mass, strength, power, and physical performance: impact on fear of falling and quality of life. Osteoporos Int 2016; 27: 463–471. doi:10.1007/s00198-015-3236-5
[675] Lieffers JR, Bathe OF, Fassbender K, et al. Sarcopenia is associated with postoperative infection and delayed recovery from colorectal cancer resection surgery. Br J Cancer 2012; 107: 931–936. doi:10.1038/bjc.2012.350
[676] Prado CM, Cushen SJ, Orsso CE, et al. Sarcopenia and cachexia in the era of obesity: Clinical and nutritional impact. Proc Nutr Soc 2016; 75: 188–198. doi:10.1017/S0029665115004279
[677] Pin F, Couch ME, Bonetto A. Preservation of muscle mass as a strategy to reduce the toxic effects of cancer chemotherapy on body composition. Curr Opin Support Palliat Care 2018; 12: 420–426. doi:10.1097/SPC.0000000000000382
[678] Ngo-Huang A, Herbert A, Fontillas RC, et al. Frequency of Sarcopenia, Sarcopenic Obesity, and Changes in Physical Function in Surgical Oncology Patients Referred for Prehabilitation. Integr Cancer Ther 2021; 20: 1-10. doi:10.1177/15347354211000118
[679] Fearon K, Strasser F, Anker SD, et al. Definition and classification of cancer cachexia: an international consensus. Lancet Oncol 2011; 12: 489–495. doi:10.1016/S1470-2045(10)70218-7
[680] Martin L, Birdsell L, MacDonald N, et al. Cancer cachexia in the age of obesity: Skeletal muscle depletion is a powerful prognostic factor, independent of body mass index. J Clin Oncol 2013; 31: 1539–1547. doi:10.1200/JCO.2012.45.2722
[681] Kotler DP. Cachexia. Ann Intern Med 2000; 133: 622–634. doi:10.7326/0003-4819-133-8-200010170-00015
[682] Holm E, Kämmerer U. Fette und Kohlenhydrate in Ernährungskonzepten für Tumorpatienten [Lipids and carbohydrates in nutritional concepts for tumor patients]. Aktuel Ernahrungsmed 2011; 36: 286–298
[683] Klement RJ, Kämmerer U. Is there a role for carbohydrate restriction in the treatment and prevention of cancer? Nutr Metab (Lond) 2011; 8: 75. doi:10.1186/1743-7075-8-75
[684] Kämmerer U, Schlatterer C, Knoll G. Krebszellen lieben Zucker - Patienten brauchen Fett. 1. Aufl. Systemed; 2012
[685] Tisdale MJ, Brennan RA, Fearon KC. Reduction of weight loss and tumour size in a cachexia model by a high fat diet. Br J Cancer 1987; 56: 39–43. doi:10.1038/bjc.1987.149
[686] Shukla SK, Gebregiworgis T, Purohit V, et al. Metabolic reprogramming induced by ketone bodies diminishes pancreatic cancer cachexia. Cancer Metab 2014; 2: 18. doi:10.1186/2049-3002-2-18
[687] Fearon KC, Tisdale MJ, Preston T, et al. Failure of systemic ketosis to control cachexia and the growth rate of the Walker 256 carcinosarcoma in rats. Br J Cancer 1985; 52: 87–92
[688] Ferrer M, Mourikis N, Davidson EE, et al. Ketogenic diet promotes tumor ferroptosis but induces relative corticosterone deficiency that accelerates cachexia. Cell Metab 2023; doi:10.1016/j.cmet.2023.05.008
[689] Leal LG, Lopes MA, Peres SB, et al. Exercise training as tTherapeutic approach in cancer cachexia: A review of potential anti-inflammatory effect on muscle wasting. Front Physiol 2021; 11: 570170. doi:10.3389/fphys.2020.570170
[690] Grande AJ, Silva V, Sawaris Neto L, et al. Exercise for cancer cachexia in adults. Cochrane Database Syst Rev 2021; 2021: CD010804. doi:10.1002/14651858.CD010804.pub3
[691] Franklin BA, Eijsvogels TMH, Pandey A, et al. Physical activity, cardiorespiratory fitness, and cardiovascular health: A clinical practice statement of the American Society for Preventive Cardiology Part I: Bioenergetics, contemporary physical activity recommendations, benefits, risks, extreme exerci. Am J Prev Cardiol 2022; 12: 100425. doi:10.1016/j.ajpc.2022.100424
[692] Arem H, Moore SC, Patel A, et al. Leisure time physical activity and mortality: A detailed pooled analysis of the dose-response relationship. JAMA Intern Med 2015; 175: 959–967. doi:10.1001/jamainternmed.2015.0533
[693] Strasser B, Burtscher M. Survival of the fittest: VO2max, a key predictor of longevity? Front Biosci - Landmark 2018; 23: 1505–1516
[694] Wonisch M, Hofmann P, Pokan R, et al. Spiroergometrie in der Kardiologie - Grundlagen der Physiologie und Terminologie. Austrian J Cardiol 2003; 10: 383–390
[695] Joyner MJ, Coyle EF. Endurance exercise performance: the physiology of champions. J Physiol 2008; 586: 35–44. doi:10.1113/jphysiol.2007.143834
[696] Paterson DH, Govindasamy D, Vidmar M, et al. Longitudinal study of determinants of dependence in an elderly population. J Am Geriatr Soc 2004; 52: 1632–1638. doi:10.1111/j.1532-5415.2004.52454.x
[697] Lundby C, Montero D, Joyner M. Biology of VO2max: looking under the physiology lamp. Acta Physiol 2017; 220: 218–228. doi:10.1111/apha.12827
[698] Klassen O, Schmidt ME, Scharhag-Rosenberger F, et al. Cardiorespiratory fitness in breast cancer patients

undergoing adjuvant therapy. Acta Oncol (Madr) 2014; 53: 1356–1365. doi:10.3109/0284186X.2014.899435
[699] Blair SN, Kohl 3rd HW, Paffenbarger RS, et al. Physical fitness and all-cause mortality. A prospective study of healthy men and women. JAMA 1989; 262: 2395–2401. doi:10.1001/jama.1989.03430170057028
[700] Myers J, Prakash M, Froelicher V, et al. Exercise Capacity and Mortality among Men Referred for Exercise Testing. N Engl J Med 2002; 346: 793–801. doi:10.1056/nejmoa011858
[701] Kokkinos P, Faselis C, Samuel IBH, et al. Cardiorespiratory Fitness and Mortality Risk Across the Spectra of Age, Race, and Sex. J Am Coll Cardiol 2022; 80: 598–609. doi:10.1016/j.jacc.2022.05.031
[702] Barry VW, Baruth M, Beets MW, et al. Fitness vs. fatness on all-cause mortality: a meta-analysis. Prog Cardiovasc Dis 2014; 56: 382–390. doi:10.1016/j.pcad.2013.09.002
[703] Walker KZ, Piers SL, Putt, Roslyn S, et al. Effects of regular walking on cardiovascular risk factors and body composition in normoglycemic women and women with type 2 diabetes. Diabetes Care 1999; 22: 555–561
[704] Asikainen T, Miilunpalo S, Oja P, et al. Randomised, controlled walking trials in postmenopausal women: the minimum dose to improve aerobic fitness? Br J Sports Med 2002; 36: 189–195. doi:10.1136/bjsm.36.3.189
[705] Werner CM, Hecksteden A, Morsch A, et al. Differential effects of endurance, interval, and resistance training on telomerase activity and telomere length in a randomized, controlled study. Eur Heart J 2019; 40: 34–46. doi:10.1093/eurheartj/ehy585
[706] Milanović Z, Pantelić S, Sporiš G, et al. Health-related physical fitness in healthy untrained men: Effects on VO2max, jump performance and flexibility of soccer and moderate-intensity continuous running. PLoS One 2015; 10: e0135319. doi:10.1371/journal.pone.0135319
[707] Nordesjö LO. The effect of quantitated training on the capacity for short and prolonged work. Acta Physiol Scand Suppl 1974; 405: 1–54
[708] Vollaard NBJ, Metcalfe RS, Williams S. Effect of number of sprints in an SIT session on change in VO2max: A meta-analysis. Med Sci Sports Exerc 2017; 49: 1147–1156. doi:10.1249/MSS.0000000000001204
[709] Wen D, Utesch T, Wu J, et al. Effects of different protocols of high intensity interval training for VO2max improvements in adults: A meta-analysis of randomised controlled trials. J Sci Med Sport 2019; 22: 941–947. doi:10.1016/j.jsams.2019.01.013
[710] Milanović Z, Sporiš G, Weston M. Effectiveness of High-Intensity Interval Training (HIT) and Continuous Endurance Training for VO2max Improvements: A Systematic Review and Meta-Analysis of Controlled Trials. Sport Med 2015; 45: 1469–1481. doi:10.1007/s40279-015-0365-0
[711] Silverman MN, Deuster PA. Biological mechanisms underlying the role of physical fitness in health and resilience. Interface Focus 2014; 4: 20140040–20140040. doi:10.1098/rsfs.2014.0040
[712] Hackney AC. Molecular and Physiological Adaptations to Endurance Training. In: Schumann M, Rønnestad B, Hrsg. Concurrent Aerobic and Strength Training. Cham: Springer; 2019: 19–34
[713] O'Keefe JH, O'Keefe EL, Eckert R, et al. Training Strategies to Optimize Cardiovascular Durability and Life Expectancy. Mo Med 2023; 120: 155–162
[714] Sanchis-Gomar F, Olaso-Gonzalez G, Corella D, et al. Increased average longevity among the Tour de France cyclists. Int J Sports Med 2011; 32: 644–647. doi:10.1055/s-0031-1271711
[715] Rantanen T, Masaki K, He Q, et al. Midlife muscle strength and human longevity up to age 100 years: A 44-year prospective study among a decedent cohort. Age (Omaha) 2012; 34: 563–570. doi:10.1007/s11357-011-9256-y
[716] Rantanen T, Guralnik JM, Foley D, et al. Midlife hand grip strength as a predictor of old age disability. JAMA 1999; 281: 558–560. doi:10.1001/jama.281.6.558
[717] Wu Y, Wang W, Liu T, et al. Association of grip strength with risk of all-cause mortality, cardiovascular diseases, and cancer in community-dwelling populations: A meta-analysis of prospective cohort studies. J Am Med Dir Assoc 2017; 18: 551.e17-551.e35. doi:10.1016/j.jamda.2017.03.011
[718] Mathur N, Pedersen BK. Exercise as a mean to control low-grade systemic inflammation. Mediators Inflamm 2008; 2008: 109502. doi:10.1155/2008/109502
[719] Pedersen BK. Muscles and their myokines. J Exp Biol 2011; 214: 337–346. doi:10.1242/jeb.048074
[720] Srikanthan P, Karlamangla AS. Muscle mass index as a predictor of longevity in older adults. Am J Med 2014; 127: 547–553. doi:10.1016/j.amjmed.2014.02.007
[721] Feliciano EC, Chen WY. Clinical implications of low skeletal muscle mass in early-stage breast and colorectal cancer. Proc Nutr Soc 2018; 77: 382–387. doi:10.1017/S0029665118000423
[722] Choi MH, Oh SN, Lee IK, et al. Sarcopenia is negatively associated with long-term outcomes in locally advanced rectal cancer. J Cachexia Sarcopenia Muscle 2018; 9: 53–59. doi:10.1002/jcsm.12234
[723] Kramer IF, Snijders T, Smeets JSJ, et al. Extensive type II muscle fiber atrophy in elderly female hip fracture patients. Journals Gerontol - Ser A Biol Sci Med Sci 2017; 72: 1369–1375. doi:10.1093/gerona/glw253
[724] Guzon-Illescas O, Perez Fernandez E, Crespí Villarias N, et al. Mortality after osteoporotic hip fracture: Incidence, trends, and associated factors. J Orthop Surg Res 2019; 14: 203. doi:10.1186/s13018-019-1226-6
[725] Gottlob A. Differenziertes Krafttraining. 3. Aufl. München: Urban & Fischer Verlag; 2009
[726] D'Onofrio G, Kirschner J, Prather H, et al. Musculoskeletal exercise: Its role in promoting health and

longevity. Prog Cardiovasc Dis 2023; 77: 25–36. doi:10.1016/j.pcad.2023.02.006
[727] Baumann FT, Jäger E, Bloch W. Sport und körperliche Aktivität in der Onkologie. 1. Aufl. Heidelberg: Springer; 2012
[728] Moore SC, Lee IM, Weiderpass E, et al. Association of leisure-time physical activity with risk of 26 types of cancer in 1.44 million adults. JAMA Intern Med 2016; 176: 816–825. doi:10.1001/jamainternmed.2016.1548
[729] Eschke R-CK-R, Lampit A, Schenk A, et al. Impact of physical exercise on growth and progression of cancer in rodents — A systematic review and meta-analysis. Front Oncol 2019; 9: 35. doi:10.3389/fonc.2019.00035
[730] Barbaric M, Brooks E, Moore L, et al. Effects of physical activity on cancer survival: A systematic review. Physiother Canada 2010; 62: 25–34. doi:10.3138/physio.62.1.25
[731] Cormie P, Zopf EM, Zhang X, et al. The impact of exercise on cancer mortality, recurrence, and treatment-related adverse effects. Epidemiol Rev 2017; 39: 71–92. doi:10.1093/epirev/mxx007
[732] Takemura N, Chan SL, Smith R, et al. The effects of physical activity on overall survival among advanced cancer patients: a systematic review and meta-analysis. BMC Cancer 2021; 21: 242. doi:10.1186/s12885-021-07988-1
[733] Ashcraft KA, Warner AB, Jones LW, et al. Exercise as adjunct therapy in cancer. Semin Radiat Oncol 2019; 29: 16–24. doi:10.1016/j.semradonc.2018.10.001
[734] Huang Q, Wu M, Wu X, et al. Muscle-to-tumor crosstalk: The effect of exercise-induced myokine on cancer progression. Biochim Biophys Acta - Rev Cancer 2022; 1877: 188761. doi:10.1016/j.bbcan.2022.188761
[735] Speck RM, Courneya KS, Masse LC, et al. An update of controlled physical activity trials in cancer survivors: a systematic review and meta-analysis. J Cancer Surviv 2010; 4: 87–100. doi:10.1007/s11764-009-0110-5
[736] Champ CE, Francis L, Klement RJ, et al. Fortifying the Treatment of Prostate Cancer with Physical Activity. Prostate Cancer 2016; 2016: 9462975
[737] Champ CE, Carpenter DJ, Diaz AK, et al. Resistance Training for Patients with Cancer: A Conceptual Framework for Maximizing Strength, Power, Functional Mobility, and Body Composition to Optimize Health and Outcomes. Sport Med 2022; 53: 75–89. doi:10.1007/s40279-022-01759-z
[738] Walach H. Spiritualität. 2. Aufl. Klein Jasedow: Drachen Verlag; 2015
[739] Joutsivuo T. Passions and old men in Renaissance gerontology. In: Lagerlund H, Hrsg. Forming The Mind: Essays on the Internal Senses and the Mind/Body Problem from Avicenna to the Medical Enlightenment. Dordrecht: Springer Netherlands; 2007: 169–186
[740] Kirchhoff J. Erkenntnis und Wahn. Das Problem der Wissenschaft in der Weltkrise. Krit Gesellschaftsforsch 2022; 1. doi:https://cdoi.org/1.1/001/000001
[741] Tatsumura Y, Maskarinec G, Shumay DM, et al. Religious and spiritual resources, CAM, and conventional treatment in the lives of cancer patients. Altern Ther Health Med 2003; 9: 64–71
[742] Ventegodt S, Andersen NJ, Merrick J. Holistic medicine III: the holistic process theory of healing. ScientificWorldJournal 2003; 3: 1138–1146. doi:10.1100/tsw.2003.100
[743] Turner KA. 9 Wege in ein Krebsfreies Leben [Originaltitel: Radical Remission. Surviving Cancer Against All Odds]. 1. Aufl. München: Irisiana; 2015
[744] Dennis KL. Healing the Wounded Mind. 1. Aufl. West Hoathly: Clairview Books Ltd.; 2019
[745] Denney RM, Aten JD, Leavell K. Posttraumatic spiritual growth: A phenomenological study of cancer survivors. Ment Heal Relig Cult 2011; 14: 371–391. doi:10.1080/13674671003758667
[746] Stuth K. Interview mit Lothar Hirneise – Angst tötet! apolut 2025; Im Internet: https://apolut.net/interview-mit-lothar-hirneise-angst-totet/; Stand: 07.03.2025
[747] Picard M, McEwen BS. Psychological Stress and Mitochondria: A Conceptual Framework. Psychosom Med 2018; 80: 126–140. doi:10.1097/PSY.0000000000000544
[748] Dossey L. Love and healing. Explore 2019; 15: 323–329. doi:10.1016/j.explore.2019.07.002
[749] Meesters A, den Bosch-Meevissen YMCI, Weijzen CAH, et al. The effect of Mindfulness-Based stress reduction on wound healing: a preliminary study. J Behav Med 2018; 41: 385–397. doi:10.1007/s10865-017-9901-8
[750] Bruno G. Eroici furori. Leipzig: Verlag von Wilhelm Friedrich; 1898
[751] Teschendorff AE, Severini S. Increased entropy of signal transduction in the cancer metastasis phenotype. BMC Syst Biol 2010; 4: 104. doi:10.1186/1752-0509-4-104
[752] Die Bibel. Augsburg: Verlagsgruppe Weltbild GmbH; 2005
[753] Ventegodt S, Andersen NJ, Merrick J. The life mission theory II. The structure of the life purpose and the ego. ScientificWorldJournal 2003; 3: 1277–1285. doi:10.1100/tsw.2003.114
[754] Angaangaq – der Schamane aus Grönland. Schmelzt das Eis in euren Herzen! 6. Aufl. München: Kösel-Verlag; 2010
[755] House JS, Landis KR, Umberson D. Social relationships and health. Science (80-) 1988; 241: 540–545. doi:10.1126/science.339988
[756] Waxler-Morrison N, Hislop TG, Mears B, et al. Effects of social relationships on survival for women with

breast cancer: A prospective study. Soc Sci Med 1991; 33: 177–183. doi:10.1016/0277-9536(91)90178-F
[757] Weihs KL, Simmens SJ, Mizrahi J, et al. Dependable social relationships predict overall survival in Stages II and III breast carcinoma patients. J Psychosom Res 2005; 59: 299–306. doi:10.1016/j.jpsychores.2004.12.002
[758] Weihs KL, Enright TM, Simmens SJ. Close relationships and emotional processing predict decreased mortality in women with breast cancer: Preliminary evidence. Psychosom Med 2008; 70: 117–124. doi:10.1097/PSY.0b013e31815c25cf
[759] Boen CE, Barrow DA, Bensen JT, et al. Social relationships, inflammation, and cancer survival. Cancer Epidemiol Biomarkers Prev 2018; 27: 541–549. doi:10.1158/1055-9965.EPI-17-0836
[760] Ironson G, Banerjee N, Fitch C, et al. Positive emotional well-being, health behaviors, and inflammation measured by C-reactive protein. Soc Sci Med 2018; 197: 235–243. doi:10.1016/j.socscimed.2017.06.020
[761] Uchino BN, de Grey RGK, Cronan S, et al. Life satisfaction and inflammation in couples: an actor-partner analysis. J Behav Med 2018; 41: 22–30. doi:10.1007/s10865-017-9880-9
[762] Spiegel D, Bloom JR, Kraemer HC, et al. Effect of psychosocial treatment on survival of patients with metastatic breast cancer. Lancet 1989; 2: 888–891. doi:10.1016/s0140-6736(89)91551-1
[763] Temel JS, Greer JA, Muzikansky A, et al. Early palliative care for patients with metastatic non-small-cell lung cancer. N Engl J Med 2010; 363: 733–742. doi:10.1056/NEJMoa1000678
[764] Schröder M, Schröder H. Sprache und Kommunikation als Therapeutikum – Plädoyer für den Vale(b)o-Effekt in der Heilkunde. Erfahrungsheilkunde 2019; 68: 217–224. doi:10.1055/a-0898-2202
[765] Cannon WB. „Voodoo" Death. Am Anthropol 1942; 44: 169–181
[766] Emmons RA. Queen of the virtues? Gratitude as a human strength. Reflective Pract Form Superv Minist 2012; 32: 49–62
[767] Jans-Beken L, Jacobs N, Janssens M, et al. Gratitude and health: An updated review. J Posit Psychol 2020; 15: 743–782. doi:10.1080/17439760.2019.1651888
[768] Diener E, Chan MY. Happy people live longer: subjective well-being contributes to health and longevity. Appl Psychol Heal Well-Being 2011; 3: 1–43. doi:10.1111/j.1758-0854.2010.01045.x
[769] Solom R, Watkins PC, McCurrach D, et al. Thieves of thankfulness: Traits that inhibit gratitude. J Posit Psychol 2017; 12: 120–129. doi:10.1080/17439760.2016.1163408
[770] Otto AK, Szczesny EC, Soriano EC, et al. Effects of a randomized gratitude intervention on death-related fear of recurrence in breast cancer survivors. Heal Psychol 2016; 35: 1320–1328. doi:10.1037/hea0000400
[771] Sztachańska J, Krejtz I, Nezlek JB. Using a gratitude intervention to improve the lives of women with breast cancer: A daily diary study. Front Psychol 2019; 10: 1365. doi:10.3389/fpsyg.2019.01365
[772] Tan TT, Tan MP, Lam CL, et al. Mindful gratitude journaling: psychological distress, quality of life and suffering in advanced cancer: a randomised controlled trial. BMJ Support Palliat Care 2021; bmjspcare-2021-003068. doi:10.1136/bmjspcare-2021-003068
[773] Toussaint LL, Williams DR, Musick MA, et al. Why forgiveness may protect against depression: Hopelessness as an explanatory mechanism. Personal Ment Health 2008; 2: 89–103. doi:10.1002/pmh.35
[774] Toussaint L, Barry M, Angus D, et al. Self-forgiveness is associated with reduced psychological distress in cancer patients and unmatched caregivers: Hope and self-blame as mediating mechanisms. J Psychosoc Oncol 2017; 35: 544–560. doi:10.1080/07347332.2017.1309615
[775] Renz M, Bueche D, Reichmuth O, et al. Forgiveness and reconciliation processes in dying patients with cancer. Am J Hosp Palliat Med 2020; 37: 222–234. doi:10.1177/1049909119867675
[776] Toussaint LL, Owen AD, Cheadle A. Forgive to live: Forgiveness, health, and longevity. J Behav Med 2012; 35: 375–386. doi:10.1007/s10865-011-9362-4
[777] Bell IR, Lewis DA, Brooks AJ, et al. Gas discharge visualization evaluation of ultramolecular doses of homeopathic medicines under blinded, controlled conditions. J Altern Complement Med 2003; 9: 25–38. doi:10.1089/107555303321222928
[778] Korotkov K, Williams B, Wisneski LA. Assessing biophysical energy transfer mechanisms in living systems: The basis of life processes. J Altern Complement Med 2004; 10: 49–57. doi:10.1089/107555304322848959
[779] Yakovleva EG, Buntseva OA, Belonosov SS, et al. Identifying patients with colon neoplasias with Gas Discharge Visualization Technique. J Altern Complement Med 2015; 21: 720–724. doi:10.1089/acm.2014.0168
[780] Phillips LJ, Osborne JW. Cancer patients' experiences of forgiveness therapy. Can J Couns 1989; 23: 236–251
[781] Philippi V. Gesund bleiben durch Hoffnung (Gesund bleiben durch Meditation CD). Sohland/Spree: Verlag Philippi; 2014
[782] Philippi V. Das Leben leichter machen (Kraft und Ruhe finden-CD). Sohland/Spree: Verlag Philippi; 2022
[783] Philippi V. Diagnose Krebs - Teil 2. Todesurteil oder neue Chance? (Motivations-CD). Sohland/Spree: Verlag Philippi; 2013
[784] Philippi V. Selbstsicherheit erlangen (Seelenstärkungs-CD). Sohland/Spree: Verlag Philippi; 2017
[785] Seyfried TN, Mukherjee P. Targeting energy metabolism in brain cancer: Review and hypothesis. Nutr Metab 2005; 2: 30. doi:10.1186/1743-7075-2-30

[786] Schmidt M, Pfetzer N, Schwab M, et al. Effects of a ketogenic diet on the quality of life in 16 patients with advanced cancer: A pilot trial. Nutr Metab (Lond) 2011; 8: 54
[787] Pepys MB, Hirschfield GM. C-reactive protein: a critical update. J Clin Invest 2003; 112: 299–299. doi:10.1172/jci18921c1
[788] Pearson TA, Mensah GA, Alexander RW, et al. Markers of inflammation and cardiovascular disease: Application to clinical and public health practice: A statement for healthcare professionals from the centers for disease control and prevention and the American Heart Association. Circulation 2003; 107: 499-511. doi:10.1161/01.CIR.0000052939.59093.45
[789] Osimo EF, Baxter LJ, Lewis G, et al. Prevalence of low-grade inflammation in depression: A systematic review and meta-Analysis of CRP levels. Psychol Med 2019; 49: 1958–1970. doi:10.1017/S0033291719001454
[790] Barua R, Templeton AJ, Seruga B, et al. Hyperglycaemia and Survival in Solid Tumours: A Systematic Review and Meta-analysis. Clin Oncol 2018; 30: 215–224. doi:10.1016/j.clon.2018.01.003
[791] Montemurro N, Perrini P, Rapone B. Clinical risk and overall survival in patients with diabetes mellitus, hyperglycemia and glioblastoma multiforme. A review of the current literature. Int J Environ Res Public Health 2020; 17: 8501
[792] Landgraf R. The relationship of postprandial glucose to HbA1c. Diabetes Metab Res Rev 2004; 20: 10–13. doi:10.1002/dmrr.517
[793] Bergenstal RM, Beck RW, Close KL, et al. Glucose management indicator (GMI): A new term for estimating A1C from continuous glucose monitoring. Diabetes Care 2018; 41: 2275–2280. doi:10.2337/dc18-1581
[794] San-Millán I, Julian CG, Matarazzo C, et al. Is lactate an oncometabolite? Evidence supporting a role for lactate in the regulation of transcriptional activity of cancer-related genes in MCF7 breast cancer cells. Front Oncol 2020; 9: 1536. doi:10.3389/fonc.2019.01536
[795] Jurisic V, Radenkovic S, Konjevic G. The actual role of LDH as tumor marker, biochemical and clinical aspects. In: Advances in Experimental Medicine and Biology. Dordrecht: Springer; 2015: 115–224
[796] Nieder C, Dalhaug A, Pawinski A. Serum lactate dehydrogenase contributes to prognostic assessment in patients with oligometastatic cancer and brain involvement. In Vivo (Brooklyn) 2019; 33: 229–232. doi:10.21873/invivo.11464
[797] Fleischman A, Kron M, Systrom DM, et al. Mitochondrial function and insulin resistance in overweight and normal-weight children. J Clin Endocrinol Metab 2009; 94: 4923–4930. doi:10.1210/jc.2009-1590

16 Index